S.O. Hoffmann
G. Hochapfel

Neurosenlehre, Psychotherapeutische und Psychosomatische Medizin

CompactLehrbuch

6. Auflage

Neurosenlehre, Psychotherapeutische und Psychosomatische Medizin

CompactLehrbuch

Prof. Dr. S.O. Hoffmann
Direktor der Klinik und Poliklinik für
Psychosomatische Medizin und Psychotherapie
der Universität Mainz

Dr. G. Hochapfel
Psychoanalytiker in Bremen

Unter Mitarbeit von

Priv.-Doz. Dr. A. Eckhardt-Henn
Klinik und Poliklinik für Psychosomatische Medizin
und Psychotherapie der Universität Mainz

Prof. Dr. G. Heuft
Direktor der Klinik und Poliklinik für Psychosomatik
und Psychotherapie der Universität Münster

6., neu bearbeitete und erweiterte Auflage
Mit 5 Tabellen und 28 Abbildungen

Schattauer

Anschriften der Autoren:
Prof. Dr.med. S.O. Hoffmann
Dipl.-Psych.
Direktor der Klinik und Poliklinik
für Psychosomatische Medizin und Psychotherapie
der Universität Mainz
Untere Zahlbacher Straße 8, 55131 Mainz

Dr.med. G. Hochapfel
Psychoanalyse – Psychotherapie
Arzt für Innere Medizin
Gravelottestraße 85, 28211 Bremen

Priv.-Doz. Dr. med. A. Eckhardt-Henn
Klinik und Poliklinik für Psychosomatische Medizin
und Psychotherapie der Universität Mainz
Untere Zahlbacher Straße 8, 55131 Mainz

Prof. Dr.med. G. Heuft
Direktor der Klinik und Poliklinik
für Psychosomatik und Psychotherapie
der Universität Münster
Domagkstraße 11, 48129 Münster

Die Deutsche Bibliothek – CIP Einheitsaufnahme

Hoffmann, Sven O.:
Neurosenlehre, psychotherapeutische und psychosomatische Medizin; mit 5 Tabellen/S.O. Hoffmann; G. Hochapfel. – 6., überarb. und erw. Aufl. – Stuttgart; New York; Schattauer, 1999
(CompactLehrbuch)
ISBN 3–7945-1960–4

Internet http://www.schattauer.de
Printed in Germany

Satz: Mitterweger Werksatz GmbH, Am Ochsenhorn 14, 68723 Plankstadt
Druck und Einband: Mayr Miesbach, Druckerei und Verlag GmbH, Am Windfeld 15, 83714 Miesbach, Germany
Gedruckt auf chlor- und säurefrei gebleichtem Papier.

ISBN 3-7945-1960-4

Unseren Patientinnen und Patienten

Vorwort

Die anhaltende, erfreuliche Akzeptanz unseres Lehrbuchs macht wieder eine Neuauflage erforderlich, seit der 1. Auflage vor genau 20 Jahren die bisher gründlichste und umfassendste. Alle Kapitel wurden überarbeitet und aktualisiert, mehrere neue kamen hinzu. Davon seien hier nur die Kapitel über die koronare Herzkrankheit, die funktionellen vestibulären Störungen, die Belastungs- und Anpassungsstörungen und die Transplantationsmedizin genannt.

Wichtiger als die Erweiterungen erscheint uns der Versuch, die zeitgenössische Nosologie, wie sie sich in der aktuellen 10. Auflage der *International Classification of Diseases* der WHO (ICD-10) darstellt, stärker als bisher zu integrieren. Wir sind dabei so vorgegangen, daß wir durchgängig diese neue Nomenklatur und teilweise auch die Systematik aufgegriffen haben, ohne ausschließlich diesem System zu folgen. Der Fortschritt kann nicht darin liegen, daß die offenkundigen Fehler und Schwächen einer Klassifikation an jeder Stelle unkritisch übernommen werden! Für den Studenten oder den Praktiker, der die ICD-10 nicht immer zur Hand hat, haben wir an allen Stellen die *Kodierungen* angegeben und – viel wichtiger! – auf die Schwierigkeiten hingewiesen, die sich mit der Kodierung vertrauter, aber nicht mehr „offizieller“ nosologischer Kategorien ergeben. Auf das inzwischen auch in deutsch vorliegende DSM-IV der Amerikanischen Psychiatrischen Vereinigung sind wir, wo erforderlich, eingegangen und haben vor allem seinen Klassifikationsansatz mit dem der ICD-10 wiederholt verglichen.

Diesem Kompromiß entspricht auch unser Versuch, die bisherige Tradition eines Lehrbuchs aufrecht zu erhalten, in dem der Stoff konsequent entwickelt wird. Vereinfachende tabellarische Übersichten können die Auseinandersetzung mit der Materie der Psychosomatischen Medizin und Psychotherapie nicht ersetzen. Dem widerspricht nicht, daß der „Hoffmann/Hochapfel“ immer benutzerfreundlich war und es in dieser Auflage noch weiter geworden ist. Die stark angestiegene Zahl der Querverweise ermöglicht ohnehin einer rasche Orientierung auch zu Einzelfragen.

Neu in dieser Auflage schließlich sind die „informatorischen Kästen", die den Hintergrund eines Problems beleuchten, ohne dessen Kenntnis kein Detail weitergehend verstanden werden kann. Es geht dabei um Fragen, *warum* eine bestimmte Entwicklung der Krankheitslehre *so* und nicht anders verlief und auch um die Diskussion der Frage, ob diese Entwicklung eine sinnvolle ist. Der eilige Student bei der Examensvorbereitung kann diese Information ohne Schaden weglassen; sie unterscheidet sich auf den ersten Blick von den grau unterlegten „Lernkästen".

Unser Dank gilt vor allem Frau Priv.-Doz. Dr. A. Eckhardt-Henn, Mainz, und Herrn Prof. Dr. G. Heuft, Münster, die eine Reihe neuer Kapitel verfaßten und bei der Überarbeitung des ganzen Bandes in jeder Weise halfen. Wir haben wie bisher jedes Kapitel gemeinsam erarbeitet und adaptiert, so daß die Einheitlichkeit des Lehrbuchs einer seiner Vorzüge bleiben kann.

Schließlich gilt unser Dank dem Schattauer-Verlag, der im Verlauf von 2 Jahrzehnten zu „unserem" wurde. Dieser Dank richtet sich besonders an die Geschäftsführer, die Herren D. Bergemann und Dr. W. Bertram, sowie an die Lektorin, Frau Gisela Katscher. Die Zusammenarbeit mit ihnen war in jeder Phase angenehm.

Mainz und Bremen, im Frühjahr 1999

S. O. Hoffmann
G. Hochapfel

Anmerkungen zur Arbeit mit diesem Buch

Informatorische Kästen

Sie stehen meist am Beginn eines Kapitels, führen in die Hintergrundproblematik ein, vermitteln in Ansätzen ein Stück Wissenschaftsgeschichte und erklären zum Beispiel, warum eine bestimmte Nomenklatur sich durchsetzte oder eine bestimmte Konzeption aufgegeben wurde. Sie sind zum weitergehenden Verständnis von Bedeutung, können aber für das rasche Studium und die Examensvorbereitung weggelassen werden.

Die grau hinterlegten **Lernkästen** vermitteln Lernschemata, Definitionen, Modelle oder Textteile von spezieller Wichtigkeit. Sie werden deswegen besonders hervorgehoben und sind auf den ersten Blick erkennbar.

Die **klinischen Beispiele** bringen authentisches Fallmaterial, das nicht nur besonders anschaulich, sondern auch sorgfältig anonymisiert ist. Im eigentlichen Textteil wird wiederholt auf die Krankheitsfälle zurückgegriffen. Diese Kasuistiken sind mit einem grauen Balken am linken Rand versehen.

In diesen Band ist naturgemäß viel mehr an Literatur eingegangen, als zitiert wird. Der Übersichtlichkeit wegen haben wir uns entschlossen, in das *Literaturverzeichnis* nur die Referenzen *nach 1970* aufzunehmen – die ältere Literatur dürfte für die meisten Leser ohnehin kaum erreichbar sein. Soweit uns Nach- oder Neudrucke von Publikationen vor 1970 bekannt wurden, haben wir diese angegeben. Im Literaturverzeichnis erscheinen die zitierten Werke entweder bei der „Speziellen und weiterführenden Literatur" (G) oder sie sind bereits in die übergeordneten Rubriken mit Lehrbuch- oder einführendem Charakter (A–F) aufgenommen. Wenn ein Autor nur zur Kennzeichnung oder als typischer Vertreter einer Orientierung, Methode oder Forschungsrichtung zitiert wird, erfolgt ebenfalls kein Beleg im Literaturverzeichnis.

Wir verwenden das *generische Maskulinum* („der Arzt", „der Patient"), das männliche und weibliche Personen einschließt. Zu einer der orthographisch falschen oder umständlichen neuen Schreibweisen konnten wir uns nicht entschließen. Ob dadurch auf die Autoren der Verdacht des Sexismus fällt, bitten wie die kritische Leserin am Inhalt und nicht an der traditionellen Schreibform zu überprüfen.

Die Konzepte des Buches werden über die Kapitel hinweg entwickelt. In diesem Sinne ist das Buch ein Lehrbuch. Eine große Zahl von Querverweisen ermöglicht allerdings auch einen Einstieg in einzelne Kapitel.

Inhaltsverzeichnis

Neurosenlehre, Psychotherapeutische und Psychosomatische Medizin

Eine Einleitung

Die Approbationsordnung für Ärzte setzt Unterricht in „Psychosomatischer Medizin und Psychotherapie“ voraus. *Psychosomatische Medizin* ist mehr als Arbeitsfeld (→ Kap. 4.1), *Psychotherapie* mehr durch eine Methode (→ Kap. 10) gekennzeichnet. *Neurosen* sind Krankheiten mit einer nennenswerten Psychogenese in der Ätiologie (→ Kap. 1.1 im unmittelbaren Anschluß). Nosologisch – d.h. auf die Krankheitslehre bezogen – sind damit meist die *Psychoneurosen* gemeint. Dabei handelt es sich um Krankheiten, deren Symptomatik vorwiegend im psychischen Bereich liegt. Auf sie vor allem bezieht sich eine *Allgemeine Neurosenlehre* (→ Kap. 1).

Ab der 5. Auflage haben wir unserem CompactLehrbuch einen neuen Titel gegeben. Diese Änderung wurde nötig durch die Einführung eines „Facharztes für Psychotherapeutische Medizin“. *Psychotherapeutische Medizin* ist ein Artefaktbegriff, an dessen Entstehung ich (S.O.H.) mitschuldig bin. Er trägt Züge einer Notlösung und war als einziger gegen die divergenten Interessen auf dem Deutschen Ärztetag 1992 als Rahmenbezeichnung für den neuen Facharzt durchzusetzen. Ein berufspolitischer Kompromiß, der inhaltlich voll für „Psychosomatische Medizin und Psychotherapie“ steht, aber, wie alle Kompromisse, bereits ein Eigenleben entwickelt und auf den zweiten Blick auch Vorteile hat. So spiegelt der neue Titel unseres Bandes den gleichen Kompromiß wider. Das Fach Psychosomatische Medizin und Psychotherapie ist aber einheitlicher, als es scheint.

Die Entwicklungsstörungen und -konflikte, die im Allgemeinen Teil abgehandelt werden, gelten pathogenetisch natürlich auch für die Krankheitsbilder, von denen in der Speziellen Psychosomatischen Medizin (→ Kap. 5) die Rede ist. Ob ein

Mensch eine *neurotische Depression* (in neuer Terminologie der ICD-10: Dysthymia) oder ob er eine *funktionelle Magenbeschwerde* entwickelt (ICD-10: Somatoforme autonome Funktionsstörung des Gastrointestinaltrakts), macht für ihn selbst zwar insofern einen Unterschied, daß er in einem Fall eher beim Psychiater/Psychotherapeuten, im zweiten Fall eher beim Internisten landet. Aber er selbst erlebt sich als Einheit und versteht die Aufspaltung der Ärzte eher weniger. Meist reflektiert er diese Aufspaltung überhaupt nicht, da er ja auch von Jugend auf gelernt hat, daß für den Magen eben der Internist zuständig ist.

Im Fall dieses Bandes sind wir traditionellen Einteilungskriterien gefolgt und lassen unseren fiktiven Patienten einmal bei der Speziellen Neurosenlehre und das andere Mal bei der Speziellen Psychosomatischen Medizin auftauchen. Wir hatten in der Vergangenheit mehrfach geschwankt, ob wir diese traditionelle Aufsplitterung beenden und „alles" integriert behandeln sollten. Wir sind bei der Aufteilung geblieben. Mit ständigen Querverweisen versuchen wir, dieses Schisma so gut wie möglich zu überbrükken. Der Wert einer klaren Gliederung der für Studenten, Arzt oder Psychologen nicht leicht zu überblickenden Materie wurde aus didaktischer Sicht von uns als der höhere Wert angesetzt.

Das wäre der Hintergrund der divergierenden Teile unseres Bandes. Wie valide ist nun die viel weniger reflektierte Aufteilung in eine Organmedizin (Medizin des somatisch Kranken) und eine Psychosomatische Medizin, die sich gewissermaßen um die Reste zu kümmern hat, die organisch „nichts" haben, also letztlich psychisch „etwas" haben müssen? Um die Antwort vorwegzunehmen: Die Aufteilung erscheint nicht sehr valide.

Die in Deutschland kaum bekannt gewordene Studie von Kroenke und Mangelsdorff, welche 1989 im American Journal of Medicine erschien, untersucht den Anteil an gesicherten organischen Ursachen bei den 10 häufigsten Symptomen von 1000 Patienten einer amerikanischen Klinik. Wie **Abbildung 1** verdeutlicht, ist er erschreckend niedrig. Nähme man diese Daten und die vergleichbaren Untersuchungen ernst, so müßte unsere Medizin sich radikal ändern: Der deutlich größere Aufwand müßte für Forschung und Versorgung der *nicht* oder *nicht ausschließlich* organisch verursachten Krankheitsbilder bereitgestellt werden.

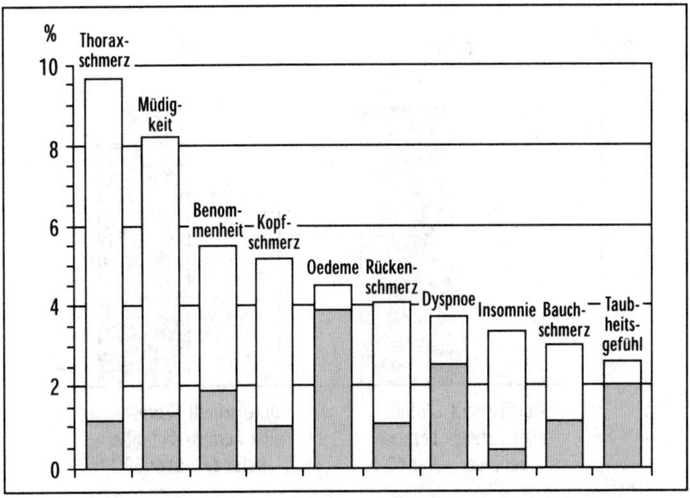

Abb. 1 3-Jahres-Prävalenz zehn häufiger Symptome und Anteil (in der Abbildung grau hervorgehoben) wahrscheinlicher organischer Ursachen bei 1000 Patienten. (Nach Kroenke & Mangelsdorff, Am J Med 1989)

Man kann die Frage auch andersherum stellen. Geht man von den *gesicherten organischen Befunden* in den fortschrittlichsten bildgebenden Verfahren, der Computertomographie (CT) und der nuklearen Magnetresonanztomographie (NMR), aus, dann sind fraglos viele bisher nicht faßbare Befunde zu sichern und hinzugekommen. Aber sind die Träger dieser Befunde nun krank? **Abbildung 2** zeigt das überraschende Ergebnis zweier herausfordernder Studien: Ein Drittel der jüngeren und die Hälfte der älteren Personen *ohne jedes klinische Beschwerdebild* im Bereich der LWS hat eindeutig objektivierbare pathologische Befunde im CT und der NMR, meist im Sinne eines Bandscheibenvorfalls, wie Abbildung 2 zeigt. 1994 wurden diese Fakten von Jensen et al. erneut bestätigt und an hervorragender Stelle publiziert.

Also gesichert ist:

1. Weder hat die Mehrheit der Patienten mit häufigen körperlichen Beschwerden auch einen körperlichen Befund, der diese Beschwerden ausreichend erklärte, noch

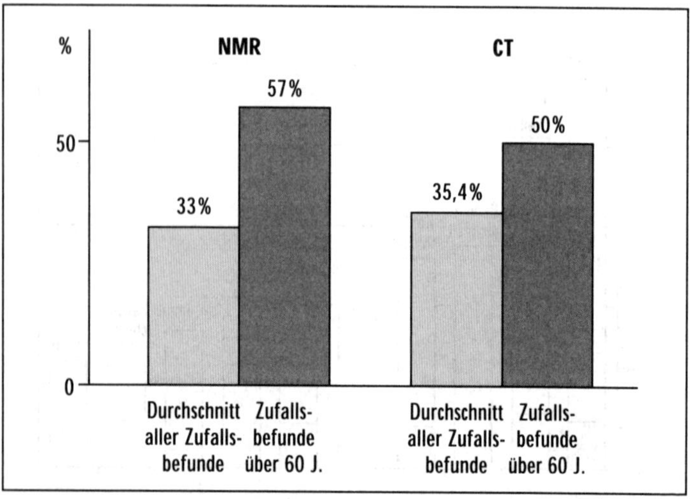

Abb. 2 Bei Patienten, die keinerlei LWS-Beschwerden haben („asymptomatisch"), lassen sich in der NMR (Boden et al. 1990) und in der CT (Wiese et al. 1994) in großen Prozentsätzen eindeutig pathologische Zufallsbefunde sichern.

2. brauchen Patienten mit einem eindeutig pathologischen organischen Befund notwendigerweise die dazugehörige klinische Symptomatik aufzuweisen. Sie sind also im engeren Sinne gar nicht Patienten, d.h. Leidende.

Bleiben wir noch bei der Wirbelsäule – einen volkswirtschaftlich außerordentlich bedeutsamen Kostenfaktor. Die *Lumbago* (Kreuzschmerz) ist stark verbreitet („Hexenschuß"), aber nur 1 bis 2 % der Patienten entwickeln auch eine Ischialgie oder eine Diskushernie. Was bestimmt die Krankheit der übrigen Patienten, bei denen offenbar keine Wurzelreizung vorliegt, die aber trotzdem in der heutigen Medizin fast ausschließlich organisch, günstigenfalls physiotherapeutisch behandelt werden? Um es einmal festzuschreiben: Organische Befunde erklären die Mehrheit der Fälle der Volkskrankheit „Kreuzschmerz" nicht. Was geschieht nun mit diesen? Sehr viele werden operiert, obwohl nach kritischen Übersichten eine solche Indikation nur bei 1 bis

3 % der Fälle berechtigt ist. Und die Spätergebnisse von operativen Eingriffen („Bandscheibenoperation“) sind mehr als unbefriedigend. Hierfür wurde sogar eine neue Diagnose, das „failed back syndrome“ (in der Folge operativer Eingriffe) eingeführt, über deren Berechtigung hier nicht geurteilt werden soll. Wichtig ist aber, daß die genaueren Untersuchungen solcher Patienten durch psychosomatisch interessierte Ärzte in großen Studien eindeutig neurotische Symptome und Probleme aufwiesen, die niemand diagnostiziert und niemand beachtet hatte. Ihre Beachtung hätte den Patienten viel iatrogenes Leid und der Volkswirtschaft große Kosten erspart. (Weiterführende Literatur bei Schultz-Venrath 1993, dem wir hier folgen.)

Hätte ein Arzt sich die Mühe gemacht, die psychische Seite solcher Patienten abzuklären, so wäre er auf eine ausgeprägte Erhöhung ihrer Klagsamkeitswerte (Hypochondrie) gestoßen (Hehl et al. 1993). Also ein psychoneurotisches Angstphänomen, das erst einmal mit körperlichen Erkrankungen nichts zu tun hat, auch wenn es sich sekundär vor allem mit solchen verbindet. Auch die Rolle der Ärzte, die durch ständige Wiederholung von invasiver Diagnostik und therapeutischem Aktionismus „alles tun“, müßte für die Entstehung und Erhaltung von Krankheit gewürdigt werden (→ Kap. 2.1.6 und Kap. 5.5). In vielen Fällen schadet die moderne Medizin dem Patienten, was nicht der Wahrheit widerspricht, daß sie ihm in vielen Fällen nützt.

Psychosoziale Bedingungen in der Entstehung, Erhaltung und Therapie von Krankheiten finden bis auf weiteres kaum Niederschlag. Das „Psychische“ wird zur **medizinischen Restkategorie**, wenn alle Untersuchungen des Körperlichen die Beschwerden immer noch nicht erklären. Und manchmal sind es die Patienten selbst, die den Weg in Richtung einer psychosomatischen Abklärung einschlagen, nicht selten von ihren Ärzten darin eher behindert als gefördert. Das Betreuungsfeld der Psychosomatischen Medizin ist, wie unser Band zeigen soll, breit. Die Änderung des Selbstverständnisses der Medizin ist, wie diese Einleitung zeigen sollte, aus unserer Sicht eine ihrer vordringlichsten Aufgaben.

1
Allgemeine Neurosenlehre

1.1 Der Begriff der Neurose, Bestimmung und Abgrenzung

Das, was normales, alltägliches psychisches Erleben vom neurotischen unterscheidet, ist vornehmlich ein quantitativer Unterschied. Jeder Mensch kennt Angst (oder sollte in der Lage sein, Angst bei sich wahrzunehmen), jeder kennt Traurigkeit, Hemmungen, Zwiespältigkeit der Gefühle, Verstimmungen, Gereiztheit, Wut und alle jene Vorgänge, die wir beim Studium der Neurosen antreffen. Jeder Mensch kennt auch Konflikte, die zu solchen Erscheinungen führen oder welche die Ursache dieser Zustände sind. Allein der Konflikt, etwas gleichzeitig zu wollen und nicht zu wollen („... ja/nein, aber ..."), ist jedem einfühlbar. Auch der klassische Ambivalenzkonflikt, in dem derselben Person Zuwendung und Ablehnung entgegengebracht werden, ist den meisten vertraut. Alle diese Aspekte der Alltagspsychologie haben etwas mit dem Begriff der **Neurose** zu tun. Was krank macht, was die Neurose von der „Normalität" abhebt, ist lediglich das *Ausmaß der Störung* sowie die Unfähigkeit des Neurosekranken, seine inneren und äußeren Konflikte (s. unten) in irgendeiner Form befriedigend zu lösen. Gelingt ihm eine Lösung, so kostet sie ihn erheblich größeren Aufwand als den Gesunden. Seine Problemlösungen sind per definitionem „suboptimal".

Die erste Annäherung an das Thema Neurose impliziert somit ein Stück Selbstreflexion und Selbstkritik. Sie geht davon aus, daß – einmal sarkastisch ausgedrückt – jeder Mensch lieber den neurotischen Splitter im Auge seines Bruders wahrnimmt, als den Balken im eigenen.

Eine zweite Annäherung könnte von dem ausgehen, was fast hundert Jahre als gemeinsame Basis des Neurosenkonzepts aufgefaßt wurde. Tatsächlich läßt sich eine Reihe übereinstimmender Elemente herausarbeiten, die von den verschiedenen psychotherapeutischen Richtungen bei der Verwendung des Neurosenbegriffs zugrunde gelegt wurden. Dabei handelt es sich vor allem um nachstehende Gesichtspunkte:

- Neurosen sind überwiegend psychogen und nur zum geringeren Teil somatogen bedingt.
- Die pathologische Abweichung von der Norm läßt sich eher als quantitative denn als qualitative beschreiben.
- In der Regel ist die soziale Einordnung erhalten und der Verlauf nicht so destruierend wie bei den Psychosen.
- Die gegenwärtigen Störungen stehen mit den gestörten Entwicklungs- und Lernprozessen der Lebensgeschichte in einem kausalen Zusammenhang.

Diese gemeinsame Basis eines übereinstimmenden Neuroseverständnisses wird jeweils durch den Bezug auf unterschiedliche Erklärungsmodelle modifiziert. Eine *Definition des Neurosenbegriffes,* die sich auf die beiden gegenwärtig wichtigsten pathogenetischen Konzepte bezieht, könnte folgendermaßen aussehen:

> „Neurosen sind psychogene, überwiegend umweltbedingte Erkrankungen, die eine Störung im psychischen und/oder körperlichen und/oder im Bereich der Persönlichkeit bedingen. Das psychoanalytische Verständnis sieht in den Neurosen unzureichende Verarbeitungversuche unbewußter, in ihrer Genese infantiler Konflikte oder Traumen. Die Lerntheorie betont die genetische Bedeutung von Konditionierungen in der Folge verfehlter, zu starker oder zu schwacher Lernvorgänge."

In der nosologischen Diskussion seit etwa 1975 tut sich der Neurosebegriff, vor allem wegen seiner auf S. Freud zurückgehenden Bestimmung über psychodynamische Inhalte, sichtlich schwer. So ist das Neurosekonzept im *Diagnostic and Statistical Manual of Mental Disorders* der American Psychiatric Association (3. Aufl. 1980; abgekürzt **DSM-III**) fallengelassen worden und durch den rein beschreibenden Begriff der **neurotischen Störun-**

gen ersetzt worden. Dieser Vorgang ist wiederum von Kritikern als die „endlich gelungene Ausrottung der Neurosen" ironisiert worden. Dennoch besteht kein Zweifel, daß in der gegenwärtigen klassifikatorischen Diskussion *rein deskriptive* Begriffe gegenüber inhaltlich definierten bevorzugt werden. So gilt auch für die 10. Auflage der *International Classification of Diseases* der WHO **(ICD-10)**, daß sie nur noch neurotische Störungen kennt.

Der 20 Jahre später festzuhaltende ***Gewinn*** dieses klassifikatorischen Umbruchs ist erheblich und unbestritten: vor allem die epidemiologische Forschung und die Überprüfung der Wirkung von Psychopharmaka profitierten deutlich durch die nun besser gesicherte Vergleichbarkeit der Studien. Auch die Psychotherapieforschung (im Sinne der Outcome-Forschung) hatte eindeutige Vorteile. Die ***Nachteile*** sind allerdings ebenfalls erhebliche: An die Stelle einer konzeptuellen Krankheitslehre (= Nosologie) trat eine pragmatische Klassifikation, deren *Validität* („Inwieweit wird das erfaßt, was zu erfassen behauptet wird?") mehr als offen bleibt, weil der entscheidende Anspruch sich fast nur noch an die *Reliabilität* („Wie zuverlässig wird das erfaßt, was erfaßt wird?") richtet. Hinzu kommt ein verheerender Einfluß auf die ärztliche/psychologische Ausbildung: Die neue klassifikatorische Diagnostik hat sichtbar ein „Kochbuchwissen" gefördert; es wird weniger nach dem gefragt, woran der Patient leidet, also nach seiner *Krankheit* (= griech. Nosos), sondern eher nach der Genauigkeit, mit der sich seine Beschwerden den deskriptiven Einheiten in den Glossaren zuordnen lassen. In diesem Band versuchen wir die angedeuteten Vor- und Nachteile des **DSM-IV** und der **ICD-10** auszugleichen, indem wir die deskriptive Klarheit dieser Kataloge übernehmen, uns konkret auch auf die Codierungen der ICD-10 beziehen und gleichzeitig ein Krankheitsverständnis im Sinne einer *Nosologie* (*„Neurosenlehre"*) vertreten und zu vermitteln suchen.

Die psychoanalytische Neurosentheorie ist die klassische medizinische Neurosenlehre. Sie orientiert sich am ***medizinischen Krankheitsmodell*** (*Ätiologie, Pathogenese, Symptom, Diagnose, Prognose, Therapie*), das von der Verhaltenstheorie in dieser Form abgelehnt wird. Das verhaltenstheoretische Neurosenverständnis sieht das neurotische Fehlverhalten (der medizinische Begriff des Symptoms mit seinen Implikationen ist ihm eigentlich fremd) als die Krankheit bzw. Störung selbst an. Ist das Symptom geschwunden, ist auch die Störung beseitigt. Dieses pragmatische Vorgehen stellt einen deutlichen Kontrast zum psychoanalytischen Verständnis dar. Auch wegen dieses Pragmatismus war die Verhaltenstheorie von der Aufgabe des Neurosenkonzeptes wenig berührt und konnte das ihr eigentlich gemäßere der *(neurotischen) Störungen* direkt aufgreifen.

Neurose – eine veraltete Terminologie ?

Der Begriff Neurose wurde 1787 durch den schottischen Arzt William Cullen eingeführt. Cullen versuchte bereits seinerzeit damit eine Zweiteilung der ihm bekannten Nervenkrankheiten zu begründen. Diesen nur noch medizinhistorisch relevanten Zusammenhang verließ das Neurosenkonzept rasch und wurde, vor allem unter dem Einfluß S.Freuds und der Psychoanalyse, zur zweiten großen Einheit der psychischen Krankheiten. In der Konsequenz wurde den Psychosen, die sich durch die Qualität und Schwere ihrer Symptome sowie die meist unterstellte somatische Ursache selbst definierten, die Gruppe der reaktiv oder psychogen verstandenen Störungen, das sind die Neurosen, gegenübergestellt. Die 9. Auflage der ICD **(ICD-9)** hat das Neurosenkonzept in diesem Sinne bis 1994 verwandt. In der Psychiatrie wurde aber – von Ausnahmen abgesehen – insgesamt wenig mit der Diagnose „Neurose" gearbeitet, und prominente Psychiater meinten auf den Begriff ganz verzichten zu können (um statt dessen von „Psychopathien" zu sprechen). So war es nur konsequent, 1980 mit der Erneuerung der psychiatrischen Klassifikation im DSM-III den ungeliebten Begriff ganz zu streichen, was sich aufgrund des enormen Einflusses der USA in allen wissenschaftlichen Bereichen dann weltweit durchsetzte.

Was spricht nun *für* eine eigene Kategorie von Störungsbildern, die man weiterhin *Neurosen* nennen könnte? Es sind folgende beobachtbaren (also nicht unterstellten) Erscheinungen, die fast alle neurotischen Störungen auszeichnen (Hoffmann 1995):

- Irritierbarkeit der Affekte (Emotionen)
- Ambivalenz der Intentionen und Wünsche
- Ausgeprägte Selbstwertprobleme
- Eine Häufung bestimmter (neurotischer) Symptome
- Aktuelle Lebenskrisen
- Biographische Belastungen
- Familiäre Auffälligkeiten
- Subjektives Leiden von Krankheitswert

Nicht alle diese Phänomene müssen in jedem Fall nachweisbar sein, aber sie stellen insgesamt so etwas wie eine wiederkehrende *Matrix neurotischen Krankseins* dar. Wenn man wollte, könnte man sie mit wenig Mühe operationalisieren und als eigene nosologische Untergruppe im DSM oder in der ICD unterbringen. Im Moment will man nicht, denn Wissenschaft hat natürlich auch mit Wissenschaftspolitik oder schlicht Moden zu tun, und diese wiederum haben sich zu allen Zeiten an den jeweils herrschenden Strömungen orientiert. Orientiert man sich an der Wissenschaftsgeschichte und ihren Pendelschlägen (Malt 1986), dann müßte etwa um das Jahr 2020 eine stärker konzeptorientierte Krankheitslehre wieder an Interesse gewinnen!

1.2 Einige tiefenpsychologische Grundbegriffe

Weitgehend unabhängig von der zeitgenössischen Medizin und Psychologie entwickelte S. Freud (1856–1939) das Fachgebiet der **Psychoanalyse**, das wegen seiner Beschäftigung mit den unbewußten Phänomenen auch als Tiefenpsychologie bezeichnet wird. **Tiefenpsychologie** ist heute ein relativ unscharfer Terminus zur Zusammenfassung aller Richtungen, die sich in ihrer Arbeitsweise – mehr oder minder stark – auf psychodynamische und unbewußte Vorgänge konzentrieren. Es sind dies vor allem die **klassische Psychoanalyse** (S. Freud, A. Freud, K. Abraham, S. Ferenczi), die **Neopsychoanalyse** (H. Schultz-Hencke, K. Horney, E. Fromm, H. S. Sullivan), die **analytische Psychologie** (C. G. Jung) und die **Individualpsychologie** (A. Adler).

Heute wird der Begriff der **Psychodynamik** (auch als Adjektiv *psychodynamisch*) besonders in den USA viel verwandt, den auch wir aufgegriffen haben. Damit ist zweierlei angesprochen:

1. werden so auf eine allgemeinere Weise intrapsychische Vorgänge bezeichnet, wie sie gewöhnlich von der Psychoanalyse betont werden. Dabei geht es um dynamische Phänomene (im Gegensatz zu den „starren" deskriptiven Phänomenen) in der Entstehung und im Verlauf von Krankheiten oder in der Interaktion von Arzt und Patient. Es wird also auf eine unspezifische Weise betont, daß psychische Abläufe von inneren Kräften (Impulsen, Konflikten, Emotionen) bestimmt werden. Das ist der Gebrauch, den wir in diesem Band meist von „Psychodynamik" machen.
2. ist damit teilweise ein betont unorthodoxer, sich von der Psychoanalyse abgrenzender Umgang in der amerikanischen Psychiatrie gemeint, wobei deren Beobachtungen und Ergebnisse im Prinzip aber anerkannt werden. Auch wenn wir selbst mit der Psychoanalyse unorthodox und pragmatisch und, wo sie sich dogmatisch gibt, auch respektlos umgehen, ist hier eine solche Abgrenzung nicht gemeint.

Die Psychoanalyse hat zahlreiche Beobachtungen gemacht und Hypothesen entwickelt, die sich für die Neurosenpsychologie als von entscheidender Bedeutung erwiesen. Zu erwähnen sind Beiträge zu einer

a) speziellen Art der Diagnostik,
b) zu einem Verfahren der Psychotherapie („Psychoanalyse", „analytische Psychotherapie"),
c) zu einer Theorie der menschlichen Persönlichkeit, Motivation und der
d) psychischen, insbesondere emotionalen Entwicklung. Schließlich hat die Psychoanalyse
e) eine eigene, in Jahrzehnten ausgearbeitete Krankheitslehre zum Verständnis psychischer Störungen entwickelt.

Das gemeinsame Bindeglied dieser Bereiche ist der *Bezug auf – dem Bewußtsein nicht unmittelbar zugängliche („unbewußte") – emotionale Grundbedürfnisse des Menschen und die Schicksale und Verarbeitungen dieser Bedürfnisse in der Auseinandersetzung mit den inneren (Innenwelt-) und den sozialen (Außenwelt-) Bedingungen.* Auf dieses Modell wird, wo erforderlich, im Text Bezug genommen. An dieser Stelle sind noch einige Begriffe zu bestimmen, die entweder eine übergeordnete Bedeutung haben oder an anderem Ort nicht so gut einzuordnen sind.

In der psychoanalytischen Neurosenlehre hat die Vorstellung des Konflikts zwischen psychischen Substrukturen eine entscheidende Bedeutung. Im verbreitetsten psychoanalytischen Persönlichkeitsmodell, dem ***strukturellen Persönlichkeitsmodell,*** werden diese psychischen Substrukturen auch als Instanzen bezeichnet. Diese Instanzen sind mit den Eigennamen „Ich", „Über-Ich" und „Es" gekennzeichnet.

- Das ***Über-Ich*** erfaßt den normativen Bereich im Menschen, die soziokulturell vermittelten Normen und Ideale. Gelegentlich wird der Bereich der Wert- und Zielvorstellungen auch als besondere Unterinstanz des Über-Ichs beschrieben: als „Ich-Ideal". Beide Instanzen stellen das Über-Ich im weiteren Sinne dar. Zum Aufbau des Über-Ichs sind Identifizierungsvorgänge von großer Wichtigkeit. Allgemein werden diese Bereiche gewöhnlich das Gewissen und die Ideale des Menschen genannt.
- Den Bereich der primären Impulse, der triebhaften Grundbedürfnisse, der in sich nicht mehr auflösbaren basalen Bedürfnisse nennen wir das ***Es***. Dieser Bereich macht wie das Ich und das Über-Ich Entwicklungsschritte durch, er verändert sich charakteristisch in der Art seiner Bedürfnisse, es sieht aber so aus, als ob er von den psychischen Substrukturen die autochthonste, die am wenigsten umweltabhängige wäre.
- Die Vermittlungsfunktion zwischen den basalen Bedürfnissen des Menschen – Abhängigkeit, Selbstwertschätzung, Liebe, Haß und andere mehr – und den normativen Werten des Über-Ichs stellt das ***Ich*** dar. Das Ich muß den Kompromiß, die Synthese zwischen den emotionalen Grundbedürfnissen des Menschen (Es), dem, was der Mensch sich moralisch gestatten kann (Über-Ich) und den Erfordernissen und Realitäten der äußeren Wirklichkeit (soziale und materielle Umwelt) herstellen. Man kann das Ich als eine Art zentrale Funktionsin-

stanz bezeichnen, deren primäre Aufgabe ein Ausgleich der inneren Bedürfnisse des Menschen, der inneren Normen und der äußeren Realitäten darstellt. Das Ich bestimmt die jeweilige Ausprägung des *Modus vivendi* der Einzelperson, das Ich gestaltet im wesentlichen jene Verschiedenheiten zwischen den einzelnen Menschen, die wir Charakterunterschiede nennen.

Diese *Interaktion der psychischen Instanzen* ist eine der Basisannahmen der Psychoanalyse. Von dieser intrapsychischen Interaktion her werden wichtige Funktionen des Menschen bestimmt, die wir im Bereich der Normalität sehen. Von ihr werden aber auch viele jener Verhaltensweisen bestimmt, die wir im Bereich der psychischen Störungen aller Schweregrade und Arten ansiedeln. Zur Verdeutlichung: Das strukturelle Persönlichkeitsmodell ist ein *Modell.* Es bildet keine Wirklichkeit ab, sondern versucht durch hypothetische (griech. = unterstellende) Konstrukte Wirklichkeit zu erklären. Modelle haben hinsichtlich ihres *Erklärungswertes* Vorteile und Nachteile. Die Vorteile dieses Modells liegen im Bereich der besseren Konzeption innerer Konflikte.

Die triebhaften Impulse (Es) sind in der Regel unbewußt (s. unten), aber es gibt auch weite Bereiche des Über-Ichs (unbewußte Schuldgefühle!) und des Ichs (Abwehr!), die unbewußter Natur sind. Dies wird oft übersehen. Diese Begriffe (Ich, Es, Über-Ich) sind zur Beschreibung von Funktionen und Spannungen innerhalb der Person eingeführt. Keiner dieser Begriffe meint das, was in der Umgangssprache als das individuelle Ich oder das Subjekt bezeichnet wird.

- Zu den Nachteilen des strukturellen Persönlichkeitsmodells gehört, daß es den ganzen dem Erleben näherstehenden Bereich der Selbstwertkonflikte, der Problematik des Selbstgefühls, der Selbstannahme (oder -ablehnung) nicht gut zu fassen vermag. Hierfür wird heute das (ursprünglich nicht aus der Psychoanalyse stammende) Konzept des ***Selbst*** und der *Identität* verwandt. Auch der Begriff der *Selbstkohärenz* als Modell des gesunden und integrierten Selbstgefühls gehört hierher.

In Freuds Theorie lag hier das lange Zeit wenig beachtete Konzept vom *Narzißmus* bereit, um diese Lücke zu füllen. In Anlehnung an den Mythos vom Knaben Narziß, der sich in sein Spiegelbild verliebt, ist hier der Bereich der Besetzung des Selbst gemeint. Narzißmus meint aber mehr als schlichte Selbstliebe. Insbesondere unter dem Einfluß von Jacobson und Kohut entwickelte sich seit der Mitte der 60er Jahre eine ***Psychologie des Selbst,*** die sich zentral mit den Schwankungen des Selbstwertgefühls bei den Neurosen befaßt. Diese Bereicherung über eine reine Konfliktpsychologie hinaus muß hoch veranschlagt werden. Auch der schon erwähnte Begriff der Identität hängt wesentlich mit dem Selbstgefühl zusammen.

- ***Identität*** bezeichnet phänomenologisch das ungebrochene Gefühl des Menschen, er selbst zu sein und sein zu dürfen. Neben ihren inneren Konflikten zeigen fast alle Menschen mit Neurosen mehr oder minder ausgeprägte derartige Störungen des Selbst(Identitäts-)gefühls. Steht die Störung des Selbstgefühls ganz im Vordergrund, spricht man, unabhängig von der sonstigen Symptomatik, von *narzißtischen Persönlichkeitsstörungen (Neurosen)* (→ Kap. 3.2.5).

Im strukturellen Persönlichkeitsmodell finden sich bereits Bestimmungen, die sich auf ***Abweichungen im Bewußtsein*** beziehen (s. unten). Es war vielleicht Freuds bedeutendster Beitrag zum Verständnis der menschlichen Natur, daß er die Begrenztheit erfaßte, die sich ergibt, wenn man von der ausschließlich bewußten Motivation ausgeht. Bereits im alltäglichen Leben sind in den vielen, meist harmlosen „Fehlleistungen" (Freud) – das sind Versprecher und Fehlhandlungen – deutlich die Auswirkungen nicht bewußter Motive sichtbar. Wenn man jemanden übersieht, seinen Namen vergißt – aus welchen Motiven auch immer –: der Betreffende reagiert offen oder heimlich gekränkt („verschnupft"), geradeso als hätte man ihn bewußt herabsetzend behandelt. Die Fehlleistungen von Kraftfahrern sind bedrohlicher: Eine Patientin, die sich innerhalb ihrer Psychotherapie in einer intensiven Auseinandersetzung mit ihrer Mutter befand, fuhr binnen 10 Tagen beinahe dreimal ältere Frauen an! Das Ausmaß, mit dem im Straßenverkehr besten

Gewissens unbewußte Agressionen ausgelebt werden, ist wohl jedem vertraut. Je neurotischer das menschliche Verhalten wird, je mehr es als Folge von unverarbeiteten Konflikten beschrieben werden kann, desto mehr tritt das Übergewicht unbewußter Faktoren in den Vordergrund.

Zur Bestimmung der Qualität der Bewußtheit von Inhalten werden die Begriffe ***„bewußt"*** und ***„unbewußt"*** verwendet; sind sie prinzipiell erinnerbar, also nicht verdrängt (→ Kap. 1.5), sondern im alltäglichen Sinne vergessen, spricht man von ***„vorbewußt"***. „Unterbewußt" ist kein psychoanalytischer Begriff.

Zur Beschreibung der *eigengesetzlichen Logik des Unbewußten*, wie sie sich in den Affekten und Kognitionen manifestiert, sind die Begriffe des Primärvorgangs (Primärprozesses) und des Sekundärvorgangs (Sekundärprozesses) geprägt worden.

- Der ***Primärvorgang*** ist der ontogenetisch ältere, es ist die Denkweise des sehr jungen Kindes, die aber im ganzen Leben des Erwachsenen im Schatten des Sekundärvorgangs weiterexistiert. Durch *Regression* des Gesunden – am deutlichsten in den Träumen – oder des Kranken – am typischsten in der paranoid-halluzinatorischen Psychose – kann der Primärvorgang wieder die bestimmende Denkweise werden. Die Charakteristika des Primärprozesses sind: Verdichtung und Verschiebung der Denkinhalte, Zeitlosigkeit, Fortfall der wachen Logik („Das Unbewußte kennt keinen Widerspruch"). Am ehesten hat man diese Gesetzmäßigkeit vor Augen, wenn man an die Abläufe in den eigenen Träumen denkt. Sie gilt aber auch für frühkindliches Denken und für das Denken des Psychotikers: Teile stehen für das Ganze, das Ganze steht für Teile, die übliche Syntax fehlt, Zeitvorgänge können beliebig verkürzt und erweitert werden, Widersprüche existieren nicht, eine korrigierende Realität fehlt.
- Der ***Sekundärvorgang***, der in der Entwicklung des Menschen den Primärvorgang ablöst, ist dagegen logisch und syntaktisch, zeit- und realitätsbezogen – mehr oder minder! Der Sekundärprozeß ist die Denkweise des wachen Westeuropäers, während die Denkweise anderer ethnischer Gruppen, insbesondere der sogenannten Naturvölker, eine Reihe von Ähnlichkeiten mit dem Primärprozeß aufweist (Animismus, Magie und andere).

Bei genauerem Hinsehen sind beide Strukturen des Denkens allerdings sehr viel weniger getrennt, als wir gerne hätten.

Da die steuernde Funktion des Primärprozesses, also etwa beim kleinen Kind, vor allem durch die eigenen Bedürfnisse bestimmt wird, wird dieses Steuerungsprinzip auch als ***Lustprinzip*** bezeichnet. Beim älteren Kind und beim Erwachsenen, bei dem im Wachzustand der Sekundärprozeß herrscht, erfolgt die Steuerung zunehmend auch über die Anforderungen der Realität, das sogenannte ***Realitätsprinzip.*** Viele Patienten mit Neurosen werden weiterhin stark vom Lustprinzip gesteuert und haben eine gestörte Beziehung zu den Erfordernissen der Realität. Kulturkritisch betrachtet, scheint sich heute eine erneute Dominanz des Lustprinzips („Spaß haben", „gut drauf sein", Konsumorientierung) gegenüber dem wenig attraktiven Realitätsprinzip (ethische Verpflichtung, soziale Solidarität, Verantwortung für die Umwelt) durchzusetzen.

1.3 Das Konzept des Konfliktes und der Internalisierung

Der Kern der psychoanalytischen Neurosenvorstellung ist der Begriff des Konfliktes. Während die Lerntheorie die Neurosen als eine Folge fehlgeleiteter, unzureichender, zu starker oder sonstwie gestörter Lernvorgänge auffaßt, sieht die Psychoanalyse in den Neurosen *Kompromißbildungen, Lösungsversuche, Folgezustände von reaktivierten, unbewußten, infantilen Konflikten oder Traumen.*

- Ein ***Konflikt*** wird durch mindestens zwei einander widerstrebende Tendenzen hervorgerufen. Neurosenpsychologisch geht es um die Spannung, die infolge zweier unverträglicher, unvereinbarer Strebungen, Wünsche oder Motive entsteht. Mit *Reaktivierung infantiler Konflikte* ist ein komplexer Sachverhalt gemeint. Diese Auffassung besagt zum einen, daß ein aktueller, momentaner Konflikt existiert, zum anderen, daß früher, in der Kindheit, ähnlich strukturierte Konflikte oder traumatische Belastungen bestanden, die in einer Beziehung zum gegenwärtigen stehen. Sind die infantilen Konflikte zufriedenstellend verarbeitet, so kann der aktuelle Konflikt unabhängig von ihnen geklärt und gelöst werden. Sind aber die infantilen Konflikte *noch potentiell pathogen*, sind sie ungelöst und unzureichend verarbeitet, so können sie durch die entsprechende Auslösesituation reaktiviert werden und die neurotische Störung klinisch manifest werden lassen.

Bei Konflikten handelt es sich also um sich widerstrebende, nicht vereinbare Tendenzen. Die ersten Tendenzen, die den eigenen widerstreben, stammen aus der Umwelt. Der ältere Säugling, das junge Kleinkind erfahren, daß sie etwas wollen und daß die, auf welche sie angewiesen sind, etwas anderes wollen. Solche Konflikte mit der Umwelt sind für jedes Kind ubiquitär und führen kaum zu Neurosen – halbwegs sensible Eltern einmal vorausgesetzt. Konflikte dieser Art, in denen die soziale Umwelt ihre Bedürfnisse von den noch unkontrollierten und unreifen des jungen Kindes abgrenzt, geben diesem vielmehr die Möglichkeit, seine *Grenzen* zu lernen, bis zu denen es zur Befriedigung seiner Bedürfnisse gehen kann. Damit es die Chance hat, einmal ein sozial empfindender Mensch zu werden, muß es irgendwann lernen, daß seine eigene Freiheit an der Nasenspitze des Mitmenschen endet (A. S. Neill).

Was sind im Unterschied hierzu pathogene Konflikte? Summarisch formuliert: ***Pathogene Konflikte*** sind solche, deren angemessene Lösung die jeweils alters- und persönlichkeitsentsprechenden Möglichkeiten des Kindes übersteigen. Wie eine solche Überforderung aussieht, soll eine kurze Kasuistik zeigen:

Klinisches Beispiel

Eine junge Frau, die an einer Symptomatik litt, die zu den quälendsten gehört, die wir im Bereich der Psychoneurosen kennen, suchte einen Psychotherapeuten auf und berichtet folgendes:

Sie habe Angst, ihre 2jährige Tochter ermorden zu müssen. Sie könne kein Messer anfassen, ohne es bereits an der Kehle des Kindes zu sehen; sie könne die Kleine nicht hochheben, ohne den Impuls zu haben, sie aus dem Fenster zu werfen; sie

könne sie nicht anfassen, ohne die Vorstellung zu haben, sie zu erwürgen. Die Patientin litt unter diesen Impulsen sehr. *Diagnostisch* sprechen wir von *Zwangsimpulsen,* also einem Teilphänomen bei Zwangsstörungen.
In unserem Zusammenhang aber geht es um etwas anderes, und zwar um die Art, wie diese Patientin mit ihrer Tochter umgegangen war. Die Patientin war eine nette, kleinbürgerliche Hausfrau, 23 Jahre alt, damals nicht mehr berufstätig. Voll Stolz erzählte sie, wie ihre ganze Wohnung blitze, alles erstrahle von Sauberkeit, vom Fußboden könne man direkt essen. Sie sei sehr ordnungs- und sauberkeitsliebend. Das Kind habe sie streng erzogen. „Wissen Sie, ich kann die Fingerabdrücke von den Patschhänden nicht an meinen Möbeln vertragen. Ich habe einen schönen dunklen Wohnzimmerschrank, wissen Sie, so hochglanzpoliert. Ich sage Ihnen, den hat die nie angefaßt. Wenn die nur in die Nähe kam, habe ich in der Küche gebrüllt, dann ist die sofort zurückgezuckt. Die ist eher hingefallen, als daß die sich am Schrank festgehalten hätte." In einem Nebensatz erfährt der Arzt später, daß der Ehemann, ein Angehöriger der Feuerwehr, sein ganzes Gehalt der Frau abliefert und ein wöchentliches Taschengeld bekommt.

Worum es hier geht: Hinter dem ordentlichen Bürgerhaushalt wird plötzlich eine Dimension von Einengung, Beherrschung und Kontrolle sichtbar, die für den Erwachsenen schwer erträglich ist, für das Kind jedoch einen völlig unlösbaren Konflikt zwischen seinen impulshaften Bedürfnissen und den rigiden kontrollierenden Verhaltensweisen der Mutter darstellt. Und noch etwas scheint hier von Wichtigkeit: Die Patientin erzählte, daß ihre Mutter mit ihr, als sie selbst ein Kind war, in einer ganz ähnlichen Weise umgegangen sei, wie sie es dann mit dem eigenen Kinde tat. Und man könnte hinzufügen: Man riskiert wenig, wenn man die Aussage macht, daß dieses jetzt noch kleine Kind ohne eine entsprechende Therapie wieder auf eine ganz ähnliche Weise mit seinem eigenen Kind umgehen wird. Dies führt uns nahe an den Kern der analytischen Neurosentheorie. Auf irgendeine Weise kommt es dazu, daß das Verhalten und die Einstellung der Eltern gegenüber dem Kind von diesem *verinnerlicht,* internalisiert und dann später im Verhalten den eigenen Kindern gegenüber reproduziert werden. So wie man uns sah, sehen wir uns selbst. So wie man sich zu uns verhielt, verhalten wir uns zu unseren Kindern.

Klinisches Beispiel

Eine 30jährige Patientin schildert während einer psychoanalytischen Sitzung, daß es ihr am vorausgehenden Abend schlecht gegangen sei. Ihre Kinder hätten im Kinderzimmer getobt, sie hätte sich darüber sehr geärgert, dann sei sie ins Kinderzimmer gestürzt und habe angefangen, die Kinder anzubrüllen. Doch während sie dies tat, sei ihr ganz plötzlich das Bild ihres Vaters aufgestiegen, wie er seinerzeit in ihr Kinderzimmer stürzte und seine Kinder anschrie. Zu ihrem Entsetzen, so berichtet die Patientin weiter, sei ihr schlagartig klar geworden, daß sie die damaligen Beschimpfungen durch den Vater mit den gleichen Worten, dem gleichen Tonfall und der gleichen Gestik gegenüber den eigenen Kindern reproduzierte. Zwischen diesen beiden Vorgängen lagen über 20 Jahre. Die Frau verließ das Zimmer rasch, ging auf die Toilette und übergab sich.

Diesen Sachverhalt beschreiben wir als *Verinnerlichung* oder **Internalisierung.** Das Bild vom anderen, in der ersten Linie das von den primären Bezugspersonen, Eltern, Geschwistern, wird aufgenommen und intrapsychisch stabil verankert. Daß die beschriebene Patientin dieses Bild als das Bild des Vaters erkennen konnte, war bereits ein Effekt der analytischen Therapie. In der Regel wissen wir nichts mehr von den fremden Persönlichkeitsanteilen, die wir im Laufe unserer Entwicklung „schluckten", in uns aufnahmen, mit unserem Selbstbild verschmolzen. Sie sind von unserer Identität nicht mehr zu trennen, darum spricht man auch von **Identifizierung**. Das heißt, daß wir uns alle in unserer Entwicklung mit anderen ganz oder zu Teilen identisch gemacht haben. Hier unterscheidet sich die analytische Ansicht in einem wichtigen Punkt von der verhaltenstheoretischen Konzeption der Rollenübernahme oder der Übernahme von Verhaltenseinheiten. Diese Identifizierungen sind wesentliche, wenn nicht sogar *die* Bestandteile, aus denen sich das zentrale psychische Gefühl eines *Selbst,* einer *Identität* im Laufe der Entwicklung amalgamiert. Die Identitätsentwicklung, die Entwicklung der psychischen Substrukturen, insbesondere der des Ichs und der des Über-Ichs, sind unter anderem und vor allem die Ergebnisse einer lebhaften Identifizierungs- und Synthesetätigkeit im Laufe der Entwicklung. Art und Qualität der Identifizierungsangebote und des Umfeldes, in dem Identifizierung stattfinden können, entscheiden mit über Art und Qualität des heranreifenden Ichs. Sie entscheiden mit über die psychische Gesundheit und Krankheit des heranreifenden Menschen, über die Frage, ob z. B. jemand eine Neurose oder eine Psychose entwickeln wird. Diese Auffassung hat sich stark durchgesetzt. Für die Psychoanalyse bleibt spezifisch, daß sie von einer Internalisierung nicht nur der bewußten, sondern gerade auch der *unbewußten* Wünsche und Einstellungen der Eltern ausgeht. So wären z. B. Mißerfolge einer bewußt toleranten Erziehung verstehbar aus der unbewußten Verhaftung der Eltern an verinnerlichte autoritäre Ideale.

Zwei Aussagen über die Art und den Inhalt des *Identifizierungsvorgang*s haben stark an Wahrscheinlichkeit gewonnen:

- Internalisierungen, Identifizierungen werden um so rigider, um so starrer, um so unbeweglicher, je mehr die soziale Umwelt, in der sie stattfinden, mit dem Erziehungsmittel des *Liebesentzugs* arbeitet und selber rigide und streng ist. Das Kind ist unter der Drohung des Liebesentzugs verstärkt gezwungen, ein starres Abbild seiner Umwelt in sich aufzurichten, um sie innerlich zu erhalten, wenn sie sich äußerlich zu entziehen droht. Eine freundliche, dem Kinde gegenüber entspannte Umwelt, die ihm auch Kritik und Ablehnung von Bereichen dieser Umwelt gestattet, ermöglicht dem Kind eine Auswahl unter den Identifizierungsangeboten und gibt seiner eigenen Identitäts- und Persönlichkeitsentwicklung einen sehr viel weiteren Freiraum.

- Zur Entstehung von „Ich-Stärke", zur Entstehung von psychischer Gesundheit im weiteren Sinne des Wortes sind Identifizierungsangebote für das Kind nötig, die von Menschen ausgehen, die ihre Konflikte nicht überwiegend pathologisch verarbeitet haben. Elternfiguren, die dem Kind zwar akzeptierend und wohlwollend gegenüberstehen, die aber noch stark in ihrer eigenen Problematik verhaftet sind, tradieren auf dem Wege der Identifizierung ihre eigenen Konflikte bereits wieder an das junge Kind.

Noch einmal zurück zu der Patientin, die im Kinderzimmer das Erlebnis hatte, nicht sie selbst zu sein. Vielleicht hat der eine oder andere Leser verstanden, daß das Erbrechen ein „psychosomatischer" Versuch war, sich dieses jetzt als Fremdkörper erlebten Persönlichkeitsanteils des Vaters zu entledigen. Die Volkspsychologie nennt einen solchen Selbstreinigungsvorgang auch „Sich-Auskotzen". Das heißt, das Fremde, das nicht zu einem gehört, das, was einen drückt, was einem schwer im Magen liegt, per vias orales wieder auszustoßen. Das kann so dinglich geschehen wie bei dieser Frau. Meist geschieht es eher übertragen durch Worte. Wie es gerade zu dieser spezifischen Erlebnisweise und Reaktion kommt, wird unten im Abschnitt 1.4 (Entwicklungspsychologie – orale Phase) aufgezeichnet werden.

Beim ***Vorgang der Internalisierung*** handelt es sich fraglos um ein sehr komplexes Geschehen. Einstellungen, Beziehungen, Haltungen, Verhaltensmuster und anderes mehr werden von dem Außen nach dem Innen verlegt. Man kann aus dieser Sicht die gesamte Entwicklungspsychologie unter dem Gesichtspunkt betrachten, welcher Art die sozialen Beziehungen zu bestimmten Entwicklungsabschnitten sind und auf welche Weise sie eine *Innenrepräsentanz* erfahren. Vorstufen der Gewissensbildung z. B. beginnen zu einem Zeitpunkt im ersten Lebensjahr, an dem das Kind überhaupt zum ersten Mal in die Lage kommt, sich ein inneres stabiles Abbild der Mutter zu machen. Das erste „Nein, nein", mit dem das Kind im 2. Lebensjahr, sich selbst kommentierend, eigene Handlungen verbietet, ist wahrscheinlich erlebnishaft noch nahe am sozialen „Nein, nein" der primären

Bezugsperson. Alle für die emotionale Entwicklung wichtigen Personen werden mit dem etwas mechanistischen Ausdruck *Objekte* bezeichnet, der aus der Triebtheorie (Libido-Theorie) stammt. Als Kurzformel meint „Objekte" immer *soziale Objekte*. Als *Objektbeziehungen* werden allgemein die sozialen Beziehungen beschrieben, speziell sind damit aber die Beziehungen zu den primären Objektpersonen der Entwicklung gemeint.

Was konfligiert nun eigentlich beim pathogenen Konflikt – nur diese Konfliktform interessiert uns ja – in diesem Zusammenhang? Auf der einen Seite sind es *Impulse* im Individuum, die *triebhaft* sind. Sie drängen intensiv auf Befriedigung und wechseln im Verlaufe der Entwicklung in charakteristischer Weise. Aus psychodynamischer Sicht interessieren uns weniger die physiologischen Erscheinungen wie Hunger, Durst oder Defäkation, die auch ununterdrückbar sind, sondern bestimmte ***emotionale Grundbedürfnisse***, die allerdings eng mit den physiologischen verbunden sind – um so enger, je jünger das Kind ist. Mit triebhaft bezeichnet man heute (in der Regel) nicht mehr die Annahme energetisch-ökonomischer Systeme, wie sie Freud für Sexualtrieb (Libido) und Aggressionstrieb, die er als die grundlegenden Antagonisten des menschlichen Lebens ansah, konzipierte. Zwar finden wir kaum einen neurotischen Konflikt, der nicht eine besondere Bewältigungsart der Thematik von Sexualität und Aggression, Zuneigung und Ablehnung darstellte, aber als ökonomische Größen – so viel ist sicher – sind diese Impulse nicht zu fassen. Nachstehend meint *triebhaft* vorzugsweise primäre, das Verhalten motivierende, d.h. in Gang setzende und erhaltende Impulse, die einen engen Bezug zu körperlichen Grundbedürfnissen haben.

Anna Freud (eine Tochter des Begründers der Psychoanalyse) unterschied aus psychodynamischer Sicht drei Kategorien von Konflikten:

1. *Äußere Konflikte*, das sind vorwiegend solche mit der sozialen Umwelt.
2. *Innere Konflikte*, das sind solche zwischen endogenen Grundbedürfnissen, vor allem zwischen Liebe und Haß (Libido und Aggression). Sie werden – durchaus kritikwürdig – als weitgehend umweltunabhängig verstanden.

3. *Verinnerlichte Konflikte,* das sind solche zwischen sich widersprechenden internalisierten Tendenzen bzw. des Kampfes gegen diese „aufgezwungenen" Strebungen.

Eine deutsche Arbeitsgruppe hat im Rahmen OPERATIONALISIERTER PSYCHODYNAMISCHER DIAGNOSTIK (OPD 1998) folgende inhaltliche Klassifikation von pathogenen Konflikten („repetitive Konfliktmuster") vorgeschlagen und operational definiert:

- Abhängigkeit versus Autonomie
- Unterwerfung versus Kontrolle
- Versorgung versus Autarkie
- Selbstwertkonflikte (Selbst- versus Objektwert)
- Schuldkonflikte (egoistische versus prosoziale Tendenzen)
- Ödipal-sexuelle Konflikte
- Identitätskonflikte (Identität versus Dissonanz)

Bis auf die komplexeren ödipalen Konflikte (s. unten) wurde das Prinzip antithetischer Definitionen durchgehalten, die hier nicht ausgeführt werden können. Natürlich ist auch die Generalität unterschiedlich: Abhängigkeits- und Selbstwertkonflikte sind sehr viel verbreiteter als Versorgungs- und Identitätskonflikte. Die empirische Überprüfung der klassifikatorischen und klinischen Relevanz dieser Kategorien läuft derzeit. Erste Ergebnisse bestätigen ihre Praktikabilität. Gesichtspunkte zu Entstehung der menschlichen Bedürfnisse, auf denen solche Konflikte gründen, bringt das nachfolgende Kapitel.

Die entscheidenden Folgerungen für die Neurosenpsychologie aus dem bisher Ausgeführten sind:

- Aspekte der Außenwelt werden im Laufe der Entwicklung zu Aspekten der Innenwelt.
- Sie tragen bei zur Entstehung umschriebener psychischer Substrukturen, die zeitlich stabil sind; diese sind von der Identität des Menschen nicht mehr abzugrenzen.
- Die Konflikte, die ursprünglich vor allem zwischen dem Individuum und der Außenwelt bestanden, können sich mittelbar in solche zwischen den einzelnen psychischen Substrukturen, d.h. in Konflikte innerhalb der menschlichen Person fortsetzen (W. Menninger: „Man against himself").

1.4 Psychische Entwicklung und Neurose

Bei der Betrachtung von Entwicklungsaspekten geht es um die Frage nach der *Entstehung von menschlichen Grundbedürfnissen.* Die basalen, schwer oder gar nicht unterdrückbaren Bedürfnisse nennt man gewöhnlich *Triebbedürfnisse* oder *Triebimpulse.* Schultz-Hencke spricht von *Antrieben,* die aus einem Antriebserleben hervorgehen.

Die menschlichen Grundbedürfnisse machen eine charakteristische Entwicklung durch, die eng mit der Entwicklung der Emotionalität zusammenhängt. Für die Neurosenpsychologie ist die emotionale Entwicklung entscheidend. Die psychoanalytische Entwicklungspsychologie hat sich im Laufe der Zeit von der psychosexuellen Entwicklung, also der Entwicklung des Sexualtriebs im erweiterten Sinne Freuds, zu einer Theorie der emotionalen Entwicklung schlechthin ausgeweitet. Das ist ihre Stärke und ihre Schwäche. Die Entwicklung der Intelligenz und Kognition etwa wird durch Piaget viel besser erfaßt, der mit seinem Bezugssystem wieder kaum etwas über die emotionale Entwicklung aussagen kann. Um zu einem umfassenden Verständnis menschlicher Entwicklung zu kommen, wird man sicher die verschiedenen Ansätze synthetisieren müssen.

Unter den triebhaften Grundbedürfnissen des Menschen, deren Entwicklung nachstehend kurz geschildert werden soll, sind die folgenden aus der Sicht der Neurosenpsychologie von besonderer Bedeutung:

- Die passiven und **Abhängigkeitsbedürfnisse,** die eng mit den Zärtlichkeits- und Anlehnungsbedürfnissen zusammenhängen. Dieser Bereich wird auch als anaklitische Bedürfnisse bezeichnet.
- Das Gegenteil davon sind die aktiven und **Autonomiebedürfnisse**, die zeitlebens in einer spezifischen Interaktion mit den zuvor genannten Grundbedürfnissen stehen.
- Die Rolle der **sexuellen Bedürfnisse** war von Freud in besonderer Weise herausgearbeitet und betont worden. Fraglos sind sexuelle Konflikte bei vielen Neurosen von Bedeutung, andererseits kann man aus heutiger Sicht nicht die gesamte menschliche Motivation auf Sexualität und Aggression

zurückführen, wozu Freud in seiner letzten Konzeption tendierte.

- Die **aggressiven Bedürfnisse** des Menschen spielen ebenfalls bei vielen Neurosen eine Rolle. Motivational ist hier der weite Bereich von der positiv einzuschätzenden Fähigkeit des Adgredi, des Sich-an-etwas-Heranmachens, bis hin zum aggressiven Sadismus gemeint.
- Schließlich ist zunehmend die Bedeutung der *Selbstwertmotive*, der **narzißtischen Bedürfnisse,** für die Entstehung von Neurosen deutlich geworden. Gemeint sind damit die starken Kräfte, die den Menschen nach der Erhaltung eines für ihn erträglichen Bildes von sich selbst um praktisch jeden Preis streben lassen.

Die Entwicklung dieser triebhaften Bedürfnisse wird traditionell in mehreren Schritten beschrieben:

1. die orale Phase, etwa von der Geburt bis zum Ende des 1. Lebensjahres dauernd,
2. die anale Phase, etwa das 2. und 3. Lebensjahr umfassend,
3. die phallische oder ödipale Phase, etwa das 4. und 5. Lebensjahr umfassend,
4. eine Zeit der Triebruhe zwischen dem 6. Lebensjahr und der Pubertät, die Latenz genannt wird, und schließlich
5. die Pubertät, die mit ihrer endgültigen Begründung der Sexualität ins Erwachsenenalter überleitet. Dieses auf Freud zurückgehende Modell ist in entscheidenden Bereichen von R. A. Spitz, E. H. Erikson und M. S. Mahler erweitert worden. Unter ihrem Einfluß wurde aus dem Konzept der „psychosexuellen Entwicklung" eine breiter gültige Vorstellung über die emotionale menschliche Entwicklung.

1.4.1 Das erste Lebensjahr („orale Phase")

Das wichtigste psychologische und physiologische Merkmal des Menschenjungen nach der Geburt ist seine vollständige *Abhängigkeit* von seiner sozialen Umwelt. Dies hängt damit zusammen, daß der Mensch eine „physiologische Frühgeburt" ist, bereits zu einem Zeitpunkt sozialen Einflüssen ausgesetzt, zu dem ihm eigentlich von seiner biologischen Entwicklung her noch der Schutz des intrauterinen Milieus zustände. Portmann hat den „eigentlichen" Geburtstermin des Menschen von seiner Reife her mit 18 Monaten angegeben. Gegenüber anderen Säugern ist auch seine ungewöhnlich lange Kindheit und Jugend auffällig, was ebenfalls einen verstärkten Einfluß der Milieueinflüsse bedingt.

Die *empirische Säuglingsforschung* hat zur Revision alter Voraussetzungen gezwungen: So ist heute gesichert, daß das Kind kurz nach der Geburt bereits zu erstaunlich differenzierten Wahrnehmungsleistungen in der Lage ist, über ein angeborenes Bindungsverhalten („attachment", Bowlby) verfügt und bestrebt ist, in seinem Organismus physisch und psychisch homöostatische Bedingungen herzustellen (weiterführende Lit. bei Dornes, Der kompetene Säugling; 1993). In keinem Falle ist der menschliche Säugling das bewußtseinslose Wesen, für das er so lange Zeit gehalten wurde. (Er ist allerdings auch nicht das spekulativen Prozessen ausgelieferte Wesen, das die Psychoanalytikerin M. Klein beschreibt, die seit einiger Zeit – empirisch völlig unbegründet – eine Renaissance erlebt.)

Emotional ist das Erlebnis dieser Abhängigkeit *das* prägende Erlebnis der frühen Kindheit. Relevant wird dieser Zustand spätestens mit etwa 6 Monaten, wenn das Kind sicher die nahen Bezugspersonen, insbesondere die Mutter, von Fremden unterscheidet. Zu diesem Zeitpunkt etwa entwickelt sich im Kind ein emotionales Erlebnis dieser existentiellen Abhängigkeit, die es bis dahin kognitiv nicht gut fassen kann. Daß es sich allerdings bis dahin in seinen Phantasien als aus eigener Macht wohlversorgt erlebt *(„primärer Narzißmus")*, wie lange angenommen wurde, ist nach heutiger Kenntnis eher unwahrscheinlich. Jedenfalls kommt das Kind mit etwa 8 Monaten in eine kritische Entwicklung, die diesen Zustand zunehmend beendet. Das Kind reagiert physiologisch mit *Ängsten*, wenn sich die Mutter entfernt oder wenn Fremde auftauchen. Ob das Kind diese frühen Abhängigkeitserlebnisse als befriedigend oder unbefriedigend erlebt, hängt davon ab, in welchem Maße seine soziale Umwelt bereit ist, diese Abhängigkeitsbedürfnisse zu befriedigen. Die Mißachtung der basalen Zuwendungs- und Abhängigkeitsbedürfnisse führt in die schwersten Formen der Psychopathologie, die wir kennen (im Jargon durchaus unexakt als „frühe Störungen" bezeichnet). ***Ängste vor Verlust*** der sozialen Bezugsperson oder ihrer Zuneigung („Verlassenheitsängste", „Verlustängste") stellen die in vielen Neurosen aktuelle Hinterlassenschaft aus Störungen der ersten Lebensjahre dar.

Die gesamte Stellung des Menschen zur Umwelt, ob er sie erlebt als etwas, worauf man sich verlassen kann, wozu man Vertrauen haben kann, oder ob er sie als unzuverlässig, bedrohlich und versagend erlebt – diese Grundhaltung ist die direkte Folge davon, ob die Umwelt mit seinen infantilen Abhängigkeitserlebnissen befriedigend oder versagend umging. E. H. Erikson hat für diesen Entwicklungsabschnitt die antinomische Formel *„Urvertrauen gegen Urmißtrauen"* geprägt. Ein Urvertrauen entsteht im Menschen durch die kontinuierliche Präsenz einer oder weniger vertrauter Bezugspersonen und deren freundliche, interessierte und engagierte Teilnahme am Geschick des Kindes. Diese emotional zugewandte Präsenz der Bezugspersonen ist für die gesunde psychische Entwicklung des Menschenjungen in den ersten Lebensjahren unerläßlich. Häufiger Wechsel der Bezugspersonen in diesem Lebensabschnitt führt zu charakteristischen Entwicklungsstörungen und im Erwachsenenalter zu einer oberflächlichen, quasi abgekapselten Affektivität und Emotionalität.

Wir gehen heute davon aus, daß der Mensch in frühem Alter anfängt, gleichsam ein Bild seiner nahen Bezugspersonen in sich aufzubauen, welches den Kern für das erste Bild von sich selbst, für das *erste Gefühl einer Identität* darstellt. Da das Bild der primären Bezugspersonen im Kinde später von dem eigenen Selbstgefühl nicht mehr abgrenzbar ist und die eigene Identität richtungsweisend bestimmt, nennen wir diesen Prozeß der Verinnerlichung von globalen oder partiellen Aspekten der primären Bezugspersonen auch **Identifizierung.** Identifizierung bezeichnet also sowohl einen Prozeß der Internalisierung, der stabilen Innenverankerung sozialer Beziehungen, als auch das Ergebnis dieses Prozesses, eben die erfolgte Identifizierung mit einem bestimmten Menschen oder dem Aspekt eines Menschen. Aus dem Zusammenwirken solcher Identifizierungen, autochthonen *Reifungsprozessen* und *genetischen Vorgaben* bildet sich dann im

Laufe der Entwicklung jene psychische Instanz, die wir das ***Selbst*** des Menschen nennen, das, was er selbst als seine Identität erlebt und das, was ihn für die Umwelt von anderen unterscheidbar macht.

Daß ***genetische Einflüsse*** sowohl für die spätere Gesundheit wie Krankheit als auch für die Konstitution (Robustheit, Vulnerabilität) und (vor allem) das Temperament von entscheidender Bedeutung sind, sei hier noch einmal nachdrücklich festgehalten. Die Relevanz psychosozialer Vorgänge für die Entwicklung mehr zu betonen, heißt nicht, der durch Vererbung bestimmten Komponente weniger Gewicht beizumessen. Auch die Intelligenz ist – zum Kummer aller „Environmentalisten" – eindeutig genetisch determiniert.

Das *Sicherheitserleben* muß dem Kinde zuerst von der sozialen Umwelt garantiert werden, bevor es durch eine Internalisierung dieser sozialen Umwelt, durch eine Identifizierung mit der sicherheitsgebenden Mutter selbst eine sicherheitsvermittelnde Innenrepräsentanz zur Verfügung hat. Bis dieser Vorgang abgelaufen ist, vergeht etliche Zeit. In der Regel ist das nicht vor Abschluß des 3. oder 4. Lebensjahres der Fall. Im Gegensatz zu den Erwachsenen hat das junge Kind aber nicht die Möglichkeit, seine Bedürfnisse zu verbalisieren und die Mißachtung seiner elementaren Forderungen adäquat darzustellen. Die Befriedigung der psychischen ***Abhängigkeitsbedürfnisse*** erfolgt in erster Linie durch die kontinuierliche Präsenz einer (oder mehrerer) emotionaler Bezugspersonen, meist der Mutter oder der Eltern, und deren interessierte, zugewandte und fürsorgende Teilnahme am Geschick des Kindes. So konnte J. Bowlby (1951) in seinem berühmten WHO-Bericht formulieren: „Wir unterstellen, daß die Beweise nunmehr ausreichen, um jeden Zweifel daran auszuschalten, daß eine längere Deprivation von mütterlicher Zuwendung in früher Kindheit ernste und weitreichende Folgen für die Charakterentwicklung und damit für das ganze Leben eines Menschen haben kann."

Als Beispiel für eine Störung, die sich bei einem Mädchen entwickelte, das nie die Erfahrung von befriedigenden und stabilen Beziehungen zu anderen Menschen gemacht hatte, sei die Kasuistik eines Heimkindes vorgestellt. Kinder, denen solche zuverlässigen emotionalen Erfahrungen fehlen, zeigen, wenn sie verlassen werden, auch keine Verlassenheitsreaktionen (mehr), wie sie für das gesunde Kind typisch sind. Sie passen sich vielmehr jeder neuen Umgebung, jeder neuen „Tante" rasch an, lassen gefühlsmäßig aber niemanden an sich heran.

Klinisches Beispiel:
Die Patientin S. wurde 18jährig auf der geschlossenen Abteilung einer Psychiatrischen Klinik aufgenommen. Sie war heroinsüchtig. Die Mutter hatte sie gleich nach der Geburt in ein Heim gegeben, ohne sie allerdings zur Adoption freizugeben. Die Patientin brachte es auf die stattliche Anzahl von 22 Heimen in 18 Jahren. Ihr Grunderlebnis im Leben könnte man so beschreiben: „Kein Mensch ist verläßlich, alle gehen nach einiger Zeit wieder fort, auch die, die du gern mochtest. Hüte dich davor, dich mit irgend jemandem gefühlsmäßig einzulassen – du wirst mit Sicherheit enttäuscht." – Der behandelnde Arzt kümmerte sich damals mit großem Engagement um die Patientin. Gegen den Widerstand von Kollegen und Klinikleitung gelang es, sie ein 3/4 Jahr auf der geschlossenen Station „ohne Schuß" zu halten, obwohl sie mehrfach ausriß und unter teilweise abenteuerlichen Umständen nachts in der „Szene" wieder aufgelesen wurde. Nach der Entlassung aus der Klinik wurde eine Verlegung in ein Landeskrankenhaus veranlaßt, wo sie die Möglichkeit hatte, im geschützten Milieu eine Zeitlang zu arbeiten. Eine Berufsausbildung war geplant. Sobald dort aber die intensive Bewachung aussetzte, riß die Patientin aus, obwohl sich wiederum Ärzte und Schwestern sehr anteilnehmend um sie gekümmert hatten. Sechs Jahre später sah der erstbehandelnde Arzt die Patientin wieder. Sie fixte weiter und sah sehr elend aus. In der Zwischenzeit war sie in unzähligen Institutionen gewesen, immer wieder ausgerissen und immer wieder eingeliefert worden.
Daß auch solchen Verläufen keine Automatik innewohnt, zeigt der Zustand der Patientin noch einmal 11 Jahre weiter: Der genannte Arzt traf sie in einer Klinik einer anderen Stadt zufällig wieder. Diesmal war sie wegen eines Suizidversuchs

aufgenommen. Jetzt lebte sie in einer (sehr schwierigen) lesbischen Beziehung, arbeitete als Taxifahrerin und war seit 6 Jahren von ihrer Sucht frei. Sie schob dies auf den Einfluß der Freundin. Ihre Grundstimmung war allerdings weiter freudlos und chronisch depressiv, und sie erlebte ihr Leben als in jeder Hinsicht sinnlos.

Nach dem oben Ausgeführten ist die Reaktion der Patientin – bei aller Tragik des Falles – eigentlich verständlich und nachvollziehbar. Woher sollte sie denn den Glauben nehmen, daß man sich auf andere verlassen könne, daß man lieben und geliebt werden könne? Letztlich war ihr Schluß, daß das Suchtmittel das einzige im Leben sei, das sie nicht enttäuschen könne, subjektiv zutreffend. Letztlich waren alle, die sich um sie bemüht hatten, nicht in der Lage, ihr einen annähernd adäquaten Ersatz für ihr Suchtmittel zu offerieren, das sie ihr wegnehmen wollten. Nicht zufällig kann sie erst nach vielen Jahren die Sucht aufgeben, als sie so etwas wie einen emotionalen Gegenwert erhält (offensichtlich allerdings in einer ziemlich dominierenden Form).

Die Bedeutung der frühen emotionalen Erlebnisse des Menschen, vor allem die Befriedigung seiner Abhängigkeits- und Zärtlichkeitsbedürfnisse, ist heute weitgehend anerkannt. Die Autoren, die sich in diesem Bereich vielleicht die meisten Verdienste erwarben, waren R. A. Spitz mit seinen Studien über die frühe Entwicklung und die anaklitischen Bedürfnisse, J. Bowlby mit seiner theoretischen Erfassung des Konzeptes der frühen „Bindung“ (attachment, → Abschluß Kap. 1.4.2) und H. Harlow mit seinen tierexperimentellen Untersuchungen an Rhesusaffen. Harlow konnte nachweisen, daß auch im Vergleich zum Menschen sehr viel primitivere Organismen eines „mütterlichen Milieus“ bedürfen, das sehr viel zu tun hat mit körperlichem Kontakt, Hautzärtlichkeit und dem Erlebnis des Getragenwerdens und Sichanklammerns. Er selbst sprach von „contact comfort“. Dieser „Minimalkomfort“ ist selbst bei Affen für eine ungestörte Entwicklung erforderlich. Der Mensch braucht darüber hinaus Interesse, Angenommenwerden und emotionale Zuwendung. Das folgende Beispiel zeigt Gründe, warum viele

Erwachsene diese so einfach scheinenden Bedingungen so schlecht garantieren können.

Klinisches Beispiel für unbefriedigende Abhängigkeitserlebnisse:
Eine schwangere junge Frau drückte ihre Ambivalenz gegenüber dem noch ungeborenen Kinde mit der Befürchtung aus, daß das Kind eine Eßstörung, eine Nahrungsverweigerung bekommen könnte. Sie selbst hatte als Säugling und Kleinkind unter diesen Symptomen gelitten. Das Kind, das dann geboren wurde, entwickelte nach der Geburt als Säugling auch tatsächlich eine schwere Eßstörung, so daß es im 1. und 2. Lebensjahr Monate in der Kinderklinik verbrachte, wo es mit der Sonde gefüttert wurde. Später zeigte das Kind auch noch andere infantil-neurotische Symptome.

Wie kann man sich die Pathogenese vorstellen? Wir möchten hier folgende Betrachtung vorschlagen: Die Mutter war mit ihrer Abhängigkeitsthematik offenbar nur unzureichend fertig geworden. Ihr infantiles Symptom weist auf affektive Probleme der eigenen Mutter ihr gegenüber hin. Diese Frau hatte erst durch ihre Berufsausbildung in ihrem Selbstgefühl eine gewisse Unabhängigkeit erreicht. Die Geburt des Kindes bedrohte diesen erreichten Stand, was sich in den Befürchtungen bereits während der Schwangerschaft ausdrückte. Man könnte die Befürchtung, das noch ungeborene Kind werde als Säugling nicht richtig essen, so übersetzen: „Es wird mir doch hoffentlich wohl nicht zuviel von mir wegnehmen... Es wird mir doch hoffentlich nicht meinen eigenen Teller leeressen, wo ich doch ständig selbst so großen Hunger habe.“ Die Rivalität mit dem Kinde war unverkennbar. Nach der Geburt war es das Erlebnis des nun vorhandenen eigenen Kindes, welches von ihr vollkommen abhängig war, das die Mutter nicht bewältigen konnte, da ihre eigenen Abhängigkeitsbedürfnisse und Abhängigkeitsängste jetzt wieder übermächtig wurden. In diesem Falle blieb die Frau auch weiter berufstätig, und die drohende Entwicklungsstörung des Kindes konnte durch den Vater, einen warmherzigen Mann mit sehr viel „mütterlichen" Qualitäten, dessen Beruf eine teilzeitliche Tätigkeit gestattete, ein Stück weit ausgeglichen werden. Der Wunsch nach dem Kinde war in diesem Falle auch der primäre Wunsch des Vaters gewesen, und die Mutter hatte sich wohl nur darauf eingelassen, weil sie befürchtete, sonst von dem sie sehr verwöhnenden Mann verlassen zu werden. Hier ist die Abhängigkeitsthematik wieder sichtbar. Diese Frau hatte quasi schon durch die Eheschließung ihre „Ideal-Mutter" geheiratet, einen Mann, der sie in besserer Weise umsorgte und versorgte, als ihre Mutter es offenbar real gekonnt hatte. Für die Rolle, selbst Mutter zu werden, selbst Zuwendung und Schutz anzubieten, statt für sich zu verlangen, war diese Frau emotional denkbar schlecht vorbereitet.

Die oben genannten Studien von Bowlby und Spitz weisen bereits eindringlich darauf hin, daß für die frühe Entwicklung offenbar auch körperliche Grundbedürfnisse von entscheidender Bedeutung sind. Freud hatte versucht, diese körperlichen Bedürfnisse innerhalb seines erweiterten Sexualitätskonzeptes als *orale Sexualität* oder *Oralität* zu beschreiben. Wegen der besonderen Stellung des Mundes für die ersten Lusterlebnisse bezeichnete er den Abschnitt des ersten Lebensjahres als orale Phase. Die erogene Zone des Mundes spielt ja auch in der Sexualität des Erwachsenen weiterhin eine wichtige Rolle. Über diese Funktion hinaus hat das Oralorgan beim Säugling und Kleinkind weitere wichtige Funktionen. Die wichtigste ist, daß das Kind über den Mund eine *kognitive Strukturierung,* eine (erste?) Klassifikation der Welt vornimmt. Alles was neu ist, wird mit dem Mund in Kontakt gebracht, und eine erste Unterteilung der Welt erfolgt in glatte und rauhe, schlecht schmeckende und wohlschmeckende, verschluckbare und nicht verschluckbare Gegenstände. Das Zahnen erweitert diese kognitiven Möglichkeiten. In der zweiten Hälfte des ersten Lebensjahres sind die Zähne die härtesten Instrumente des Körpers, die Kaumuskulatur ist die stärkste Muskulatur, die Schleimhaut des Mundes ist besonders sensibel. Die Differenzierungsmöglichkeiten des Mundes sind für den Säugling anfangs offenbar ungleich besser als die der anderen „Organe primitiver Wahrnehmung", wie Spitz sie nennt. Neben dem *Mund* sind dies in der frühen Entwicklung die *Haut,* das *Labyrinth* (Gleichgewichtsorgan) und die *Hand.*

Auch den Modus der psychischen Internalisierung, der Identifizierung, müssen wir uns in seiner primitivsten Form nach dem oralen Modell ablaufend vorstellen. Für das Kind ist anfangs nur erlebnishaft nachvollziehbar, daß, wenn etwas in dem Körper ist, es auf oralem Wege hineingekommen sein muß. Es erscheint einleuchtend anzunehmen, daß es für das Kind am einfachsten ist, die Internalisierung sämtlicher Vorgänge sich auf die gleiche Weise vorzustellen, anstatt eine so komplizierte Unterscheidung wie die der Internalisierung von psychischen oder physischen Gegenständen zu machen. Diese frühen Mechanismen der Internalisierung von Objektvorstellungen werden auch als *Inkorporation* (Einverleibung) oder *Introjektion* bezeichnet. Man muß sich wohl vorstellen, daß die Identifizierung anfangs über den Mechanismus der Inkorporation durchaus sehr dinglich verläuft, daß dies vom Kinde aber nicht mitgeteilt werden kann, weil es zu diesem Zeitpunkt der Sprache noch nicht mächtig ist. Später, wenn es sprechen kann, haben bereits sublimere Identifizierungsvorgänge in ihm Raum gegriffen. Gestörte Kinder sind jedoch manchmal noch in der Lage, diese für uns merkwürdigen Vorstellungen zu verbalisieren.

Klinisches Beispiel:
Ein 5jähriger Junge, der aus einem sehr problematischen Elternhaus stammt, war wegen multipler neurotischer Beschwerden bei einer Kinderpsychotherapeutin in Behandlung. Eines Tages kam er zu dieser in die Stunde und sagte folgendes: „Ich werde dich jetzt auffressen. Und wenn du in mein' Bauch kommst, dann findest du darin mein' Papa, den ich heute morgen aufgefressen hab' und dann findest du da auch noch den Lulli von einem Neger, den ich ihm heute abgebissen hab'." Mit dem Lulli meinte der Knabe das männliche Genitale.

Solche Äußerungen erwarten wir normalerweise nicht mehr von einem 5jährigen. Sie gehören in eine viel frühere Erlebniswelt, in der sie wiederum sprachlich nicht darstellbar sind. In der Innenwelt dieses Jungen trieben sich voneinander differenzierbare Fremdobjekte munter umher, die miteinander potentiell in Kollision geraten konnten. In der gesunden Entwicklung verläuft ein intensiver Assimilations- und Synthesevorgang, der bewirkt, daß das Kind zunehmend bestimmte Qualitäten seiner Eltern in sein Ich, in sein Selbstbild überführen kann. Diese Qualitäten erlebt es auch nicht mehr als fremd, es kann nicht mehr die Provenienz dieser Erlebnisse beschreiben, sondern es hat das Gefühl: *So bin ich.* Auch die Stimme des Gewissens, die auf gleichem Wege internalisiert wird, ist nicht mehr die Stimme der Eltern, sondern es ist jetzt eine stabile, aus dem Inneren selbst erfolgende Forderung. Die von den Erwachsenen übernommenen Ideale sind jetzt die, die das Kind selbst will. Nur bei den gestörten Zuständen, in ausgeprägtestem Maße bei den Psychosen, behalten diese sogenannten Introjekte zum Teil ihre ursprüngliche Fremdqualität, sie werden bewußt oder meist unbewußt als etwas Fremdes empfunden, was in einem ist. Auch innerhalb der Psychoanalyse als therapeutischem Vorgang können Identifizierungen wieder regressiv in bezug auf ihre ursprüngliche Herkunft erlebt werden.

Die Befriedigungserlebnisse, die das Kind in der frühen Entwicklung körperlich und psychisch erfährt, sind noch für eine Reihe weiterer wichtiger Funktionen von Bedeutung. Das Erlebnis, daß man zärtlich zu ihm ist (Haut!), daß es gedrückt und geschaukelt wird (Labyrinth!), daß mit ihm geschmust wird, führt einerseits zur Grundlage des Gefühls, daß es jemand sei, den man gern haben könne. Es wird also eine positive Basis für sein **Selbstbild** gelegt. Andererseits erfährt der Körper, insbesondere die Körperoberfläche, die Haut, das Gleichgewichtsorgan, eine ständige Stimulation, die, verbunden mit dem emotionalen „Umfeld“, im wesentlichen dazu beiträgt, daß im Menschen das Bild des eigenen Körpers, das **Körperbild** sich herstellt, dessen neuropsychologischer Aspekt in der Regel das **Körperschema** genannt wird. Das Körperbild fällt anfangs mit dem Selbstbild vollkommen zusammen, das Kind kann nicht zwischen seinem Selbst und seinem Körper unterscheiden. Es sind zwei Aspekte der gleichen Sache. Eine desinteressierte oder gar ablehnende Umwelt vermittelt hingegen dem Kind unzureichende Möglichkeit einer Entwicklung eines stabilen Selbst und Ich. Häufig wird dieser Zustand, der daraus resultiert, als ***Ich-Schwäche*** bezeichnet. Auch die Erfahrung seines Körperbildes wird dann mangelhaft sein. Es kann seine Abgrenzung zur Umwelt, seine Haut nicht lustvoll erfassen, es lernt, psychologisch ausgedrückt, nicht gut zwischen sich und der Umwelt eine Grenze zu ziehen. Solche Menschen haben häufig erhebliche Störungen auch ihres Körperbildes. Je jünger das Kind ist, desto mehr ist körperliches und psychisches Gedeihen identisch. Das abgelehnte Kind zeigt bereits früh im ersten Lebensjahr charakteristische Ernährungs- und andere Störungen.

Die kurz skizzierte zunehmende Möglichkeit des Kindes, sein Selbst von der Person des sozialen Partners abzugrenzen, seine langsam wachsende Fähigkeit, zwischen einem Innen und einem Außen (Körpergrenze!), zwischen Wunsch und Wirklichkeit, zwischen Denken und Handeln zu unterscheiden, läuft parallel mit dem Übergang der Triebfunktionen und der Denkfunktionen vom Primärvorgang in den Sekundärvorgang. Psychologisch bedeutet das unter dem Aspekt des Selbstbildes vor allem einen Übergang von infantilen unrealistischen Allmachtserlebnissen hin zu einer stärker realitätsbezogenen Gestaltung des Selbstbildes. Für viele Neurotiker liegt offenbar hier eine erhebliche Klippe. Sie halten oft hartnäckig an den infantilen Anspruchsgefühlen fest, die sie häufig noch überkompensatorisch verstärken mußten, um mit einer versagenden Realität fertig zu werden. Das quälende Erlebnis von Ohnmacht bedingt sekundär kompensatorische Phantasien von Allmacht. Durch *„exzessive Verwöhnung"* kann aber diese Fehleinschätzung des Selbst unbewußt genauso erhalten bleiben wie durch starke *Frustration.* Die „Verwöhnung" fördert die Unselbständigkeit und damit die passiven Ansprüche an die anderen. Im Falle der Frustration wird die Größenvorstellung zum besseren Aushalten einer unangenehmen Wirklichkeit phantasiert. Das Phantasieren von eigener Größe ist ein wohl jedem vertrautes Mittel, um mit den täglichen kleinen Frustrationen fertig zu werden. Je stärker aber die realen Entwicklungsstörungen, desto pathogener wird die Rolle der ungesteuerten Ansprüche, die nicht mehr ausreichend von der Realität abgegrenzt werden.

Die sozialen Beziehungen von Menschen mit strukturellen Ich-Störungen sind eine ständige Auseinandersetzung mit den anderen, um die ***Ängste vor dem Verlassenwerden*** zu vermeiden. Dies geschieht auf zwei charakteristischen Wegen: Entweder klammern sich diese Menschen an die anderen, daß diese den Druck kaum aushalten, oder sie erklären sich quasi für affektiv autonom, für in ihren emotionalen Bedürfnissen nicht auf andere angewiesen.

Bestimmte Formen des emotionalen Rückzugs auf sich selbst bezeichnen wir als *narzißtische Persönlichkeitsstörungen* (→ Kap. 3.2.5) oder, wenn die Unterdrückung der Affekte und die soziale Isolierung im Vordergrund stehen, sprechen wir von *schizoiden Persönlichkeitsstörungen* (→ Kap. 3.1). Diese narzißtischen Einbrüche basieren auf Erlebnissen der Trennung von der vertrauten Bezugsperson oder auf Dauerzuständen emotionaler Versagung oder exzessiver Verwöhnung. An die Stelle von Gefühlen der Sicherheit und des Wohlbefindens treten Gefühle von Unsicherheit, Mißtrauen, Leere, Selbstwertverlust und Minderwertigkeit. Affektiver Rückzug von den Mitmenschen verringert für den Betroffenen die Möglichkeiten von erneuten Kränkungen und Versagungen.

Der alternative Versuch, Sicherheit zu gewinnen, ist das ***Anklammerungsverhalten***. Es kennzeichnet Patienten mit Süchten, viele depressive Patienten neigen dazu, und auch bei bestimmten hysterischen Erkrankungen ist es zu beobachten. Welche Fehlhaltung den Kindern gegenüber im Einzelfall dahintersteht, ist nicht summarisch zu beantworten. Wie schon erwähnt, können es sowohl versagende als auch stark verwöhnende Haltungen sein. Am deletärsten wirkt wahrscheinlich ein zwischen Frustration und Verwöhnung wechselnder Erziehungsstil. Diese Mischung ist aus der Sicht der Pathogenese sozusagen eine „Bombenmischung", um dem Kind jede Chance zu einer gesunden Entwicklung zu nehmen. Menschen mit einer oralen Ansprüchlichkeit, mit „Riesenerwartungen" oder „Fehlerwartungen" (Schultz-Hencke) fordern ständig von ihrer Umwelt, daß ihnen das verpaßte Glück quasi nachgeliefert wird. Sie sind schwer zu ertragen, induzieren in den anderen rasch Schuldgefühle, um dann schließlich eine massive aggressive Zurückweisung zu erleben, die ihnen nur ihr Bild bestätigt, daß die Welt schlecht zu ihnen ist.

1.4.2 Das Kleinkindalter („anale Phase")

Im folgenden geht es etwa um den Zeitraum des 2. und 3. Lebensjahres. Es ist dies die Zeit, in der Kinder sich mit großer Aktivität der Umwelt zuwenden, wenn eine genügende emotionale Absicherung (Vertrauen) in der vorausgegangenen Entwicklung vorlag. In diese Zeit fällt die Möglichkeit der zunehmenden Beherrschung der Körperschließmuskeln. Nun kann das Kind innen und außen dadurch kontrollieren, daß es etwas aus dem Körper herausläßt und in ihn hineinläßt. Es kann auch verhindern, daß etwas aus dem Körper herausgeht, und es kann verhindern, daß etwas in ihn hineingeht. Diese Möglichkeiten stehen seinem eigenen Willen zunehmend zur Verfügung. Das Kind kann zum ersten Male selbst etwas wollen, und weil das, was es will, sich oft von dem unterscheidet, was die Erwachsenen wollen, sagt man, daß es „trotzig" sei.

Dem *ersten „Nein" des Kindes,* das mit etwa 15 Monaten auftritt, hat Spitz für die Entstehung des Selbstbildes große Bedeutung beigemessen. Das Kind tritt zum ersten Male als handelndes Subjekt auf, das sich den anderen verweigert. Das Kind kann jetzt auch zum ersten Mal etwas vollbringen, was die Umwelt als *Leistung* anerkennt, und es kann natürlich die Erfahrung machen, daß die Umwelt solche Leistungen von ihm energisch fordert, ohne seine eigenen Bedürfnisse in diesem Punkte zu beachten. Der Prozeß der *Abgrenzung von der Umwelt* und die Ausbildung eines Ichs wird hier intensiv fortgesetzt. Das Kind lernt im Lauf des dritten Lebensjahrs, sich nicht mehr mit seinem Vornamen zu bezeichnen, sondern „ich" zu sagen.

Wie im ersten Lebensjahr sah Freud die Entwicklung im zweiten und dritten durch ein Organerleben geprägt. War in der oralen Phase die das Leben bestimmende elementarfunktion die Nahrungsaufnahme, so werden dies in seinem Verständnis jetzt zunehmend die Entleerung von Stuhl und Urin. Waren die Leitzone der emotionalen und kognitiven Strukturierung vorher Mund und oberer Verdauungstrakt, so werden es jetzt Enddarm und After. Der spezifische Lustgewinn dieser Zeit scheint von den Modalitäten des *Festhaltens* und *Loslassens* herzurühren (Erikson). Im späteren Leben erscheint uns die Vorstellung als fremd, daß das Erlebnis des Festhaltens ursprünglich etwas mit der Retention von Stuhl zu tun hätte, wie überhaupt unsere Erinnerung an die ursprüngliche Leib-Seele-Einheit verlorengeht. Nie belegt werden konnte hingegen die psychoanalytische Annahme, daß die Art der Reinlichkeitserziehung etwas mit späteren Persönlichkeitszügen zu tun hätte. Das Festhalten, die haltende, konservierende Tendenz im späteren Leben, hat Schultz-Hencke als *retentiv* bezeichnet, während er das Aufnehmende, das Zugreifende der oralen Phase als *kaptativ* bezeichnete.

Neurosenpsychologisch von besonderer Wichtigkeit ist, daß während dieses Zeitraums die Auseinandersetzung mit den ***aggressiven Bedürfnissen,*** die schon in der oralen Phase in der Form des Beißens anklangen, eine weitere Steigerung durchmacht. Seit den Anfängen der psychoanalytischen Arbeit wurde beobachtet, daß zwischen Sadismus und dem Erleben der Analität ein Zusammenhang besteht. Ausdrücke wie „anscheißen“, „bescheißen“, „zusammenscheißen“ weisen darauf hin, daß – auf eine hier nicht weiter zu klärende Weise – eine assoziative Koppelung zwischen der Stuhlentleerung und der Vorstellung von Aggression besteht. In der oralen Phase hat es bereits Anzeichen aggressiver Motive gegeben, die mit dem Verschlingen, mit dem Beißen und Zerbeißen zusammenhängen. In der analen Phase strukturiert sich das aggressive Erleben jetzt stärker. Wir gehen gewöhnlich davon aus, daß dieser Entwicklungszeitraum auch mitbestimmend ist, wie im späteren Leben ein Mensch mit Aggressionen umgeht. Ob er gelernt hat, sie als etwas Zu-sich-Gehöriges zu akzeptieren, sie zu kontrollieren und für seine Ziele einzusetzen, oder ob ihm seine Eltern vermittelten, daß sie sich durch Wut, Ärger, Zorn gefährdet fühlten, daß dies Gefühle seien, die um jeden Preis zu unterdrücken seien.

Um zu verdeutlichen, daß die Verarbeitung so allgemeiner Phänomene wie Abhängigkeit und Aggression sich sehr wohl in Krankheiten abbildet, sei ein Schema eingeschoben (→ **Abb. 1.1**). Es zeigt die Häufung bestimmter Verarbeitungsformen bei bestimmten Krankheitsbildern. Die Aussage liegt nicht darin,

Krankheiten \ Motivationssysteme	Abhängigkeit	Aggression
Ulcus duodeni („passiver Typ") Colitis ulcerosa Adipositas Hypochondrie Herzangstneurose	gelebte Abhängigkeit	gehemmte Aggressivität
M. Crohn Asthma bronchiale Ulcus duodeni („aktiver Typ") KHK (A-Typ) Essentielle Hypertonie („gehemmter Typ")	latente Abhängigkeit („Pseudo-unabhängigkeit")	latente („unterschwellige") Aggressivität
Anorexia nervosa Essentielle Hypertonie („eruptiver Typ")	gelebte Unabhängigkeit	direkte Äußerung von Aggressivität

Abb. 1.1. Klinische Einschätzung des Niederschlags von abhängigen und aggressiven Bedürfnissen bei verschiedenen Krankheitsbildern. (Mod. nach Freyberger 1977)

daß die Verarbeitung etwa der Abhängigkeitsbedürfnisse pathogenetisch zu bestimmten Störungen *führt,* sondern daß sich viele Störungen hinsichtlich von Art und Ausmaß der Bewältigung bestimmter Bedürfnisse oder Affekte beschreiben lassen.

Mit der zunehmenden Entwicklung der Motorik wird das Erlebnis der ***Autonomie*** zum wichtigsten dieses Zeitraums. Das Kind macht die Erfahrung, daß es selbst etwas wollen, selbst etwas tun kann. In erster Linie, daß es sich von seinen Eltern entfernen kann. Hier kann eine restriktive Erziehung erheblichen Schaden anrichten. Sie ist restriktiv, weil die Eltern letztlich Angst haben, das Kind zu verlieren. Oft sind die Eltern Menschen, die mit ihrem eigenen Gefühl des infantilen Allein-gelassen-Werdens nicht fertig geworden sind. Jetzt versuchen sie, ihr eigenes Kind zu überwachen und zu kontrollieren. Eltern dieses Typs werden auch als *„überprotektiv"* bezeichnet. Der Schutz vor dem eigenen passiven Ausgeliefertsein ist das zentrale Motiv, von sich selbst abhängige, passive Wesen großzuziehen. Autonom werden heißt nämlich, sich selbst bestimmen zu können, heißt letztlich, nach seinem eigenen Gesetz und nicht mehr nach dem der Eltern zu leben. Sind die Eltern infantil abhängig geblieben, so stellt für sie das natürliche Autonomiestreben des Kleinkindes eine unerträgliche Herausforderung und Quelle von Ängsten dar. An die Stelle von verständigem Begleiten und Einführen des Kindes in die Art seiner Umwelt tritt ängstliche Restriktion.

Das Kind, das jetzt ohnehin lernen muß, mit seinen aggressiven Regungen fertig zu werden, kommt im rigiden Milieu zunehmend in die Gefahr, seine Wünsche nach Autonomie mit seinen aggressiven Bedürfnissen zu verwechseln. Der Fehlschluß sieht dann so aus: „Wenn ich etwas für mich will, dann ist das in jedem Falle böse, gut ist nur, was die Eltern wollen." Der *Trotz*, die natürlichen Autonomieversuche des Kleinkindes, wird von der restriktiven Umwelt als besonders bedrohlich erlebt. Es gilt dann, wie es so schlimm heißt, den Trotz des Kindes zu brechen. Die Annahme des Kindes, daß alles, was es für sich will, böse ist, ist in solchem Milieu genaugenommen gar kein Fehlschluß. Es ist eine zutreffende, wenn auch für die Entwicklung sehr nachteilige Interpretation der Erwartungen der Umwelt.

Beispiel:
Eine Patientin aus solchem Milieu sagte einmal: „Wenn ich nur das Wort 'ich' sage, dann bekomme ich schon Schuldgefühle. Wer 'ich' sagt, ist ein ganz schlimmer Egoist." Diese Frau vermied in ihrer Sprache auch das Wort „ich" konse-

quent. Sie setzte anstelle dessen „man". Daß so nur ein sehr beschränktes Selbstbild gedeihen kann, ist leicht nachvollziehbar.

Auch im Umgang mit den Körperfunktionen des Kindes zeigt sich die Infantilität mancher Eltern. Daß das Kind etwas allein ohne sie „macht", ist für sie so unerträglich, daß sie auch die Ausscheidungsfunktionen des Kindes unter Kontrolle bringen müssen, wie sie es bei der Nahrungsaufnahme ohnehin geschafft hatten. Das Kind solcher eher zum überverwöhnenden Typ gehörenden Mütter wird in seinen Erwartungen verstärkt, daß die anderen immer alles für es erledigen werden, es kann nicht erfahren, daß irgend etwas in ihm ist, was nicht von außen kontrolliert werden kann. Diese Menschen haben später große Schwierigkeiten zu *erleben* und wahrzunehmen, daß Denken das eine und Tun das andere ist. Daß man etwas denken kann, was niemand weiß, daß einem die Gedanken *nicht* auf der Stirn geschrieben stehen, daß die Körpergrenze zuverlässig zwischen innen und außen trennt. Diese ***zentrale Wahrnehmungsfunktion*** der Unterscheidung dessen, was von innen und von außen kommt, ist die Grundlage der ***Realitätswahrnehmung***, der Möglichkeit, zwischen Phantasie und Wirklichkeit zu unterscheiden. Die Mutter der oben genannten Patientin sagte immer zu ihr: „Ich durchschaue alle meine Kinder glasklar" – wobei sie ihre von den eigenen Bedürfnissen geprägten Phantasien über ihre Kinder meinte. Patienten mit *Zwangsstörungen, paranoiden* und *schizophrenen Psychosen* haben häufig Mütter dieses Typs. Aber auch für depressive Patienten kann man oft ähnliche Erfahrungen eruieren.

Erikson hat die entscheidenden Abläufe für das Ich in diesem Zeitraum auf die Formel *„Autonomie gegen Scham und Zweifel"* gebracht. Das gerade erworbene Vertrauensverhältnis zur Umwelt tritt in ein neues Erprobungsstadium ein. Das Festhalten kann zu einem zerstörenden und grausamen Besitz- und Zwangsverhalten, aber auch zu einem vorgeprägten Verhalten von Sorge und Fürsorge führen: Halte fest, was du hast. Auch das Loslassen kann zum böswilligen Freisetzen zerstörerischer Kräfte werden, oder es wird zu einem entspannten Gehenlassen.

Den Vorgang, den Erikson als Entstehen einer Autonomie beschreibt, hat M. S. Mahler mit dem Begriff der ***„Individuation“*** zu fassen gesucht. Aus der Mutter-Kind-Symbiose des frühen ersten Lebensjahres entwickelt sich langsam ein Individuations-Prozeß, der die ***„Separation“***, das allmähliche Lösen von der Mutter mitbedingt. Nach den Beobachtungen der Autorin wird dieser Ablösungsprozeß noch einmal durch eine charakteristische Wiederannäherung an die Mutter (das „Rapprochement“) unterbrochen. Das eigentlich schon altersentsprechend selbständige Kleinkind erlebt Ängste, die Mutter durch seine eigene Aktivität zu verlieren. Es regrediert gewissermaßen und sucht erneut mit verstärkter Abhängigkeit die Sicherheit „an Mutters Schürzenbändel“. Daß die Ablösung des Kleinkindes auch für die Mutter nicht problemlos ist, ist Inhalt der naiven Schilderung des Volks- und Kinderliedes vom „Hänschen klein“. Da wir es bei vielen neurotisch Kranken mit fortbestehenden Problemen von Bindung und Ablösung zu tun haben, wurden die Mahlerschen Beobachtungen zum Individuationsprozeß positiv rezipiert (auch wenn die Annahme einer „Mutter-Kind-Symbiose“ aufgrund der entwicklungspsychologisch gesicherten Fakten so nicht zu halten ist).

Der Erwerb einer emotionalen Autonomie ist nur erfolgreich, wenn die vorausgehende Abhängigkeitsentwicklung in einer befriedigenden Weise verlief (→ Kap. 1.4.1). Die forcierte Verselbständigung kleiner Kinder trägt zu einer *emotional intakten* Autonomie wenig bei. Dies wurde insbesondere durch die Studien zum **Bindungsverhalten** gesichert. Es existieren heute sehr interessante Ergebnisse einer von J. Bowlby und M. S. Ainsworth angestoßenen Forschung zum Bindungskonzept. **Bindung** (attachment, bonding) beschreibt eine angeborene Tendenz des menschlichen Individuums, starke Gefühlsbande zu wichtigen Personen der primären Umgebung auszubilden. Trennung und Verlust solcher Bezugspersonen geben Anlaß zu massiven affektiven Irritationen. Wenn die sichere Basis bedroht ist, wird das Motivationssystem Bindung aktiviert und es resultiert Trennungsangst. Das Individuum ist dann vorrangig mit der Herstellung eigener Sicherheit beschäftigt – nicht selten das ganze Leben über. Ist jedoch eine sichere Basis gegeben, erfolgt eine

Aktivierung des Motivationssystems *Neugier*. (Dieses System ist nicht einheitlich benannt worden, es geht um alles explorative Interesse, erforschende, im besten Sinne neugierige Verhalten, das einen starken Anreiz für das Lernen und den Erwerb neuer Fähigkeiten und Erfahrungen darstellt.)

Bindungssicherheit hat viel mit *Interaktion* und *Wechselseitigkeit* zu tun, auch wenn das Bindungsbedürfnis selbst ethologisch präformiert ist. Offensichtlich handelt es sich bei der Art der verinnerlichten Bindung um eine relativ stabile Variable (etwa zu 75 %), die sich auch im Beziehungsverhalten des Erwachsenenlebens weiter nachweisen läßt. Zudem scheint diese Variable auch eine wichtige Rolle für die psychische Gesundheit zu spielen. Folgende Bindungstypen werden heute unterschieden:

- **Sichere Bindung (Typ B)**;
  sie findet sich bei knapp 60 % der Kinder
- **Unsicher vermeidende Bindung** (**Typ A**; „Pseudounanabhängigkeit", erhöhte Erregung);
  sie betrifft etwa ein Viertel
- **Ambivalent unsichere Bindung** (**Typ C**; erhöhte Anhänglichkeit, leichte Beunruhigung),
  sie findet sich bei gut 15 %
- **Desorganisierte Bindung** (**Typ D**; Wechsel der Muster, Hinweis auf schwere Störung),
  betrifft weniger als 5 %

Für das Kindesalter selbst konnte relativ gut belegt werden, daß eine sichere Bindung (Typ B) mit geringer und eine desorganisierte Bindung (Typ D) mit ausgeprägter Psychopathologie korreliert. Aus psychosomatischer Sicht geht nun die entscheidende Frage dahin, inwieweit sich diese Typen verinnerlichten Bindungsverhaltens als Prädiktoren von Störungen des Erwachsenenalters bewähren – gegenwärtig spricht einiges für eine solche Annahme.

1.4.3 Das Vorschulalter („phallische Phase")

Diese Phase wird auch als ödipale oder infantil-genitale Phase bezeichnet. Freud hatte gemeint, daß die genitale Form der menschlichen Sexualität – also die Sexualität im engeren Sinne –

einen *zweizeitigen Ansatz* habe: Eine erste Organisation des infantilen Lusterlebens um das eigentliche Genitale etwa zwischen 4. und 6. Lebensjahr (das ist die ödipale und phallische Phase), danach eine Zeit der Triebruhe, welche die Entwicklung der übrigen psychischen Leistungen fördert, und dann quasi im zweiten Anlauf die bleibende Organisation der menschlichen Sexualität in der Pubertät.

Das eigentliche Skandalon seinerzeit war die Annahme, daß es innerhalb dieser Entwicklung zu eindrücklichen, das Kind stark prägenden Erlebnissen kommt. Diese Erlebnisse sind im Kern:

a) ein intensives, auf den gegengeschlechtlichen Elternteil gerichtetes sexuelles Verlangen und in engem Zusammenhang damit

b) eine ausgeprägte aggressive Rivalität mit dem gleichgeschlechtlichen Elternteil. Freud nannte diese Konstellation in ihrem pathogenen Gehalt ***Ödipuskomplex*** – in Anlehnung an den antiken Mythos des Königs Ödipus von Theben, der unwissentlich und unwillentlich seinen Vater Laios erschlägt und seine Mutter Iokaste heiratet. Die Bezeichnung Komplex weist auf eine entscheidende pathogene Komponente dieser Konstellation.

Wie sieht nun der Konflikt beim Ödipuskomplex aus? Um es summarisch zusammenzufassen: Der Konflikt wird *nicht* dadurch bestimmt, daß das Kind einen Elternteil liebt und den anderen haßt, sondern dadurch, daß es *beide* Eltern liebt und von beiden geliebt werden möchte, und andererseits der Junge die Mutter und das Mädchen den Vater nicht ohne die Erschwerung der Beziehung zum anderen Teil für sich gewinnen kann. Es handelt sich um einen *Loyalitätskonflikt*, der sowohl Bedrohungserlebnisse wie in der Folge Schuldgefühle aktiviert. Das Kind erleidet in diesem Zusammenhang erhebliche Ängste, die beim Jungen in einer Angstform gipfelt, die als *Kastrationsangst* bezeichnet wird. Damit ist der phantasierte Verlust des Penis gemeint. In den regressiven Phantasien bei Neurosen, wie sie sich in Psychoanalysen darstellen, treten entsprechende Ängste allerdings auch regelmäßig bei Mädchen auf. Es handelt sich hier um weniger strukturierte Verletzungs- und Pfählungsängste, die man vielleicht als Analogon zur Kastrationsangst auffassen kann. Diese Ängste entspringen sicher einerseits den infantilen Bedrohungsvorstellungen, andererseits war es aber bis vor kurzem in der Kindererziehung üblich, mit dem Abschneiden von Daumen, Nase oder Penis zu drohen, wenn das Lutschen oder Daran-Spielen nicht eingestellt werde.

Im weiteren Sinne geht es um die *Ängste vor* ***Bedrohung der körperlichen Integrität*** an sich, die wir als Erwachsene besser nachvollziehen können. (Solche Ängste gibt es nicht nur beim Menschen, sondern sie sind auch bei den Primaten und anderen Tieren nachweisbar.) Aber diese Bedrohungsvorstellung ist wahrscheinlich nicht ausschließlich eine Phantasie, sondern es gibt sicher auch einen Zusammenhang mit den *feindseligen Regungen der Eltern* gegenüber dem Kinde. Der Haß nicht weniger Eltern oder eines Elternteils auf das Kind, dessen kaum verhohlene aggressive Ablehnung, ist ein gehütetes Tabu der bürgerlichen Familie, das auch heute nachhaltig verschwiegen, wenn nicht verdrängt wird. Eltern lieben ihre Kinder bedingungslos und tun ihnen ausschließlich Gutes – so etwa lautet die gesellschaftliche Botschaft, die zu keinem Zeitpunkt wohl jemals der sozialen Wirklichkeit entsprach (→ auch Kap. 1.4.4). Die Ängste und die wachsende realistische Einsicht des Kindes in die Unmöglichkeit der Erfüllung seiner Wünsche führen letztlich zur Überwindung der ödipalen Vorstellungswelt. Das Kind gibt seine Phantasieziele auf, es resigniert, wenn man so will, und wendet seine vollen Interessen nun dem gleichgeschlechtlichen Elternteil zu, mit dem es sich versöhnt, mit dem es sich identifiziert. Diese *Identifizierung mit dem gleichgeschlechtlichen Elternteil,* die Übernahme der bleibenden Geschlechtsrolle, die aktive Hinwendung zur männlichen oder weiblichen Geschlechtsidentität ist das wichtigste Ergebnis des Ödipuskomplex genannten infantilen Entwicklungskonfliktes.

Freud hielt den Ödipuskomplex für die Kerndynamik *aller* Neurosen. Um sich als echte Freudianer zu erweisen, interpretierten Psychoanalytiker Jahrzehnte alle Beobachtungen im Sinne dieser Theorie. Massive Widersprüche kamen schon seit den 30er Jahren von den sogenannten Neoanalytikern (Horney, Fromm, Sullivan u.a.). Nachdem schließlich die Forschung der letzten Jahrzehnte eine immer stärkere Bedeutung der – bereits dargestellten – anderen Entwicklungsaspekte aufwies, wird diese Annahme Freuds heute nur noch wenig vertreten. Auch wir haben keinen Zweifel daran, daß etwa die *Bedeutung der Selbstwertprobleme* für die Entstehung neurotischer Krankheiten die Rolle der ödipalen Konflikte weit überragt.

Dabei verhält es sich fraglos so, daß die bürgerliche Familienkonstellation des ausgehenden 19. Jahrhunderts mit einem strengen und mit Macht ausgestatteten Vater und einer verwöhnenden und liebenden Mutter diese Problematik besonders förderte. Mit der deutlichen Veränderung der gesamten Familienstruktur in den letzten 70 Jahren scheint der Ödipuskomplex aber keinesfalls verschwunden, wie manchmal angenommen wird, sondern er hat sich wohl eher in seiner Qualität verändert, vorzugsweise in der Schärfe gemildert. Denkbar ist aber auch, daß angesichts der steigenden Anzahl von Einzelkindern, die sich weder mit ihren Geschwistern gegenüber den Eltern verbünden, noch sich durch Verschiebung ihrer Konflikte untereinander entlasten können, in Einzelfällen sich die ödipale Problematik sogar verschärft. E. H. Erikson hat diese Phase für die Ich-Entwicklung unter die antinomische Formel *„Initiative gegen Schuldgefühl"* gestellt. Nach ihm fügt die Phase der freien Fortbewegung und der infantilen Genitalität der Reihe grundlegender sozialer Modalitäten eine weitere hinzu, nämlich das „Machen". Die eigentliche Gefahr dieser Phase sieht Erikson im möglichen Schuldgefühl bezüglich der Zielsetzung dieser Unternehmungen, die in der überschießenden Freude an seinen neuen Potenzen vom Kinde angegangen werden.

In der gesamten Entwicklungspsychologie, wie sie dargestellt wurde, sind auch die entscheidenden Äußerungen über die ***Prophylaxe von Neurosen*** enthalten. Auch wenn bestimmte Grundkonflikte der Entwicklung unvermeidbar sind, ist eine prophylaktische Resignation fehl am Platze. Ein affektiv warmes, dem Kinde zugewandtes, seine Bedürfnisse respektierendes Milieu ist die beste Garantie zur Vermeidung aller schweren Formen von Neurosen. Jede Maßnahme der Gesellschaft (z.B. Gesetzgebung) und der Institutionen (z.B. Heimstrukturen), die solche Milieus fördert, trägt direkt zur Prophylaxe von Neurosen bei.

Der Akzent liegt dabei auf der Befriedigung der kindlichen Bedürfnisse und der Respektierung der kindlichen Interessen und Möglichkeiten. Wie es um diesen Punkt in Gesellschaften steht, in denen Leistung, Konsum und Status unvergleichbar höher bewertet werden als Zufriedenheit, Emotionalität und menschliche Zugewandtheit, ist leicht ersichtlich. Unbenommen ist dabei, daß jede Familie auf ihre spezifische Weise die infantile Entwicklung prägt und völlige Neurose- und Konfliktfreiheit eine Utopie bleiben wird. Der Romancier H. von Doderer spricht mit milder Ironie von der eigenen Geschichte, die einem das Leben wie einen Eimer über den Kopf stülpe.

1.4.4 Objektivierbare Risikofaktoren und protektive Faktoren in der Entwicklung

Die Kenntnis über die bisher vorgestellten Entwicklungsvorgänge entstammt verschiedenen Quellen. Überwogen früher die Rückschlüsse vom Erwachsenenalter (retrospektive Betrachtung), so steigen die Zahlen teils qualitativer, teils quantitativer Studien mit Direktbeobachtung kindlichen Verhaltens an. Auch gibt es inzwischen Langzeitstudien, in denen Menschen in ihrer Entwicklung über Jahrzehnte beobachtet werden, wie die sogenannten Grant-Studie. Eine Reihe empirischer Untersuchungen hat sich der Frage zugewandt, welche Bedingungen der Entwicklung objektivierbar die Wahrscheinlichkeit des Auftretens von psychogenen und psychosomatischen Erkrankungen im Erwachsenenalter voraussagen (Risikofaktoren) und welche Bedingungen vor dem späteren Auftreten neurotischer Störungen gewissermaßen schützen (protektive Faktoren). Die Ergebnisse sind in den **Tabellen 1.1a** und **1.1b** zusammengefaßt.

Auf den ersten Blick erscheint vieles einleuchtend. Im Milieu sozialer Armut gibt es naturgemäß eine Häufung von unerwünschter Schwangerschaft, zerbrochenen Familien, engen Wohnverhältnissen, Suchtrisiken, Dissozialität u.a. Daß aber diese Faktoren so regelmäßig mit dem Auftreten späterer psychischer Krankheit korrelieren, ist schon überraschend. Vor allem wird dadurch auch die Bedeutung von Entwicklungskonflikten zugunsten der Bedeutung von Entwicklungsschäden relativiert

Tab. 1.1a Biographische Risikofaktoren für die Entstehung psychischer und psychosomatischer Krankheiten

- Niedriger sozioökonomischer Status
- Mütterliche Berufstätigkeit im ersten Lebensjahr
- Schlechte Schulbildung der Eltern
- Große Familien und sehr wenig Wohnraum
- Kontakte mit Einrichtungen der „sozialen Kontrolle"
- Kriminalität oder Dissozialität eines Elternteils
- Chronische Disharmonie / Beziehungspathologie in der Familie
- Psychische Störungen der Mutter oder des Vaters
- Schwere körperliche Erkrankungen der Mutter / des Vaters
- Unerwünschtheit
- Alleinerziehende Mutter
- Autoritäres väterliches Verhalten
- Sexueller und / oder aggressiver Mißbrauch
- Verlust der Mutter
- „Häufig wechselnde frühe Beziehungen"
- Schlechte Kontakte zu Gleichaltrigen
- Altersabstand zum nächsten Geschwister < 18 Monate
- Uneheliche Geburt
- Hoher Gesamtrisiko-Score
- Genetische Disposition
- Jungen vulnerabler als Mädchen!

(Nach Elder 1974, Rutter 1979/1985, Heigl-Evers und Schepank 1980/81, Werner und Smith 1982/1992, Dührssen 1984, Kluft 1985, Tress 1986, Lieberz und Schwarz 1987, Schepank 1987, Lieberz 1988, Baydar und Brooks-Gunn 1991, Mullen et al. 1993)

Tab. 1.1b Protektive Faktoren

- Dauerhafte, gute Beziehung zu mindestens einer primären Bezugsperson
- Großfamilie/kompensatorische Elternbeziehungen/Entlastung der Mutter
- Insgesamt attraktives Mutterbild
- Gutes Ersatzmilieu nach frühem Mutterverlust
- Mindestens durchschnittliche Intelligenz
- Robustes, aktives und kontaktfreudiges Temperament
- Soziale Förderung (z. B. Jugendgruppen, Schule, Kirche)
- Verläßlich unterstützende Bezugsperson/en im Erwachsenenalter
- Lebenszeitlich späteres Eingehen „schwer auflösbarer Bindungen"
- Geringere Risikogesamtbelastung
- Mädchen insgesamt weniger vulnerabel als Jungen!

(Nach Rutter 1979/1985, Werner und Smith 1982/1992, Rutter und Quinton 1984, Tress 1986, Schepank 1987, Lieberz 1988, Breier et al. 1988, Lösel et al. 1989, Weyman et al. 1992, Gribble et al. 1993, Cederblad et al. 1994)

(→ Kap. 1.6.2, 1.6.3, Entstehung neurotischer Syndrome). In der Tendenz häufen sich Entwicklungskonflikte in Mittel- und Oberschicht, während Entwicklungsdefizite eher in der Unterschicht aufzutreten scheinen. Am Beispiel der „Unerwünschtheit" eines Kindes läßt sich gut zeigen, daß diese im Prinzip schichtunabhängig ist, in der Realität aber, wegen der inkonsequenteren Antikonzeption, in der Unterschicht wahrscheinlich häufiger vorkommt. In einer Studie an der Mainzer Psychosomatischen Poliklinik fanden sich die höchsten biographischen Gesamtbelastungen bei Patienten mit depressiver Symptomatik (→ Kap. 2.2.1) und mit Borderline-Persönlichkeitsstörungen (→ Kap. 3.2.4).

Auch die protektiven Faktoren leuchten unmittelbar ein, sind aber so selbstverständlich nicht. Ein befriedigendes Bindungserleben in der Entwicklung scheint nicht nur emotional unerläßlich, wie schon ausgeführt, sondern auch vor seelischer Krankheit im Erwachsenenalter schützend.

Der praktische Vorteil dieser Forschung ist, daß die genannten Faktoren sich diagnostisch erheben lassen. Da auch die Krankheitsschwere von den gleichen Faktoren abhängt, was sich zum Beispiel durch einen Belastungsschwere-Score (BSS, Schepank) abschätzen läßt, ergibt sich ein unmittelbar prognostischer Nutzen. Dieser ist, wie bei allen gruppenstatistischen Aussagen, erst einmal für die Gesamtgruppe valide. In dem Maße aber, wie der Einzelfall typisch für die Gesamtgruppe ist, sind auch für ihn Voraussagen mit Wahrscheinlichkeit möglich.

1.4.5 Die Adoleszenz

Die Adoleszenz beginnt etwa mit der physischen und sexuellen Reife, dem Beginn der Pubertät.

Man unterschiedet die **Frühadoleszenz** (13.–14. Lebensjahr), die **eigentliche Adoleszenz** (15.–16. Lebensjahr) und die **Spätadoleszenz** (17.–20. Lebensjahr). Die spezifischen Entwicklungsaufgaben der Adoleszenz beinhalten einen Ablösungsprozeß von den Eltern, der mit einer kritischen Distanzierung von den Elternfiguren (primären Liebesobjekten) und einer Neudefinition der Beziehung zu ihnen verbunden ist. Es kommt dabei regelhaft zu einer Neuauflage früherer Entwicklungskonflikte, jetzt aber mit der Möglichkeit kreativer Lösungen. *Die Adoleszenz ist die Übergangsphase der menschlichen Entwicklung par exellence – mit allen Chancen und Risiken eines solchen Umbruchs.* Die progressive Entwicklungsbedeutung, aber auch die Vulnerabilität dieses Übergangs wurde in der psychoanalytischen Entwicklungstheorie lange Zeit vernachlässigt.

Ob dieser Entwicklungsschritt gesund durchlaufen wird, hängt stark davon ab, wie die früheren Entwicklungsphasen gemeistert werden konnten. Wenn es hier zu Störungen und Fixierungen gekommen ist (z.B. durch Einwirkung traumatischer Erlebnisse), dann können in dieser Phase erneuter Labilisierung *psychische Störungen ausgelöst* werden; zu den häufig in der Adoleszenz beginnenden Störungen gehören die Eßstörungen, selbstverletzendes Verhalten und Psychosen, seltener die Dysmorphophobie.

Die wesentliche Funktion der Adoleszenz besteht in der Bildung der endgültigen ***sexuellen Identität***. Dazu gehören vor allem die Veränderung der Beziehung zu den Eltern (ödipale Objekte), der Beziehung zu Geschwistern und Gleichaltrigen und die Veränderung der Einstellung zum eigenen ***Körper***. Der endgültigen Herausbildung der sexuellen Identität geht ein sexuelles Probehandeln voraus, durch das aktiv geprüft wird, welche sexuellen Befriedigungen, Vorstellungen und Gefühle für das Gewissen und die soziale Umwelt annehmbar sind und welche nicht.

Die Lockerung der Bindungen zu den Elternfiguren und die damit verbundene *Verunsicherung* versucht der Jugendliche unter anderem durch die Erhöhung der eigenen Grandiosität und durch die Aufnahme neuer Beziehungen, die oft narzißtische Qualität (*Idealisierungen!*) haben, zu kompensieren. Im anderen werden Teile des Bildes der eigenen Person gesucht, um gegenseitige Bestätigung und unkomplizierte Kontakte zu ermöglichen. Dies wird auch in der Definition über Bezugsgruppen, Verhalten, Kleidung, Musikrichtungen usw. deutlich. Der andere erfüllt eine Funktion für das eigene Selbstgefühl, und sein Verlust kann zu narzißtischen Krisen, heftigen Regressionsvorgängen und einer starken Verunsicherung der eigenen Identität führen.

Besonders in der Zeit der **Spätadoleszenz** sieht sich der Jugendliche ***hohen Integrationsanforderungen*** ausgesetzt. Die Grundlage für ein stabiles Identitätsgefühl hängt von der Bewältigung dieser Anforderungen ab. Infantile Identifizierungen werden überprüft und verändert, neue Wertvorstellungen und Identifizierungen werden aufgenommen. Die grandiosen Selbstvorstellungen („Selbstrepräsentanzen"), die der Stabilisierung des schwachen adoleszenten Selbstgefühls dienten, müssen nun zunehmend durch Bestätigungen aus beruflichen und sexuellen Erfahrungen ersetzt werden.

1.4.6 Das frühe, mittlere und hohe Erwachsenenalter

Es klingt noch ungewöhnlich, wenn wir von einer Entwicklung bis ins *hohe* Erwachsenenalter ausgehen. Akzeptiert ist, daß Entwicklung nicht mit der Adoleszenz abschließt. Jedoch ist es erklärungsbedürftig, wenn wir mehr als 60 Jahre weiterer Entwicklung im Lebenslauf zunächst in einem Kapitel zusammenfassen: Erst in jüngerer Zeit sind verstärkte klinische und empirische Forschungsanstrengungen aus dem Bereichen Lebenslaufforschung/Gerontologie, Geriatrie sowie Gerontopsychosomatik und Alterspsychotherapie zu verzeichnen.

Noch weit verbreitet ist das Symbol des Halbkreises für die Entwicklung über den Lebenslauf: Nach einem „Scheitelpunkt", der vielfach zwischen dem 40. und 50. Lebensjahr angenommen wird, gehe alles wieder „den Berg hinunter". Die in diesem Bild enthaltene Annahme einer spiegelbildlich aufsteigenden und absteigenden Entwicklung leistet dem *Vorurteil* eines Defizit- und Defektmodells des Alterns Vorschub. Wir wissen heute um die erhaltene Lernfähigkeit und die sich modifizierenden Kompetenzen bis ins hohe Erwachsenenalter. Und die innere Auseinandersetzung mit einem beginnenden dementiellen Prozeß im 7. Lebensjahrzehnt und die daraus resultierenden Entwicklungsschritte unterscheiden sich von den Entwicklungsaufgaben eines heranwachsenden Kindes – jenseits des Selbstwertaspektes – erheblich. Kinder im Kindergartenalter sind untereinander in ihren Entwicklungsaufgaben viel ähnlicher als 70jährige, da die Variabilität über den Lebenslauf ständig zu nimmt.

Ausgangs der Adoleszenz wird mit Erreichen des Erwachsenenalters bei ungestörter Entwicklung eine stabile psychische und sexuelle Identität erreicht. Welche Kräfte befördern nun die weitere Entwicklung im frühen und mittleren Erwachsenenalter? E.H. Erikson spricht von der im frühen Erwachsenenalter zu meisternden psychosozialen Krise *Intimität versus Isolation*, die zur Entwicklung ***partnerschaftlicher Liebe*** führe. Gemeint ist die Grundfrage, ob es gelingt, emotionale Nähe zu einem anderen aufzubauen, oder ob die eigene Emotionalität durch abgrenzende Sicherung gegenüber anderen geschützt werden muß. Die spezifische Krise des mittleren Lebensalters bezeichnet er mit *Generativität versus Stagnation* unter Entwicklung der ***Fürsorge*** für die nachfolgende Generation. Unentrinnbare Veränderungen in den gelebten Objektbeziehungen (wie Partnerschaft, Geburt und spätere Lösung von Kindern, nachelterliche Gefährtenschaft, berufliche Veränderungen usw.) müssen vom Erwachsenen unter Fortentwicklung seiner Ich-funktionellen (jetzt: sozialen) Kompetenz mit den durch interpersonale Erfahrungen sich ergänzenden internalisierten Objektbeziehungen und den selbstwertbezogenen (narzißtischen) Aspekten fortwährend abgeglichen werden. Aufgrund der führenden Rolle der durch die sozialen Objektbeziehungen in dieser Lebensphase angestoßenen Entwicklungen sprechen wir vom ***objektalen Organisator*** im mittleren Erwachsenenalter.

Befragt man systematisch Menschen beiderlei Geschlechts jenseits des 60. Lebensjahres zu ihrem aktuellen Zeiterleben, zeigt sich, daß das Zeiterleben im Alter vor allem eine körperliche Dimension hat. Der ganz überwiegende Teil alter Menschen antwortet in einem ausführlichen Interview auf die Frage: „Woran merken Sie, daß die Zeit vergeht?" unter Bezugnahme auf den körperlichen Alternsprozeß: „Letztes Jahr war ich noch in den Bergen wandern, wegen meiner Arthrose laufe ich dieses Jahr am Meer entlang." Auch die Berliner Altersstudie (BASE, Mayer und Baltes 1996) hat bestätigt, daß im Unterschied zum jüngeren und mittleren Erwachsenenalter, in dem die Beschäftigung mit Beruf, Freunden und Familie im Mittelpunkt steht, im höheren Erwachsenenalter die *Beschäftigung mit der eigenen Gesundheit* einen zentralen Stellenwert einnimmt. Übereinstimmend wird immer wieder berichtet, daß die Auseinandersetzung mit dem eigenen Tod vergleichsweise wenig emotional besetzt ist.

Somit kommt es im höheren und hohen Erwachsenenalter zu einer schrittweisen Verschiebung der Organisatorfunktion zum Körper hin (***somatischer Organisator***, Heuft 1994). Dabei entspricht dem psychischen Ich der Körper, den ich habe (funktionaler Aspekt), während der Leib, der ich bin, dem narzißtischen Aspekt (Selbstwertbezug) entspricht. Der Ebene der verinnerlichten Objektbeziehungen und der späteren Objekterfahrungen analog sind die *Körpererinnerungen*, die Verkörperungen.

Studienergebnisse sprechen für eine veränderte Wahrnehmung des Körpers und seiner Funktion in der Weise, daß die leibliche Existenz und die körperliche Funktion nicht mehr als ausschließlich gegeben wahrgenommen wird. Dies gilt für physiologischen Veränderungen wie für die sich verändernden sexuellen Funktionsabläufe bei beiden Geschlechtern gleichermaßen ebenso wie für den Umgang mit z. B. schmerzhaften Bewegungseinschränkungen.

Durch das propagierte Bild der lustigen, aktiven, konsumfreudigen „neuen Alten“ (ewig Jungen!?) wird das Bild für die Variabilität im Erleben alter Menschen ebenso verstellt wie durch eine übermäßige Tabuisierung der körperlichen Alternsprozesse, die auch der Allgemeinarzt kennen sollte. Dies sei am Beispiel der *Sexualität* verdeutlicht: Insbesondere bei Männern steht die sexuelle Funktion im Bezug zur körperlichen Gesundheit, den kognitiven Fähigkeiten und der sozialen Integration. Ein Climacterium virile gibt es nicht, jedoch muß sich jeder Mann auch mit den sich verändernden sexuellen Funktionsabläufen auseinandersetzen. Es vergeht z. B. im Alter physiologischer Weise mehr Zeit bis zur vollen Erektion und bis zur (weniger intensiv erlebten) Ejakulation. Die Refraktärzeit kann sich im hohen Alter über mehrere Tage erstrecken.

Die *Disuse-Theorie* besagt, daß Nicht-Geübtes auch „verlernt“ werden kann. Dies gilt auch für den Geschlechtsverkehr und die damit zusammenhängenden Kommunikations- und Handlungsformen, die sich altersabhängig verändern müssen. Für Frauen bedeutet die hormonell verlangsamte Lubrikation und Atrophie der Schleimhäute gegebenenfalls die Notwendigkeit, sich für die Ausdehnung der Phasen vor dem Geschlechtsverkehr einzusetzen. Die anatomischen und physiologischen Veränderungen der weiblichen und männlichen Genitalien eröffnen die Chance für Modifikationen, in denen beide Seiten z. B. Zärtlichkeiten mehr Bedeutung beimessen.

Diese entwicklungspsychologisch verstehbaren Aufgaben im Lebenslauf sind von Fragen der Bewältigung ***(Coping)*** von Körperkrankheiten abzugrenzen. Werden *Risikofaktoren* (Bewegungsmangel, Übergewicht, unzureichend behandelte Erkrankungen wie Hypertonie oder Diabetes mellitus) vom Patienten ignoriert, sollte sich der Diagnostiker auch mit der dahinter liegenden Psychodynamik und Lerngeschichte des Patienten auseinandersetzen und sich nicht selber mit der Fehlinformation lähmen, die Berücksichtigung dieser somatischen Faktoren sei bei über 60jährigen ohne Belang. Selbst für 80jährige „lohnt“ es sich aus epidemiologischer Perspektive noch, das Rauchen aufzugeben.

Die Differentialdiagnostik psychogener Erkrankungen im mittleren und vor allem im höheren Lebensalter erfordern somit auch eine hohe somato-psychosomatische Kompetenz. Im Gegensatz zu **neurotischen Konflikten**, die aus den ersten Entwicklungsjahren als repetitiv-dysfunktionale Muster im Lebenslauf immer wieder auftreten (z. B. im Wiederholungszwang einer unglücklichen Partnerwahl bei phallisch-ödipaler Konfliktkonstellation), kann das partielle „Scheitern“ an den im späteren Lebenslauf auftretenden Entwicklungsaufgaben durch einen Aktualkonflikt symptomatisch werden. Der **Aktualkonflikt** bezeichnet somit einen bewußtseinsnahen, emotional wichtigen, jedoch unlösbaren motivationalen Konflikt, der mit psychodynamischen Konzepten beschrieben werden kann (vgl. Arbeitskreis OPD, 1998).

Zusammenfassung der für die Neurosenentstehung wichtigsten Aspekte aus der Entwicklungspsychologie

Für die Entwicklung des Menschen ist neurosenpsychologisch die Entwicklung der Emotionen, Affekte und Triebe von Bedeutung. Störungen der Entwicklung machen sich später um so nachhaltiger bemerkbar, je schwerer und je länger sie einwirken. Die Thematik von Abhängigkeit und Vertrauen zur Umwelt bestimmt die Säuglingszeit in einzigartiger Weise. Im zweiten und dritten Lebensjahr fordert im Rahmen der motorischen Entwicklung das psychische Bedürfnis nach Autonomie sein Recht, was von seiten der Eltern mit einem langsamen Abbau der Abhängigkeitserziehung einhergehen sollte. Ein festes Geborgenheitsgefühl, welches unabhängig von Verdiensten und Leistungen dem Kinde von den Eltern garantiert wird, ist während der ganzen infantilen Entwicklung unerläßlich. Ist das nicht der Fall, so hat das Kind später für die sozialen Beziehungen „keine Valenzen" frei, weil es immer mit Sicherungsmaßnahmen zur Aufrechterhaltung des eigenen Selbstgefühls beschäftigt ist. Der Mensch kommt sozusagen niemals aus seiner infantilen Selbstbezogenheit heraus, weil er kein stabiles Selbstbild entwickeln konnte, das die Basis aller sozialen Beziehungen ist. Dieses stabile Selbstbildnis entsteht in seinem wesentlichen Teil wohl dadurch, daß das Kind einfach erlebt, daß seine bloße Gegenwart bei seinen Eltern Zufriedenheit und Interesse an seiner Person auslöst. Da die entscheidende, die innere Sicherheit des Kindes begründende Beziehung in den ersten Jahren eine Zweierbeziehung ist, in der Regel die zur (psychologischen) Mutter, bezeichnen wir die Konflikte um Abhängigkeit und Autonomie auch als dyadische Konflikte. Zur Beschreibung der psychischen Welt des ganz jungen Kindes sprechen wir auch von der *Mutter-Kind-Dyade.*

Spätestens durch die ödipalen Konflikte erweitert sich das emotionale Bezugsfeld zur *Triade,* dem emotionalen Feld zwischen Vater, Mutter und Kind, das durch Geschwister und andere Personen der Hausgemeinschaft charakteristische und individuell verschiedene Abwandlungen erfährt. Jetzt geht es um den Umgang mit intensiver Zuneigung und Rivalität. Die

Thematik der aggressiven und sexuellen Bedürfnisse, die in der oralen Phase noch ungehemmt waren, in der analen Phase sich verstärkten, aber bereits Beschränkungen von außen erfuhren, dieser Umgang mit Sexualität und Aggressivität muß auf der ödipalen Stufe eine sozial akzeptable Form annehmen, wenn das Kind nicht das Opfer massiver Ängste werden soll. In der Latenz tritt die Stärke der triebhaften Impulse zurück, das Kind übt seine Fertigkeiten und verstärkt die sozialen Kontakte. In der Pubertät erfolgt ein erneuter Triebschub, der die endgültige Geschlechtsidentität provoziert und ins Erwachsenenalter überleitet. Die *Adoleszenz* stellt eine Übergangsphase besonderer Wichtigkeit in der Entwicklung dar – mit allen Risiken und Chancen einer solchen.

Wenn mit Ausgang der Adoleszenz eine stabile psychische und sexuelle Identität erreicht wurde, wird die weitere Entwicklung im mittleren Lebensalter durch die zwischenmenschlichen (Objekt-) Beziehungen angestoßen und zu wesentlichen Teilen bestimmt (*objektaler Organisator*). Im höheren Lebensalter kommt dem körperlichen Alterungsprozeß eine die psychische Entwicklung stärker determinierende Funktion zu (*somatischer Organisator*). Bis ins hohe Lebensalter können latent gebliebene Konflikte durch eine Reaktualisierung neurotische Symptome erstmals auslösen. Die im Erwachsenenalter neu auftretenden motivationalen Konflikte, die sich nicht auf neurotisch-dysfunktionale Muster zurückführen lassen, werden als *Aktualkonflikte* beschrieben. Auch sie können, allein schon durch ihr Streßpotential, wenn sie lange anhalten, den Menschen krank machen.

1.5 Konflikt, Angst, Abwehr

Wie ausgeführt wurde, ist der eigentliche neurotische Konflikt der verinnerlichte, internalisierte. Aus dem Konflikt zwischen Kleinkind und sozialer Bezugsperson ist der internalisierte Konflikt zwischen Ich und Über-Ich (Gewissen) geworden. Die Verbote erfolgen nicht mehr von außen, sondern von innen. Dies ist ein Vorgang, der auf der einen Seite ein natürlicher und unvermeidlicher ist, denn im Rahmen eines sozialen Zusammenhanges ist eine Innensteuerung des einzelnen unerläßlich. Im Falle der Neurose haben wir es jedoch häufig mit rigiden inneren Strukturen zu tun, zwischen denen erhebliche und massive Spannungen entstehen. Erreichen solche Spannungen ein ausreichendes Maß, dann entsteht im Ich ein charakteristisches Spannungsgefühl, ein Signal, das nachhaltig auf Beseitigung der Konfliktbasis drängt: der ***Affekt der Angst.*** Aber auch Angst ist per se kein primär neurotisches Phänomen. Etwa die ***Realangst,*** die Angst vor realer äußerer Bedrohung, ist zum Überleben des Individuums unerläßlich. Aber auch hier gibt es bereits beträchtliche Unterschiede zwischen den einzelnen Menschen: Die einen entwickeln häufig und rasch Angst, die anderen bleiben gelassener und entspannter. Die ***neurotische Angst*** im Gegensatz zur Realangst ist eine Angst aus einer innerlich erlebten Bedrohung, ist eine Angst aus einem internalisierten Konflikt. *Angst ist konstituierende Mitbedingung jeder Neurose, alle Neurosen sind beschreibbar als fehlgeleitete Versuche des Ichs, Angst, Unlust und Schmerz zu vermeiden.*

Im Verlauf der Entstehung einer Neurose kommt es zu einer charakteristischen Verstärkung der vorhandenen Ängste. Ein aktueller Konflikt („auslösende Situation") führt zum Phänomen der *Regression* (s. unten), und die Folge der Regression ist die Reaktivierung infantiler Ängste, soweit sie nicht durch eine stark gestörte Entwicklung überhaupt immer aktuell geblieben sind. Man kann formulieren, daß wir das, was wir beim Kind als Realangst bezeichnen können, beim Erwachsenen meist als neurotische Angst antreffen. Ein zweijähriges Kind, das ins Krankenhaus kommt, hat real begründete Verlassenheitsängste; ein 20jähriger Mann, dessen Freundin ihn verläßt, kann auch mit verschiedenen Gefühlen reagieren, aber Verlassenheitsängste müssen nicht notwendig dabei sein, weil seine Existenz ja nicht real von der Freundin abhängt. Gerät dieser Mensch dennoch in panische Zustände, so spricht einiges dafür, diese als neurotische Ängste aufzufassen.

Menschen, die jedes Maß von Angst als unerträglich empfinden, sind neurotisch besonders gefährdet. Ihr Ich ist genötigt, das

Vorhandensein aller inneren und äußeren Gefahren, d.h. aller möglichen Angstquellen, zu verleugnen und zu verdrängen; oder alle inneren Gefahren in die Außenwelt zu projizieren, aus der sie nur um so angsterregender zurückkehren; oder sich phobisch von allen Angst- und Gefahrdrohungen zurückzuziehen. ***Angstvermeidung um jeden Preis*** wird zur Einstellung, die erst die Kindheit und später das erwachsene Leben des Individuums beherrscht und durch übermäßigen Gebrauch der Abwehrmechanismen (s. unten) zur Neurose führt. Um die psychische Gesundheit des Individuums steht es besser, wenn das Ich die Angst nicht vermeidet, sondern ihr mit aktiven Maßnahmen begegnet, d.h. zum Verstand, zu logischem Denken, tatkräftigen Veränderungen der Außenwelt, aggressiven Gegenmaßnahmen seine Zuflucht nimmt. Ein solches Ich kann große Mengen von Angst bewältigen und leichter ohne übermäßige Abwehr, Kompromiß- und Symptombildungen auskommen.

Wir können zusammenfassen: Angst ist in der Neurosenpsychologie insoweit relevant, wie sie Indikator eines Konfliktes ist. Die Unlust, die jede Form von Angst hervorruft, ist beim Neurotiker stark erhöht, er muß Angst um praktisch jeden Preis vermeiden.

Die Gesamtheit der Versuche zur Vermeidung von Angst bezeichnen wir als ***Abwehr***. Abwehr meint, genaugenommen, die Versuche zur Vermeidung aller für das Ich unlustvollen Vorgänge, nicht nur der Angst. Man spricht daher auch von Abwehr von Trauer, Depression, Kränkung, Verletztwerden usw. Zur Abwehr kann grundsätzlich jeder psychische Vorgang und jedes Verhalten eingesetzt werden, welches das Ziel erreicht, etwas Gefürchtetes oder Verpöntes in Schach zu halten. *Alles kann mit allem abgewehrt werden.* Innerhalb bestimmter Kulturen gibt es kollektive Abwehrrituale, die als solche anerkannt und sanktioniert sind. Eines der bekanntesten ist der Humor. Zum Prototyp der Angstabwehr durch Humor ist der „Galgenhumor" des auf die Hinrichtung Wartenden geworden.

Von großer Bedeutung ist auch die ***psychosoziale*** *bzw.* ***interpersonale Abwehr***. In eng zusammenlebenden sozialen Verbänden, par excellence in der Familie, kann sich die pathologische Dynamik mit verschiedenen Rollen auf alle verteilen. In der Regel übernehmen die Schwächeren den schlechteren Part.

Klinisches Beispiel:
In einer psychiatrischen Ambulanz für Kinder und Jugendliche erscheint eine Mutter mit einem 6jährigen Jungen. Das Kind, so sagt die Mutter, sei ein ganz Schlimmer. Er mache lauter schreckliche Dinge, von morgens bis abends. Er werfe Scheiben ein, prügele sich ständig, mache mutwillig alles kaputt usw. „Er ist ein richtiger kleiner Teufel." Dieses „mein kleiner Teufel" fällt im Laufe des Gespräches noch mehrfach. Der untersuchende Kollege beobachtet dabei etwas Merkwürdiges: Er bekommt das Gefühl, daß die Mutter unbewußt unheimlich stolz auf ihren „kleinen Teufel" ist. Während sie bewußt über seine Schandtaten klagt, leuchten ihre Augen, verrät ihre Stimme Befriedigung. Diese Empathie des aufnehmenden Arztes liefert das entscheidende Verständnis der Familienneurose. Die Mutter ist aggressiv schwer gehemmt. Sie vermittelt dem Kind unbewußt die Aufforderung, das auszuleben, was sie selbst sich nicht leisten kann, nämlich ihre Aggression. Das Kind tut es und wird dafür bestraft. Und gleichzeitig nimmt das Kind die unbewußte Kommunikation der Mutter wahr, daß sie es besonders liebt, wenn es sich „schlimm" benimmt.

Dieser Fall zeigt zum einen eine klassische psychosoziale Abwehr. Das Kind entwickelt das Symptom, während der Aggressionskonflikt bei der Mutter ist. Man braucht natürlich nicht lange zu warten, bis das Kind aus dieser unlösbaren Aufgabe heraus seine eigene Neurose gestaltet. Irgendwann ist der Konflikt sein eigener geworden, und es bedarf dazu nicht mehr des Problems der Mutter.

Zum zweiten zeigt das Beispiel eine klassische Form jenes Typs der Kommunikation, den man ***„double-bind"*** (Zwickmühle) nennt. Die verbale und die averbale Kommunikation meinen etwas ganz Unterschiedliches. Verbal sagt die Mutter: „Kleiner Teufel, tu das nicht wieder, sonst bekommst du Schläge", averbal sagt sie: „Du machst mir eine große Freude, wenn du es wieder tust." Dieser Kommunikationstyp ist deletär in seinen Folgen – insbesondere für die Entwicklung der sozialen

Wahrnehmung, für die Wahrnehmung der Wünsche des anderen. Er wurde zuerst untersucht in Familien, aus denen schizophrene Patienten stammen. Er ist aber auch in den Familien vieler Neurotiker zu finden. Und jeder Mensch kennt Ähnliches bei sich selbst, wenn er „ja" oder „nein" sagt und eigentlich jeweils das Gegenteil meint.

Die Bearbeitung der neurotischen Interaktion (und damit der psychosozialen Abwehr) hat mittlerweile beschreibbare Bedingungen erbracht. Stierlin spricht von den Modi des *Bindens,* des *Vertreibens* und des *Delegierens.* Binden kann durch überstarke Bedürfnisbefriedigung (Verwöhnung), als kognitive Bindung (double-bind) und moralisch als Gewissensbindung erfolgen. Vertreibung meint vorwiegend die emotionale Vernachlässigung der Kinder. Delegieren steht zwischen beiden Extremen. Das Kind wird sozusagen an der langen Leine geführt: die Berechtigung seiner Existenz ist die Durchführung der Wünsche anderer. Den gleichen Bereich hat Richter aus wieder anderer Sicht zu fassen versucht. So konnte er zeigen, wie das Kind von den Eltern, meist der Mutter, als *Substitut* für einen anderen *Partner* (eigene Elternfigur, Gattenersatz) oder als *Substitut* für eigene *Selbstaspekte* (das eigene Abbild, das ideale Selbstbild) in Rollen gezwungen wird, die oft zu dem führen, was Freud „Ich-Verzerrungen" nannte. Wenn Erwachsene das Kind in die Rolle ihrer eigenen Eltern drängen, so spricht man von **Parentifizierung**.

Zurück zur Abwehr: Das vordergründige Ziel der Abwehr ist, mit dem Unlust erregenden Impuls, der zum Konflikt führt, fertig zu werden. Das dahinterstehende Ziel ist, den Affekt oder diesen Impuls *unbewußt* zu machen oder zu halten. Es war schon erwähnt worden, daß ein Großteil der menschlichen Motive unbewußt ist. An diesem Punkt können wir die Ursache, warum das so ist, umreißen: Das Motiv, welches wir nicht kennen, welches uns unbewußt ist, macht uns auch keine Unlust. Unbewußte (= auch mit Bemühung nicht bewußtseinsfähige) Motive sind immer solche, die potentiell unlustmachend sind. Das Ich versucht deshalb konsequent, Impulse, die aus dem Es, dem unbewußten Triebbereich, stammen und ihm Unlust bereiten würden, zu verdrängen. ***Verdrängen*** heißt, einen Affekt, eine Regung, einen Inhalt unbewußt zu machen oder unbewußt zu halten. Da die Angst oder die Unlustgefühle des Ichs als Motiv hinter der Verdrängung stehen, können wir die Verdrängung auch als ein ***„Vergessen aus Angst"*** bezeichnen. Die unlustvollen Reize können von innen kommen, es können für das Ich nicht akzeptable Triebimpulse sein, sie können aber auch aus dem Über-Ich kommen, es können für das Ich nicht akzeptable Normen sein. Die primitive und archaische Art der Inhalte des eigenen Gewissens ist z.B. für viele aufgeklärte und liberale Menschen unerträglich. Solche Anteile des Gewissens werden häufig verdrängt. Dieses Konzept von verdrängten Über-Ich-Anteilen, von unbewußten Gewissensinhalten, ist wichtig für die Annahme von *unbewußten Schuldgefühlen,* wie sie bei einer ganzen Reihe von Neurosen postuliert wird. Unlustvoll können auch die von außen kommenden Reize sein, weil sie z.B. im Ich Bedürfnisse oder Begierden erwecken, die wiederum mit Gewissensnormen in Konflikt geraten. Diese Verdrängung der speziell von außen kommenden Reize wird auch *Verleugnung* genannt.

Daraus ergibt sich: Faßt man Verdrängung als einen Oberbegriff für das Unbewußtmachen von psychischen Inhalten und Affekten auf, dann wäre die *Verdrängung* im engeren Sinne das Zurückweisen von innen kommender Impulse und die *Verleugnung* das Zurückweisen von außen kommender Reize. Verdrängung und Verleugnung ordnen wir zur Gruppe der Abwehrmechanismen. Prinzipiell kann zur Abwehr jegliches Verhalten und Empfinden herangezogen werden. Einige Formen finden sich allerdings mit großer Regelmäßigkeit wieder. Es sind dies Formen, die quasi Automatismen der Abwehr darstellen, Formen, die sich offenbar als besonders wirkungsvoll herausgebildet haben: die sogenannten ***Abwehrmechanismen***. Sie sind bei jedermann in Gebrauch, ihr übermäßiger Einsatz jedoch kennzeichnet ihre besondere Rolle im Rahmen der Neurosenpsychologie. Der zuerst beschriebene und am ausführlichsten bearbeitete Abwehrmechanismus war die Verdrängung. In den frühen Schriften Freuds ist dieser Begriff praktisch synonym mit Abwehr. Man kann davon ausgehen, daß alle Abwehrmechanismen, weil sie ja dem Ziel des Unbewußtmachens dienen, immer einen gewissen begleitenden Anteil von Verdrängung haben.

Folgenden Abwehrmechanismen kommt in der Neurosenlehre eine besondere Bedeutung zu:

- **Verdrängung** und **Verleugnung**: Diese beiden Begriffe waren schon als das Unbewußtmachen von innen kommender Impulse und von außen kommender Reize bestimmt worden.
- **Projektion**: Der Unlust erregende Impuls wird in die Außenwelt verlagert, als im anderen, nicht im Selbst entstandener erlebt. In der einfachsten Form handelt es sich um Zuschreibung eigener Triebregungen an den anderen. „Nicht ich bin zu dir aggressiv, sondern du bedrohst mich ständig mit deiner Wut."
- **Reaktionsbildung**: Der Unlust erregende Impuls wird durch sein praktisches Gegenteil ersetzt. Am bekanntesten geworden ist die zur „Übergüte" umgewandelte Aggressivität.
- **Intellektualisierung**: Die unlustvollen Impulse werden aus dem emotionalen Bereich in den intellektuell-theoretischen verlagert. „Ich habe keine Angst. Mich interessiert nur generell das Problem der Ängste des Menschen in unserer Zeit."
- **Rationalisierung**: Das von einem abgewehrten Motiv veranlaßte Handeln oder Empfinden wird im nachhinein durch eine andersartige Begründung ersetzt. Ein Beispiel hierfür ist z.B. die Rationalisierung des Fuchses (in der Fabel von Lafontaine) der nicht an die Trauben herankommt und dann sein Desinteresse an denselben mit ihrem sauren Geschmack begründet.
- **Isolierung** von Inhalten und vom Affekt: Isolierung von Inhalten meint die intellektualisierende Trennung von zueinander gehörenden Inhalten. Das Auseinanderhalten verhindert hier das Bewußtwerden von unlustvollen Empfindungen („hat nichts damit zu tun"). Die Isolierung vom Affekt ist die Trennung von Inhalt und begleitender affektiver bzw. emotionaler Tönung. Deswegen spricht man auch von Verdrängung des Affektes. Hier kann der Inhalt erinnert werden, die Emotion fehlt jedoch (schizoider Grundmechanismus).
- **Verschiebung**: Der den Konflikt bedingende Impuls, meist die Aggression, wird im sozialen Rahmen von der Person, der sie eigentlich gilt, auf eine als weniger bedrohlich erlebte andere verschoben (der Ärger auf die Kinder ist „bekömmlicher" als der auf den Chef!).

- **Wendung gegen das Selbst**: Dies ist eine Sonderform der Verschiebung, bei welcher der aggressive Impuls nicht auf ein soziales Objekt, sondern gegen das Selbst gewandt wird.
- **Identifzierung mit dem Aggressor**: Um die unerträgliche Angst erträglicher zu gestalten, stellt sich der Bedrohte gleichsam emotional auf die Seite des Angreifers. Das sozialpsychologisch bekannteste und eindruckvollste Beispiel hierfür ist das Phänomen des Antisemitismus unter Juden.
- **Regression**: Vor dem unlustvollen Impuls wird auf eine Wiederbelebung früherer Erlebnisweisen (Entwicklungsstufen) ausgewichen. Dieser Abwehrmechanismus ist eine Grundbedingung zur Entstehung der neurotischen Dynamik.
- **Introjektion**: Neben dem generellen Phänomen der Introjektion, etwa im Vorgang der Identifizierung, gibt es einen pathologischen Vorgang der Introjektion, der insbesondere die Verinnerlichung von sehr ambivalent erlebten sozialen Objekten meint. Dieser Vorgang spielt bei Trauer und Depression eine Rolle.
- **Ungeschehenmachen**: Magisches Abwehrritual, das die konfliktauslösende Ursache für nicht existent erklärt. „Einmal ist keinmal."

Zu den Abwehrmechanismen wird oft auch das **Agieren** gerechnet. Aus Gründen, deren Erörterung hier zu weit führen würde, erscheint uns dies nicht berechtigt. Ursprünglich wurde als Agieren eine besondere Widerstandsform (→ Kap. 10.2.1) in der psychoanalytischen Therapie bezeichnet, nämlich die Tatsache, daß der Patient sich nicht *sprechend erinnerte,* sondern die Erinnerungen in *Handlungen wiederholte.* Später wurden dann allgemein Patienten als „agierend" bezeichnet, wenn ihre Handlungen zum überwiegenden Teil unbewußt motiviert waren. Solche Menschen neigen zu impulshaftem, unkontrolliertem und ungesteuertem Verhalten, das die soziale Umwelt in jedem Falle stark einbezieht. Insbesondere die sogenannte histrionische (hysterische) Persönlichkeit (→ Kap. 3.2.1) veranlaßt entweder das gesamte soziale Umfeld zum „Mitagieren" (z.B. bei appellativen Suiziddrohungen), oder sie wird aufgrund ihres agierenden Verhaltens rasch abgelehnt.

Noch weniger zu den Abwehrmechanismen sollte die **Sublimierung** gerechnet werden, wie das immer wieder geschieht. Sublimierung meint die Umwandlung von sozial weniger akzeptablen Triebzielen in sozial höherwertige. Dabei handelt es sich um einen Vorgang, der zur Aufrechterhaltung der psychischen Gesundheit von großer Bedeutung ist – wenn man so will, um eine „gelungene Abwehr“. Sublimierung ist z.B., wenn ein Mensch statt einer brachial aggressiven Handlung die entsprechende Spannung in eine verbale Auseinandersetzung umsetzt, was der Durchsetzung der eigenen Interessen in einer sozial besser angepaßten Weise entspricht. (Demgegenüber wäre die Reaktionsbildung eine Umwandlung der aggressiven Spannung in ein besonders altruistisches Verhalten, was weder dem Individuum noch der Gesellschaft auf die Dauer gut bekommt.) Eine andere Form „gelungener Abwehr“ ist etwa der *Humor.*

Dieser Sammlung von Abwehrmechanismen, der weitere bei anderen Aufzählungen noch hinzugefügt werden, kommt für die Normal- und für die Neurosenpsychologie eine zweifache Bedeutung zu. Die Art der Abwehr garantiert die Spezifität sowohl des einzelnen Menschen als auch der verschiedenen Störungstypen:

- Jede Person, jedes Individuum bevorzugt einige wenige aufeinander abgestimmte Abwehrmechanismen. Als neurotisch ist nur das *Übermaß der Verwendung* von Abwehr zu bezeichnen, und Abwehr ist als ubiquitär und teilweise auch für die Ökonomie des täglichen Lebens unvermeidlich anzusehen. Abwehr ist somit nicht primär pathologisch, sondern eine Funktion, derer auch das gesunde Ich bedarf. Die Beobachtung geht dahin, daß das, was die Spezifität der einzelnen *Persönlichkeiten* ausmacht, das, was wir den Charakter eines Menschen nennen, einiges zu tun hat mit der Art seines ganz individuellen Umgangs mit Impulsen, Emotionen und unbewußten Inhalten.
- Die zweite Form von Spezifität ist die für die Neurosenpsychologie eigentlich bedeutsame: Jede neurotische Störung zeigt eine Bevorzugung bestimmter Abwehrmechanismen. Dies läßt sich nicht strikt und kategorisch handhaben, sondern man wird nur von einer *relativen Dominanz* bestimmter

Abwehrtypen innerhalb bestimmter Neurosen sprechen können. Am deutlichsten ist diese Spezifität etwa bei der Dominanz des Abwehrmechanismus der Projektion für die gesamte Gruppe der Persönlichkeitsstörungen, Neurosen und Psychosen, die sich um die paranoide Dynamik gruppieren.

Die nachstehende Übersicht **(Tab. 1.2)** soll schematisch die Zuordnung von Neurosetyp und Abwehrformen verdeutlichen. Zur Erinnerung sei noch einmal betont, daß im Prinzip bei jeder Neuroseform jeder Abwehrmechanismus auftreten kann. Während die klassisch-deskriptive Betrachtungsweise die Spezifität von Krankheitsbildern über eine phänomenologische Festlegung beschreibt, versucht der psychodynamische Ansatz der Psychoanalyse dies von einer inneren Dynamik her.

Tab. 1.2 Relative Dominanz von Abwehrmechanismen bei verschiedenen Neurosetypen. („Typische" Abwehr ist hervorgehoben.)

Abwehr	**Psychodynamik**
Verdrängung Verleugnung	hysterisch
Verschiebung *Vermeidung*	phobisch
Wendung gegen das Selbst Identifizierung mit dem Aggressor	depressiv
Reaktionsbildung Intellektualisierung Rationalisierung Isolierung Ungeschehenmachen	zwangsneurotisch
Projektion	paranoid
Soziale Isolierung Affektverdrängung	schizoid
Spaltung	Borderline-Syndrom

1.6 Die Entstehung neurotischer Symptome

Die Entwicklung des neurotischen Symptoms wurde innerhalb der Psychoanalyse lange Zeit ausschließlich unter dem Gesichtspunkt der Konfliktformel (das Symptom ist letztlich Folge eines reaktualisierten Entwicklungskonfliktes) gesehen. Diese Sicht hat sich als unzureichend erwiesen und muß heute um mindestens drei Aspekte ergänzt werden, so daß wir zur Zeit von vier Modellen der Symptombildung ausgehen können. Dies sind:

1. das Modell des reaktualisierten Entwicklungskonfliktes (Konfliktmodell)
2. das Modell der erhaltenen Entwicklungsdefizite (Defizitmodell)
3. das Modell der erhaltenen traumatischen Schädigung (Traumamodell)
4. das Modell der verfehlten Lernvorgänge (Lernmodell)

Diese vier Betrachtungsweisen können im typischen Fall jeweils als alleinverantwortlich für eine bestimmte Symptomentstehung angesehen werden. In der großen Mehrzahl der Fälle wird man jedoch Überschneidungen und Wechselwirkungen annehmen können. Das heißt genaugenommen, daß wir heute nicht mehr über ein einheitliches Modell zur Entstehung neurotischer Symptome verfügen, sondern neben- oder nacheinander mehrere Mechanismen am Werk sehen. Das wird unten (→ Kap. 1.6.5) noch einmal ausgeführt. Auch bei den *psychosomatischen Modellen* (→ Kap. 4.3) kehren natürlich diese Modellvorstellungen in adaptierter Form wieder; so basiert das *Konversionsmodell* weitgehend auf dem Konfliktmodell und das *Lernmodell* ist ohnehin durchgängig.

1.6.1 Das Konfliktmodell (reaktualisierter Entwicklungskonflikt)

Dieses Modell stellt die klassische der vorgestellten Sichtweisen dar. Es wurde als erstes entwickelt und repräsentiert gleichsam das Herzstück des psychodynamischen Neurosenverständnisses. In seiner einfachsten Form sieht das Modell folgendermaßen aus:

Entwicklungskonflikt → Reaktualisierung → Kompromiß → Symptom

Dieses vereinfachte und stark reduzierte Modell bedarf einer Erweiterung um eine Reihe von Komponenten:

„Auslösende Situation" → aktueller Konflikt → Angst → Regression → Reaktualisierung von infantilen Konflikten → Verstärkung der Konfliktspannung (Angst) → Abwehr → „Mißlingen der Verdrängung" → „Kompromißbildung" zwischen den einzelnen Konfliktanteilen → Symptombildung

Dieses erweiterte Schema besagt, daß am Anfang der Neurose eine *auslösende Ursache* steht, bei der ein äußeres Mißverhältnis von auslösendem Anlaß und krankhafter Folge charakteristisch ist. Dabei läßt die objektive Konfliktsituation nur Schlüsse auf die Art des Problems zu, nicht jedoch auf die tatsächliche Relevanz, die es für den Patienten hat. Freud sprach von „Versuchungs- und Versagungs-Situationen". Durch den aktuellen Konflikt kommt es zu einer Reaktivierung des infantilen Konfliktes, d.h., infantile Versuchungen und Versagungen entstehen erneut.

Der Patient versucht, die gegenwärtige Belastungssituation mit eben den Mitteln zu lösen, die er in infantilen Belastungssituationen anwandte bzw. von denen er damals glaubte, daß sie geeignete Mittel sein müßten. *Er versucht, einen Konflikt, den er als Erwachsener erlebt, mit kindlichen Mitteln zu lösen.* Dieses Zurückgreifen auf infantile Erlebnisformen bezeichnen wir als *Regression.* Die Regression, von der sich der Patient unbewußt eine Erleichterung erhoffte, führt zu einer Verschlimmerung und Verstärkung des Konfliktes. Aus dem Konflikt heraus entsteht soviel Spannung und Angst, daß ein Modus der Spannungabfuhr um praktisch jeden Preis gefunden werden muß. Dieser *unlösbare Konflikt* ist die Basis der Symptombildung. Die Konstituenten des Konflikts sind in der Regel die inneren Impulse, die Ich-Komponenten, die internalisierten Normen und die äußere Realität. Zwischen diesen Kräften versucht das Ich gleichsam als letztes Mittel einen *Kompromiß zu* schließen, der irgendwie noch den verschiedenen Aspekten Rechnung trägt.

Das ***Symptom*** wird zum Ausdruck eines für den Menschen schlechten Kompromisses zwischen verschiedenen Kräften. Es stellt eine in jeder Hinsicht *unzureichende Lösung* dar. Es ist ein mißglückter Reparations- und Heilungsversuch. Andererseits muß man festhalten, daß das Symptom, die phänomenologische Neurose, die *jeweils beste Organisationsform eines psychischen Konfliktes* darstellt, die dem Kranken zu einem bestimmten Zeitpunkt unter seinen gegebenen inneren und äußeren Bedingungen möglich ist („suboptimale Konfliktbewältigung").

Dieses Verständnis der Neurose als jeweils am besten erreichbare Organisationsform, die dem Kranken im Rahmen seiner Möglichkeiten zur Verfügung steht, leitet auch über zum Phänomen des *Wiederholungszwangs.* So wurde die eigentlich unerklärliche Tatsache, daß der Patient immer wieder gerade das tut oder tun muß (Symptomatik, gestörtes Verhalten, „Herstellen" von auslösenden Situationen), von dem er eigentlich längst begriffen haben müßte, daß es ihm schadet. Die Neurose perpetuiert sich gleichsam. Freud meinte, daß es eine Qualität von Triebvorgängen sei, auf Wiederholung zu drängen. Diese Erklärung erscheint heutzutage unzureichend. Einleuchtender ist, daß der Patient im Symptom seine ihm subjektiv optimale Lösungsform realisiert, mag diese auch objektiv sehr unzureichend sein. Und daß alle Lösungsversuche deswegen einander gleichen (sie müssen sich ja nicht wiederholen), weil bessere nicht zur Verfügung stehen.

Selbstheilungsversuch, Reparationsversuch, Restitutionsversuch sind Begriffe, die eine Betrachtung implizieren, bei der es zu einer – wenn auch schlechten – Lösung des Konfliktes durch die Symptombildung kommt. Die subjektive Entlastung, die auch solche „unteroptimalen" Lösungen für den Kranken mit sich bringen, wird als ***primärer Krankheitsgewinn*** bezeichnet. Der primäre Krankheitsgewinn ist demnach die unbewußte Entlastung, welche der Patient subjektiv aus dem Symptom zieht, mag es für ihn sonst noch so belastend und quälend sein. Psychodynamisch wird mit dieser Beschreibung ein Motiv erfaßt, das den Kranken bewegt, trotz aller Nachteile das Symptom „beizubehalten". Der ***sekundäre Krankheitsgewinn*** ist demgegenüber die Entlastung, welche der Kranke aus den Symptomen zieht, weil sie ihm objektive (nicht subjektive) Vorteile verschaffen. Hierbei kann es sich um eine Rente handeln oder das verstärkte Interesse und die Zuwendung der Umwelt u.a.m. Patienten, bei denen dieser „innere" und/oder der „äußere" Gewinn groß ist, sind in der Regel zur Psychotherapie nicht motiviert. Eine berentete Neurose ist inkurabel.

Zusammenfassend könnte eine andere Kurzfassung des Modells lauten:

Unbewußter Konflikt → „mißglückter Lösungsversuch" → Symptom

1.6.2 Das Defizitmodell (erhaltene Entwicklungsdefizite)

Diese Betrachtungsweise sieht im entscheidenden Punkt in bestimmten neurotischen Störungen die anhaltende Wirkung einer *defizitären und von schädigenden Einflüssen geprägten Entwicklung.* Für das oben dargestellte Konfliktverständnis ist die Formel geprägt worden: „Das Ich hat etwas getan" (nämlich versucht, einen Entwicklungskonflikt mit unzureichenden Mitteln und auch unzureichendem Erfolg zu verarbeiten). Die Neurose ist also Folge eines aktiven Vorgangs. Demgegenüber lautet die andere Formel: „Dem Ich wurde etwas angetan" (es wurde ihm infolge seiner Hilflosigkeit passiv ein bleibender Schaden zugefügt). Die Störung wäre hier Folge eines passiven Geschehens, man könnte sie als *emotionales* (und natürlich meist auch kognitives) *Mangelsyndrom* beschreiben.

Diese pathogenetischen Überlegungen beziehen sich auf eine Gruppe von Störungen, die als **Strukturelle Ich-Störungen (**nach Fürstenau) bezeichnet werden. [Der im Klinikjargon beliebte Terminus der **„frühen Störungen"** ist *keine* etablierte diagnostische Einheit! Zudem basiert er auf dem Fehlschluß, daß eine *schwere* Störung immer eine *frühe* Genese haben müsse.] Zu diesen gehören Kriminalität, Dissozialität, Soziopathie, Süchte, schwere sexuelle Deviationen, schwere Persönlichkeitsstörungen. Auch das Borderline-Syndrom (→ Kap. 3.2.4), die narzißtische Neurose (→ Kap. 3.2.5), andere Neurosen mit Neigung zu „malignen Regressionen" und die Psychosen (soweit psychogen) gehören pathogenetisch hierher. Wenn diese Begriffe auch sehr verschiedenen Kategorien entstammen, läßt sich für die Haupterscheinungsform, unter welcher sie klinisch auffällig werden, eine generelle Aussage machen: Die entstandene Pathologie hängt in entscheidender Weise mit *chronischen Überforderungen, Mangelzuständen (emotionale Vernachlässigung, mangelnde Fürsorge, Frustration elementarer Basisbedürfnisse), emotionaler Ablehnung bis hin zu seelischen und körperlichen Mißhandlungen und Traumatisierungen* (→ Kap. 1.4.4, auch das folgende Kap. 1.6.3) in der Entwicklung zusammen. Das unreife Ich war mit den gegebenen Bedingungen hoffnungslos überfordert.

Diese Zusammenhänge wurden, wie schon erwähnt, bereits 1951 von J. Bowlby, einem der erfahrensten Untersucher der frühen affektiven Entwicklung, betont. Oft entstammen die Patienten einem selbst schwer gestörten Milieu oder asozialen/dissozialen Verhältnissen. Dieses Milieu gab ihnen keine Chance, ein stabiles Ich aufzubauen, meist herrscht jener Zustand vor, den wir ***Ich-Schwäche*** nennen. Zwar haben alle Neurosen infolge der Entwicklungsstörung eine mehr oder minder ausgeprägte („relative“) Ich-Schwäche – bei den Dissozialen, Kriminellen, bei Süchten und anderen Störungen ist diese Ich-Schwäche jedoch so ausgeprägt, daß auch von einem „Ich-Defekt“, im angelsächsischen Schrifttum von „ego-distortion“ gesprochen wird. Damit ist gemeint, daß das Ich kaum Möglichkeiten hat, die Triebimpulse zu steuern. Das Leben solcher Menschen wird mehr oder minder von ihrem Impulsverhalten (sog. **Impulskontrollstörung**) und von der Art der Außenwelteinflüsse bestimmt. Ein extrem versagendes Milieu, insbesondere ein solches, das keine affektive Zuwendung geben kann, bewirkt auch eine unzulängliche Gewissensbildung. Wir gehen davon aus, daß es aus den gleichen Gründen, die zur Ich-Schwäche führten, auch zu einer unzulänglichen Innenrepräsentanz von sozialen Gesetzen kommt. Man spricht von ***Über-Ich-Schwäche*** oder – unschön, aber anschaulich – von *Über-Ich-Defekt.* Menschen mit solchen Störungen richten sich fast ausschließlich nach der Intensität der *äußeren* Gesetzeskontrolle. Fehlt eine äußere Kontrolle, dann existiert für das Ich auch kein Gesetz. In den USA besteht hierfür das Konzept der *„moral insanity“*. Diese Art von Gewissensbildung kontrastiert scharf zur häufig hypermoralischen und überstrengen Gewissensbildung bei den neurotischen Störungen.

Schließlich muß bei der Entstehung von dissozialem und asozialem Verhalten auch beachtet werden, daß im entsprechenden Milieu für die heranwachsenden Kinder solches Verhalten gar nicht als abweichend erkannt werden kann, da die Erwachsenen, an denen sie sich orientieren, sich selbst entsprechend verhalten. Nicht selten wird das deviante Verhalten auch durch soziale Anerkennung (Gruppendruck!) belohnt und damit verstärkt. Damit ist die Rolle der Lernvorgänge (→ Kap. 1.6.4; → auch noch einmal Risikofaktoren, Kap. 1.4.4) angesprochen.

Das gestörte Verhalten, die Sucht, das kriminelle Symptom tritt hier – metaphorisch ausgedrückt – an die Stelle des Strukturdefektes, füllt gleichsam die entstandene „Lücke im Ich" aus. Strukturelle Ich-Störungen werden um so eher auftreten, je mehr sich Ablehnung und emotionale Kälte im Erziehungsmilieu kombinieren. In diesem Sinne ist die Formulierung von A. Freud zu verstehen, daß prinzipiell zwei Ausgänge von Entwicklungsstörungen möglich sind: der *Ausgang als Konflikt* und der *Ausgang als Defekt*. Mit dem Ausgang als Konflikt ist der weitere Rahmen der Psychoneurosen gemeint. Mit dem Ausgang als Defekt ist die Gruppe der strukturellen Ich-Störungen umrissen.

Eigentlich sind in dem geschilderten Modell zwei etwas unterschiedliche Annahmen enthalten: Im einen Fall wird das Symptom als direkte Folge des Entwicklungsschadens verstanden, im anderen Fall als „Ersatzbildung" für den Schaden (man hat auch von einer „Plombenfunktion" gesprochen) aufgefaßt. Die Kurzformel sähe demnach so aus:

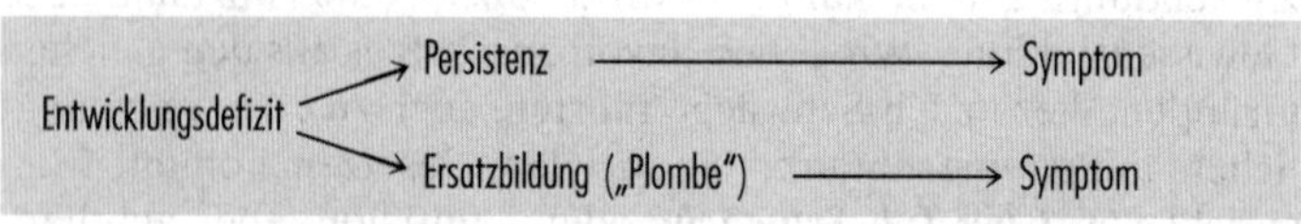

In folgendem Beispiel wird der Zusammenhang anschaulich: *Ängste* können als Folge massiver Störungen direkt von der Kindheit bis ins Erwachsenenalter reichen, was regelhaft vorkommt. Sie persistieren, wären dann direkter Ausdruck einer Abwehrschwäche (Ich-Schwäche). Man kann das Angstsymptom aber auch als „Lückenbüßer" verstehen, daß es quasi *kompensatorisch* die Stelle von etwas noch Unangenehmerem einnimmt. Leeregefühle, wie sie bei den narzißtischen Neurosen auftreten, werden nach den Schilderungen mancher Patienten als quälender denn die Angstgefühle erlebt. Der Angst wäre in einem solchen Fall sowohl die symptomatische Folge eines Entwicklungsdefizits, sie hätte aber gleichzeitig eine gewisse „prothetische" Funktion als ein Schutz vor etwas noch Schlimmerem. Besonders Süchten hat man eine solche kompensatorische Funktion zugeschrieben. Das Suchtmittel, die Droge, der Alkohol treten – metaphorisch – als „verläßliche Objekte" („Plomben") an die Stelle der defizitären Teile der Person.

1.6.3 Das Traumamodell (erhaltene traumatische Schädigung)

Die Vorstellung, daß biographische Traumata zu bleibenden Schäden führen oder zu einem späteren Zeitpunkt die Entstehung neurotischer oder anderer Störungen begünstigen, ist eine logische Fortführung des für das Defizitmodell entwickelten Ansatzes.

Als ***Entwicklungstrauma*** bezeichnen wir eine schwere und massiv belastende, in der Regel soziale Einwirkung. In der Praxis handelt es sich meist um *realen sexuellen Mißbrauch* (definiert als aufgezwungene sexuelle Manipulation oder vollzogener Verkehr in einem Alter unter 15 Jahren) oder um *aggressive Mißhandlung*, das ist die regelmäßige Anwendung körperlicher Gewalt, meist mit Hilfe von Gegenständen. Vom Mißbrauch werden Mädchen, von der Mißhandlung Jungen häufiger betroffen. Oft sind beide Einwirkungen aber auch kombiniert. In der Mainzer Psychosomatischen Poliklinik konnten wir für eine Stichprobe (n = 407) aus der Gesamtpopulation in 10 % einen sexuellen Mißbrauch und in 25 % eine aggressive Mißhandlung sichern, was der Rate in Fachambulanzen auch andernorts entspricht. Mißbrauch und Mißhandlung zusammen lagen bei über 30 %. Wichtig ist aber das Verständnis, daß beide traumatischen Einwirkungen auf einem Hintergrund weiterer Risikofaktoren gesehen werden müssen (→ Kap. 1.4.4). Unsere Patientinnen mit einem sexuellen Mißbrauch wiesen im Schnitt fünf zusätzliche belastende Entwicklungsbedingungen (Risikofaktoren) auf –

fast alle beschrieben am häufigsten eine gestörte emotionale Beziehung zu beiden Eltern.

Worin liegt die eigentlich krankmachende (pathogene) Wirkung solcher traumatischer Ereignisse?

- Zum einen ist es wohl des Erlebnis eines sich wiederholenden Ausgeliefertseins an einen Zustand gewaltsam *erzwungener Ohnmacht*, in dem es keine Hoffnung auf Entrinnen oder nicht stattfindende Wiederholung gibt.
- Gesichert ist auch die traumatisierende Bedeutung der verführerischen Überstimulierung (overstimulation, L. Shengold). Diese führt durch die nicht kontrollierbare, überflutende Sexualisierung im Kinde zu einem massiven *Erlebnis von Überwältigung*, das nicht verstehbar und nicht integrierbar ist. Öfters wird dieser Zustand als körperlicher Schmerz (→ Kap. 2.4 Dissoziation) wahrgenommen und beschrieben.
- Hinzu kommt, daß nach unseren eigenen Untersuchungen durch die regelhafte *Kombination mehrerer belastender Bedingungen* die Chancen für gleichzeitige kompensierende (protektive) Faktoren, welche die Erlebnisverarbeitung verbessern könnten, sinken. Die häufigsten Verursacher sexueller und physischer Gewalt gegenüber Kindern entstammen dem familiären Umfeld! Das singuläre, einem Kind aus einem emotional intakten Milieu durch Fremde zugefügte Trauma hat demgegenüber ganz andere Verarbeitungschancen.
- Schließlich ist an das Zusammenwirken von kindlichen *Phantasien* und deren *Realisierung* durch Grenzen verletzende Handlungen Dritter zu denken. Wenn bereits einer nicht kind- und phasengerechten erotischen Stimulation des Kindes (Ödipuskonflikt → Kap. 1.4.3) eine pathogene Wirkung zugesprochen wird, um wieviel mehr muß dies für die Realisierung solcher Beziehung in einem aufgezwungenen Inzest gelten?!
- Anhaltende *Schuldgefühle*, die dem Opfer des Traumas im Erwachsenenalter Verursachung oder Mitverursachung seines Schicksals vorwerfen, sind regelhaft zu beobachten (→ Kap. 1.5 „Identifizierung mit dem Aggressor").
- Eine weitere Folge ist die Verwirrung des *Wirklichkeitssinnes* („Ist das passiert oder habe ich es mir nur eingebildet, wie die anderen sagen?").

Hier werden teilweise schon psychopathologische Folgen von Traumen angesprochen, die sich auch bei Traumen im Erwachsenenalter finden. Im Gegensatz zum Erwachsenen und älteren Kinde, die traumatisierende Erlebnisse in der Erinnerung „abkapseln" und gegebenenfalls eine *posttraumatische Belastungsstörung* (→ Kap. 2.5) entwickeln können, ist fraglich, ob das sehr junge und junge Kind hierzu in der Lage ist. Vieles spricht dafür, daß im frühen Alter Traumen mehr als schwere Entwicklungs- und Verhaltensstörungen bzw. als Vorformen späterer struktureller Ich-Störungen (z.B. dissoziative Störungen → Kap. 2.4) und Persönlichkeitsstörungen (→ Kap. 3) verarbeitet werden. Ein pathogenetisches Modell, das die Konfliktgenese und die Traumagenese psychischer Störungen vergleichend gegenüberstellt, findet sich im Kap. 2.5: Belastungs- und Anpassungsstörungen (→ dort Abb. 2.8).

Was als Trauma *erlebt* wird und was nicht, ist im Extrem natürlich nur wenig variabel; unterhalb des Maximums aber gibt es hierfür eine breite Varianz, und in der Praxis erstaunt immer wieder, was alles an schweren kindlichen Belastungen, wenn schon nicht verarbeitet, so doch auf irgendeine Weise bewältigt werden kann. Hierzu kommt den *protektiven Faktoren* (→ Kap. 1.4.4) eine entscheidende Bedeutung zu. Von den frühen Verlusten eines Elternteils durch Tod ist z.B. gesichert, daß das Ausmaß der im Erwachsenenalter entstehenden Psychopathologie nicht von dem Ereignis selbst, sondern entscheidend von den *nach* dem Verlust vorgefundenen Bedingungen abhängt – also, etwas vereinfacht, von der Frage: Wie gut war die angetroffene Ersatzmutter? (Breier et al. 1988). Diese Hinweise sollen verdeutlichen, daß infantile Traumatisierungen immer sehr ernst zu nehmen sind, aber, wenn auch oft genug, so doch nicht unausweichlich in spätere Krankheit oder Persönlichkeitsstörung einmünden.

Für einige schwere Störungsbilder Erwachsener oder Jugendlicher ist durch sorgfältige Untersuchungen geklärt, daß bei ihnen der Erfahrung des *sexuellen Mißbrauchs* eine *pathoplastische* (das ist im Sinne bestimmter Störungen richtungweisende) Bedeutung zukommt. Hierbei handelt es sich um die **Pelipathie** (chronische Schmerzustände des weiblichen kleinen Beckens), die psychogenen Krampfanfälle (**dissoziative Krampfanfälle →** Kap. 5.2), die psychogenen Bewußtseinsstörungen (**dissoziative Bewußtseinstörungen** → Kap 2.5) und die **artifiziellen Störungen** (→ Kap. 2.2.3). Bei diesen Krankheitsbildern sollte man nach heutiger Kenntnis von vornherein an die Möglichkeit einer entsprechenden Traumatisierung denken und sie pathogenetisch verifizieren oder ausschließen (was nicht heißen kann, wie schon geschehen, während der Visite danach zu fragen!).

1.6.4 Das Lernmodell (verfehlte Lernvorgänge)

Neben dem Konfliktgesichtspunkt und der Bedeutung der Kompensation von anhaltenden Entwicklungsschäden ist der Faktor des *Lernens* der für die Entstehung und Erhaltung von Symptomen wichtigste. Jeder Mensch hat seine individuelle, jede Gruppe ihre kollektive Lerngeschichte, und die persönlichen Lernerfahrungen schlagen sich auch in der Krankheit nieder. Aus dieser Sicht ist der Faktor des Lernens kein grundsätzlich anderer als die bisher geschilderten – die Akzente liegen jedoch deutlich anders. Dennoch läßt sich eine Konfliktgeschichte auch in der Form von Lernprozessen formulieren, wie das in der Praxis auch geschieht. Bei solcher Umformulierung müssen natürlich jeweils die Gesichtspunkte entfallen, die in der Lerntheorie keinen Ort haben, vor allem der Aspekt des Unbewußten, der triebhaften Konfliktdynamik, der Selbstwertregulation u. a.m. Jede Theoriesprache betont naturgemäß die Gesichtspunkte, für deren Erfassung sie entworfen ist, und sie minimalisiert die anderen. Die Bedeutung des Lernens in der Genese der Neurosen ist von der Psychoanalyse lange Zeit übersehen und gar bestritten worden – aus eben den genannten Gründen (→ Kap. 1.6.5).

Drei Lernprinzipien sind als voneinander ausreichend unabhängig herausgearbeitet worden:

1. Das **klassische Konditionieren** geht auf die Arbeiten von I. P. Pawlow (1849–1936) zurück. Es basiert auf der Lehre von den *bedingten Reflexen*, bei deren Entstehung der angeborene, nicht bedingte Reiz (UCS = unconditioned stimulus) mit dem bedingten Reiz (CS = conditioned stimulus) durch zeitgleiche

Exposition (Kontiguität; optimal 0,2 Sek. verschoben) fest assoziiert wird. Der Lernvorgang besteht im Ersatz des unbedingten Reizes durch den bedingten. Zur Erinnerung: Konditionierung der Magensaftsekretion von Hunden an einen Glockenton (CS).

2. Das **operante** (instrumentelle) **Konditionieren** basiert auf Arbeiten von E. Thorndike (1874–1949), der tierexperimentell beobachtet hatte, daß z.B. Katzen ohne äußere Anleitung eine weniger erfolgreiche durch eine erfolgreichere Handlung (operation) zu ersetzen lernen, wenn sie dadurch rascher an ihr Futter kommen. Sein „law of effect" besagt, daß Handlungen, die Befriedigung zur Folge haben, wiederholt und solche, die zu Unlust führen, unterdrückt werden. Diese Prinzipien übertrug vor allem B. F. Skinner durch weiterführende Untersuchungen auf menschliches Verhalten. Er gilt heute als der eigentliche Vertreter des operanten Konditionierens.
3. Das **soziale Lernen** wurde nach 1960 verstärkt erforscht und ist vor allem durch das Konzept des *Modellernens* von A. Bandura vertreten. Bandura konnte zeigen, daß bereits die Beobachtung von fremdem Verhalten genügt, um dieses in das eigene Verhaltensrepertoire zu übernehmen: Kinder, denen man Filme von Erwachsenen, die Puppen treten, vorgeführt hatte, verhielten sich unmittelbar danach erhöht aggressiv gegenüber dem eigenen Spielzeug. Bandura entwickelte die sogenannten „self-efficacy-theory", mit der er einen Rahmen für das Konzept des sozialen Lernens schuf, der das Erleben eigener sozialer Effizienz in den Vordergrund stellt. Das Modellernen wird auch als *vicariierendes* (stellvertretendes) *Konditionieren* bezeichnet, weil der Modellvorgang bereits Teile der Effizienzprüfung (z.B. Versuch und Irrtum) vorwegnimmt.

Das erste Lernmodell besagte, daß der Reiz (stimulus) zu einer Reaktion (response) führt: S – R. Um die Individualität des Organismus, welche die einfache S – R-Verbindung stört, einzubeziehen, wurde die Variable O (für Organismus) dazwischengeschoben. So lautet das Modell dann: S – O – R. Die heute aktuelle Form des Modells (nach Kanfer und Suslov 1965) lautet:

S – O – R – K – C

Bei diesem Modell steht S (stimulus) für den Reiz, O für den Organismus, R für die Reaktion, K für die Konsequenz im Verhalten und C (contingency) für den Verknüpfungsgrad.

Für die *Entstehung* neurotischer Symptome hatte Mowrer (ein Pionier der Anwendung von Lernprinzipien auf die Neurosentheorie) drei grundsätzliche Störungsmöglichkeiten erörtert:

- Der Lernvorgang führt zu einer falschen Verknüpfung *(false learning)*; (zwei) Dinge, die eigentlich nichts miteinander zu tun haben, werden durch einen dysfunktionalen Lernvorgang verbunden, z.B. der Reiz „Maus" mit der Reaktion „Panik".
- Der Lernvorgang – störend vor allem wenn er dysfunktional ist – ist zu fest *(overlearning)*, er ist fixiert und wird nicht mehr korrigiert. Dabei wird, am Beispiel der Phobien, die Möglichkeit der Korrektur wegen des hohen Affektdrucks (Angst) nachhaltig vermieden.
- Der – im Prinzip funktionale – Lernvorgang kann auch zu schwach verstärkt sein *(underlearning)*, die notwendige Festigkeit der Verknüpfung von Reiz und Reaktion ist nicht gegeben. Im Feld der neurotischen Symptome gälte dies zum Beispiel für ein unzureichendes Sicherheitslernen.

Unsere Einschätzung geht dahin, daß die Gesetzmäßigkeiten des Lernens sich besonders zur Beschreibung der *Erhaltung* von Symptomen eignen. Das Prinzip der operanten Verstärkung von Krankheitsverhalten spielt gerade bei der Erhaltung von neurotischen Störungen eine zentrale Rolle. Was oben als sekundärer Krankheitsgewinn beschrieben wurde, wird angemessen mit dem Prinzip der sozialen Verstärkung (social reinforcement) erfaßt: Die Umwelt des Kranken reagiert in einer bestimmten (z.B. schonenden, verwöhnenden) Weise, und der Patient lernt eine Lektion, die ihm vermittelt, daß es nicht sinnvoll wäre, ein Symptom aufzugeben, welches ihm so viele „Vorteile" verschafft. Man wird Prozesse der Chronifizierung von Neurosen zum Teil auf diese Weise angemessen beschreiben können.

Insgesamt hat sich die Verhaltenstheorie sehr viel weniger mit der Frage der Entstehung von Neurosen als mit der Behandlung neurotischer Symptome befaßt. Dennoch gibt es sicher Patienten, deren Krankheitsentstehung sich mit einer nur lerntheoretischen Beschreibung ausreichend erfassen läßt. Das berühmteste Beispiel ist ein Modellversuch aus dem Jahre 1920. J. B. Watson, ein Pionier der Lerntheorie und Begründer des Behaviourismus, experimentierte (ethisch durchaus fragwürdig) mit dem 11 Monate alten Knaben Albert. Während das Kind mit einem Kaninchen spielte, vor dem es keine Angst hatte, erschreckte Watson es mit einem Gong (= Konditionierung). Albert entwickelte eine regelrechte Phobie vor Kaninchen, die er auf alle Pelztiere und dann auf alles Fellartige, Bauschige generalisierte. Derartig einfach strukturierte Neurosen treten in der Klinik sehr selten auf, wohl weil sie durch Erfahrungsprozesse des täglichen Lebens größtenteils rasch extingiert werden. Dennoch erscheint die Modellableitung legitim, manche neurotische Störungen seien im Prinzip so strukturiert, daß einfache Lerngesetze (Konditionierung, Generalisierung) ihre Entstehung und ihr Verschwinden (Extinktion) erklären könnten. Der Komplexität der klinischen Phänomene, welche die Lerntheoretiker natürlich auch sehen, versucht man heute durch umfangreiche funktionale Analysen und die Aufstellung von Symptomhierarchien gerecht zu werden.

Die Kurzformel, auf welche man dieses Modell bringen kann, sieht folgendermaßen aus:

Lerngeschichte → verfehlte Lernvorgänge → Symptom (→ symptomerhaltende Lernvorgänge → Symptomchronifizierung)

1.6.5 Ein integratives Modell zur Symptomentwicklung

Spezielle Theoriegesichtspunkte zur Erfassung von neurotischen Prozessen haben spezielle Meriten. Die Betrachtung einer Symptomentstehung unter den Aspekten des Konflikts, des Defizits und des Traumas vermittelt jeweils einen bestimmten Aspekt, und in den wenigsten Fällen wird *eine* Konzeption dem individuellen Fall gerecht. Dabei ergänzen sich diese Modelle noch vergleichsweise einfach, weil sie alle, wenn schon nicht innerhalb der Psychoanalyse, so doch in ihrem Umfeld entstanden sind. Anders verhält es sich mit den psychodynamischen und den lerntheoretischen Modellen, die meist als alternativ konkurrierende verstanden werden.

Dennoch sind es aus unserer Sicht gerade diese beiden Betrachtungsweisen, deren Kombination einen nennenswerten Fortschritt im Verständnis der Psychopathologie neurotischer Symptome bringen könnte. Deswegen betrachten wir den psychodynamischen und den verhaltenstheoretischen Ansatz als komplementär und nicht als sich ausschließend. Fast sieht es so aus, als ob gegenwärtig Psychoanalytiker leichter für diese Betrachtung zu gewinnen seien als Verhaltenstheoretiker (-therapeuten).

Gehen wir noch einmal auf das Beispiel der Phobien (→ Kap. 2.1.3) zurück, die für die frühe Psychoanalyse (Freuds berühmter Fall des „kleinen Hans") wie für den frühen Behaviourismus (s. oben: Watsons Experimente mit dem Knaben Albert) als Modelle dienten. Mag für den Knaben Albert – und vergleichbar einfach strukturierte *isolierte Phobien* – das lerntheoretische Modell allein zur Erklärung genügen, so scheint uns für die Mehrzahl der sehr viel komplexeren *Agoraphobien* das Fortlassen aus unserer Sicht guter psychodynamischer Erklärungselemente wie unbewußte Impulse, Wünsche und Phantasien sowie deren Abwehr eine Einschränkung der verstehenden Möglichkeiten zu bedeuten. Wahrscheinlich wird die psychoanalytische Konstruktion, vielleicht weil sie die aufwendigere ist, der Gesamtheit der klinischen Phänomene bei der phobischen Symptomentstehung gerechter. Kaum einer der vielen Menschen mit Ängsten, den Fahrstuhl zu benutzen, ist einmal im Fahrstuhl erschreckt worden oder steckengeblieben. Mit lerntheoretischen Konzepten lassen sich jedoch z.B. die Generalisierungsabläufe (Ausbreitung des Symptoms nach dem Gesetz der Ähnlichkeit), die Symptomerhaltung und auch die Chronifizierung gesetzmäßig besser erfassen als mit den auch existierenden, aber erklärerisch schwächeren psychodynamischen Ansätzen.

Denkbar ist aber auch folgende Möglichkeit: Es könnte sein, daß die Mehrzahl der neurotischen Störungen über die Bedingungen entsteht, wie sie in der psychodynamischen Theorie mit den Konzepten Konflikt, Defizit und Trauma beschrieben werden. Daß danach aber ein Prozeß einsetzt, der für die „Verankerung“ und Erhaltung des Symptoms von entscheidender Bedeutung ist und eindeutig mehr den Lerngesetzen folgt. Man gewinnt in der Psychotherapie oft den Eindruck, daß ein *Symptom sich im Laufe der Zeit gegenüber den es ursprünglich hervorbringenden Konfliktbedingungen verselbständigt,* sich von ihnen gleichsam „abkoppelt“. Ein solches Symptom ist dann aus dem motivationalen Zusammenhang gerissen, der es hervorbrachte, es wird offensichtlich – zum Teil oder ganz – von anderen Bedingungen erhalten als jenen, die es entstehen ließen. *Zur Konfliktdynamik tritt eine Lerngeschichte hinzu.* Aus seinem inneren Sinn hat sich ein solches Symptom gewissermaßen „überlebt“, dennoch existiert es weiter, weil das Individuum konstant neue Lernerfahrungen meidet. Diese komplementäre Sichtweise ist von Psychoanalyse wie Verhaltenstheorie bisher weitgehend vernachlässigt worden.

1.7 Genetisch-konstitutionelle Aspekte der Symptomwahl

Während in der psychologisch nicht informierten Bevölkerung und noch immer bei der Mehrzahl der Ärzte eine Bereitschaft besteht, auf den ersten Blick unerklärliches Verhalten oder Verhaltensübereinstimmungen von Eltern und Kindern unreflektiert der „Vererbung“ zuzuschreiben, stehen wir als psychodynamisch orientierte Autoren dieser Sicht zurückhaltender gegenüber. Zu groß ist die Anzahl der Möglichkeiten, Verhalten zu erwerben, als daß jede Unerklärlichkeit oder jede Übereinstimmung in Familien sofort als genetisch verankert angesehen werden dürfte. Wenn wir überhaupt therapeutisch wirksam werden wollen, liegt unsere Chance darin, die veränderbare Umwelt zu erfassen – der erklärende Rückzug auf die unveränderbaren Gene fördert automatisch die Resignation in Prophylaxe und Therapie. Daß wir grundsätzlich die genetische Rolle bei der Vererbung von Temperament, Konstitution, Persönlichkeitszügen und Vulnerabilität gegenüber Erkrankungen für bedeutsam halten, ist schon geklärt worden (→ Kap. 1.4.1).

Nun ist auch die genetische Forschung differenzierter und selbstkritischer geworden. Sie hat sich in ihren Methoden entwickelt, und auf dem Gebiet der Neurosenpsychologie und Psychosomatischen Medizin hat sie genaugenommen eigentlich gerade erst begonnen. Das interessanteste Ergebnis dieser Forschungsrichtung ist, daß wir heute Aussagen darüber machen können, bei welchen Neurosen in der Symptomwahl genetische Komponenten einen größeren und bei welchen sie einen kleineren Einfluß haben. Dabei verhält es sich offensichtlich so, *daß die genetische Information nicht darüber entscheidet, ob wir neurotisch erkranken oder nicht, sondern vielmehr darüber, welche Symptome wir mit größerer Wahrscheinlichkeit „wählen", wenn wir überhaupt ein neurotisches Syndrom entwickeln.* In der Sicht von K. Ernst, der sich seit Jahrzehnten für die Naturgeschichte der Neurosen interessiert hat, liest sich dies so: „*Woran* wir erkranken, ist uns stärker genetisch mitgegeben als *wie schwer* wir erkranken, und vor allem: *ob* wir überhaupt erkranken". So ist die Zwangsneurose am längsten als die Neuroseform bekannt, bei der die genetisch-konstitutionelle Mitverursachung eine wichtige Rolle spielt. Auch bei den Phobien scheint ein nennenswerter Faktor dieser Art mitbeteiligt, der ausgeprägter ist als z. B. bei der neurotischen Depression. Neurotische Depressionen und psychotische Depressionen zeigen wiederum keinen genetischen Zusammenhang. Die Angstneurose hat ebenfalls eine geringere genetische Komponente als die Phobie, und am wenigsten ist dieser Faktor wahrscheinlich bei den hysterischen (dissoziativen) Störungen ausgeprägt. Neurotische Störungen insgesamt sind erwartungsgemäß stärker genetisch bestimmt als neurotische Reaktionen, die keine nachweisbare Komponente dieser Art zeigen. Auch der Verlauf und die Schwere neurotischer Erkrankungen ist mit sehr viel größerer Wahrscheinlichkeit psychoreaktiv („erworben") verursacht als genetisch bestimmt. – Den Einfluß genetischer Faktoren für die neurotischen Störungen können wir derzeit folgendermaßen darstellen:

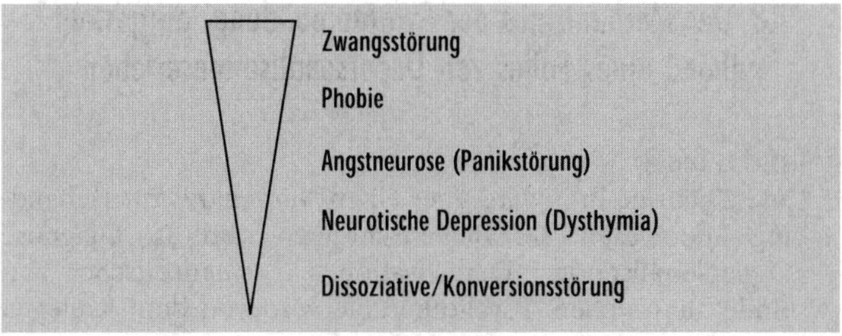

Vermutliche Tendenz in der Ausprägung des genetisch-konstitutionellen Einflusses bei einzelnen Neuroseformen (s. Text).

Bei einer solchen Zusammenfassung ist natürlich Zurückhaltung angebracht. Zum einen sind die Abstände zwischen den einzelnen Neuroseformen nicht äquidistant (wie das Schema suggeriert), sondern sehr unterschiedlich und im Detail noch gar nicht bekannt. Der zwangsneurotische Faktor ist mit Abstand der stärkste, aber alles übrige ist noch viel unsicherer und die Ergebnisse der Forschung (die hauptsächlich mit der Zwillingsmethode und der Untersuchung familiärer Häufungen arbeitet) sind teilweise widersprüchlich. Das dargestellte Schema ist also ein erster Versuch einer Gewichtung des genetischen Faktors bei den Neurosen, wie er sich zur Zeit in der Fachdiskussion darstellt. Daß generell bei den Neurosen der *weit überwiegende Anteil* im Symptomerwerb und in der Symptomweitergabe psychoreaktiv und nicht genetisch bestimmt ist, soll abschließend noch einmal betont werden. (Dies gilt übrigens auch noch für die Zwangsneurose.)

Den Abschluß der allgemeinen Überlegungen zur Neurosenlehre soll ein kasuistischer Beitrag liefern, anhand dessen der Mechanismus der Symptombildung sich verdeutlichen läßt.

1.8 Der Mechanismus der Symptombildung, dargestellt anhand eines Falles von Depersonalisationserleben

Klinisches Beispiel

Eine 27jährige Frau wird über einen Nervenarzt zur Behandlung überwiesen. Im Begleitschreiben sind als Diagnose „Depersonalisation, Derealisation, angstneurotische Zustände" angegeben. Psychotherapie wird von dem Kollegen für indiziert gehalten.

Die Patientin, die sich dann meldet, ist eine eher jünger aussehende Frau – vom Gesamteindruck her ausgesprochen „lieb" und mädchenhaft wirkend. Sie spricht sehr leise, fast flüsternd, so daß der untersuchende Psychotherapeut Mühe hat, sie zu verstehen. Sie fängt ihren Bericht mit ihrer Symptomatik an: Seit 2 Jahren leide sie an sehr quälenden Zuständen. Sie habe das Gefühl, nicht mehr sie selbst zu sein. Sie fühle sich auch körperlich verändert. Wenn sie in den Spiegel schaue, dann vermeine sie, eine andere Person wahrzunehmen. Sie könne das Bild im Spiegel mit dem Gefühl, daß sie das selbst sei, nicht zur Deckung bringen. Sie erlebe auch ihre ganze Umwelt als verändert, als seltsam unwirklich. Manchmal glaube sie, daß sie nicht lebe, sondern träume. Auch habe sie so seltsame Angstzustände. Früher sei sie begeistert stundenlang im Wald gewandert, heute sei ihr das eher unangenehm, weil sie Beklemmungsgefühle bekomme. Aber nicht nur draußen, sondern auch drinnen sei es so – insbesondere in Kirchen befalle sie ein Druck- und Angstgefühl. Zusammen mit ihrem Mann sei sie in einem Chor. Jetzt hätten sie einige Male nicht hingehen können, weil das so ein enger Raum sei, in dem geprobt würde ... (Therapeut: Und das alles begann vor 2 Jahren?) „Ja", sagt die Patientin, „und da gibt es noch ein Ereignis, das mein Leben verändert hat. Ich habe noch nie zu jemandem darüber gesprochen. Ich stamme aus einem sehr behüteten Elternhaus. Meine Eltern haben uns streng und religiös erzogen. Ich war auch in einem Nonnen-Internat, wo die Erziehung eingreifend und rigide war. Meine Eltern waren dagegen, daß ich zu Hause auszog. So habe ich bis zu meiner

Heirat bei ihnen gewohnt. Als ich einmal auszog und eine eigene Wohnung nahm, bekam mein Vater einen Schlaganfall, und ich bin nie das Schuldgefühl losgeworden, daß es wegen meines Auszugs war. Er starb dann kurz danach, und so zog ich nach einigen Monaten zu meiner Mutter zurück. In diese Zeit mit der eigenen Wohnung fällt nun dieses Erlebnis. In meiner Firma war ich mit einem älteren, verheirateten Kollegen befreundet. Er half mir in der Wohnung mit Lichtanschlüssen, Anbringen von Borden usw. Ich weiß nicht, was dann in uns fuhr ..." Patientin kann an dieser Stelle nicht weitersprechen und quält sich erheblich. (Therapeut: Nun, ich denke, Sie hatten mit dem Mann ein sexuelles Erlebnis.) Patientin nickt und stöhnt. „Ich kann es einfach nicht aussprechen, es war fürchterlich. Auch für ihn. Ich bin dann krank geworden, hatte hohes Fieber. Danach fing das Ganze mit den Schwindelanfällen an. Ich konnte kaum noch gerade gehen. Das schlimmste war, ich kannte damals schon meinen Mann." (Therapeut: Haben Sie jemals mit ihm darüber gesprochen?) „Nein, er würde es nicht ertragen. Ich kann es nicht. Ich habe damals die Sache einem Priester gebeichtet, und der hat gesagt, ich solle meinem Verlobten nichts davon sagen. Danach ging es mir besser. Aber jetzt, seit wir verheiratet sind, geht es mir wieder schlechter."

Was ist das für eine merkwürdige Krankheit, welche die Patientin schildert? Die phänomenologische Diagnose eines **Depersonalisationssyndroms** (→ Kap. 2.4) wurde schon genannt. Neurosenpsychologisch könnte man den größten Teil der Symptomatik einer **konversionsneurotischen/dissoziativen Störung** zuordnen. Wie sah nun der Konflikt bei dieser Patientin aus? Er spielt sich offensichtlich zwischen ihrem Ich und dem Über-Ich ab. Es war ein schwerer Gewissenskonflikt mit ausgesprochen malignen Schuldgefühlen. Das Gewissen dieser jungen Frau war hypermoralisch, streng und rigide, das Fleisch aber war schwach. Ihr Ich ließ einmal einen Triebimpuls zur Handlung werden, den es sonst offenbar immer unterdrücken konnte. Hier setzt der Konflikt massiv ein. („Auslösende Ereignisse" von dieser Prägnanz sind eine Seltenheit!) In der Genese der Erkrankung läßt sich die emotionale Bindung an den Vater, die ödipale Fixierung, deutlich ausmachen. Über die Wahl des älteren, verheirateten Freundes kommt es zu einer Wiederbelebung der infantilen Problematik. Mann heißt für diese Frau Vater – und den Vater darf man nicht begehren, sonst verliert man die Liebe der Mutter. Man kann es nicht anders beschreiben, als daß das Gewissen dieser armen Frau gegenüber ihrem Selbstgefühl wütet, sie unglaublich quält. Das Ich versucht sich erst in eine körperliche Lösung zu retten: Sie wird krank, sie ist nicht zurechnungsfähig, nicht zur Rechenschaft zu ziehen. Aber sie kann nicht ewig krank bleiben. Also versucht das Ich durch einen hartnäckigen psychogenen Schwindel sich weiterzuhelfen. Die Patientin kann keinen ruhigen Gedanken fassen: Immer schwindelt ihr. Sie droht ständig umzufallen. (Hier ist die symbolische Wiederholung des „Fallens" und die Abwehr des „Fallens" sehr deutlich.) Schließlich reichen auch diese Maßnahmen nicht mehr aus, und das Ich ist jetzt gezwungen, einen erheblich autodestruktiven Kompromiß zu schließen. Es kommt zu einer Art von Persönlichkeitsspaltung. Und zwar spaltet sich das Ich in einen Teil, der die volle Zustimmung der inneren Norm findet: die saubere, anständige, moralische, sittenstrenge junge Frau. Der andere Teil – das „gefallene Mädchen", die Sittenlose – wird abgespalten, gehört im Erleben der Patientin nicht mehr zu ihr. Sie kann den quälenden Spannungsgefühlen nurmehr dadurch entgehen, daß sie ihr integriertes Identitätserleben aufgibt. Sie hat das Gefühl, nicht mehr sie selbst zu sein: Das Bild im Spiegel ist nicht mehr das ihre. Gleichzeitig schwinden die quälenden Gewissensvorwürfe, das Über-Ich gibt gleichsam Ruhe. Das heißt: Um hier noch eine für sie akzeptable Lösung zu finden, muß die Patientin den sehr hohen Preis der Gefährdung von basalen Ich-Funktionen zahlen. Sie spaltet ihr Identitätsgefühl in einen guten und einen bösen Teil. Die gesamte Symptomatik ist jetzt Folge dieses verfehlten Lösungsversuches: Das Gefühl der doppelten Person, das veränderte Umwelterleben, die Ängste.

Eine Störung von dieser Schwere ist meist ein Indikator dafür, daß das Ich relativ schwach ist. Die Therapie (s. unten) kann nicht einfach eine aufdeckende sein, sondern man wird behutsam versuchen, das, was als „Stärkung des Ichs" und „Lockerung des Über-Ichs“ bezeichnet wird, vorsichtig anzugehen. Man kann sich vorstellen, daß ein Gewissen, welches 27 Jahre diese Härte hatte, sich kaum schnell wird umstrukturieren lassen. Das ist ein Grund dafür, warum Psychotherapie generell Zeit erfordert. Wahrscheinlich ist mit anhaltenden Struktur- und Einstellungsänderungen bei einer Therapie unter einem Jahr kaum zu rechnen, unabhängig davon, mit welcher Stundenfrequenz die Therapie durchgeführt wird. Symptomveränderungen stellen sich oft sehr viel rascher ein. Man sollte sich allerdings nicht zu sehr auf sie verlassen, denn die Symptome kehren oft genauso schnell zurück, wie sie verschwunden sind.

Im Falle dieser Neurosenentstehung trägt das Modell des unbewußten Konfliktes am weitesten. Ein Anhalt, daß das Symptom Ausdruck einer weitergehenden strukturellen Störung sein könnte, fand sich nicht. Der Gesichtspunkt des Lernens war auch nicht sehr vordergründig, obwohl bereits so etwas wie ein deutliches Arrangement der Ehe der Patientin um ihr Symptom herum stattgefunden hatte: Der Ehemann stellte seine Bedürfnisse zurück und behandelte sie sehr „pfleglich“. Auch der Lösungsversuch, den das Ehepaar fand, war neurotisch. Als eine Therapie verabredet worden war, wurde die Patientin schwanger. Die Therapie fiel aus, weil beide Ehepartner sich nun erhofften, daß das Kind die Patientin „auf andere Gedanken bringen“ würde. Auch wenn man die Möglichkeiten solcher Selbstheilungen nicht unterschätzen sollte – in diesem Falle muß man den Spontanverlauf eher ungünstig sehen.

2
Spezielle Neurosenlehre: Die neurotischen Störungen (Psychoneurosen)

Allgemeine Vorbemerkungen

In der ICD-9 und Jahrzehnte davor wurden die klassischen Neurosen (Angstneurose, Phobien, neurotische Depression, Zwangsneurose und Hysterie) als Psychoneurosen oder einfach Neurosen bezeichnet (→ auch Kap. 1.1). Der Begriff Psychoneurose sollte darauf hinweisen, daß die Symptomatik sich überwiegend im psychischen Bereich abspielt – was so bereits nicht richtig war. Die **ICD-10** kennt nur noch den Begriff der **neurotischen Störungen**. Die neurotische Depression (→ Kap. 2.2.1) ist zu den affektiven und die hysterische Neurose (→ Kap. 5.2) zu den somatoformen Störungen „ausgewandert".

Die ***klinische Praxis*** zeigt, daß *Überschneidungen* der verschiedenen Störungsbilder gegenüber den klar abgrenzbaren Formen *überwiegen.* In der Klinik verfährt man so, daß man nach der jeweils am stärksten ausgeprägten Symptomatik diagnostiziert und die begleitenden Erscheinungen mit in die Diagnose einbezieht, was oft sehr ausführliche Diagnosen zur Folge hat. Die Logik der ICD-10 verlangt sogar, daß so viele Diagnosen nebeneinander gegeben werden (Prinzip der *Komorbidität*), bis das Krankheitsbild vollständig abgebildet (= kodiert) ist. Auch die einzelnen in sich abgrenzbaren Neuroseformen sind keineswegs einheitlich, was die Ausprägung und Schwere des Bildes angeht. Praktisch von jedem einzelnen Neurosetyp, sei es nun eine Konversionsneurose, eine Phobie oder eine Zwangsneurose, läßt sich ein breites Spektrum von prognostisch guten, oft spontan wieder verschwindenden Bildern bis hin zu schwersten, chronifizierten und therapeutisch kaum angehbaren Formen aufzeichnen.

Die Schwierigkeiten der Diagnostik reichen noch weiter. Neben den genannten *spezifischen Symptomen*, die eine Zuordnung zu einem Hauptstörungsbild noch gestatten, gibt es solche, die bei allen Neurosen vorkommen. Ambivalenz im Gefühlsleben, Störungen der Arbeitsfähigkeit, Hemmungen, Reizbarkeit, Kontaktstörungen, „Verstimmungen" und andere Beeinträchtigungen sind ausgesprochen *unspezifische Symptome,* obwohl sie allein oder gehäuft bei kaum einem Neurosekranken fehlen (→ auch Kasten im Kap. 1.1, S. 10).

Abbildung 2.1 stellt für den gesamten Bereich der neurotischen und psychosomatischen Störungen die traditionellen Bezeichnungen der ICD-9 den jetzt aktuellen (aber in der Praxis noch keineswegs durchgesetzten) der ICD-10 gegenüber.

Epidemiologie

Neurotische Störungen machen mit Sicherheit einen relevanten Anteil der Erkrankungen im Sinne der RVO (Reichsversicherungsordnung) in der Bundesrepublik Deutschland aus. Die absoluten Zahlen sind schwer zu erfassen. So wurde geschätzt, daß bis zu 60 % der Patienten, die wegen irgendeiner Beschwerde einen praktischen Arzt aufsuchen, neurotische oder psychogen mitbedingte Erkrankungen hätten. Die Schwierigkeit solcher Schätzungen liegt im Fehlen einer verbindlichen Übereinkunft, welche psychischen Abweichungen man als neurotisch oder allgemein als „krank" auffassen will. Die Mannheimer Arbeitsgruppe von Schepank fand in *Zufallsstichproben der Allgemeinbevölkerung* (also keine Patienten!) 27 % mit nennenswerten psychischen und körperbezogenen Beschwerden (Schepank, 1987). Das ist eine erstaunlich hohe Zahl. Die Studie von Dilling et al. (1984) im Landkreis Traunstein kam auf immerhin 18,6 % der Normalbevölkerung mit nennenswerten Anzeichen einer weitergehenden neurotischen Störung.

Daß *unspezifische psychosomatische Symptome* in der Allgemeinbevölkerung weit verbreitet sind, ist seit langem bekannt. In mehreren Untersuchungen fand sich, daß gut 50 % der Normalbevölkerung *auf Befragen* eines der Symptome aus der Gruppe Kopfschmerzen, Schlafstörungen, Unruhe, Schweißausbrüche,

→

Abb. 2.1 Die Diagnose von Neurosen und Psychosomatischen Krankheiten traditionell und nach der ICD-10

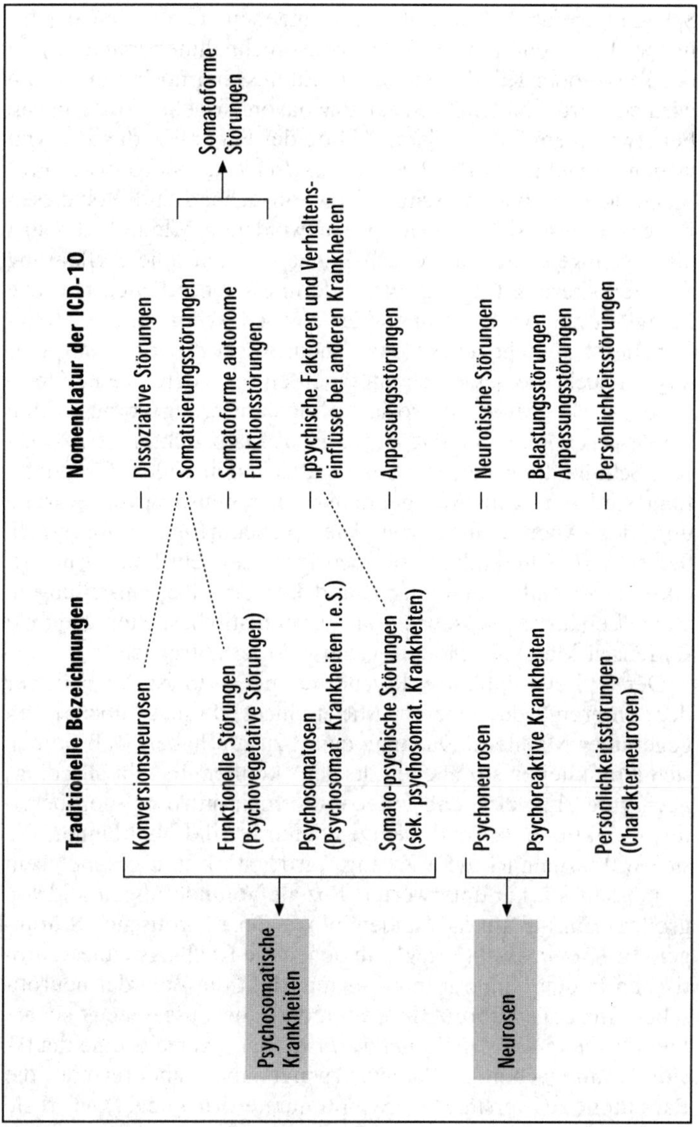
Traditionelle Bezeichnungen
Nomenklatur der ICD-10
Konversionsneurosen
Dissoziative Störungen
Funktionelle Störungen (Psychovegetative Störungen)
Somatisierungsstörungen
Somatoforme autonome Funktionsstörungen
Somatoforme Störungen
Psychosomatosen (Psychosomat. Krankheiten i.e.S.)
„psychische Faktoren und Verhaltenseinflüsse bei anderen Krankheiten"
Somato-psychische Störungen (sek. psychosomat. Krankheiten)
Anpassungsstörungen
Psychosomatische Krankheiten
Psychoneurosen
Neurotische Störungen
Psychoreaktive Krankheiten
Belastungsstörungen
Anpassungsstörungen
Persönlichkeitsstörungen (Charakterneurosen)
Persönlichkeitsstörungen
Neurosen

Schwindelgefühle, Nervosität u.a. angeben. Unter den eigentlichen Patienten (sogenannte Inanspruchnahmepopulation) in der Praxis oder Klinik liegt dieser Anteil sicher noch höher. Man wird bei zurückhaltender Schätzung davon ausgehen können, daß bei etwa einem Drittel bis zur Hälfte der Patienten, die den Arzt wegen subjektiver Beschwerden *aufsuchen*, neurotische Probleme beteiligt oder ausschließlich verursachend sind. Von diesen Patienten wird sich nur eine verschwindende Minderheit selbst als psychogen oder neurotisch krank ansehen. Die Aufklärung der Bevölkerung trägt zur Veränderung solcher Daten bei. Die Fähigkeit zur Anerkennung eines eigenen Symptoms als „funktionelles", „psychogenes" oder „neurotisches", vor allem aber das Aufsuchen eines Psychotherapeuten setzt bereits eine Überwindung der Angst vor sozialer Stigmatisierung voraus. (Man wußte ja schon immer, daß der X. nicht „ganz richtig" sei...) Bessere Schulbildung, besserer Sozialstatus und liberalere Grundhaltung sind der Selbstwahrnehmung einer neurotischen Störung und der Anerkennung von Therapiebedürftigkeit förderlich. Schlechtere Schulbildung, ein niedriger oder sehr hoher (materieller) Sozialstatus, eine starre und konservative Einstellung in allen Lebensfragen sowie ein konkretistisches Menschenbild („Mensch-Maschine-Modell") sind ihr eher abträglich.

Der typische Patient in Psychotherapie ist meist Angehöriger der unteren oder oberen Mittelschicht. Frauen überwiegen gegenüber Männern. Das mag damit zu tun haben, daß Frauen sich Krankheiten sozial eher „leisten" können. Es gibt allerdings auch gute Hinweise, daß Frauen allgemein introspektionsbereiter, reflektierender und weniger defensiv sind als Männer, die sich wahrscheinlich dem Zwang, „groß, stark und gesund" sein zu müssen, stärker unterwerfen. Soziale Veränderungen sind von großem Einfluß auf die Epidemiologie der neurotischen Störungen. In *Krisenzeiten* (Krieg!), in denen die Realängste die neurotischen in den Hintergrund drängen, sinkt die Zahl der neurotischen Störungen abrupt, in Zeiten des Überflusses steigt sie an. Die *Drohung des Arbeitsplatzverlustes* hat einerseits eine deutliche krankmachende Potenz, zwingt aber andererseits die Patienten zu verstärkter Symptomunterdrückung. Die reale längerdauernde *Arbeitslosigkeit* scheint das Ausmaß neurotischer Beschwerden insgesamt zu erhöhen. Schepank faßt die *epidemiologische Situation für die BRD* folgendermaßen zusammen:

- Zwischen 80 und 95 % der Erwachsenen kennen irgendwelche, meist passagere, neurotischen oder somatoformen Symptome an sich selbst.
- 50 % der Bevölkerung zeigen deutliche neurotische oder somatoforme Symptome. Suchten sie einen Fachmann auf, was tatsächlich nur ein Bruchteil tut, dann ließe sich eine ICD-Diagnose stellen.
- Mindestens 15 % und höchstens 30 % der Erwachsenen zwischen dem 20. und 50. Lebensjahr sind weitergehend betroffen; sie gehören zu den „echten Fällen" – auch wenn sie keinen Arzt aufsuchen. Die Hälfte dieser Gruppe benötigt eigentlich fachpsychotherapeutische Hilfe.
- Frauen sind deutlich häufiger betroffen, insbesondere bei den neurotischen und den somatoformen Störungen. Männer überwiegen bei den schwereren Persönlichkeitsstörungen, Alkoholismus, Suiziden (nicht Suizidversuchen!) und Delinquenz.
- In den unteren sozialen Schichten finden sich neurotische und somatoforme Störungen überrepräsentiert häufig.

2.1 Neurotische Störungen mit ausgeprägter Angstentwicklung

Angst ist ein ubiquitär menschliches Phänomen. Für die Evolution und die Anpassungsleistungen des Menschen kommt ihm wahrscheinlich eine besondere Bedeutung zu. J. Bowlby stellt fest, daß auffällig nur sei, wenn ein Mensch zuviel oder wenn er zuwenig Angst habe. Angst ist in seinen Worten erst einmal eine „natürliche Disposition des Menschen" (1976). Neurosen, so war definiert worden, dienen der Abwehr von unerträglicher Angst bzw. sind unzureichende Versuche, Angst zu vermeiden. Bei einer Reihe von neurotischen Bildern wird die Angst jedoch zum Leitsymptom und nimmt in der Symptomatik einen wichtigen Rang ein. Die Abwehr der Angst ist hier offensichtlich mißlungen.

Die gesamte Gruppe der Angststörungen hat eine *Lebenszeitprävalenz* von 15 %, was sehr hoch ist.

Die Neukonzeption der Angststörungen in der Folge des DSM-III

Die wichtigsten klassischen Krankheitsbilder dieses Typs sind die *Angstneurose,* die *Phobien,* die *Herzangstneurose* und die *Hypochondrie.* Von biologischen Psychiatern ist seit der Mitte der 70er Jahre betont worden, daß es neben den psychogenen oder psychoreaktiven klinischen Angstformen andere Zustände gibt, von denen angenommen werden kann, daß in ihrer Entstehung genetische und biologische Faktoren ursächlich sind. Dieser Angsttyp wird als *Panikattacke* oder als *Panikstörung* bezeichnet – je nachdem, ob die Angstanfälle vereinzelt oder gehäuft auftreten. Dieses „neue" Syndrom überschneidet sich mit den uns bekannten Klassen in vielerlei Hinsicht und reicht weit in den Bereich der Angstneurose und Phobien, insbesondere der Agoraphobien hinein, bei welcher seit langem scheinbar unmotivierte Angstanfälle beobachtet wurden. Eine weitere Einführung des DSM-III war die der *Generalisierten Angststörung,* ein bis dahin „unbekanntes" Krankheitsbild, das sich jedoch epidemiologisch gut belegen ließ. Weniger gravierend waren die Veränderungen bei den Phobien. Hier ist am bedeutendsten die Herausarbeitung der bis dahin kaum beachteten *Sozialen Phobie;* möglicherweise werden spätere Beurteiler diese einmal als die klinisch relevanteste Neueinführung des klassifikatorischen Umbruchs ansehen.

Obwohl das DSM vorgibt, vom Konzept her neutral zu sein, begünstigt es eindeutig das biologische Krankheitsverständnis. Der ***anthropologische Gesichtspunkt der Angst*** kann kaum noch Relevanz beanspruchen. In der Depressionsforschung zum Beispiel hat die Verarmung menschlicher psychischer Phänomene durch ihre Reduktion auf behaviouristisch-lerntheoretische Gesichtspunkte einerseits und neurobiologische andererseits genauso sicher zu eindrucksvollen Forschungsergebnissen geführt, wie sie das psychodynamische und anthropologische Depressionsverständnis aus dem Bewußtsein des Arztes weitgehend verdrängt hat. Die sich für die Klinik der Ängste in gleicher Weise abzeichnende Entwicklung (Autoren wie Sheehan sprachen in den 80er Jahren konsequent von einem „endogenen Angstsyndrom") erscheint uns auch aus diesem Grunde nicht ohne Probleme.

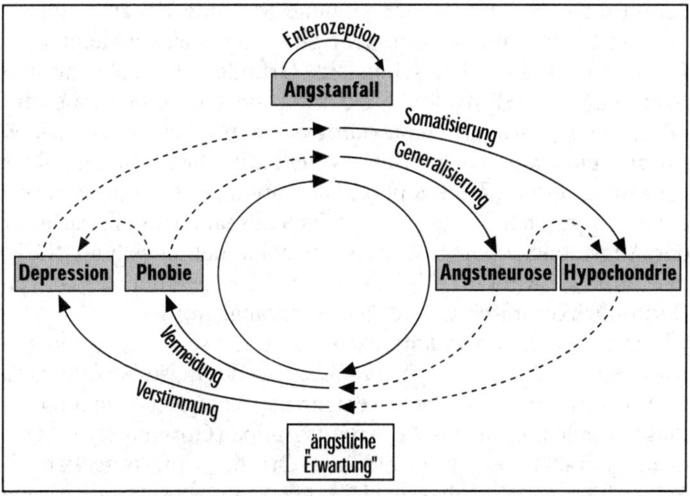

Abb. 2.2 Die Psychodynamik des Angstanfalls (Panikattacke) in seiner Bedeutung für die Entstehung differentieller Angstkrankheiten. (Stark mod. nach Humble 1987)

2.1.1 Der Angstanfall (Panikattacke)

Angstanfälle sind nosologisch unspezifisch. Sie kommen bei zahlreichen psychogenen und somatisch begründeten Krankheitsbildern vor und bilden im hier zu behandelnden Zusammenhang ein wesentliches Element aller Angstneurosen sowie der Mehrzahl der Agoraphobien (s. unten). Auch bei den Krankheiten mit gerichteten Ängsten, insbesondere den körperbezogenen Phobien, treten ausgeprägte (gegenstandsbezogene) Angstüberflutungen auf. (Eine Darstellung der *körperlichen Korrelate des Angstanfalls* erfolgt in Kap. 2.1.2.)

Die scheinbar unbegründete **paroxysmale** (anfallsartige) **Angst** ist unter dem Namen der **Panikattacke** zum Paradigma eines biologisch begründbaren Angstmodells geworden. Gehäufte paroxysmale Ängste treten in der Bevölkerung mit 0,5 bis 3 % auf. Neben der schon erwähnten Kritik an einem solchen rein biologischen Angstmodell sind Bedenken auch aufgrund der Phänomenologie angebracht. Der für die *„Panikstörung"* definitorisch im DSM angenommene fehlende Zusammenhang mit angstmachenden Reizen oder Situationen ist problematisch. Jeder Angstkranke hat schon aus Gründen der Abwehr und Erhaltung der Selbstachtung ein Interesse daran, den Angstanfall als *ohne jeden Zusammenhang mit seiner Person und seinen Problemen ablaufend* zu erleben. Die Angst wird erst einmal als „grundlos" erlebt. Bei kooperativen Patienten, etwa im Rahmen einer analytischen Therapie, ist jedoch ausnahmslos ein Auslöser der Angstattacke objektivierbar. Meist handelt es sich um flüchtige Impulse, Affekte (Ärger!), Ideen, die wegen der subjektiven Bedrohlichkeit rasch unterdrückt/verdrängt werden.

Vergleicht man **Panikattacken** mit phobischen Ängsten (→ Kap. 2.1.3), dann sind die anfallsartigen Angstüberflutungen fraglos das „archaischere", weniger psychologische Phänomen. Das hat eine amerikanische Arbeitsgruppe (Gorman et al. 1989) dazu gebracht, den hirntopischen Ort der Angstattacken im *Stammhirn* zu postulieren. Die Generalisierte Angststörung (Freud: „ängstliche Erwartung") liegt nach diesen Autoren im *limbischen System*, das generell die Affekte steuert. Die phobische Vermeidungsangst schließlich wäre im *präfrontalen Cortex* lokalisiert, der kognitiv wirksam wird. Ein solches – ohne Frage sehr vereinfachtes – Modell kann etwa erklären, warum Phobien besser auf Psychotherapie ansprechen als Angstattacken. Unvoreingenommen wird man sich die Mehrzahl der Angstphänomene als ***komplexe psychobiologische Abläufe*** vorstellen können.

Ein aktueller Erklärungsansatz für die Panikattacken muß deshalb in gleicher Weise die physiologischen, die kognitiven, die verhaltensbezogenen und die psychodynamischen Abläufe erklären. Er muß darüber hinaus auch *genetische Komponenten* (für Panikstörung gut belegt, für Agoraphobie und Generalisierte Angst wahrscheinlich gemacht) einbeziehen, die keineswegs eine nur biologische Genese stützen, denn psychische Faktoren werden ebenfalls vererbt! Vor allem muß ein solcher Ansatz die biographischen Entwicklungsbedingungen und die psychosozialen Fakten der Gegenwart (z.B. Traumen, Belastungen, Lebensereignisse) als moderierende und auslösende Variablen einbeziehen. Das nachstehende Schema der Arbeitsgruppe von Shear (1993) versucht den Entwurf eines solchen multifaktoriellen Modells der Entstehung von Panikattacken unter Herausarbeitung der sonst vernachlässigten psychodynamischen Anteile.

Ein wichtiges und mit einigem Recht als gesondert zu erfassendes Ereignis im Rahmen der Angstanfälle ist ihre Kombination mit Hyperventilationsabläufen. Dieses Krankheitsbild wird traditionell als **Hyperventilationstetanie** bzw. (aufwendig, aber korrekt durch Delius) als „Kardiorespiratorisch-tetanieformes Syndrom" bezeichnet. Es geht im Sinne der Definition des DSM-III ganz in der dort sogenannten Panikstörung auf. Eine Kombination von Angstanfällen mit einer Hyperventilation ist zum Beispiel für mehr als die Hälfte der Agoraphobien gesichert. Das klinische Bild entsteht durch die massiv verstärkte Atmung, welche dann über die sekundäre Alkalose des Blutes tetanieforme Krämpfe insbesondere der Hände („Pfötchenstellung") bewirkt. Das Krankheitsbild der Hyperventilationstetanie ist eher häufig. Früher oder später sieht es jeder, der in einer Notfallambulanz tätig ist. Oft haben die Patienten auch keine bewußte Angst, genauso wenig wie sie ihre Hyperventilation selbst wahrnehmen. Von hier aus gibt es einen fließenden Übergang zu einer dramatisierenden Ausgestaltung und Darstellung des Anfalls, was mit einiger Berechtigung seine Betrachtung als ein dann auch *hysterisches Phänomen* (→ Kap. 5.2) gestattet. Nicht selten werden Anfälle dieser Art im sozialen Feld erpresserisch eingesetzt.

Die **symptomatische Therapie** ist einfach: Wichtig ist ein bestimmtes und ruhiges Auftreten gegenüber dem Patienten. Teilweise kann man ihn rein verbal dazu bringen, die Hechelatmung einzustellen. Durch die vor den Mund gehaltene Hohlhand wird die Rückatmung von CO_2 verstärkt, was wiederum die Azidose des Blutes und somit den Rückgang der Erscheinungen fördert. (Der oft empfohlene Plastikbeutel ist wirksam, erhöht aber bei manchen Patienten die Erstickungsangst!) Bei schwersten Angstanfällen sollten Anxiolytika (besser i. v., und dem Patienten keine Packung mitgeben!) verabreicht werden.

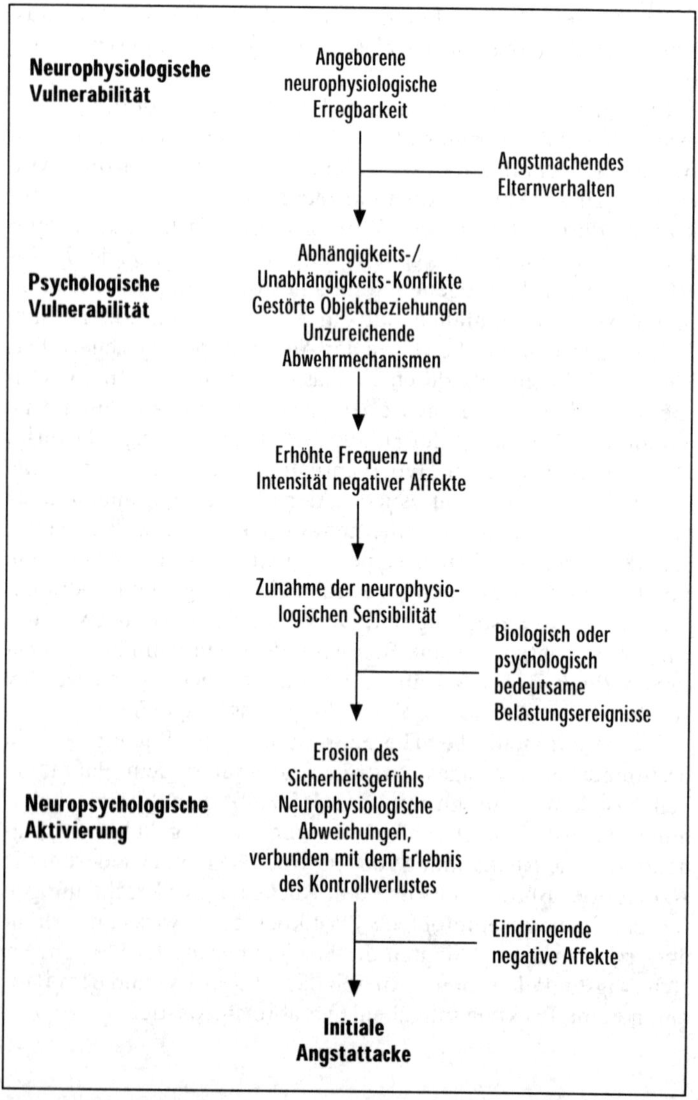

Abb. 2.3 Ein psychodynamisches Modell der Panikstörung. (Shear et al. 1993)

2.1.2 Die Panikstörung und die Generalisierte Angststörung (Angstneurose)

Als Angstneurose wurde bis 1980 eine Neurosenform bezeichnet, bei welcher die Patienten unter diffusen Angstzuständen wechselnder Intensität leiden, welche sich bis zu *Angstanfällen* steigern können. Die Ängste sind nicht gebunden, sondern „frei flottierend“ (Freud), und zeigen eine ausgeprägte Tendenz zur Somatisierung. Oft nimmt der Patient anfangs nur die körperlichen Beschwerden und nicht seine Ängste wahr. Das Krankheitsbild wurde 1895 erstmalig von S. Freud beschrieben. Vermutlich ist die Herzangstneurose (→ Kap. 2.1.4) eine relativ distinkte Unterform der Angstneurose.

Das Konzept der Angstneurose faßt ***zwei Untertypen*** zusammen, die in der Folge der Klassifizierung des DSM-III heute als

- **Panikstörung** (ICD-10: F41.0) = gehäufte Angstattacken, dazwischen im Prinzip Angstfreiheit, und
- **Generalisierte Angststörung** (ICD-10: F41.1) = durchgehend erhöhter Angstpegel („ängstliche Erwartung“) ohne Angstanfälle bezeichnet werden.

Epidemiologie und Verlauf

Panikstörung und Generalisierte Angststörung unterscheiden sich etwas in der ***Prävalenz*** (einzelne Panikattacken 10 %, Panikstörung 1–3 %, Generalisierte Angststörung 2,5–5 % in der Bevölkerung) und sind gelegentlich im Sinne der klassischen Angstneurose kombiniert. Auch der ***Verlauf*** der Störungsbilder ist unterschieden. Die dramatischen Erscheinungen der **Panikstörung** zeigen eine gewisse spontane Remissionsrate im natürlichen Verlauf. Die genauere Untersuchung verdeutlicht, daß die Patienten gelernt haben, mit den Erscheinungen zu leben – je besser ihnen dieses gelingt, desto geringer wird auch die Anzahl der tatsächlich auftretenden Attacken. Je stärker die *„Angst vor der Angst“* das Leben der Patienten beherrscht, desto eher neigen sie zu Chronifizierungen und zum Übergang in phobische, vor allem agoraphobische Krankheitsbilder. Bei der **Generalisierten Angststörung** ist die spontane Erholungsrate von vornherein geringer. Es besteht heute Einigkeit darüber, daß es sich zwar um ein weniger dramatisches, dafür aber schweres und überwiegend chronisch verlaufendes Krankheitsbild handelt. Auch ist sein Beginn eher schleichend („immer schon ängstlich gewesen"). Frauen überwiegen deutlich, während dies bei der Panikstörung weniger der Fall zu sein scheint.

Im Alter tritt, wie bei vielen neurotischen Symptomen, eine spontane Milderung auf. Offensichtlich ist insgesamt die Behinderung durch die Erkrankung nicht so schwer wie bei vergleichbaren Störungen. Mit gut 40 % stellen depressive Verstimmungen die häufigste Komplikation dar.

Symptomatik der Panikstörung

Gehäufte Angstanfälle sind das Leitsymptom der Panikstörung. Ein unmittelbarer Anlaß der Panikattacke ist für den Betroffenen erst einmal nicht erkennbar. Todesangst und schwere Bedrohungsgefühle erfassen fast alle Patienten. Das Ausmaß der vegetativen Beteiligung variiert individuell stark, fehlt aber selten. Freud stellte in seiner klassischen Erstbeschreibung (unter dem Titel *Angstneurose*) von 1895 folgende Symptome zusammen, denen spätere Autoren kaum noch etwas hinzufügen konnten:

- Allgemeine Reizbarkeit wie gesteigerte Erregung, Überempfindlichkeit gegen Geräusche und Schlaflosigkeit.
- Ängstliche Erwartung. „Die ängstliche Erwartung ist das Kernsymptom der Neurose ... man kann sagen, daß hier ein *Quantum Angst frei flottierend* vorhanden ist, welches bei der Erwartung die Auswahl der Vorstellungen beherrscht und jederzeit bereit ist, sich mit irgend einem passenden Vorstellungsinhalt zu verbinden."
- Angstanfälle. Diese brechen entweder plötzlich ein (Gefühl des „Schlagtreffens") oder sind an Körperfunktionen (Atmung, Herztätigkeit, Vasomotorik usw.) gebunden.
- Vegetative Äquivalente des Angstanfalls wie Störungen der Herztätigkeit, der Atmung, Schweißausbrüche, Zittern und Schütteln, Anfälle von Heißhunger, anfallsartige Durchfälle und weitere.
- Nächtliches Aufschrecken, das einen Angstanfall vertritt.
- Schwindelphänomene, die man ebenfalls als Angstkorrelate auffassen muß und die bis zu Ohnmachten gehen können.

- Phobische Phänomene, die Freud bereits in zwei Gruppen aufteilte, grob in die isolierten Phobien und die Agoraphobie (→ Kap. 2.1.3).
- Eingeweidebeschwerden (Brechreiz, Übelkeit, Durchfall, Harndrang).
- Parästhesien, die den Schwindel oder Angstanfall begleiten.

Symptomatik der Generalisierten Angststörung

Die Leitsymptomatik ist eine generalisierte und anhaltende Angst, die typischerweise weder in Attacken verläuft noch durch Eigenheiten der Umgebung oder konkrete Ereignisse begründet ist. *Die Patienten haben gewissermaßen vor allem und jedem Angst.* Es wird deutlich, daß es sich hier um jenen Teil von Freuds Beschreibung des Bildes der Angstneurose handelt, den er als „frei flottierende" Angst bezeichnete. Dieser Terminus ist wegen seiner Anschaulichkeit in das DSM-III und die ICD-10 eingegangen. Das *vegetative Bild* ist durch alle Phänomene chronischer Anspannung (z.B. ständige Unruhe, Schwitzen, Zittern, Herzklopfen, Nervosität, Schwindel, Oberbauchbeschwerden, Durchfälle und viele andere, individuell wieder sehr unterschiedlich betonte) gekennzeichnet.

Fast alle Patienten zeigen eine *gesteigerte motorische Aktivität*, sie müssen ständig etwas tun (was oft der Umgebung mehr auffällt als ihnen selbst) und leiden an einer charakteristischen *Unfähigkeit zur Entspannung* („immer auf Achse"). In manchen Aspekten erinnert dieses Störungsbild an den sog. **A-Typ**, wie er im Rahmen der koronaren Herzkrankheit beschrieben wurde (→ Kap. 6.1).

Psychodynamik und Pathogenese

Ein Großteil der Angsterscheinungen, vor allem die paroxysmalen Attacken, läßt sich über das oben geschilderte *Konfliktmodell* (→ 1.6.1) gut entwickeln. Die Abwehr nicht akzeptabler Emotionen, vor allem unterdrückter aggressiver, kritischer, „egoistischer" oder auch nur autonomer Impulse, kann bei entsprechend disponierten Menschen zu einem massiven *inneren Konflikt* führen, der im ursprünglichen Sinne *Angst macht.* Die neurotische Logik sähe dann so aus, daß der Patient lieber Angst als zum Beispiel einen Konflikt mit dem Gewissen, mit einem anderen Bild von sich selbst, mit einer äußeren Autorität hätte. Auch das kognitionspsychologische Angstverständnis bezieht sich auf *intrusive (= sich aufdrängende) Kognitionen* oder Emotionen, womit der gleiche Zusammenhang unterdrückter und abgewehrter Gedankeninhalte gemeint ist. Schwidder (1972) betonte in einer großen Übersichtsarbeit, daß im Gegensatz zum Konversionsneurotiker den Angstneurotikern aufgrund ihrer Hemmungen keine entlastenden Handlungen (Agieren) und somit keine motorische Abfuhr möglich sei. Deswegen seien sie bei stärkeren Reizen, dem im Inneren entfesselten Erregungssturm mit seinen Angstaffekten hilflos ausgeliefert. Daß dieses Verständnis für eine Reihe von angstneurotischen Patienten das geeignetste ist, steht außer Frage. Inzwischen muß aber als gesichert angenommen werden, daß bei der Angstneurose sehr viel stärker als bei der Phobie früh erworbene Ich-strukturelle Veränderungen pathogenetisch eine Rolle spielen.

Das heißt konsequent, daß dem *Defizitmodell* (→ 1.6.2) zur Erklärung chronischer Ängste ebenfalls entscheidende Bedeutung zukommt. Dieses Verständnis geht von einer Symptomentstehung infolge einer psychischen Schädigung des Menschen in seiner Entwicklung aus. Der einleitend zitierte Bowlby hat eine große Anzahl von Untersuchungen anderer Autoren über Angstpatienten neu interpretiert. Die traumatisch erheblich belastete Entwicklung, welche die Verfasser zwar berichten, aber pathogenetisch nicht beachtet hatten, war in vielen Fällen nachweisbar.

Bei Bowlby kommt noch ein ***ethologisches Modell*** der Angstentstehung hinzu: Dieser Autor entwickelte ein heute breit rezipiertes Konzept der primären Bindung (attachment) des Kindes an die Mutter, das bei allen Primaten zu bestehen scheint. Angst entsteht im Sinne dieses Konzeptes immer dann, wenn das *Motivationssystem Bindung* durch äußere Ereignisse bedroht wird (die dann im Verlauf einer gestörten Entwicklung zu bedrohlichen inneren Ereignissen werden können). Damit spielen Trennungserlebnisse oder allein die Befürchtung solcher Erlebnisse für die Entstehung menschlicher Ängste eine entscheidende Rolle.

Folgendes ***psychobiologisches Verständnis*** bietet sich an: Die Ängste des Angstneurotikers persistieren größtenteils, weil seine Entwicklungsbedingungen es ihm nicht erlaubten, eine stabile Persönlichkeit mit stabilen Angstbewältigungsmechanismen zu etablieren. Im oben angeführten Modell der Panikstörung nach Shear et al. hieße dies, daß zur angeborenen erhöhten neurophysiologischen Erregbarkeit eine *psychologische Vulnerabilität* hinzukäme, die in eine *neurophysiologische Vulnerabilität* führte. Der konflikthafte Umgang mit den Ängsten, das oft hysterieforme Agieren und Dramatisieren könnten in diesem Sinne als sekundäre Versuche der „Neurotisierung" von erhaltenen Entwicklungsschäden interpretiert werden. Die Ich-Schwäche besteht also nicht nur darin, daß Angst so gut wie gar nicht toleriert wird („Angst vor der Angst"), sondern auch darin, daß die Abwehr der Angst in der Neurose praktisch mißlungen ist. Im Kern besteht bei der Pathogenese der Angstkrankheiten eine *Wechselwirkung von sich differentiell verstärkenden psychischen, sozialen und biologischen Bedingungen.*

Die quantitative Reduzierung von Angst, die alle anderen Neuroseformen irgendwie leisten, gelingt bei der **Generalisierten Angststörung** am schlechtesten. Die Angst bricht selbst als Symptom durch und ist auch nicht mehr nur zeitlich begrenzt wie bei der Panikstörung. Auffallend ist bei allen Patienten mit stärkergradiger Angstentwicklung das Bedürfnis nach starken „Schutzfiguren". Bei der Besprechung der Phobien wird hierauf noch eingegangen werden.

Die ***Differentialdiagnose*** muß deswegen vor allem von Angstzuständen beim Borderline-Syndrom und bei Psychosen abgrenzen. Panikartige Angstzustände finden sich auch nach Rauschgiftintoxikation („Horrortrip"); die Ursache dieser Zustände wird von den Patienten jedoch meist angegeben.

Modell der Angstentstehung bei der Angstneurose (speziell Generalisierten Angststörung):

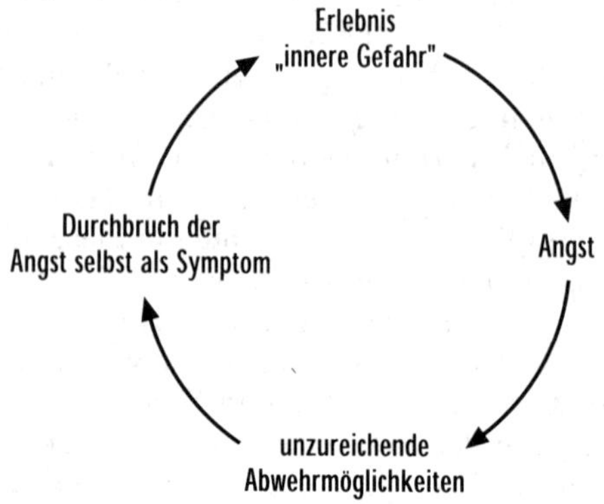

Der Patient erlebt immer wieder (meist ohne umschriebene auslösende Situation) seine innere „Brüchigkeit", seine Ich-Schwäche. Dieses Erlebnis führt zum Bedrohungsgefühl, dieses löst Angst aus. Da die Angst nur unzureichend abgewehrt werden kann – eben wegen der Ich-Schwäche –, kommt es zum mehr oder weniger starken Durchbruch der Angst als Symptom. Angstfreiheit ist nur schlecht für den Patienten herstellbar.

Klinisches Beispiel:

Es handelt sich um eine 21jährige Frau, die in einer Psychosomatischen Klinik aufgenommen wird. Bei der Aufnahme schildert sie, daß sie diffuse Angstgefühle, Ängste vor allem und jedem habe, die sie nicht begründen könne. Diese Ängste überfielen sie schlagartig, sie könne nichts dagegen unternehmen, am schlimmsten seien die Ängste nachts. Sie berichtet dann, daß die Beschwerden ziemlich genau 1 Jahr vor der stationären Aufnahme auftraten. Ihr wurde damals abends immer schlecht, anfangs noch ohne Angstzustände, jedoch habe sie immer gleich an die schlimmsten Krankheiten gedacht und deswegen große Befürchtungen gehabt. Als eine Internistin ihr sagte, daß ihre Übelkeit etwas mit seelischen Ursachen zu tun habe, schwanden die körperlichen Symptome fast schlagartig, und der Patientin wurden jetzt Ängste bewußt, die sie vorher als solche nicht wahrgenommen hatte.

Kurze Angaben zur Biographie der Patientin: Sie ist das älteste von 4 Kindern einer Frau, die sich als halbprofessionelle Prostituierte im Umkreis von Kasernen bewegte. Alle 4 Kinder stammen von einem anderen Vater. Die ersten 3 bis 4 Lebensjahre verbringt die Patientin in verschiedenen Pflegestellen, wo sie z. T. mißhandelt wurde. Zwischendurch bestanden auch Heimaufenthalte. Ab dem 4. Lebensjahr lebte sie bei der Großmutter. Jetzt stabilisiert sich das Leben deutlich. Die Patientin schließt die Schule mit der mittleren Reife ab und macht eine Lehre als Industriekauffrau. Sie kümmert sich mit auffallendem Interesse um die jüngeren Geschwister, macht die nötigen Gänge zu den Sozialämtern und setzt auch die Mutter unter Druck, damit diese sich nicht ständig ihren Verpflichtungen entzieht. Nach allem, was wir in Erfahrung bringen konnten, ist sie die Stabilste in dieser so geschädigten Familie. Der Zusammenbruch der Patientin, der mit der Übelkeit beginnt, die während der ersten Wochen noch für die Angst stand, steht in einem unmittelbaren zeitlichen Zusammenhang mit dem Verlust des Arbeitsplatzes.

Obwohl es einige Hinweise auf Bereiche gibt, in denen man das psychoanalytische Konfliktmodell einsetzen könnte, scheint es uns insgesamt sinnvoller, hier mit dem Defizitmodell zu arbeiten. Fraglos ist die Patientin jemand, der am Beginn seines Lebens massiv geschädigt wurde: wechselnde und wahrscheinlich schlechte Pflegestellen, Heimaufenthalte. Erst mit dem 4. Lebensjahr kehrt eine gewisse Ruhe ein, und offensichtlich ist es den Großeltern überhaupt zu verdanken, daß die Patientin sich weiterhin so gut entwickelte. Aber die „innere Brüchigkeit" bleibt. So lange die äußeren Umstände gut sind, so lange die Patientin eine erfolgreiche Schülerin und eine angesehene Mitarbeiterin in ihrer Firma ist, kann sie die strukturellen Defekte ausreichend kompensieren. Als die Firma in Konkurs geht und sie ihren Arbeitsplatz verliert, kommt es in der Patientin zu so etwas wie einem inneren Konkurs. Die Krankheit kann einige Zeit noch als „quasi organische" organisiert werden, das Krankheitsverständnis einer kompetenten Ärztin ermöglicht der Patientin schließlich den Zugang zu einem verbesserten Selbstverständnis und damit den Schritt in eine erfolgreiche Therapie.

2.1.3 Phobische Störungen (Phobien)

Phobien sind Neurosen mit gerichteten, an einen Gegenstand oder eine Situation gebundenen Ängsten. Diese Begrenztheit unterscheidet sie hauptsächlich von der allgemeinen Angstkrankheit, der Angstneurose. Erwartungsängste spielen bei den Phobien eine entscheidende Rolle. Durch Vermeidung der furchterregenden Situation können die Patienten in der Regel Angstfreiheit erreichen. Diese Beschreibung zeigt gleichzeitig, daß die Abwehr und die Ich-Stärke bei den Phobien deutlich besser sind als bei den Angstneurosen.

Eine Phobie ist durch folgende Charakteristika gekennzeichnet:

- Entstehung von Angst, gebunden an eine reale *Situation* oder ein *Objekt*;
- diese Angst ist in jeder Hinsicht in bezug auf den Angstauslöser *unrealistisch*,
- und sie kann *nicht* durch die Vernunft erklärt oder durch den Willen beseitigt werden;
- die Angst führt durch *Vermeidungen* zu einer nennenswerten Einschränkung (Leiden) des täglichen Lebens.

Es erscheint uns von Wichtigkeit, als Phobien nur Ängste von klinischer Relevanz (bis zur Angstüberflutung) zu bezeichnen. So lassen sich die häufigen, aber banalen *Alltagsphobien*, die immer subklinisch bleiben, ausgliedern und auch die *Befürchtungen* der Hypochonder (ohne Panikzustände) von den krankheitsbezogenen Phobien abgrenzen.

Klassifikation

Definiert wird die **Agoraphobie** (ICD-10: F40.0) als irrationale Furcht vor oder als intensiver Wunsch nach Vermeidung von Situationen, bei welchen das Haus verlassen und öffentliche Orte aufgesucht werden. Die Furcht vor einer *Situation der Hilflosigkeit in der Öffentlichkeit* wird besonders im Zusammenhang mit Angstanfällen empfunden. Die ICD-10 unterscheidet eine Unterform **mit Panikstörung** (F40.1) und **ohne Panikstörung** (F40.0). **Soziale Phobien** (ICD-10: F40.1) sind solche, bei denen vor allem die Aufmerksamkeit und kritische Beachtung anderer Menschen situativ gefürchtet wird. Angst vor Beschämung spielt eine entscheidende Rolle. Die Angst, zu erröten (Erythrophobie), öffentlich zu essen, zu sprechen, zu schreiben und weitere sind hier die bekanntesten. Die **spezifischen (isolierten) Phobien** (ICD-10: F40.2) schließlich sind ein Sammeltopf für alle klar strukturierten Phobien wie Tierphobien (Zoophobien), Höhenängste (Akrophobien), Ängste vor Gewittern, vor Feuer usw. Dieser aktuelle Klassifikationsansatz von J. Marks ist auch faktorenanalytisch gut bestätigt.

Vorkommen und Häufigkeit

Phobien sind regelmäßig vorkommende Erscheinungen. Nach verschiedenen Untersuchungen treten sie in der Gesamtbevölkerung mit 5 bis 10 % auf, erreichen jedoch nur in einem Bruchteil davon ein schweres Ausmaß. Frauen sind allgemein häufiger betroffen als Männer; bei der Agoraphobie macht ihr Anteil 80 bis 90 % aus. Das Ersterkrankungsalter variiert. Tierphobien haben einen Gipfel im Vorschulalter, sie können beim Erwachsenen aber wieder auftreten oder überhaupt persistieren. Schulphobien treten naturgemäß im Schulalter auf. Der Beginn sozialer Phobien häuft sich in der Adoleszenz. Der Beginn der Agoraphobie liegt im dritten Dezennium, kann aber noch deutlich später eintreten. In der Gesamtgruppe der Neurosen im Erwachsenenalter liegt der Anteil der Phobien wahrscheinlich um 5 %. Der *Verlauf* ist variabel. Spontane Rückbildungen werden nach einem Jahr seltener, chronische Verläufe scheinen zu überwiegen.

Symptomatik

Die *an ein Objekt oder eine Situation gebundene Furcht* ist das Leitsymptom der Phobie. Die verschiedenen Befürchtungen wurden bereits bei den Einteilungsentwürfen eingeführt. Insgesamt variiert die Symptomatik deutlich. Dies gilt einerseits für die Intensität der Symptome, die zum Beispiel von der subklinischen Angst vor Spinnen, welche viele Frauen verspüren, und der man Symptomrang kaum zubilligen kann, bis hin zu Zuständen schwerster Behinderung reicht. Andererseits ist auch die Varianz der Symptomqualitäten groß. Sie reicht von den isolierten, stabilen Phobien, mit denen ihre Träger oft einen erträglichen Modus vivendi finden, bis hin zu den schweren, progredienten und chronifizierenden Formen, die sich immer mehr ausbreiten. Die klinisch bedeutsamsten Phobien sind solche vor offenen Plätzen, Menschenansammlungen oder geschlossenen Räumen (Kabinen, Kino, Theater u. a.), Verkehrsmitteln (Bahnen, besonders Flugzeugen). Diese Störungen können sich untereinander vielfältig kombinieren. Bei den Ängsten in geschlossenen Räumen (Klaustrophobien) spielt wohl die Furcht, die Situation nicht jederzeit verlassen zu können, eine wichtige Rolle. Alle Phobien, insbesondere die Agoraphobie und die letztgenannten, können mit panikartigen **Angstanfällen** verbunden sein. Dann richtet sich die Angst oft auf den Punkt, in der Öffentlichkeit einen Angstanfall zu bekommen, in eine hilflose Position zu geraten. Es entsteht das klinisch so bekannte Phänomen der ***„Angst vor der Angst“***, gewissermaßen eine Phobophobie. Diese Ängste sind in Gegenwart von „schützenden Objekten“ deutlich gemildert. Entweder sind dies Personen oder sicherheitsgebende Symbole (ein Hund oder auch nur eine Handtasche oder ein Regenschirm). Durch ***Vermeidung*** der gefürchteten Gegenstände oder Situationen kann sich der Phobiker im Prinzip Angstfreiheit verschaffen.

Eine Reihe von Ängsten kann durch Vermeidung nur unvollständig begrenzt werden. Es sind dies besonders die Phobien, welche sich auf den eigenen Körper, auf Organe oder Krankheiten beziehen. Die quälende Befürchtung, in der eigenen Erscheinung (Nase, Haut, Kopfform u. a.) mißgebildet zu sein, wird **Dysmorphophobie** genannt. Sie zeigt fließende Übergänge zur monosymptomatischen Wahnbildung. Die Krankheitsängste, vor allem die **Karzinophobie**, sind gerade wegen der mangelnden Vermeidungsmöglichkeiten oft kaum erträglich und für Patienten und Ärzte gleichermaßen belastend. Sie zeigen zahlreiche Ähnlichkeiten mit hypochondrischen Entwicklungen. Ängste, sich zu beschmutzen oder andere zu verletzen, bilden nicht selten den Übergang zur Zwangsdynamik. In der ICD-10 werden diese Zustände aber nicht unter den Phobien, sondern als **Hypochondrien** klassifiziert (→ Kap. 2.1.5).

Zugrundeliegende Persönlichkeitsstruktur

Zur Grunddynamik der Angstpersönlichkeiten meint K. König, daß allen diesen Patienten eine *Unfähigkeit zur Selbststeuerung in vielen Bereichen*, insbesondere aber in der Impulskontrolle gemeinsam sei. Daher neigten sehr viele Phobiker dazu, die Bestimmung über sich selbst an Dritte („schützende Objekte") weiterzugeben. Bei einem Teil der phobischen Patienten handelt es sich um **ängstliche** (früher: selbstunsichere) oder um sogenannte **abhängige Persönlichkeitsstörungen** (→ Kap. 3.2.3); das ist aber keineswegs immer der Fall. Die ausgeprägteste Schlangenphobie, die wir jemals sahen, bestand bei einem Mann mit einer ausgesprochen schizoiden, d.h. affektabspaltenden Persönlichkeit. Eine größere Gruppe von Phobien zeigt auch zwanghafte Persönlichkeitsstrukturen. Hier überwiegen die Ängste, andere zu verletzen und zu gefährden, und es gibt *fließende Übergänge zur Zwangsneurose.*

Grunddynamik und Genese

1. Nur bei einer Minderzahl der Phobien handelt es sich um konkrete negative Erfahrungen mit dem angstauslösenden Objekt, zum Beispiel mit Schlangen, Fahrstühlen usw., die dann einfach persistieren.
2. Ursache der meisten Phobien ist vielmehr eine ***unbewußte Vorstellung***, deren Inhalt verdrängt ist. Diese Phantasie bezieht sich auf intrapsychisch erlebte Gefahren, für welche die in der Außenwelt erlebten Gefahren dann stellvertretend eintreten. Die äußere Situation, die gefürchtet wird, steht symbolisch für eine innere Bedrohung. Genaugenommen

heißt das: Gefürchtet wird eigentlich die unbewußte Vorstellung, die der Patient mit dem Objekt Spinne, Maus, Marktplatz usw. verbindet, und nicht der Gegenstand selbst.

3. Es findet somit als zentraler Abwehrvorgang eine ***Verschiebung*** des Angstobjektes von innen nach außen bzw. eine Verschiebung seines Bedeutungssgehaltes statt. *Kognitionspsychologisch* werden dem phobischen Objekt unrealistische Eigenschaften *attribuiert.*
4. Das nach außen verschobene Angstobjekt kann nun ***vermieden*** werden, was zur situativen Angstentlastung führt.
5. Dieser Vermeidungsvorgang wird durch Lernprozesse eingeübt, kann so chronifizieren und sich auf assoziativ „benachbarte“ Situationen ausweiten. Aus *lerntheoretischer Sicht* ist der Phobiker der Kranke, der sich aus Angst weigert, neue und korrigierende Lernerfahrungen zu machen. Wir vermuten, daß gerade bei chronischen Phobien die auslösende Konfliktdynamik nicht selten längst irrelevant geworden ist und die Symptompersistenz durch Lernprinzipien (Vermeidung von Neulernen, Generalisierung, soziale Verstärkung) gut erklärbar ist.

Nicht selten sind es sexuelle Konflikte, die auf diese Art und Weise in die Außenwelt verlagert werden. Aus einem inneren Konflikt wird so ein Konflikt mit der Außenwelt. Beim zwanghaften Typ der Phobie dominieren die Ängste, andere zu gefährden, d.h. aggressive Konflikte. Dazu ein *klinisches Beispiel:*

Klinisches Beispiel:

Der oben erwähnte Patient mit der Schlangenphobie zum Beispiel hatte – so zeigte das diagnostische Gespräch – einen massiven homosexuellen Konflikt. Dieser war ihm unbewußt. Seine Ängste vor der Homosexualität handelte er als Ängste vor Schlangen ab. Die Schlangen standen symbolisch für den Penis anderer Männer, und das starke Interesse an den männlichen Genitalien hatte sich in eine Angst verkehrt. Schließlich hatte eine Verschiebung auf den unverfänglichen Gegenstand der Schlangen stattgefunden. Aber das Thema hatte für den Patienten weiterhin eine unglaubliche Faszination behalten; er sprach darüber mit Ärzten, Priestern, Zoologen usw. Er sagte: „Wissen Sie, die Schlange ist wie ein uraltes Symbol ... für Weisheit, Verschlagenheit und anderes.“ Daß die Schlange vermutlich das älteste Phallussymbol ist, schien ihm unbekannt. Hinter all seinen Ängsten war aber die Faszination durch den eigentlichen Gegenstand seines unbewußten Interesses spürbar. Das Sexualleben dieses Mannes war, wie nicht anders zu erwarten, erheblich gestört. Frauen gegenüber war er von einer panischen Angst beherrscht, ausgebeutet zu werden; er bewältigte die Angst dadurch, daß er sie auf sexuellem Gebiet ausgesprochen entwertete und ausnutzte.

Eine andere Patientin mit multiplen Beschwerden, darunter auch sexuelle Funktionsstörungen, litt unter anderem auch an phobischen Ängsten: „Herr Doktor, insbesondere habe ich Angst vor Vögeln ... brr, wenn ich das Wort schon höre!“

Die Verknüpfung von Symbolen mit Klangassoziationen, wie im letzten Fallbeispiel, ist für den Ungeübten schwer nachzuvollziehen. Klangassoziationen sind die genetisch ältesten, sie entstehen lange vor den Sachassoziationen. In der Neurose greift das Ich wieder auf solche archaischen Mechanismen zurück. Generell folgt die Verschiebung den subjektiven Assoziationen des einzelnen Menschen. Diese können dem Gesetz der Ähnlichkeit folgen, was von der Lerntheorie betont wird (Generalisierung).

Sexuelle Konflikte bedingen nur eine phobische Untergruppe; heute werden pathogenetisch zunehmend mehr andere Probleme dabei beobachtet, zum Beispiel Ängste vor starker Exposition, Ängste vor Beschämung, Bloßstellung, aber auch existentielle Ängste wie Befürchtungen, sich zu verlieren, Verlustängste und antizipierte Bedrohungserlebnisse. Die *physiologische Verunsicherung*, der „grausliche Kitzel“, den man auf hohen Türmen und dergleichen empfindet, kann für den Ich-Schwachen eine solche Bedrohung darstellen, daß er die aufkommenden natürlichen Ängste nicht bewältigt, weil sie ihn an weitergehende innere Bedrohungen erinnern (Akrophobie, Höhenangst). Diese Bedrohungen brauchen keine Triebimpulse zu sein, sondern können gleichsam zu Recht empfundene Erlebnisse der Brüchigkeit des eigenen Ichs darstellen. Auch die Beklemmung, die man in abgeschlossenen Räumen empfindet, das Erlebnis der abgeschnittenen Fluchtwege, ist primär erst einmal physiologisch. *Erst die Verkoppelung mit unbewußten Phantasien schafft die pathogene Ausgangssituation.* Man kann formulieren, daß sich die unbewußte Phantasie sekundär an der äußeren angstauslösenden Situation „festmacht". Durch die Beachtung des Signalcharakters konnte die Verhaltenstheorie Signalqualitäten beschreiben, die offenbar über das Vehikel der „natürlichen Verunsicherung" in besonderer Weise geeignet sind, phobisch „ausgebaut" zu werden. Psychoanalytisch könnte man sagen: Signalqualitäten, die besonders zur pathogenen Phantasietätigkeit (Symbolisierung) einladen.

Das dynamische Grundmuster vieler Phobien baut sich wie folgt auf:

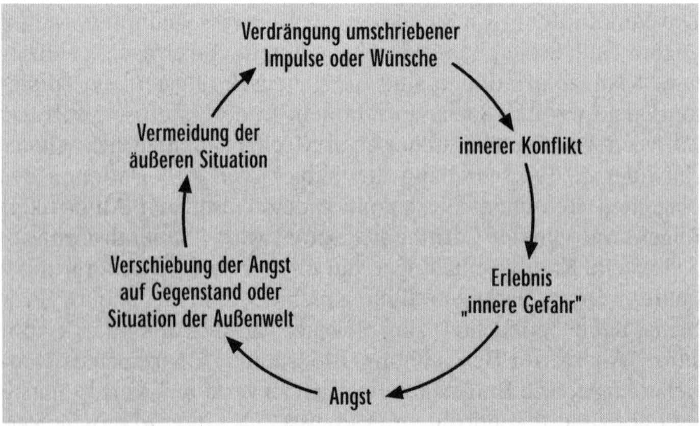

Aus dem ursprünglichen Impuls, etwas subjektiv Verbotenes zu tun, wird so eine Angst vor etwas Äußerem. Der aktive Vorgang („ich will etwas") ist zu einem passiven Geschehen geworden („mir geschieht etwas"). Um den Preis der entstandenen Angst ist der innere Konflikt entlastet. Die *Vermeidung* der angstmachenden Situation gestattet dem Phobiker die Herstellung von Angstfreiheit – zumindest solange seine Ängste sich nicht allzu sehr ausgebreitet (generalisiert) haben.

Patienten, deren aktive Überkompensation der Angst das Leben zunehmend beherrscht, bezeichnet man aus psychodynamischer Sicht als **Kontraphobiker**. Diese Menschen sind im gleichen Maße immer gezwungen, das zu tun, was ihnen eigentlich Angst macht, wie der ursprüngliche Phobiker gezwungen ist, eben dies zu vermeiden. Ein typisch kontraphobisches Verhalten wäre zum Beispiel, wenn ein Patient mit Höhenängsten die Bergsteigerei zu seinem Freizeitinhalt macht, dessen Überwertigkeit ihn in einem anderen Sinne dann ähnlich einengt wie die abgewehrte Höhenangst. Da das aktive Umgehen mit Ängsten fraglos die günstigste Richtung der (Selbst-)Heilung aufweist, sollte man von Kontraphobie nur da sprechen, wo eine erneute Einschränkung der psychischen Möglichkeiten durch die Methode der Angstvermeidung erfolgt.

Die Sonderstellung der Agoraphobie als „Pseudophobie"

Die Agoraphobie ist die häufigste (etwa 2/3 aller Phobien), oft schwerste und deswegen klinisch wichtigste Form der gebundenen Ängste. Dennoch ist sie ein eher uneinheitliches Störungsbild. Während früher die „Platzangst" (griechisch: agora = Marktplatz) im Sinne der Angst vor weiten Flächen und Räumen verwandt wurde, meint der Begriff heute eher klaustrophobe Ängste, zum Beispiel solche in Menschenmassen, beim Schlangestehen, in Kaufhäusern, bevölkerten Straßen, Läden und Verkehrsmitteln. Der Bereich der sozialen Ängste geht hier kaum unterscheidbar für eine Reihe von Patienten in die agoraphoben über. Die Furcht beginnt oft damit, das Haus oder die Wohnung ohne Begleitung zu verlassen. Oft besteht eine Angst vor einem Ohnmachtsanfall oder einer Herzattacke in der Öffentlichkeit. Damit verdeutlicht sich auch, daß das Syndrom nicht nur durch Ängste, sondern auch durch *vegetative Angstkorrelate* wie Schwindel, Benommenheit, Kreislauferscheinungen, Herzsensationen, Schweißausbrüche u. a. gekennzeichnet ist. Manchmal nehmen die Patienten längere Zeit nur diese körperlichen Veränderungen und noch gar nicht ihre Angst in den entsprechenden Situationen wahr. Oft kristallisieren sich die agoraphoben Ängste später im Bilde der Herzangstneurose. Auch ist bei mehr als der Hälfte der Agoraphobiker die Phobie mit Hyperventilationsanfällen kombiniert. Wegen dieser auffallenden *Ähnlichkeit mit dem Bild der Angstneurose* ist dafür plädiert worden, das Krankheitsbild als Sonderform der Panikstörung (Angstneurose) und nicht der Phobie zu verstehen. Dieses phänomenale Argument findet auch von der Psychodynamik her eine deutliche Stütze.

J. Bowlby, einer der Autoren, die sich in den letzten Jahrzehnten am intensivsten mit dem Problem menschlicher Ängste befaßt haben, meint, daß die Gruppe der eigentlichen Phobien eher klein sei (was auch epidemiologisch zu belegen ist), daß hingegen eine relativ große Zahl von Erkrankungen bestehe, die man besser als **Pseudophobien** bezeichne. Zu diesen rechnet er auch die Agoraphobie. Bei der *Phobie* fürchtet – nach Bowlby – der Patient die *Anwesenheit, Präsenz einer Situation* oder eines Gegenstandes, die/den er dann zu vermeiden sucht. Bei der *Pseudophobie* hingegen leidet der Patient unter der *Abwesenheit* oder dem *Verlust* einer Bindungsfigur oder einer anderen sicheren Basis, auf die er sich normalerweise zubewegen würde. Nach Bowlbys Verständnis hat der Agoraphobiker nicht eigentlich Angst vor den Plätzen, den Straßen oder den Menschenmengen, sondern er vermißt in ihnen eine Beziehungsperson, die ihm Sicherheit vermittelt. Dies ist der Zustand, der ihm panische Ängste macht. Deswegen argumentiert Bowlby auch dafür, die Agoraphobie den allgemeinen Angstzuständen, die hier als Panikstörung (Angstneurose) beschrieben wurden, unterzuordnen. (Bowlby rechnet die *Schulphobien* wegen ihrer oft wenig beachteten Bindungsproblematik ebenfalls zu den Pseudophobien in seinem Sinne.)

Auch *lerntheoretisch* läßt sich eine direkte Linie von Angstneurosen mit Panikattacken hin zu den Agoraphobien aufzeigen und begründen. Man kann davon ausgehen, daß eine *Untergruppe* von Agoraphobien dadurch entsteht, daß die anfangs isolierten Angstanfälle im Rahmen der Panikstörung phobisch organisiert wurden: Der Patient beginnt – oft unbewußt – generalisierend die Orte und Situationen zu meiden, an denen er Angsterlebnissen ausgesetzt war. Im Laufe der Zeit kann so die Panikerkrankung ganz in die Agoraphobie übergehen. Die Angstanfälle können schwinden, sind gewissermaßen „erfolgreich“ verarbeitet worden. Auch diese Interpretation spricht dafür, daß die Agoraphobie in ihrer Pathogenese mehr mit der Angstneurose als mit den Phobien zu tun hat.

Das nachstehende *klinische Beispiel* zeigt in seiner Ausgestaltung auch manche angstneurotischen Elemente, wiewohl es aufgrund der situativen Begrenztheit der Angst und der guten Ich-Strukturen der Patientin die überwiegenden Kennzeichen einer phobischen Neurose bietet:

Klinisches Beispiel:
Die Patientin ist eine 33jährige Hausfrau, die wegen folgender Beschwerden in einer Psychosomatischen Klinik aufgenommen wird: Sie leide unter starken Angstzuständen. *Inhalt der Angst* sei, daß sie *fürchte, einen tetanischen Anfall zu* bekommen. Diese Angst trete auf, sobald sie das Haus verlasse. Wenn sie selbst Auto fahre, sei die Angst unerträglich, weswegen sie das Chauffieren ganz aufgegeben habe. Wisse sie Ärzte in der Nähe, gehe es ihr besser. Auch die Trinkampulle mit Frubiase® Calcium, die sie in ihrer Handtasche mit sich herumträgt, sowie ein Plastikbeutel, in den sie bei Bedarf atmen kann, geben ihr eine gewisse Sicherheit. Die Tasche muß sie immer bei sich haben. Orte, an denen Ärzte nicht erreichbar sind, vermeidet sie.

Man könnte nun nach der bisherigen Schilderung annehmen, daß die Patientin häufiger solche Anfälle hatte, und es überrascht zu hören, daß nur einmal, 4 Jahre vor der stationären Aufnahme, eine Tetanie auftrat, die Angst aber vor dem „Anfall“ hat sie seither nie verlassen. Die auslösende Situation für diesen ersten Anfall wird sehr genau geschildert: Sie habe damals den Wagen gesteuert und ihr Mann habe neben ihr gesessen. Man war auf dem Wege zur Schwiegermutter. Der Tag war drückend und heiß. Beim Überholen eines Lasters auf der Bundesstraße gerät sie plötzlich in einen Zustand von Panik und muß den Überholvorgang abbrechen. Sie kann den Wagen noch am Straßenrand zum Halten bringen, gerät in eine Hyperventilationstetanie, wird im örtlichen Kreiskrankenhaus aufgenommen und dort 6 Wochen lang behandelt. Auch nach der Entlassung ist die Patientin weiterhin zu Hause krank und muß von ihrer Mutter gepflegt werden.

Nachdem sich diese Ängste einige Jahre hingeschleppt haben, schickt die Familie sie 3 Jahre nach dem Erstereignis in eine Psychosomatische Klinik. Dort stellen sich in den Gesprächen sehr rasch massive unterdrückte aggressive Empfindungen gegenüber dem Ehemann heraus. Am ausgeprägtesten ist ihr Vorwurf, daß er seine Mutter ihr vorziehe. Das Wahrnehmen und Aussprechen solcher abgelehnter Empfindungen macht ihr erhebliche Schuldgefühle. Als die Patientin entlassen wird, kann sie sehr viel mehr von ihrem Unmut gegenüber dem Mann zulassen und auch ihm gegenüber zum Ausdruck bringen. Die phobischen Zustände sind fast ganz abgeklungen.

Zu Hause ändert sich das Bild wieder. Die Ängste vor dem Anfall treten nach einiger Zeit wieder auf. Als die Patientin 1 Jahr später in der gleichen Klinik erneut aufgenommen wird, besteht der Status quo ante. Aber die Patientin berichtet jetzt etwas Interessantes. Ihr Mann habe nicht akzeptieren können, daß sie sich geändert habe. Er habe sie bei Kritik „angefahren", und es sei ihr gar nichts übrig geblieben, als allen Unmut dem Mann gegenüber wieder zu unterdrücken. Er wolle wieder die sanfte Frau, die er geheiratet habe, hätte er geäußert, und auf das, was die Psychotherapeuten aus ihr gemacht hätten, könne er verzichten. Wenn sie das nicht begreife, lasse er sich scheiden, und die Kinder bekomme er wegen ihrer Nervenkrankheit ohnehin zugesprochen.

Die Patientin wurde also wieder sanft, und im gleichen Maße, wie diese Anpassung gelang, stiegen die Ängste wieder an. Anmerkungen noch zur Anamnese: Die Patientin ist Einzelkind. Die Eltern werden als sehr lieb und sehr protektiv geschildert. Der Vater organisierte immer alles für die Patientin, bis hin zur Berufswahl und Ausbildung. Die Mutter wirkte wie eine graue Maus. Als jedoch der Vater einige Jahre vor dem in Frage stehenden Ereignis starb, „blühte" die Mutter richtig auf. Sie fing an, sich schön zu kleiden, Freundschaften zu pflegen und Reisen zu machen – alles Dinge, die sie sich früher nie geleistet hatte.

Wie könnte man diese Phobie verstehen? Die Patientin hat offensichtlich große Probleme mit ihren aggressiven Äußerungen, und das Ausmaß ihrer aggressiven Bedürfnisse ist ihr vollends unbewußt. Die auslösende Situation, die hier so eindrucksvoll ist, hat eine deutlich wahrnehmbare Beziehung zu den abgewehrten Impulsen. Beim Überholen des Lastwagens hat die Patientin eine ganz konkrete Phantasie. Diese läßt sich etwa folgendermaßen rekonstruieren: „Wenn ich jetzt, wo mir mein Mann ausgeliefert ist, ihn gegen den anderen Wagen fahre, ist er weg." Es gibt keinen Hinweis, daß die Angst der Patientin irgend etwas mit einer Angst um sich selbst zu tun gehabt hätte, wo sie doch in gleicher Weise bedroht war (im Sinne objektiver Realität hatte allerdings gar keine Gefahr bestanden). Angst machte ihr nach allem, was wir später erfuhren, nur, wenn sie Aggressives in bezug auf ihren Mann denkt. Dieses explosive Feld, auf das die Patientin bei der Autofahrt emotional gerät, war bereits vorher bestellt worden. Die Mutter der Patientin lebte unerwarteterweise ganz prächtig ohne ihren verstorbenen Aufpasser. Unbewußte Phantasien der Patientin, die bereits früher stimuliert wurden, könnte man in folgender Weise annehmen: „Wo meine Mutter doch so prima ohne den Vater lebt ... vielleicht stünde ich mich auch nicht so schlecht, wenn mein Mann nicht da wäre..." Was diese Patientin geradezu in Panik versetzt und was natürlich kein Mensch leicht abtut, ist die Tatsache, daß es sich schlicht um Mordphantasien handelt, die für sie bewußt undenkbar sind – im wahrsten Sinne des Wortes. Die therapeutische Entlastung in der Klinik beruhte darauf, daß gezielt die aggressive Hemmung als Fokus der analytischen Psychotherapie gewählt wurde. Hierdurch wurde etwas von dem erreicht, was wir im Jargon die Auflockerung des Über-Ichs nennen. Dadurch kam es zu einer Entlastung des inneren Konfliktes und zur völligen Rückbildung der Symptomatik. Um Mißverständnisse zu vermeiden: Weder beim ersten noch beim zweiten Aufenthalt in der Klinik wurden der Patientin etwa ihre aggressiven Bedürfnisse als Mordimpulse gedeutet. Zur Erarbeitung so tief abgewehrter Motive ist stationäre Psychotherapie kaum einmal in der Lage. Die Kunst besteht eher darin, das *nicht* zu sagen, was man hiervon versteht. Aber die gezielte Bearbeitung der überstrengen Gewissensregung gegenüber jeglicher Aggression führte auch so zu einem begrenzten Erfolg.

2.1.4 Die Herzangststörung (Herzangstneurose)

Die ICD-10 kennt diese häufige Störung nicht. Vielmehr ordnet sie die Herzangstneurose wenig schlüssig als „somatoforme autonome Funktionsstörung“ des kardiovaskulären Systems ein, akzentuiert also klassifikatorisch ganz die kardiale Dysfunktion und nicht die im Vordergrund stehende Angst. Im DSM-IV ist das Störungsbild zwar als Angstphänomen rezipiert, geht dort aber in der Panikattacke auf. Auf das in vielen Bereichen sich überlappende *kardiovaskuläre Syndrom* (→ Kap. 5.4.3) sei hingewiesen.

Dieses Krankheitsbild ist die umschriebenste Phobie, die sich auf den eigenen Körper bezieht. Objekt der Ängste ist jetzt nicht mehr ein Teil der Außenwelt, sondern ein Teil der körperlichen Innenwelt. Im Zentrum der herzneurotischen Ängste steht die *Angst vor dem Herzinfarkt* oder einer *unerkannten Herzkrankheit.* Letztlich geht es um die Befürchtung, am Herztod zu sterben („das Herz könnte stehenbleiben“).

Die ***Symptomatik*** zeigt alle vegetativen und subjektiv überbewerteten Begleiterscheinungen der Angst: anfallsartige „Herzattacken“, „Herzangstgefühl“, Extrasystolen, paroxysmale Tachykardien, Druck- und Schmerzgefühl über dem Herzen (manchmal auch im linken Arm!), Beklemmungsgefühl in der Brust, Schweißausbrüche, Schwindel, Benommenheit. Natürlich muß die ***Differentialdiagnose*** zuerst die koronare Herzkrankheit und den Herzinfarkt (→ Kap. 6.1) ausschließen. Das dramatisierende Verhalten des Patienten, seine nicht realitätsbezogenen Befürchtungen können, besonders im Falle der Wiederholung, den Erfahrenen diagnostisch schon früh in die entscheidende Richtung weisen. *Ängstliche Überbewertung aller herzbezogenen Körpererscheinungen* (Rhythmus, besonders Extrasystolen! Stärke des Herzschlags! Körperpuls!) und anhaltende Sorge um das Herz sind noch der konstanteste Befund, der diagnostisch auf die Herzangstneurose verweist.

Die Intensität der Ängste ist unterschiedlich. **Herzphobiker** im eigentlichen Sinn sind diejenigen mit starken, panikartigen Angstanfällen. Patienten mit Sorgen und Befürchtungen wären **Herzhypochonder** im eigentlichen Sinn. Eine Unterform stellen hier die sogenannten **Herztodhypochonder** dar, die zwar keine Angstdurchbrüche erleiden, aber von der Gewißheit, am Herztod zu sterben, gequält werden.

Arzt-Patient-Interaktion

Die Patienten neigen zu häufigem Arztbesuch und Arztwechsel, um sich immer wieder beruhigen zu lassen. Der organische Befund ist unauffällig, das EKG in der Regel ohne jeden Befund oder vegetativ überlagert, was angesichts der Ängste nicht verwundert. Während die Häufigkeit der allgemeinen Phobien ein Überwiegen der Frauen zeigt, sind bei der Herzneurose die *Männer eher überrepräsentiert.* Bevorzugt ist das dritte und vierte Lebensjahrzehnt. Trotz der Streßbelastung durch die Angst ist die statistische Wahrscheinlichkeit, einen Herzinfarkt zu bekommen, für den Herzangstneurotiker gegenüber anderen nicht erhöht. Der Mitralklappenprolaps verursacht keine Herzangstneurose! Diese voreilig verkündete „Erklärung“ ist inzwischen eindeutig widerlegt.

Groß ist allerdings die ***Gefahr der iatrogenen Fixierung*** der psychischen Symptomatik. Viele Ärzte können der Erwartung des Patienten, der sich an sie klammert und eine starke Herausforderung an ihre ärztliche Kompetenz darstellt, nicht widerstehen. Sie neigen dazu, „Minibefunde“ mitzuteilen oder organische Scheinerklärungen abzugeben. Die psychotherapeutische Prognose ist besonders bei längerem Verlauf weniger gut. Vor allem deswegen, weil der Patient in der somatischen Medizin und in seiner Umgebung so viel (instrumentelle) Zuwendung erfährt, daß er unbewußt gar nicht einsehen kann, warum er seine eindrucksvolle Krankheit zugunsten einer frustrierenden Gesundheit aufgeben sollte. Das ist das Problem aller psychosomatischen Erkrankungen im weiteren Sinne. – Am sinnvollsten ist eine *klare und eindeutige Stellungnahme* gegenüber dem Patienten, daß sein Herz organisch gesund sei. Gleichzeitig ist es wichtig, ihm zu vermitteln, daß man ihn für *krank* halte, daß man die Genese seiner Beschwerden aber eher im Bereich der Ängste und nicht am Herzen selbst sehe. Die organische Abklärung sollte so gründlich wie erforderlich sein, dann aber nicht bei jedem neuen Angstanfall wiederholt werden. *Die Aussage des Arztes, daß das Herz gesund sei, wirkt unglaubwürdig, wenn ständig neue Untersuchungen erfolgen!* Das gilt noch mehr für die Verordnung herzspezifischer Medikamente. Eine gewisse Berechtigung haben Betablocker, welche die vegetative Übererregung dämpfen. Die oft verordneten Anxiolytika oder Tranquilizer haben ihre eigenen Probleme (Suchtgefahr!), können aber jene Patienten, die sie nicht mißbrauchen, sondern als „eiserne Reserve für den schlimmsten Fall“ in der Tasche tragen, sehr entlasten.

Beckmann und Richter haben anhand testpsychologischer Untersuchungen zwei Typen der Herzneurose unterschieden: den A-Typ und den B-Typ. Der **A-Typ** (nicht zu verwechseln mit dem gleichnamigen A-Typ bei der KHK! → Kap. 6.1) zeigt eher ein depressiv-anklammerndes Verhalten und eine Konzentration auf seine Symptomatik. Der B-Typ neigt zu verleugnender Aktivität und „Flucht in die Gesundheit“. Diese zweite Gruppe von Patienten versucht, im Sport und in Leistungen aller Art die Krankheit zu überspielen. Wahrscheinlich entspricht der A-Typ mehr der phobischen, der B-Typ mehr der hypochondrischen Form.

Psychogenetisch sind vor allem unbewußte ambivalente Trennungskonflikte wahrscheinlich geworden. Es besteht eine Nähe zur depressiven Anlehnungsthematik und zur Gefühlsambivalenz (gleichzeitige Haßgefühle und Liebeswünsche gegenüber dem Partner), die auch für die Depression bezeichnend ist. Herzphobiker sind vermehrt Einzel- und jüngste Kinder, denen die Trennung von der Mutter ohnehin schwerfällt. Die Mutter wird gewöhnlich als verwöhnend, dabei aber bestimmend bezeichnet, der Vater scheint eher streng und aggressiv ungehemmt zu sein. Dieser Kontrast aus Verwöhnung und Aggressivität verhindert offensichtlich eine innere Selbständigkeit, mit der später drohende Verlusterlebnisse der verwöhnenden Mutter (und ihrer Nachfolgerinnen) verarbeitet werden könnten (Studt et al. 1983). ***Krankheitsauslösend*** sind nach allen Beobachtungen Situationen des realen oder phantasierten Verlassen- und Alleingelassenwerdens, von Trennungen und Verlusten und häufig Fälle von Herztod im Bekanntenkreis oder im öffentlichen Leben (Leitfiguren!). Der Herzanfall, mit dem diese Situation zu beherrschen versucht wird, schafft aufgrund seiner Dramatik rasch neue Ersatzpersonen, an die sich der Patient klammern kann.

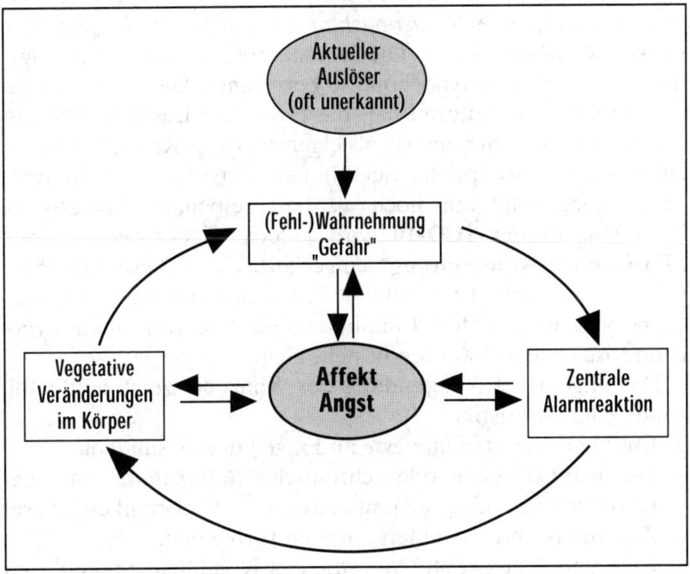

Abb. 2.4 Die enterozeptive Selbstverstärkung im Angstanfall

Wichtig ist der Anteil der *Fehlverarbeitung enterozeptiver Reizwahrnehmungen.* Ein ängstlicher Patient, der einen plötzlichen Angstanfall erleidet, kann seine ganze Aufmerksamkeit auf die kardialen Dysfunktionen (Herzrasen, Herzstolpern usw.) fixieren. Die Organisation der allgemeinen Angst (s. oben: Angstneurosen) erfolgt nun um körperliche Wahrnehmungen, um enterozeptive Reize. So wird dann auch das Herzklopfen beim Treppensteigen zum angstauslösenden Signal mit der Folge, daß körperliche Belastungen vermieden werden. Dieser Mechanismus spielt generell bei der Entstehung hypochondrischer Phänomene (→ Kap. 2.1.5) eine bedeutsame Rolle („kognitiv-emotionale Fehlinterpretation" körpereigener Signale). Er ergänzt sich mit der Bedeutung psychodynamischer Faktoren bei der Entstehung von Herzangstphänomenen.

2.1.5 Die hypochondrische Störung und die Neurasthenie

Die **Hypochondrie** (ICD-10: F45.2) ist eine neurotische Störung mit ausgeprägter *Selbstbeobachtung* des eigenen Körpers und *starker Krankheitsfurcht.* Die Herzneurose wurde früher allgemein auch als Herzhypochondrie bezeichnet. Die Mehrzahl der zeitgenössischen Autoren hält die Hypochondrie nicht für ausreichend abgrenzbar, um sie als eigenständiges Krankheitsbildes zu verstehen. So spricht viel für den Vorschlag von Kenyon, „hypochondrisch" nur noch als beschreibendes Adjektiv zu benutzen. In der **ICD-10** wird jedoch wieder die separate **„Hypochondrische Störung"** eingeführt. Unter diesem Oberbegriff werden jetzt alle krankheitsbezogenen Ängste, gleich welchen Typs, abgehandelt. Eine besondere Altersverteilung hypochondrischer Beschwerden besteht nicht.

Die allgemeine Verwendung des Konzepts zeigt heute folgende Charakteristika:

- Ein übersteigertes *Interesse* an Fragen der Gesundheit.
- Die rezidivierende oder chronische *Befürchtung*, an einer Krankheit zu leiden oder an dieser noch zu erkranken. Dieser Zustand ist mit bewußten Ängsten verbunden.
- Eine eher unbewußte *Neigung*, aus Krankheit inneren oder äußeren Gewinn zu ziehen.

- Damit hängt ein bestimmtes *Krankheitsverhalten* („Kult") bzw. ein bestimmter Stil der Arzt-Patient-Beziehung zusammen.

Hypochondrische Beschwerden können sich, ähnlich wie die oft nur schwer abgrenzbaren Konversionssymptome, praktisch auf jedes denkbare Phänomen beziehen. Ängste begleiten das Bild häufig. Gegenüber den massiven Angstanfällen des Phobikers zeigt der Hypochonder jedoch seltener Angstüberflutungen, sondern wird von ständigen ***Befürchtungen und Besorgnissen*** um seine Gesundheit beeinträchtigt. Beim Hypochonder ist das Angstobjekt auch nicht mehr in der Außenwelt – wie beim Phobiker –, sondern es ist sozusagen in die allernächste Außenwelt, in den eigenen Körper gerückt. Wie bei der Phobie jeder Gegenstand der Außenwelt, so kann bei der Hypochondrie jegliches Organ des Körpers Gegenstand der Ängste werden. Von Bedeutung ist insbesondere die Angst vor Krebs, die sogenannte **Karzinophobie**. Patienten mit der Befürchtung, an einem bestimmten Organleiden erkrankt zu sein, oder mit der Angst vor einer bestimmten Krankheit stellen für ihre Angehörigen und die behandelnden Ärzte oft massive Belastungen dar. Alle Versicherungen, daß die befürchtete Störung nicht vorliege, fruchten nicht oder sind nur kurze Zeit wirksam, bevor die Ungewißheit sich wieder durchsetzt und neue Arztbesuche erzwingt. *An die Stelle einer Empfindung ist eine Wahrnehmung getreten* (Schilder). Diese Formulierung aus den 20er Jahren nimmt die heute betonte *Fehlsteuerung der Kognition* bei der Hypochondrie vorweg. Unter emotionalem Druck verändern sich die Kognitionen und Wahrnehmungen vom eigenen Körper. Es kommt regelhaft zu einer *„emotional-kognitiven Fehlinterpretation"* normaler Körperphänomene. Das ist die Grunddynamik bei der Selbstbeobachtung. Wie bei den Phobien kann es auch bei den Hypochondrien zu einem ausgeprägten *Realitätsverlust* kommen (→ **Abb. 2.5**).

Diese Fähigkeit zur Distanzierung von den eigenen Befürchtungen ist ein gewisser Indikator für die Prognose: Die Hypochondrie kann leichtes und vorübergehendes Ausmaß haben, sie kann aber auch Zeichen einer schweren psychopathologischen

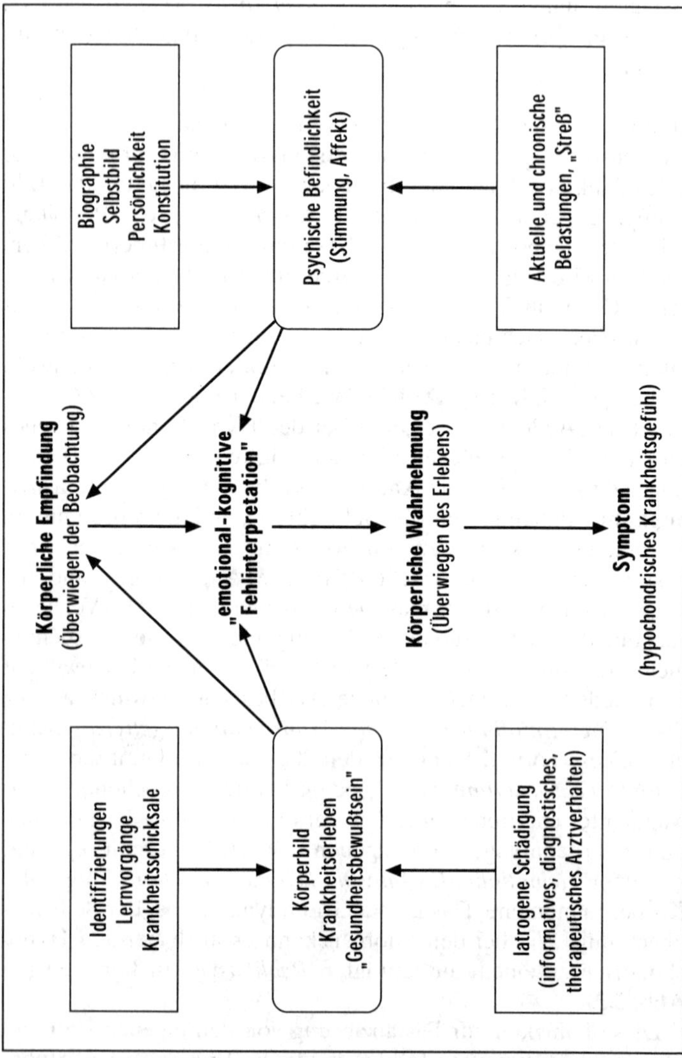

Abb. 2.5 Pathogenese der hypochondrischen Krankheitsbefürchtungen. (In Anlehnung an Überlegungen von P. Schilder 1925 und R. Mayou 1989)

Veränderung sein. Eine chronische Hypochondrie ist immer eine prognostisch schlechte Erkrankung. Nach Benedetti ist die Hypochondrie fester Bestandteil der Borderline-Persönlichkeitsstörung (→ Kap. 3.2.4), die er mit der Trias: Beziehungserleben, Hypochondrie und Depersonalisation symptomatisch umreißt.

Psychogenetische Basis einer weitergehenden Hypochondrie ist ein *gestörtes Körperbild* (Schilder). Das Körperbild war oben (→ Kap. 1.4.1) als in der Parallele zur Ich-Entwicklung entstehend beschrieben worden. Das Körperbild der Hypochondrie ist *magisch* konzipiert. Über den Körper und seine Funktionen herrschen oft sehr unrealistische Vorstellungen. Der Körper wird nach den psychischen Eigenbedürfnissen und nicht nach Anatomie und Physiologie konzipiert. Die allgemeinen Ich-Funktionen wie Wahrnehmung und Kognition sind genetisch parallel zum Körperbild entstanden und in gleicher Weise unzureichend gereift. Insofern verwundert nicht, daß auch die sozialen Beziehungen des Hypochonders deutliche Störungen aufweisen. Die ganze Aufmerksamkeit ist von den Mitmenschen abgezogen und zum Beispiel dem Magen zugewandt. Dieser *Ersatz der sozialen Beziehung durch Hinwendung zu Teilvorstellungen vom eigenen Körperbild* ist eine Grunddynamik der Hypochondrie. Zwischenmenschliche Konflikte können so „verschleiert", diffuse Angst kann so „gebunden" werden. Weitere Bedeutung scheint auch der unbewußten Verarbeitung von Schuldgefühlen zuzukommen. Dafür soll die folgende Kasuistik stehen.

Klinisches Beispiel:

Ein 78jähriger Patient wurde 1960 in einer inneren Klinik aufgenommen. Der Mann war im körperlichen Befund altersentsprechend. Grund der Aufnahme war eine Herzinsuffizienz, was hier nicht von Bedeutung ist. Während seines Aufenthaltes bat der alte Mann die behandelnden Ärzte immer wieder vertraulich, sie möchten ihn doch auf die Folgen einer Geschlechtskrankheit hin untersuchen. Er sei ganz sicher, eine Lues zu haben, die aber immer wieder von den Ärzten übersehen werde, obwohl er seit Jahren ständig auf Abklärung dränge. Organisch fand sich kein Hinweis auf eine solche

Erkrankung. Die serologischen Reaktionen waren alle völlig unauffällig. In einem Gespräch gestand der alte Mann dann unter Tränen, daß er „ein einziges Mal, Herr Doktor" im ersten Weltkrieg in Flandern in einem Bordell gewesen sei. Vor seinem Gewissen büßte der Patient bei Aufnahme schon über 40 Jahre mit der hypochondrischen Befürchtung, die Franzosenkrankheit zu haben.

Dieser Verlauf war zwar für den Mann sehr quälend, aber eigentlich noch relativ „benigne". Die ganze Zeit bestand die Angst zirkumskript auf die Geschlechtskrankheit bezogen. Oft weiten sich diese Ängste jedoch aus und erstrecken sich am Ende fast auf jedes Organ und auf jede Krankheit. Die prognostisch schlechtesten Formen wechseln ständig in der Art der hypochondrischen Befürchtungen. Es sieht bei diesen Patienten so aus, als ob ihr Ich zu schwach sei, eine „regelrechte" körperbezogene Phobie auszubilden und an ihr festzuhalten. Diese ständig fließenden hypochondrischen Befürchtungen sind daher auch am ehesten beim Borderline-Syndrom anzutreffen.

Nur bei monosymptomatischen Hypochondrien, deren Struktur hierin der von Phobien ähnelt, lassen sich umschriebene auslösende Situationen erfassen. Sonst ist der Beginn eher diffus („immer schon ängstlich gewesen"), und ein äußerer Anlaß mag die Befürchtungen allenfalls kanalisieren. Die Verschiebung auf den eigenen Körper macht eine Vermeidung zur Ausschaltung der Ängste unmöglich. Während der Phobiker der äußeren Angstquelle entgehen kann, trägt der Hypochonder den Grund seiner Angst ständig mit sich herum. Oder mit anderen Worten: Die hypochondrische Organisation der Angst ist, was die Herstellung von Angstfreiheit angeht, insuffizienter als die phobische (wobei wir die eigentlichen Krankheitsphobien, die aber bereits auf Ich-strukturelle Schwächen hinweisen, einmal vernachlässigen).

Die Neurasthenie

Die **Neurasthenie** (ICD-10: F48.0) oder das *Neurasthenische Syndrom* wird vielfach als der Hypochondrie nahestehend angesehen und ist ebenfalls nicht als nosologische Einheit („neurasthenische Neurose“), sondern nur als deskriptives Syndrom erfaßbar. Der Terminus Neurasthenie (Beard 1880) war früher weit verbreitet und hat eine große Reichweite.

Leitsymptome sind die „nervöse Erschöpfbarkeit“, Gefühle von Unfähigkeit, Müdigkeit (fatigue), geringe Leistungsfähigkeit, allgemeines Schwächeempfinden und Schlafstörungen. Im Laufe der Zeit wurden aber auch viele Beschwerden, die zum weiteren Begriff der funktionellen Syndrome (psychovegetative Syndrome, → Kap. 5.4) gehören, der Neurasthenie zugeordnet: Kopfschmerzen, Muskelbeschwerden, Schwindel, Schlafstörungen, Reizbarkeit u.a. Die ICD-10 geht von einem stärker durch die *körperliche* und einem stärker durch die *psychische Erschöpfbarkeit* akzentuierten Typ aus.

Die ***Pathogenese*** wird entweder als reaktiv bedingt oder als psychogen verursacht aufgefaßt. Eine reaktive Neurasthenie kann etwa Folge einer chronischen Überarbeitung oder starker körperlich-seelischer Belastungen sein. Schwäche und Fatigue sind häufig auch symbolische Abwehrkonfigurationen, die in gleicher Weise Schuldentlastung (z.B. gegenüber Gewissensvorwürfen) wie Appell nach Hilfe anderer darstellen. Eine Psychogenese dieser Art erinnert bereits an konversionsneurotische Vorgänge, von denen die Neurasthenie natürlich auch nur schlecht abgrenzbar ist. Der Begriff der Neurasthenie war weitgehend aus dem klinischen Gebrauch geschwunden. Durch seine Wiederverwendung in der ICD erfährt er eine gewisse Reaktualisierung.

Gleiches gilt auch für das sogenannte **„Chronic-Fatigue-Syndrom“**, ein Bild chronischer Müdigkeit und Erschöpfung, das Ende der 80er Jahre „entdeckt“ wurde und klinisch in nichts von der Neurasthenie abzugrenzen ist. Die rasch unterstellte Verursachung durch ein Virus wurde niemals belegt. Möglicherweise handelt es sich um eine neurasthenische Reaktion in der Folge einer durchgemachten schweren Viruserkrankung. Unsere eigenen, sehr gründlichen Untersuchungen solcher Patienten in

Mainz konnten diese zum größten Teil problemlos anderen Diagnosen, vor allem depressiven und Angstkrankheiten sowie somatoformen und Somatisierungsstörungen, zuordnen, was den meisten Patienten in charakteristischer Weise nicht recht war (→ Kap. 2.1.6 sowie Kap. 5.3 und 5.4).

2.1.6 Umweltbezogene Ängste

Umweltbezogene Befürchtungen von Krankheitswert müssen in der **ICD-10** unter verschiedenen Kategorien, meist jedoch als Hypochondrie (→ Kap. 2.1.5) klassifiziert werden. Die Ängste des Menschen vor den Gefahren seiner Umwelt sind vermutlich so alt wie unsere Art. Waren es früher mehr die Naturphänomene wie Blitz und Donner, die bedrohlich wirkten, so verschob sich im Rahmen der Industrialisierung die menschliche Besorgnis in Richtung des nicht mehr kontrollierbaren technischen Fortschritts. So befürchteten die Anlieger der ersten Bahnstrekken im 19. Jahrhundert zahlreiche Schäden für Mensch und Vieh, und angesehene Ärzte warnten vor dem „Delirium furiosum" als Folgen der für das Hirn intolerablen Geschwindigkeit.

Die heute aktuellen, auf die Umwelt bezogenen Befürchtungen gelten vor allem elektromagnetischen Wellen **(„Elektrosmog")**, der **„Elektrosensibilität"**, radioaktiven Strahlen, zahlreichen Möglichkeiten chronischer Vergiftungen (z. B. **Amalgam, Holzschutzmittel**), zahlreichen chemischen Substanzen, denen eine allergische Sensibilisierung unterstellt wird (**multiple chemical sensitivity, MCS**) und weiteren Bedrohungen. Die schädliche Rolle des Erdmagnetismus (**„Erdstrahlung"**) und der **„Wasseradern"** ist derzeit eindeutig rückläufig. Das gemeinsame Merkmal aller befürchteten Einflüsse ist deren *Unsichtbarkeit,* die bis zur *fehlenden Nachweisbarkeit* reicht. Dies steht in einem merkwürdigen Gegensatz zur verbreiteten Vernachlässigung der schädlichen Wirkung sichtbarer Noxen wie die des Sonnenlichts, des Nikotin und Alkohols, des Straßenverkehrs und anderer Einflüsse. Offensichtlich ist das Bedrohungsgefühl durch unsichtbare (d. h. *nicht kontrollierbare*) Schädigungsträger besonders ausgeprägt, wie die gleichen Eigenschaften dazu einladen, alle subjektiven Beschwerden den einmal der Umwelt zugeschriebenen Ursachen anzulasten. Es handelt sich wieder um das Phänomen *kognitiver Attributionen*, dem wir bei den Angststörungen schon wiederholt begegnet sind.

Um Mißverständnisse auszuschließen: *Hier wird nicht einem leichtfertigen Umgang mit Umweltgefahren das Wort geredet.* Manches ist weiterhin in der Diskussion, und Klärungen müssen abgewartet werden. Auch gibt es fraglos Interessengruppen, welche die Gefahren der neuen Technologien gezielt verharmlosen (z.B. die diesbezüglich sehr aktive Nuklearwirtschaft). Andererseits besteht keine Frage, daß es auch Interessengruppen sind, die zum Erhalt der „neuen Krankheiten" beitragen und teilweise geradezu aggressiv auf Anerkennung und Kompensation drängen. Forscher, deren Ergebnisse nicht in den „Zeitgeist" passen, werden gezielt eingeschüchtert (Deyo et al. 1997). Besonders aktiv sind in den USA derzeit die Selbsthilfeverbände der vermeintlich von MCS Betroffenen. Gerade bei diesem „Störungsbild" ist der Beweis geführt, daß es deskriptiv kaum eingrenzbar und eine biologisch zu sichernde Entstehung von Allergien durch multiple (!) chemische Substanzen wissenschaftlich nicht vorstellbar ist. Das ist auch von der Gutachterkommission der Deutschen Gesellschaft für Neurologie (Huhn 1997) so festgehalten worden – wie zuvor schon von einer Reihe angesehener amerikanischer Fachgesellschaften. Auch ein Expertentreffen der WHO 1996 in Berlin hatte sich mehr als zurückhaltend geäußert. Dennoch bleiben natürlich die Medien, bestimmte Rechtsanwälte und Ärzte, einschlägige Firmen, die alle an der Publizität oder den materiellen Ressourcen interessiert sind, am Thema.

Aus wissenschaftlicher Sicht spricht sehr viel dafür, daß es sich bei den Betroffenen in der *Mehrzahl um Angsterkrankungen*, vor allem Generalisierte Angststörungen und Hypochondrien (→ s. oben) handelt. Wir beobachteten auch eine Reihe von ängstlichen und anderen *Persönlichkeitsstörungen* (→ Kap. 3.2.3). Bei der Analyse des sogenannten Inanspruchnahme-Klientels von medizinischen Umweltambulanzen waren die Patienten verschiedenen Störungsbildern gut zuzuordnen, wobei die Somatisierungsstörungen (Joraschky et al. 1998) und Angstkrankheiten die größte Gruppe stellten. Für Patienten, die meinten, wegen ihrer *Amalgamfüllungen* gesundheitliche Probleme zu haben, kamen Malt et al. (1997) zu vergleichbaren Befunden. Wahrscheinlich wird man den Betroffenen am besten gerecht, wenn man unterstellt, das der jeweilige Inhalt der Umweltängste als Organisationsprinzip *sekundär* zur primären Angststörung hinzutritt. Das bedeutet im Kern, daß es sich auch bei dieser Form der Symptombildung um einen *Prozeß individueller Sinngebung innerhalb eines vorgefundenen kulturellen Rahmens handelt* (Kirmayer et al. 1994).

Das ist gut am Beispiel der *BSE-Ängste* (BSE = bovine spongioforme Enzephalopathie) zu zeigen. Der Erreger des Rinderwahnsinns ist sehr wahrscheinlich zugleich Verursacher der Creutzfeldt-Jacob-Krankheit. Zutreffend ist aber auch, daß heute die Wahrscheinlichkeit, in Deutschland infiziertes Fleisch zu essen, extrem niedrig ist. Dennoch reagiert eine Reihe von Menschen ausgesprochen phobisch, fürchtet eine Infektion über jede Form von Fleisch und vermeidet es konsequent (McEredy u. Basquille 1997). Nun wäre gegen eine Reduktion des Fleischkonsums sowohl aus ökologischen wie aus medizinischen Gründen nichts einzuwenden – das Verhalten dieser Menschen hat aber mit Vernunft wenig zu tun und ist im wesentlichen angstmotiviert. Gleichzeitig benutzen sie unter Umständen täglich das objektiv gefährlichere Auto. Ähnlich verhält es sich bei den AIDS-Phobien. Sie betreffen häufig Menschen, die nicht den geringsten Kontakt zu den bekannten Infektionsquellen haben und dennoch panisch die Erkrankung fürchten. Es sei auch auf die *Kasuistik* bei den Konversionsstörungen (→ Kap. 5.2, Abschn. 4) hingewiesen.

Therapie der Angststörungen

Aus psychodynamischer Sicht sollte man sich eine Konzeption darüber machen, ob die Angstsymptomatik eher Folge innerer Konflikte oder eher Folge von Defiziten ist; auch das Ausmaß der Lernfaktoren (z.B. soziale Verstärkung durch Partner und nicht selten durch Ärzte; Grad der Generalisierung) sollte vor einer Therapie evaluiert werden. *Angst ist niemals gleich Angst.* **Abbildung 2.6** ermöglicht eine Vorstellung von verschiedenen Stufen der Organisiertheit von Ängsten, was zugleich eine Aussage über die ***Prognose*** einschließt: Für jede Form der Psycho-

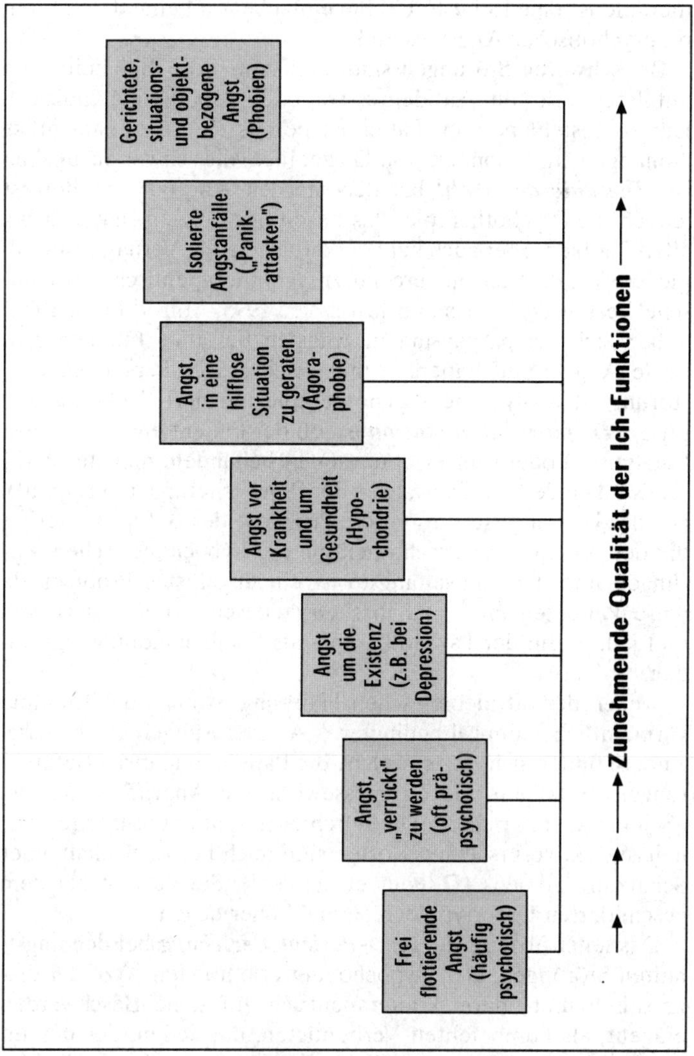

Abb. 2.6 Auf die Ich-Struktur bezogenes Modell der Organisiertheit von Ängsten. Die unterstellte Qualität der Ich-Struktur steigt nach rechts an.

therapie ist eine isolierte Phobie einfacher zu behandeln als ein präpsychotischer Angstzustand.

Bei schweren Störungen sind medikamentöse Behandlungen mit hochdosierten Antidepressiva oder Anxiolytika indiziert. Häufig besteht bei den Patienten bereits eine medikamentöse Abhängigkeit, besonders von Diazepinen, die schwer anzugehen ist. ***Therapie der Wahl*** bei den meisten Angstkrankheiten ist jedoch die Psychotherapie. Als besonders effizient hat sich bei allen Phobien, aber auch bei Panikattacken, die Verhaltenstherapie erwiesen. Auch neuere kurzpsychotherapeutische dynamische Verfahren (Hoffmann u. Bassler 1995, Milrod et al. 1997) haben sich bei paroxysmalen Ängsten bewährt. Für generalisierte Ängste und Patienten mit gleichzeitiger Persönlichkeitsstörung ist analytische Psychotherapie indiziert. Entscheidend für die ***Differentialindikation*** ist, ob der Patient eher sich selbst (analytisch) oder sein Symptom (VT) behandeln möchte. Wirksam sind beide Grundverfahren der Psychotherapie (→ Kap. 10). Bei der Herzangststörung ist die Prognose des B-Typs besser als die des A-Typs. Die Psychotherapie der hypochondrischen Störungen und der Umweltängste ist ein ungelöstes Problem, da diese Patienten meist auf ihre Organbeschwerden fixiert sind und jede Form der Psychotherapie als Fehlbehandlung empfinden.

Wegen der oft ideologischen Fixierung ist auch die Therapie vermeintlich umweltbedingter Angststörungen schwierig. Zudem finden sich Ärzte, welche die Patienten in ihren Befürchtungen bestätigen und oft pressewirksame Angriffe gegen die „Schulmedizin" richten. Die durch Angstpatienten im Gesundheitssystem verursachten Kosten sind auch bei zurückhaltender Schätzung immens (DuPont et al. 1997). Sie dürften bei dem geschilderten Untertyp noch einmal höher liegen

Das leitet über zu der ***Arzt-Patient-Beziehung*** bei den angsthaften Störungen. Der Hypochonder erlebt jeden Arzt, der diagnostisch und pharmakotherapeutisch auf seine Beschwerden eingeht, als kompetenten Verbündeten, und jeden, der ihn auf die Psychogenese und Möglichkeiten der Selbstkontrolle hinweist, als insuffizienten Gegner. Das verleitet viele Ärzte zur Mitteilung von „Mikrodiagnosen", Vermutungen und ähnlichem, was wiederum die Krankheit des Patienten bestärkt. Allen Neurosen mit Angstsymptomatik ist gemeinsam, daß die Patienten eine Neigung haben, sich an Ärzte als „Schutzfiguren" emotional anzuklammern. Für den Arzt ist zu bedenken, daß alle Entlastung, die er dem Patienten im Moment aufgrund seiner Autorität verschafft, letztlich die Abhängigkeit des Kranken von seinen „Beschützern" verewigt. Deshalb ist der Rückverweis auf die eigenen Möglichkeiten zur Angstbewältigung, die Information über Psychotherapieformen und die Stärkung der Verantwortlichkeit des Patienten für sich selbst sinnvoller.

2.2 Neurosen mit ausgeprägter Autoaggression

2.2.1 Die neurotische Depression (Dysthymia)

Als Neurotische Depression wird ein Krankheitsbild mit einer chronischen depressiven Verstimmung bezeichnet, das sich hinsichtlich seiner Phänomenologie und Epidemiologie ausreichend von der sogenannten endogenen Depression (im DSM-IV: Major depressive disorder, melancholic features) abgrenzen läßt. Dem psychoreaktiven Moment in der Entstehung wird besondere Bedeutung beigemessen. Ängste aller Formen sind die häufigste Begleitsymptomatik (= Komorbidität).

Die **ICD-10** kennt (im Gegensatz zur ICD-9) die Diagnose einer Neurotischen Depression nicht mehr. Statt dessen finden sich mehrere Diagnosen, auf die sich Neurotische Depression jetzt verteilt: Zu mehr als 50 % gilt dies für die **Dysthymia** (F34.1), zu etwa 20 % für die **depressive Episode** (vor allem die leichte – F32.0 – und die mittelgradige – F32.1) und zu unter 30 % für die **rezidivierende depressive Störung** (leichte: F33.0, mittelgradige: F33.1). Auch wenn die Überschneidung der Diagnosen Neurotische Depression und Dysthymia bei weitem am größten ist, trifft die in der Praxis geübte einfache Gleichsetzung nicht zu.

Neurotische Depression: Geschichte und Stand der Diagnose

Der Begriff Neurotische Depression (oder depressive Neurose) kam im ersten Drittel des Jahrhunderts auf, als der alte Terminus der Melancholie zunehmend durch den der Depression (Kraepelin) ersetzt wurde. Er entspricht im klinischen Gebrauch häufig der sogenannten depressiven Reaktion (reaktive Depression; in DSM-IV und ICD-10 nicht mehr enthalten). Die zeitgenössischen Glossare verzichten auf die Diagnose Neurotische Depression. Jeweils über 50 % der nach der ICD-9 als Neurotische Depression diagnostizierten Fälle wurden in verschiedenen Studien von den *Nachfolgediagnosen* Dysthymia (nach der ICD-10) und Major Depressive Disorder (nach dem DSM-IV) erfaßt.

Die nosologische Diskussion der 70er und 80er Jahre tendiert dazu, wegen der Vieldeutigkeit des Konzepts der Neurotischen Depression diesen Begriff überhaupt fallenzulassen und von einer „Dysthymia" (ICD-10) zu sprechen. Nun ist fraglos die Vieldeutigkeit des Etiketts „depressiv" ein altes Problem. So werden vorübergehender Kummer, reale Trauer, Unzufriedenheit mit den Lebensumständen, pessimistische Grundeinstellung, überwältigende Verstimmung und anderes mehr einheitlich bezeichnet. Die amerikanischen Psychiater Klerman et al. empfahlen daher 1979, den Begriff „Neurotische Depression" aufzugeben, weil er mit systematischen Kriteriumsanalysen nicht zu fassen sei. Aus unserer Sicht scheint dies ein puristischer und übereilter Umgang mit einem bewährten diagnostischen Konzept, denn der Begriff der Neurotischen Depression reicht weiter als jener der im DSM-IV definierten „dysthymen Störung"; vor allem beinhaltet er eine pathogenetische Konzeption, die in die zeitgenössischen Glossare nicht zu passen scheint. Gerade die von Klerman et al. durchgeführte Kriteriumsanalyse verdeutlicht, daß „Neurotische Depression" sehr wohl operational definiert werden könnte, wenn man überhaupt psychodynamische Begriffe in die pathogenetischen Definitionen einbeziehen wollte (Hoffmann 1999). Das aber soll gegenwärtig nicht sein.

Das DSM III/IV hat, obwohl im Anspruch konzeptfrei, eine ausgeprägte und durchgängige Tendenz (sog. Bias) die Bestätigung einer organischen Ätiologie zu begünstigen. Wahrscheinlich handelt es sich gerade bei der Diagnostik der Depressionen dabei um eine Reverenz an die gute Wirkung der modernen Antidepressiva. Verhielte sich dies tatsächlich so, dann läge ein *epistemologischer Irrtum* zugrunde: Die Beziehung der Wirksamkeit einer bestimmten Form der Therapie zu einer bestimmten Konzeption der Pathogenese ist keine unmittelbare. Oder praktisch ausgedrückt: Auch wenn eine Störung mit Psychopharmaka gut zu behandeln ist, kann sie sehr wohl durch überwiegend psychoziale Bedingungen verursacht sein – und umgekehrt. Übergreifende Ansätze wie der von Akiskal und McKinney (1975), welche die Depression als den Abschlußprozeß verschiedenster auf die dienzephalen Verstärkungsmechanismen störend einwirkender funktionaler Vorgänge sehen, sind selten. Die bisherigen Validierungsstudien der neuen Diagnosen Dysthymia (ICD-10) und Dysthyme Störung (DSM-IV) fallen ziemlich unbefriedigend aus.

Vorkommen und Häufigkeit

Nach verschiedenen Studien scheint die Morbidität der Dysthymia bei etwa 5 bis 10 % der Bevölkerung zu liegen. In der Neurosegruppe machen neurotische Depressionen zwischen 10 und 20 % aus. Zusammen mit den Angstpatienten, mit welchen sie sich oft unabgrenzbar überschneiden, umfassen neurotisch Depressive mehr als die Hälfte aller Neuroseerkrankungen. Die Erkrankung bevorzugt eindeutig Frauen gegenüber Männern. Es wurden für die USA und auch für Europa Verhältnisse von 1:2 bis 3 angegeben. Englische Untersuchungen zeigten auch eine eindeutige Altersverteilung, bei der die neurotische Depression Patienten im 3. und 4. Lebensdezennium, die psychotische Depression im 5. und 6. Lebensdezennium bevorzugt befällt. Diese zweigipfelige Verteilung ist auch für deutsche Patienten gesichert worden. Der Gesamtverlauf tendiert zu einer schwankenden, wellenförmigen Chronifizierung mit Rezidiven und freien Intervallen. Bezeichnend ist auch ein schleichender Beginn und ein langsames Abklingen der Verstimmung.

Symptomatik und Differentialdiagnose

Leitsymptom ist ein *chronischer, depressiver Verstimmungszustand,* oft von wechselnder Intensität. Er wird begleitet von den typischen *Hemmungen* von Aktivität, Interesse, Antrieb, Willenskraft sowie einer ausgeprägten Neigung zu Selbstunsicherheit, Selbstzweifel und schwachem Selbstwertgefühl. Neben der allgemeinen Zurücknahme der eigenen Person bestehen zum Teil ausgeprägte ambivalente Tendenzen mit versteckten oder offenen Vorwürfen, Forderungen, unerfüllbaren Erwartungen und direkten Äußerungen von Aggression. Manifeste oder somatisierte *Ängste* begleiten häufig das Bild und tragen zur Entstehung von Gefühlen von Unruhe und Insuffizienz bei. Die Motivation ist insgesamt „regressiv“ und passiv, was nicht ausschließt, daß manche Patienten sich in altruistischen Aktivitäten geradezu erschöpfen. Phasische Verstimmungen sind die Ausnahme, was auch für ausgeprägte Tages- und Jahresrhythmen zu gelten scheint. An *vegetativen Erscheinungen* werden vor allem die Schlafstörungen (überwiegend Einschlafstörungen) und im weiteren Sinne Eßstörungen (Inappetenz, Heißhunger) mit den Folgen des Gewichtsverlustes oder der Zunahme („Kummerspeck“) beobachtet. Müdigkeit, Abgeschlagenheit, Kopfdruck und weitere Begleitsymptome sind häufig. Die Fähigkeit zu allgemeiner Traurigkeit ist genauso wie die Reagibilität auf die psychosoziale Umwelt erhalten. Der *Mißbrauch* psychotroper Substanzen (Alkohol, Benzodiazepine, Barbiturate) stellt eine häufige Komorbidität dar.

In der Praxis der ***Differentialdiagnose*** geht es im wesentlichen um die Abgrenzung von depressiver Neurose und depressiver Psychose. Aus dem Querschnittsbild, d.h. ohne Kenntnis der Anamnese, ist der Typ der Depression häufig nicht sicher bestimmbar. Die *psychotische Depression* (früher: endogene Depression, *Melancholie*) zeichnet sich durch eine starke Vitalisierung (Betroffenheit des Körpererlebnisses), Tages- und Jahresrhythmen, oft plötzlichen Beginn, rezidivierende Phasen (gegebenenfalls zyklischer Verlauf mit manischen Phasen) und familiäre Häufung aus. Der *neurotischen Depression* fehlen die klaren Phasen, gewöhnlich verläuft sie nicht zyklisch, eher ist sie durch eine chronische depressive Verstimmung von schwankender Intensität ausgezeichnet. Der Beginn ist selten abrupt.

Eine Cluster-analytische Studie (besonderes statistisches Verfahren) macht es wahrscheinlich, daß die Neurotische Depression auch deskriptiv als eigenständiges Krankheitsbild erfaßbar ist. Matussek et al. fanden besonders folgende charakteristischen Züge: allgemeine Zeichen von „Neurotizismus", normale Traurigkeit, erhaltene Reaktionsfähigkeit gegenüber der Umwelt, hypochondrische Züge und offen geäußerte Aggression. Diese Phänomene sind in der Tat bei psychotischen Depressionen eher selten. Auch der schleichende Beginn ist nach dieser Studie für neurotische Depressionen charakteristisch.

Die Suizidalität ist häufig, aber insgesamt chronischer und weniger akut als bei der depressiven Psychose. Während man bei der depressiven Psychose nach Abklingen der Phase sagen kann, daß auch die Suizidalität geschwunden ist, ist es bei den neurotischen Depressionen so, daß eigentlich ständig mit Suizidgedanken gespielt wird, oft ernsthafter, oft weniger konkret. Je stärker die *hysterische (histrionische) Komponente* in der neurotischen Depression ausgeprägt ist, desto appellativer werden die Suizidversuche, desto stärker nimmt das „Agieren" zu und desto größer wird die Belastung für die Umwelt, die oft mit den Suiziddrohungen geradezu erpreßt wird. Diese nicht seltenen *„hysterisch getönten" depressiven Verstimmungen* wurden von dem amerikanischen Psychiater Spitzer als „hysteroid dysphoria" bezeichnet.

Die depressive Persönlichkeit

Die *zugrundeliegende Persönlichkeit* ist klinisch immer wieder als fordernd und abhängig (engl. „dependent and demanding") beschrieben worden, d.h., es besteht eine starke Abhängigkeit von den Liebes- und Zuneigungsbeweisen der Umwelt, und aus der Abhängigkeit und Unselbständigkeit ergibt sich oft eine ausgeprägt fordernde Haltung. Andere Patienten wehren diese Wünsche stark ab und leben ihre Bedürfnislosigkeit aus. Die Frustrationstoleranz gegenüber den Versagungen des täglichen Lebens ist gering, in den Partnerbeziehungen besteht eine Tendenz zum Anklammern. – Die ausgeprägte und oft rigide Gewissensbildung (Über-Ich) der depressiven Patienten hat schon früh an die Beziehung zur Zwangsneurose denken lassen. In Untersuchungen von Tellenbach ist der zwanghafte Charakter bei der depressiven Psychose wieder herausgearbeitet worden („Typus melancholicus"). Da das klinische Bild der Depression in sich ausgesprochen schwankend und vielfältig ist, kann man sich vorstellen, daß die Persönlichkeitsstruktur, auf der sich das Bild entwickelt, ebenfalls eine Reihe von Facetten zeigt. Da „fordernde Abhängigkeit" auch bei der hysterischen (histrionischen) Persönlichkeit (→ Kap. 3.2.1) nachweisbar ist, spricht einiges für die Feststellung Kuipers, der die sogenannten „Jammerdepressionen", welche ihre soziale Umwelt stark belasten, als „altgewordene" Hysterien (→ Kap. 5.2) auffaßt, deren Symptombild sich wandelte. Vielleicht sind es *zwei „Grundtönungen"*, in die und von denen aus depressive Erkrankungen sich entwickeln: auf der einen Seite eine mehr hysterische („abhängig und fordernd") und auf der anderen Seite eine mehr zwanghafte (pedantisch, skrupulös, gewissenhaft; → Kap. 3.2.2).

Psychodynamik und Psychogenese

Als Generalnenner der depressiven Phänomene kann man die ***Anhedonie*** (von griech. Hedone = Glück) bezeichnen, das ist die Unfähigkeit, Glück, Zufriedenheit, Ausgeglichenheit, Ruhe usw. zu finden. Anhedonie hat auch etwas zu tun mit dem, was gelegentlich als Anästhesie des Gefühlslebens bezeichnet wurde: Etwas Bestimmtes in einem Menschen kann nicht erlebt, nicht wahrgenommen werden. Es ist ein Zugang nach innen versperrt, die Kommunikation mit dem Innen ist gestört. Der Depressive hat die Beziehung zu einem Teil von sich selbst verloren. Er hat überhaupt etwas verloren – auf der phänomenalen Ebene erst einmal sein Glück, seine Zufriedenheit. Freuds heute noch bemerkenswerte Analyse „Trauer und Melancholie" geht von diesem Verlust aus. Er spricht von einer Ich-Verarmung und beschreibt sehr genau das, was wir heute als narzißtisches Defizit, als Verlust im Bereich des Selbstwertgefühls bezeichnen würden. Seine Untersuchung vergleicht dann die Depression mit der Trauer, wobei er das Desinteresse an der Umwelt, die Leistungsinsuffizienz und die depressive Verstimmung bei beiden Erscheinungen beobachtet. Als charakteristischer Unterschied erscheint ihm jedoch, daß das *Selbstwertgefühl* bei der Depression massiv gestört (Ich-Verarmung), bei der Trauer dagegen kaum beeinträchtigt ist. Der Trauernde stellt sich selbst nicht in Frage, der Depressive tut dies sehr ausgeprägt. Die Leithypothese Freuds ist nun seine Annahme, daß der Verlust, den der Trauernde real erlitten hat, beim Depressiven als unbewußte Phantasie abläuft.

1. Diese *unbewußte Phantasie vom Verlust* erscheint uns von Wichtigkeit zum Verständnis der inneren Dynamik bei der Depression. Dazu ein Beispiel:

   Ein 9jähriger Junge mit einer gewissen Bereitschaft zur depressiven Erlebnisverarbeitung erzählte einmal, wenn er so im Winter auf seinem Bett liege, dann denke er oft an „früher", als er in der warmen Sonne so gemütlich in die Schule gegangen sei, und dann werde er traurig. – Hier gibt es in dem Kinde offenbar Erinnerungen, Phantasien von einem „früher", das verloren gegangen ist, das es heute nicht mehr gibt. Nicht zufällig schließt sich das Erleben dieses Kindes an die Jahreszeiten an, an den wärmenden Sommer und an den kalten Winter, in dem die Sonne verloren gegangen ist. (In den Mythen vieler Völker spielt die verloren gegangene Sonne, die auf so tröstliche Weise am nächsten Morgen, im nächsten Frühling wiederkehrt, eine wichtige Rolle.) Der Depressive trägt in sich Vorstellungen von etwas, was früher gut war und jetzt schlecht ist. Er hat einen Verlust erlitten. Oft meint er, diesen Verlust durch eigene Schuld verursacht zu haben, als Strafe dafür, daß er so schlecht ist. Bei einem Untertyp depressiver Störungen muß man von *realen Verlusten in der Biographie* ausgehen. Aus der Deprivationsforschung wissen wir, daß in der Anamnese bestimmter depressiver Erkrankungen reale Entbehrungen an mütterlicher Zuwendung in der frühen Entwicklung stattfanden. In diesen Fällen ist die Phantasie vom Verlust eine *Erinnerung* an etwas, was man nicht oder zu wenig gehabt hat, das schmerzliche Wahrnehmen, daß einem etwas Grundlegendes fehlt. Ein Großteil der psychischen Aktivität des Depressiven richtet sich daher auf die *Sicherung gegenüber möglichen Verlusten* – realen und imaginären.

   Die eingesetzten Mechanismen und Schutzversuche differieren. Zwei Möglichkeiten sind besonders zu erwähnen.

2. Die *Herstellung von ausgeprägten Abhängigkeitsbeziehungen* ist eine charakteristische Form. Irgendwo gibt es in den meisten depressiven Menschen die Vorstellung, daß einem andere das geben können, dessen man selbst entbehrt. Das heißt, natürlich ist diese Vorstellung in jedem Menschen vorhanden, aber bei der Depression ist sie offensichtlich stark ausgeprägt. Dieser Versuch, das Problem der Verlustangst durch „Anklammern" in den sozialen Beziehungen zu lösen, trägt den Keim des Scheiterns bereits in sich. Der soziale Partner hält den Druck nur begrenzt aus, und die Trennung, die der Depressive fürchtet, das schreckliche Verlassenwerden, ist die sichere Folge. Begreift der Mensch diesen Zirkel, dann sinkt das Selbstwertgefühl noch rascher: „So wie ich bin, kann mich ja keiner lieben", lautet dann die innere Schlußfolgerung. Das kann dann zum *sozialen Rückzug* und zur Isolierung führen. Da eine andere Möglichkeit als die anklammernde im gelebten sozialen Bezug nicht zur Verfügung zu stehen scheint, stellt sich als Alternative die selbstgesuchte Vereinsamung. Diesen Zusammenhang meinen auch Begriffe wie „symbiotische Objektbeziehung" oder „Verschmelzungswünsche". Im anderen aufzugehen, mit dem anderen zu verschmelzen, erscheint als die probateste Sicherung gegenüber der Befürchtung, von anderen verlassen zu werden.

   Diese oft unbewußten Wünsche sind therapeutisch um so schlechter zugänglich, je mehr sie *reale Entbehrungen* kompensieren. Aber auch da, wo sie etwa Folge exzessiver Verwöhnung sind, wo der Mensch nie die emotionale Lektion lernte, daß er unabhängig sein darf, ist die therapeutische Korrektur oft nicht einfach.
3. Ein weiterer Weg ist die *Ausbildung von unbewußten Größenphantasien.* Gegenüber dem Verletztwerden durch den Verlust wird ein Wall von bewußtseinsfernen Größenvorstellungen aufgerichtet. Die unbewußte Quintessenz könnte man so formulieren: „Wenn ich groß und mächtig bin, dann sind die anderen auf mich angewiesen und nicht ich auf die anderen." Wenn ein Patient sozusagen erfolgreich diese innere Welt gegen die äußere durchsetzt, dann sagen wir, daß er an einem Größenwahn leidet, eine Psychose hat. Beim Depressiven

liegt die Sache anders. Sein Kontakt zur Außenwelt ist nicht so gestört, als daß er nicht täglich und stündlich erführe, daß die Welt sich ohne ihn sehr gut zu behelfen weiß. Er macht die tatsächlich deprimierende Erfahrung, die keinem einsichtigen Menschen erspart bleibt, daß er entbehrlich ist, daß er in fast jeder Funktion ersetzbar ist. (Das ist die Problematik, die oft hinter Depressionen in der Zeit von Berentung und Pensionierung steht.) Wie geht der Depressive damit um? Oft lernt er nicht aus der Vergeblichkeit seiner Phantasien, sondern verstärkt sie geradezu, versucht das „zu wenig" zu einem „noch mehr" zu gestalten. Manchmal wird die Größenphantasie auch bewußt, ist dann aber gleichsam in ihre negative Form gekippt. Klinisch tritt das auf, was wir den Kleinheitswahn nennen, den man als eine Art negativen Größenwahn beschreiben kann. In der *depressiven Psychose* besteht der Patient dann wahnhaft darauf, der „größte Verbrecher", der „letzte Mensch", der „Schlechteste auf der Erde" usw. zu sein. Größenphantasien sind für jeden Menschen eine alltägliche Möglichkeit der Tröstung gegenüber Kränkungen. Manche Menschen leben ihre Größenphantasien auch in erstaunlicher Weise aus. Für den Depressiven ergibt sich hier aber wieder ein unheilvoller Zirkel: Wer sich groß phantasiert, will auch als groß behandelt werden. Die Verletzbarkeit, die herabgesetzt werden sollte, steigt tatsächlich an.

4. Herstellung ausgeprägter Abhängigkeitsbeziehungen, sozialer Rückzug sowie die Entwicklung von Größenphantasien lassen sich also als Ursache und Folge von Kränkungserlebnissen beschreiben. Auf den Konflikt bezogen sind es jedoch – wie alle Neurosen – unzureichende Problemlösungs- und Restitutionsversuche. Die ständigen Versagungserlebnisse des Patienten, die Frustrationen, führen zum ***Affekt der Aggression***. Dieser als Gereiztheit, Ärger, Wut auftretende Affekt wird jedoch nicht nach außen gerichtet und meist nicht einmal wahrgenommen, obwohl es in der Psychotherapie manchmal überrascht, wie bewußtseinsnah bei einigen Depressiven das Ausmaß ihrer Enttäuschung und ihrer Wut ist. Oft sind es einschießende *negative Gedanken* (kognitionspsychologisch sog. „intrusive Gedanken"), die bei unterdrücktem Affekt eine

dem Kranken unverständliche aggressive Haltung verdeutlichen. Konsequent erlebt er solche Gedanken als nicht zu sich gehörig, d.h. als *ichfremd.* Ursache für diese Unterdrückung der aggressiven Affekte ist das strenge Gewissen des Depressiven.

5. Dieses *rigide Gewissen,* das in seiner Ausprägung eigentlich nur noch dem des Zwangsneurotikers vergleichbar ist, unterhält die eigentliche depressive Dynamik. Aufgrund der hohen Ansprüche von Gewissen und Idealvorstellungen des depressiv Kranken kann – als wichtigstes Ergebnis – keinerlei aggressive Empfindung toleriert werden, die dem sozial anderen gilt. (Es scheint hier einen gewissen Unterschied zwischen psychotisch und neurotisch Depressiven zu geben, die zweite Gruppe kann eher aggressive Äußerungen zulassen.) Da einerseits durch die ständige Frustration des passiven Liebes- und Abhängigkeitsverlangens – eben den „Verlusten" – mannigfaltige Aggression aufsteigt, da diese andererseits aber unter keinen Umständen geäußert werden darf, gerät der Depressive in eine emotionale Zwickmühle.
6. Die pathologische Lösung besteht in einer *Wendung der Aggression gegen die eigene Person,* in eine Wendung der Aggression gegen das Selbst, wie es heute meist formuliert wird. Das Selbstgefühl erleidet so seine charakteristischen Einbrüche, welche wiederum die spezifische depressive Verstimmung zur Folge haben. Wie das Kleinkind in seiner Abhängigkeit, ist der Depressive gezwungen, eine Umgangsform mit seinen aggressiven Impulsen zu finden, die
   - keine Konflikte mit denen hervorruft, von welchen er sich abhängig fühlt und
   - die Schuldgefühle beschwichtigt, welche sekundär wegen dieser Wut in ihm entstehen.

Die Lösung dieser emotionalen Zwickmühle ist die geschilderte Wendung der Aggression gegen die eigene Person. Die entscheidenden Punkte dieses Depressionsverständnisses heißen demnach: Frustration – reaktive Wut – Wendung der Aggression gegen das Selbst. Das depressive Symptom ist dann Folge der anhaltenden Autoaggression.

7. Auf die Kränkbarkeit, die Verletzung des Selbstwertgefühls, die narzißtische Beeinträchtigung war bereits hingewiesen worden. Tatsächlich sieht es so aus, daß beim Vorgang der Depression eine *erhöhte Verletzbarkeit des Selbstwertgefühls* zugrunde liegt. Dieser Gesichtspunkt ist besonders von E. Bibring betont worden. Das Erlebnis „Depression" umreißt Bibring als durch drei Bedingungen beherrscht: Ich-Hemmung, Absinken der Selbstachtung und Hilflosigkeit. Dabei kommt dem Erlebnis der Hilflosigkeit, also der Ohnmacht, seines Erachtens eine besondere Bedeutung zu. Dieses Erlebnis entsteht insbesondere beim Versagen gegenüber Ansprüchen, die eigentlich jeder Mensch in irgendeiner Form in sich trägt. Bibring benennt diese Ansprüche folgendermaßen:
   - Der Wunsch, geliebt, geachtet und vollwertig zu sein; d.h., nicht minderwertig zu sein;
   - der Wunsch, stark zu sein; d.h., nicht schwach zu sein;
   - der Wunsch, gut und liebevoll zu sein; d.h., nicht aggressiv und destruktiv zu sein.

Bibring postuliert also, daß es im Menschen so etwas wie Urwünsche gibt, nämlich das Bedürfnis, geliebt zu sein (das ist die *emotionale Annahme*), stark zu sein (das ist die *narzißtische Annahme*) und gut zu sein (das ist die *moralische Annahme*). Man kann wohl zustimmen, daß die Erfüllung dieser Bedürfnisse eigentlich zu jedermanns Wohlbefinden beiträgt. Immer dann, so lautete die Beobachtung Bibrings, wenn es zu einem Klaffen zwischen diesem Anspruch und der Selbsteinschätzung kommt, immer dann erfolgt beim zur Depression Neigenden eine depressive Verstimmung.

Damit ist bereits das Entscheidende über die ***auslösende Situation*** gesagt. Kränkungen der geschilderten Art bezeichnen wir als narzißtische Kränkungen. Depressive sind gegenüber narzißtischen Kränkungen besonders sensibel. Häufig steht auch am Beginn einer Depression eine Enttäuschung des passiven Liebesbedürfnisses, oft infolge des drohenden oder realisierten Verlustes in einer Partnerbeziehung. Kuiper betont für die Auslösung der Depression ein frustriertes, passives Liebesverlangen, Aggressionshemmung oder frustrierte Größenphantasien. Damit werden in anderen Worten ähnliche Kränkungen angesprochen, wie sie Bibring ausgeführt hat.

Die Interaktion der dargestellten psychodynamischen Elemente bei der Depression läßt sich im Modell **(Abb. 2.7)** zusammenfassen.

Der nachstehende Ausschnitt aus der Krankengeschichte einer 50jährigen depressiven Patientin versucht besonders die abhängige und fordernde Grundhaltung zu zeigen, die bei vielen Menschen mit dieser Erkrankung nachzuweisen ist.

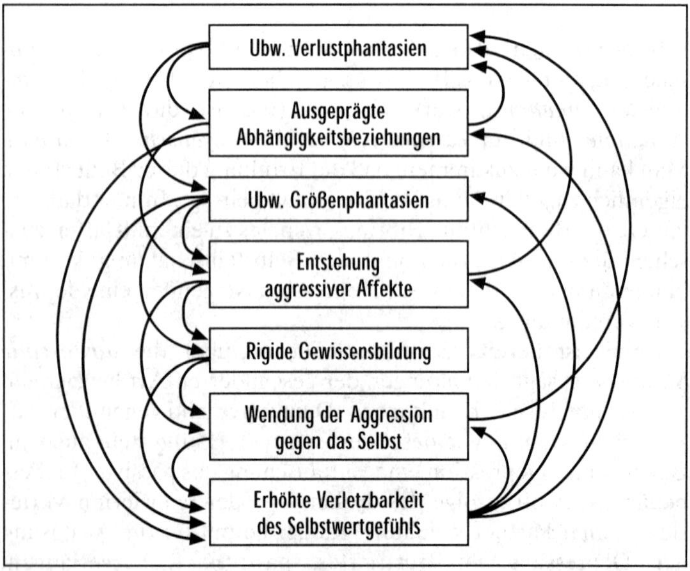

Abb. 2.7 Die Interaktion von depressiven Motivelementen

Klinisches Beispiel:
Die 50jährige Lehrerin, die in einer Psychosomatischen Klinik aufgenommen wird, lebt allein und sehr zurückgezogen. Sobald sie mit Menschen zusammen sei, verkrampfe sie sich und rege sich auf, also stehe sie sich besser allein – sagt sie. Bei den Konferenzen im Kollegium schweige sie meist. Bei jüngeren Schülern habe sie keine Probleme im Unterricht, jedoch viele bei älteren, die schon wie Erwachsene wirkten.

Der *Tagesablauf* der Patientin ist von einem ausgeprägten Gefühl der Erschöpfbarkeit bestimmt. Nach der Schule fühlt sie sich derart ausgelaugt, daß sie sich bis weit in den Nachmittag hinein davon im Bett ausruhen muß. Von 16 bis 20 Uhr arbeitet sie, korrigiert Hefte und bereitet den Unterricht vor, dann beginnt sie „sich auf den Schlaf vorzubereiten". Ein Telefonat oder eine Fernsehsendung danach seien nicht mehr möglich, weil sonst der Schlaf ernsthaft gefährdet werde. So verwundert nicht, daß die Patientin schon seit 15 Jahren auch erhebliche *Schlafbeschwerden* hat. Hinzu kommen offensichtlich *psychogene Herzbeschwerden,* die erstmals während des Referendariats auftraten.

Obwohl es heute im Leben der Patientin kaum noch andere Menschen gibt, schildert sie *sehr starke Bedürfnisse nach Nähe* und intensiver, enger Beziehung zu anderen. Aber, so fügt sie resigniert an, die Sache sei für sie ja gelaufen; was solle sie noch hoffen. Seit dem Tode ihrer Schäferhündin vor 3 Jahren sei sie vollends enttäuscht. „Damals habe ich Liebe gefunden." Demgegenüber fühlt sie sich in der Klinik von den Mitpatienten ausgebeutet. Nicht „Menschenliebe" lasse die ihre Nähe aufsuchen, sondern das Bedürfnis, sich auszuquatschen bei jemand, der selbst nicht viel rede. Wolle sie etwas über sich erzählen, hörten die anderen ihr kaum zu. – Hier wird ein ausgeprägtes Gefühl deutlich, daß sie offenbar nur Menschen trifft, die ihrer Liebe nicht wert sind. Hinter dieser resignierten Haltung werden plötzlich erhebliche *Ansprüche* sichtbar, die sie selbst jedoch nicht wahrnimmt. Wenn der Therapeut sie daraufhin anspricht, antwortet sie sofort mit Selbstanklagen: Bei ihr sei nichts dahinter, hinter ihrer „Fassade" sei Leere; sie kann immerhin akzeptieren, daß sie „einen ungeheuern Liebeshunger" habe. Wir können ergänzen, daß dieser wegen seines Ausmaßes wohl immer enttäuscht werden muß. Also steckt die Patientin lieber gleich zurück. Der Gesamteindruck ist der einer schwer verletzten und leicht verletzbaren Frau.

Aus ihrer *Biographie* erfährt man, daß sie sich gegenüber den drei Geschwistern von der Mutter immer zurückgesetzt gefühlt hat. Sie hat das Empfinden, alles sei „auf ihre Kosten" gegangen. Dafür ist ein Ereignis paradigmatisch, das sie überscharf in Erinnerung behalten hat: 14jährig wurde sie 1945 von den Russen vergewaltigt. Sie fühlte sich in dieser Situation sehr dezidiert von der Mutter „vorgeschoben", damit die selbst davonkomme. Dabei ist für die Patientin gar nicht so sehr dieses Ereignis das Problem, sondern die Tatsache, daß die Mutter diese Szene später in kränkender Weise genußvoll weitertratscht. Die Patientin erlebt in dieser Erzählung der Mutter moralische Entrüstung und unausgesprochene Befriedigung nebeneinander. Diese Ambivalenz der Mutter ihr gegenüber beherrscht dann auch ihre Einstellung der Mutter gegenüber und – wichtiger – ihre Einstellung zu sich selbst. Einerseits fühlt sie sich in ihrem tristen Leben als Opfer, andererseits ist ihre Autoaggression, ihre Selbstbestrafungstendenz so ausgeprägt, daß sie während der Therapie konsequent alle Versuche, ihr zu helfen, für unmöglich erklärt. Ihr ausgeprägter Haß auf die Mutter, den sie sich unbewußt sehr vorwirft, ist verdrängt und im Gespräch völlig unzugänglich.

Eindrucksvoll ist, wie diese Patientin zwischen ihrer eigenen Ambivalenz der Mutter gegenüber und ihrer Autoaggression keinen Zusammenhang erlebt. Genauer: Sie nimmt ihre eigene Wut gar nicht wahr, so ausgeprägt sie für das Gegenüber auch spürbar ist. So tendiert sie wie viele Depressive dazu, die Verstimmung als etwas von ihren intrapsychischen Vorgängen Unabhängiges zu sehen. Hier wird die depressive Verstimmung als „über Nacht" entstanden, völlig grundlos, unerklärlich erlebt. Gleichzeitig liegen bei dieser Patientin auch objektive Traumen in der Biographie vor (→ Kap. 1.6.3), es zeigt sich aber deutlich, daß es weniger die schlimme Erinnerung ist, unter der sie anhaltend leidet, als vielmehr die mangelnde Möglichkeit zu einer Bewältigung in einem schützenden sozialen Milieu.

2.2.2 Der psychische Masochismus

Eine neurotische Störung, die einerseits viel mit der Depression zu tun hat, andererseits gut von ihr abgrenzbar ist, ist der **psychische Masochismus**. Man spricht auch von masochistischer Reaktion, was aber unzutreffend ist, weil gerade diese Störung wenig mit akuten Reaktionen und viel mit einer *Grundhaltung* zu tun hat. Es wäre deshalb auch berechtigt, von einer masochistischen Persönlichkeit zu sprechen und sie unter den Persönlichkeitsstörungen abzuhandeln (→ Kap. 3). Da die **ICD-10** weder eine derartige Persönlichkeitsstörung noch ein entsprechendes, der Depression verwandtes Störungsbild kennt, scheint uns seine kurze Erwähnung hier am sinnvollsten.

Vom ***Phänomen*** her bezeichnet man als psychischen Masochismus ein *Lebensarrangement*, das dem Menschen ständig Leiden, Unglück und Schicksalsschläge „beschert". Mag es auf den ersten Blick noch so scheinen, als ob die Häufung besonders unglücklicher Zufälle hier eine Rolle spielte, so wird bei näherer Betrachtung deutlich, daß eine unbewußte Einstellung vorliegt, die diese Situation immer wieder aktiv konstelliert. Ein klassisches Beispiel für psychischen Masochismus stellen nicht selten Frauen von Alkoholikern dar. Hier fiel es immer wieder auf, daß solche Frauen, wenn es – meist fremdem Engagement – gelingt, sie aus der zerrütteten Ehe zu befreien, sich rasch wieder einen Alkoholiker als Partner suchen. Die Einsicht in die unausweichliche neue Qual stellt offenbar keinerlei Schutz vor dem Zwang dar, das eigene Gewissen durch ein autoaggressives Lebensarrangement zu beschwichtigen. Von der lerntheoretischen Betrachtung her gälte, daß diese Menschen offenbar mit den vertrauten Bedingungen am besten leben können. Beide Interpretationen ergänzen sich sinnvoll.

Das ***psychodynamische Verständnis*** des Bildes geht auf Freud zurück, der vom „moralischen Masochismus" sprach. Freud ging es um die Abgrenzung von der masochistischen sexuellen Deviation, bei der Leiden und Bestraftwerden in sexuelle Lust umgesetzt werden, und er begriff, daß beide Formen offenbar etwas mit einem bestimmten Umgang des Ichs mit dem Über-Ich zu tun haben. Das Ich dieser Menschen hat im Umgang mit dem strengen Gewissen eine Formel entwickelt, die man vielleicht so umschreiben könnte: „Solange ich mich ständig selbst bestrafe, habe ich vor meinem Gewissen Ruhe." Tatsächlich haben diese Menschen häufig *keine bewußten Schuldgefühle.* Ihr Schuldgefühl ist vielmehr unbewußt, verdrängt, was sie von den Depressiven unterscheidet, die meist bewußt unter ihren Schuldgefühlen leiden. Beim psychischen Masochismus wird die Rechnung mit dem Gewissen durch *autoaggressive Handlungen* beglichen. Hat der Mensch darin „Erfolg", dann brauchen seine Schuldgefühle nicht bewußt zu werden. Die Beziehung zwischen Depression und Masochismus läßt sich so formulieren: Jeder Depressive hat masochistische Züge, aber nicht jeder Masochistische ist stärker depressiv, auch wenn beide Störungsbilder eine Anhedonie, also die eingeschränkte Fähigkeit, Glück zu erleben, gemeinsam haben.

Therapie

Die ***Psychotherapie*** von masochistischen Persönlichkeiten stellt insofern ein Problem dar, als die Patienten sich auch nicht die Besserung ihres Befindens durch die Behandlung „leisten" können. Bei einer solchen Dynamik verschlechtert sich das Befinden regelmäßig, wenn es dem Patienten eigentlich besser gehen müßte. Man spricht von einer *negativen therapeutischen Reaktion.*

Demgegenüber stellt die Therapie der Neurotischen Depression ein breites Feld von Indikationen für alle Formen der ***Psychotherapie*** dar. Sie ist als Mittel der Wahl anzusehen. Für motivierte Patienten vor allem mit inneren Konflikten kommt die psychoanalytische Psychotherapie in Frage. Die kognitive Therapie nach Beck und die kognitive Verhaltenstherapie haben eine Reihe von Therapietechniken entwickelt, die vor allem auf die Einstellungsveränderung abzielen. Bei leichten Formen kann auch die Gesprächstherapie angezeigt sein. Die (eventuell gleichzeitige) ***Behandlung mit antidepressiven Medikamenten*** ist weniger regelhaft erforderlich, als sie in der Praxis eingesetzt wird. Ist eine Psychopharmakotherapie jedoch indiziert, sollte sie gezielt und mit ausreichender Dosis angewandt werden. Für eine Untergruppe chronisch Depressiver (Dysthymer), die früher oft jahrelang erfolglos psychotherapiert wurde, stellen die modernen Antidepressiva so etwas wie einen therapeutischen Durchbruch dar. Die Kombination von antidepressiver Pharmakotherapie und Psychotherapie ist unproblematischer, als noch gelegentlich behauptet.

Die ***Arzt-Patient-Beziehung*** unterliegt bei allen Störungen mit einer starken autoaggressiven Komponente einer problematischen Verführung. Die passive, abhängige, unterwürfige Haltung des Patienten induziert in der Gegenübertragung bisweilen unbewußten Sadismus. Viele Ärzte fühlen sich aufgerufen, dem „lahmen" Patienten zu zeigen, wie ein aktiver Mensch seine Probleme meistert. Die Frustration des Arztes verleitet diesen zu aggressivem Verhalten, dieses – unbewußt vom Patienten wegen seiner Schuldgefühle gesucht – verstärkt wiederum den autoaggressiven Zirkel des Kranken. Einsicht des Arztes oder Psychologen in diese Dynamik ist hier sehr viel effektiver als ein „Sich-zusammen-Nehmen", denn unbewußt nimmt der Patient auch die averbale Gereiztheit des Gegenüber wahr. Trennungserlebnisse (Arztwechsel!) sind von besonderer Schwierigkeit für diese Patienten. Auch die Wünsche des Patienten nach Verwöhnung stellen für viele Ärzte eine Verführung dar, ihn zu „schonen" – also ihn etwa länger krank zu schreiben –, der sie unreflektiert nachgeben, ohne zu bemerken, daß so die Abhängigkeit des Patienten vom Arzt verstärkt wird. Die Verhaltenstheorie hat in diesem Zusammenhang die *„erlernte Hilflosigkeit"* (Seligman) betont, welche bei der Verhaltenstherapie der Depression eine besondere Rolle spielt. Es ist keine Frage, daß depressives Krankheitsverhalten, wie alles Verhalten, ständigen sozialen Verstärkungs- und Auslöschungsprozessen unterliegt.

2.2.3 Artifizielle Störungen und Selbstbeschädigungen

Über eine ausgeprägte Autoaggression in der Psychodynamik läßt sich eine heterogene Gruppe von Störungsbildern zusammenfassen, die sich dadurch auszeichnet, daß die Patientinnen die Symptomatik durch eigenes Verhalten direkt oder indirekt aktiv hervorrufen. Eine Unterscheidung ist möglich als 1. *offene Selbstverletzung* oder 2. *heimliche Selbstverletzung*. Die **ICD-10** klassifiziert hier widersprüchlich: Als **artifizielle Störung** (F68.1) wird bei den psychischen Störungen (= Kap. F) nur die heimliche Selbstverletzung beschrieben, während die offene Selbstverletzung im Kapitel X als **vorsätzliche Selbstverletzung** erfaßt werden muß (X60–X84, penibel genau nach der Art der jeweiligen Schädigung!), als Symptom aber auch im Kapitel F als selbstschädigende Handlung bei der emotional instabilen Persönlichkeitsstörung (F60.31) erwähnt wird. Diese Verteilung der autoaggressiven Selbstverletzung auf verschiedene Kapitel der ICD-10 ist mehr als verwirrend! Eine dritte Gruppe bilden *vorgetäuschte Beschwerden oder Krankheiten.*

1. Offene Selbstverletzungen

Die offene Selbstbeschädigung wird gegenwärtig, je nach Schweregrad, in zwei Formen unterteilt:

- Eine leichtere Form mit oberflächlichen Selbstverletzungen, die meist keine chirurgische Versorgung erforderlich machen und nie zu Verstümmelungen usw. führen; typisch sind Schnitte mit scharfen Gegenständen (englisch: *delicate self-cutting*) und
- eine schwerere Form, die mit häufig tiefen Schnitten oder anderen schwerwiegenden Verletzungen (Verbrennungen, Verätzungen) einhergeht und nicht selten zu entstellenden Narben und Verstümmelungen führt (englisch: *deliberate self-harm syndrome*, DSHS)

Schwerste offene Selbstverletzungen (z.B. das Abschneiden des Penis, Eröffnung von Leibeshöhlen u.a.) sind sehr viel seltener und dann immer verdächtig auf eine schizophrene Psychose.

2. Heimliche Selbstverletzungen (Artifizielle Störungen)

Während die offenen Selbstverletzungen leicht zu diagnostizieren sind, stellen die heimlichen Selbstverletzungen oft ein diagnostisches Problem dar. Hierbei fügt sich der Patient unerkannt durch vielfältige (und teilweise ingeniöse) Manipulationen körperliche Symptome zu, die den unbefangenen Arzt an eine „normale Krankheit" denken lassen. Am häufigsten sind hier:

- chronische Reizzustände der Haut (Dermatitis factitia; ICD-10: „neurotische Exkoriation" L98.1)
- nicht abheilende Haut- und Schleimhautulcera (meist durch Säuren oder oberflächliche Injektionen von Laugen hervorgerufen)
- rezidivierende Abszesse und nicht heilende Operationswunden (Infektion mit Kot und anderen Verunreinigungen)
- Anämien (heimliche Aderlässe) und Gerinnungsstörungen (heimliche Einnahme von Cumarinpräparaten oder anderen Gerinnungshemmern)
- Hypoglykämien bis zum Koma (Insulininjektionen)
- unklare Fieberattacken (Selbstinjektion kotkontaminierter und anderer Lösungen, weniger durch Pyretika) und septische Zustände
- urologische Symptome bzw. urogenitale Infektionen (Infektion mit Kotlösungen, Verschmutzung des Urins mit tierischem Eiweiß, Zucker usw.)
- traumatische Syndrome wie Gelenkverletzungen, Blutergüsse u.a. (aktive chronische Selbsttraumatisierung, heimliche Abschnürung von Gliedmaßen u.a.).

Allen diesen Störungen ist gemeinsam, daß der Patient ein Symptom aktiv hervorruft, welches den Arzt an eine ihm vertraute Krankheit denken läßt. Es handelt sich insgesamt um – auf den ersten ärztlichen Blick! – Patienten mit *unauffälligem Verhalten,* was die Diagnostik zusätzlich erschwert. Von diesen läßt sich eine kleine, aber spektakuläre Untergruppe abgrenzen, die sehr viel mehr Aufmerksamkeit erfährt. Dabei handelt es sich um eine

3. Sonderform der artifiziellen Störungen (Münchhausen-Syndrom, Asher)

Diese Patienten zeigen zusätzlich zur angegebenen oder selbstinduzierten Symptomatik eine ausgeprägte Verhaltensauffälligkeit im Sinne einer **Pseudologia phantastica** (zwanghaftes Erzählen von Halbwahrheiten oder Erfindungen) und schaffen es, sich immer wieder in Krankenhäusern aufnehmen zu lassen („wandernde Patienten"). Wir sahen eine Patientin, die es auf geschätzt über 200 Hospitalisierungen in weniger als 10 Jahren brachte.

Im Journal of the American Medical Association erschien 1982 ein Bericht über einen Patienten, dem der linke Arm wegen der Folgen zahlreicher Herzkatheteruntersuchungen amputiert werden mußte, welche die Ärzte stereotyp auf die angeblichen Angina-pectoris-Klagen des Patienten vorgenommen hatten. Die Recherche engagierter Ärzte sicherte eine Vorgeschichte von 13 Jahren und mindestens 24 Krankenhausaufnahmen in den letzten 30 Monaten. Hier wurden also Ärzte selbst zu den Schädigern des Patienten, der Patient delegierte unerkannt seine autodestruktiven Impulse an diese, und sie handelten unreflektiert innerhalb ihrer Standards.

„Operationssüchtige" Patienten (Mania operativa) schaffen es, durch aktive Verunsicherung Chirurgen zu immer neuen Laparoskopien zu verleiten, oft schon mit dem Hinweis auf die Möglichkeit von Narbenbeschwerden durch die vorige Operation. Dies ist um so erstaunlicher, weil der im Jargon „Grillrostbauch" genannte Aspekt bereits an die Verhaltensstörung des Patienten denken lassen müßte.

Mangelnde fachliche Information, mangelnde Reflexionswilligkeit, Unlust, sich mit den psychischen Problemen der Patienten einzulassen, und nicht selten kommerzielle Interessen des Arztes gehen hierbei eine unbewußte Allianz mit der Autoaggression des Patienten ein.

Dies gilt – quantitativ noch häufiger – im Prinzip auch für den ärztlichen Umgang mit den artifiziellen Störungen, deren iatrogene Schädigung manchmal die selbstinduzierte übersteigt.

Man kann bei dieser Sonderform („Münchhausen-Syndrom“) zwei Gruppen von Patienten unterscheiden: Die eine täuscht Krankheiten nur vor und erstrebt vor allem die *Hospitalisierung*, die offensichtlich alleiniges Ziel der Befriedigung ist. Diese Patienten sind quasi „krankenhaussüchtig“ und genießen die professionelle Aufmerksamkeit. Die andere Gruppe verleitet in gefährlicher Weise und aktiv Ärzte zu *risikobelasteten diagnostischen und therapeutischen Eingriffen.*

Seltener ist die Vortäuschung (manchmal unter Zuhilfenahme von Medikamenten) *psychischer Erkrankungen*, dann meist im Sinne von angeblichen Verwirrtheitszuständen und/oder akuter Suizidalität. Auch die Vortäuschung schizophrener Psychosen wurde beschrieben. Es werden allerdings auch immer wieder Patienten beobachtet, bei denen sich die Symptome der Vortäuschung von Beschwerden mit tatsächlichen heimlichen Selbstverletzungen mischen. Die Diagnose eines Münchhausen-Syndroms setzt unabhängig von der Selbstschädigung eine gleichzeitige Pseudologie, eine ausgeprägte Störung der zwischenmenschlichen Beziehungen, welche sich in ständigen Beziehungsabbrüchen, Krankenhauswandern, permanentem Umherreisen und schließlich völliger sozialer Entwurzelung äußert, voraus. Häufig zeigen diese Patienten auch dissoziales Verhalten (Delinquenz) und Medikamentenmißbrauch.

Epidemiologie

Die absoluten Prävalenzzahlen sind (eben wegen der Heimlichkeit) schwer zu schätzen. Für die *artifiziellen Störungen* werden 0,6 bis 2 % bei allgemeinmedizinischen und bis zu 0,5 bis 1 % bei dermatologischen Patienten angegeben. Die spektakulären *Münchhausen-Syndrome* sind sehr viel seltener (etwa 10 % der Gesamtgruppe). Artifizielle Krankheiten finden sich ganz bevorzugt bei Frauen (über 80 %) und hier noch einmal in auffälliger Weise gehäuft bei *Angehörigen des medizinischen Personals* (Krankenschwestern, Arzthelferinnen, technischen Assistentinnen, auch Ärztinnen). Dadurch wird zum Teil die Expertenschaft verstehbar, mit der die Manipulationen vorgenommen werden. Zur Erklärung nimmt man an, daß entweder entsprechend gefährdete junge Frauen vermehrt Interesse an medizinischen

Berufen haben oder daß Angehörige solcher Berufe sekundär, wenn sie denn in der geschilderten Weise auffällig werden, leichte-ren Zugang zu entsprechenden Mitteln und Informationen finden.

Krankheitsverlauf

Bei den schwereren Formen der artifiziellen Störung kommt es in der Regel zu einem chronischen Krankheitsverlauf mit körperlichen Schädigungen (teilweise iatrogen induziert) bis hin zu regelrechten Verstümmelungen. Die Letalität liegt bei den schwereren Formen bei ca. 30 %! Wir sahen eine Patientin, die durch Selbstinjektion kotkontaminierter Lösungen rezidivierende Abszesse und Osteomyelitiden am Bein verursachte, so daß das Bein schließlich amputiert werden mußte.

Psychodynamik

Selbstbeschädigende Handlungen sind zumindest ein gemeinsamer Nenner der offenen und heimlichen Selbstschädigung – welche Motive auch sonst noch hinzukommen. Bei manchen Patientinnen verbindet sich die Autoaggression mit einem direkten Lustgewinn – gleicht hierin der sexuellen Deviation des Masochismus –, was zur Erklärung der schwierigen therapeutischen Beeinflußbarkeit beitragen kann. Bei der Sonderform der artifiziellen Krankheiten („Münchhausen-Syndrom") sind auch Hoffnungen auf Interesse und Beachtung, Geltungsbedürfnis und Wünsche nach emotionaler Zuwendung beteiligt. Den *artifiziellen Krankheiten* fehlt scheinbar ein plausibles Motiv. Hier hat die neuere Forschung erhebliche Aufklärung geleistet: Gesichert wurde eine auffallende Häufung traumatischer Ereignisse, vor allem von infantilem sexuellem Mißbrauch in der Biographie dieser Frauen. Zusätzlich lassen sich in vielen Fällen gleichzeitig bestehende dissoziative Bewußtseinsstörungen (→ Kap. 2.4, vgl. auch Kap. 5.2) belegen. Beide Befunde müssen deshalb für diese Gruppe von Störungen vorrangig an die pathologische Verarbeitung von psychischer Traumatisierung denken lassen (→ Kap. 1.6.3). Die ***Arzt-Patientin-Interaktion*** ist durch eine spezifische Dynamik charakterisiert, ohne die sich die Erkrankung nicht zu ihrem Vollbild entwickeln könnte. Häufig kommt es zu einer Art

Machtkampf („Niemand kann mich daran hindern, das weiterzumachen ... “), und gar nicht selten können die Kranken einen faszinierenden Triumph angesichts der ärztlichen Ohnmacht berichten. Die Ärzte werden unbewußt vom Patienten dazu verführt, seine Selbstbeschädigung aktiv, zum Beispiel durch unnötige invasive und operative Maßnahmen, zu unterstützen.

Klinisches Beispiel:
Eine jugendliche Patientin brachte es vom 13. bis zum 17. Lebensjahr auf 16 jeweils mehrmonatige Krankenhausaufenthalte (darunter acht Universitätskliniken); sie injizierte mit feiner Nadel heimlich eine Seifenlösung unter die Haut der Unterschenkel, die zu nicht abheilenden, abakteriellen Hautulcera führten. Auf ihre Weise hielt sie die ganze High-Tech-Medizin zum Narren. Die intelligente Jugendliche, die wir am Ende des aktiven Selbstbeschädigungsprozesses sahen, den sie einer Stationsärztin endlich hatte gestehen können, beschrieb ihre Faszination mit folgenden Worten: „Wenn ich wieder die blöden Gesichter der Ärzte sah, dann war das für mich ein ungeheurer Triumph, der allen Aufwand lohnte.“ Die Patientin war nach 4 Jahren Krankenhausaufenthalten völlig aus der Schule und dem Kontakt zu Gleichaltrigen herausgerissen. Sie kannte eigentlich nur noch den Mechanismus des modernen Krankenhauses, diesen allerdings perfekt. Selbst nach einer einjährigen Behandlung in einer kompetenten Jugendpsychiatrischen Klinik blieb die Prognose hinsichtlich der Selbstschädigung offen, auch wenn sie während dieses Therapiezeitraumes „abstinent“ geblieben war.

Diese Fallschilderung macht viel von dem Ausmaß der *Verhaltensstörung* deutlich, welche die meisten Patientinnen zeigen. So sind **Persönlichkeitsstörungen** aller Art, gehäuft Borderline-Persönlichkeitsstörungen (→ Kap. 3.2.4), bei diesen Kranken zu diagnostizieren. Nach der ICD-10 muß die **bewußte Simulation** von den artifiziellen Störungen abgegrenzt werden. Die ICD-10 nennt für die Simulation als entscheidendes Merkmal den bewußt angestrebten Vorteil (Straferlaß, Rente, Wehrdienstunfähigkeit), der so unmittelbar bei den artifiziellen Krankheiten nicht besteht; vielmehr haben diese auch zahlreiche manifeste Nachteile durch ihre Störung. (Im DSM-IV ist die Simulation als „Malingering" ebenfalls von den „Factitious Disorders" abgegrenzt.)

Das hochpathologische ***Krankheitsverhalten*** läßt sich, vor allem bei der heimlichen Selbstschädigung, als das aktive Aufsuchen und Festhalten an der *Krankenrolle* beschreiben. Die Täuschung ist in fast allen Fällen bewußt, die Einsicht in das eigene Tun ist aber nicht selten durch **dissoziative Zustände**, in denen die Selbstschädigung vorgenommen wird, erschwert. Manche Patientinnen können später eine Art Bewußtseinsspaltung (Dissoziation) beschreiben, in der sie zugleich wußten, daß sie die Symptome verursachten und zugleich die Verdächte und Vorwürfe der Ärzte als zutiefst ungerecht empfanden. Hier gibt es eine Nähe zu hysterischen Bewußtseinsstörungen (→ Kap. 2.4).

Therapie

Wie leicht nachzuvollziehen, ist die Therapie bei einer Verhaltensstörung, die sich mit Selbstqual „belohnt", schwierig. Zum Glück gibt es bei vielen leichteren Fällen, aber auch bei einzelnen gesicherten schweren, katamnestisch über Jahre stabile Behandlungsergebnisse von Psychotherapie. Dabei handelt es sich meist um modifizierte analytische Therapie im Einzelsetting. Bei den schwereren Formen ist anfänglich eine stationäre Therapie – oft sind mehrere stationäre Aufenthalte (Intervallsetting) nötig –, die eine enge interdisziplinäre Zusammenarbeit erfordert, unumgänglich.

In jedem Fall sind es zeitaufwendige und Kompetenz wie Geduld der Therapeuten in hohem Maße erfordernde Behandlungen. Beim *Münchhausen-Syndrom* kommt zur Pseudologie eine ausgeprägte Beziehungsstörung hinzu, welche die Therapiemöglichkeit zusätzlich sehr erschwert.

Wichtig ist die Feststellung, daß die *Konfrontation des Kranken mit seiner heimlichen Manipulation*, wenn sie erst entdeckt ist, allein *nicht* therapeutisch wirksam ist. In der Regel kommt es zu einer oft erregten Auseinandersetzung zwischen den Patienten, die sich falsch beschuldigt, und den Ärzten, die sich hintergangen fühlen. Wenn es nicht gelingt, die Konfrontation mit einem Therapieangebot zu verbinden und in einer Form zu halten, welche die Kranke *nicht beschämt*, wiederholt sich der Zirkel im nächsten Krankenhaus und beim nächsten Arzt. Beim Verdacht auf eine artifizielle Krankheit sollte ein psychosomatischer Konsiliarius hinzugezogen werden. Wegen der Behandlungsschwierigkeiten ist in der Regel psychotherapeutischen Institutionen der Vorzug zu geben, in denen Erfahrung mit diesen Patienten besteht. In anschaulicher Weise hat, auch für den Laien verständlich, A. Eckhardt das Problem der Selbstschädigung und seine Therapie dargestellt („Im Krieg mit dem Körper – Autoaggression als Krankheit", 1994).

2.3 Die Zwangsstörung (Zwangsneurose)

Als Zwangsstörung (Zwangsneurose) wird ein Krankheitsbild bezeichnet, bei welchem das zentrale Symptom in einem Gefühl subjektiven Zwangs besteht, bestimmte Vorstellungen haben, bestimmte Gedanken denken und bestimmte Handlungen tun zu müssen. Diese Zwangsgefühl ist trotz voller Einsicht in seine Unsinnigkeit nicht unterdrückbar.

Vorkommen und Häufigkeit

Neuere Studien (Epidemiologic Catchment Area Study) haben eine Lebenszeitprävalenz von 2 bis 3 % ergeben; Zwangsstörungen stellen damit die vierthäufigste psychiatrische Erkrankungsgruppe dar. Das bedeutet, daß alleine in den USA 5 bis 6 Millionen Menschen an einer Zwangsstörung leiden.

Der ***Beginn der Symptomatik*** zeigt einen Altersgipfel zwischen dem 20. (bei Männern) und 25. (bei Frauen) Lebensjahr. 35 bis 50 % aller Zwangskranken haben bereits vor dem 18. Lebensjahr ausgeprägte Zwangssymptome. Kontrollzwänge treten durchschnittlich fast 10 Jahre früher auf als Waschzwänge. Männer und Frauen erkranken etwa gleich häufig. Interessanterweise sind die Frauen von Waschzwängen und die Männer von

Kontrollzwängen jeweils deutlich häufiger betroffen. Etwa 50 % der Patienten mit Zwangsstörungen leben ohne festen Partner. Zwangspatienten weisen häufig ausgeprägte *interpersonale und soziale Defizite* auf.

Der *Beginn* ist je nach Symptom unterschiedlich. Waschzwänge beginnen in 75 % plötzlich und in 25 % schleichend; bei den Kontrollzwängen ist dieses Verhältnis umgekehrt: sie beginnen in etwa zwei Drittel der Fälle allmählich und in einem Drittel akut. Bei einigen Patienten beginnen die Symptome nach einem belastenden Lebensereignis (Schwangerschaft, Geburt eines Kindes, Verlust eines Angehörigen usw.).

Synonyme und Verlauf

Zwangssyndrom, anankastisches Syndrom. Als Zwangskrankheit wird meist die schwere und prognostisch schlechte Form der Zwangsneurose bezeichnet. Die ICD-10 spricht im Rahmen ihrer Logik von Zwangsstörung (F42) und unterscheidet überwiegend Zwangsgedanken (F42.0) und überwiegend Zwangshandlungen (F42.1).

Nach neueren Verlaufsuntersuchungen muß man die Zwangsneurose als eine ernste, aber keineswegs hoffnungslose Erkrankung ansehen. Der Verlauf ist insgesamt chronisch, aber variabel. Etwa 90 % der Patienten können bei optimaler Therapie (s. unten) mit einer mäßigen bis deutlichen Besserung rechnen. Vier Verlaufsformen lassen sich etwa unterscheiden:

- die nicht eigentlich zur Zwangsneurose gehörende **anankastische Reaktion** von kurzer Dauer und guter Prognose;
- der episodische, phasische Verlauf;
- die chronische Verlaufsform, die für die Zwangsneurose am charakteristischsten ist;
- die progredient maligne Verlaufsform.

Die **Zwangspersönlichkeit** (anankastische Persönlichkeitsstörung ICD-10: F60.5 → Kap. 3.2.2) ist von der Zwangsneurose abzugrenzen.

Als ***positive prognostische Faktoren*** gelten ein episodischer Verlauf, ein guter prämorbider Zustand, eine kurze Dauer der Störung und eine klar erkennbare Eigenmotivation des Patienten. Als ***negative prognostische Faktoren*** gelten eine lange Krankheitsdauer, eine gleichzeitig vorhandene vorherrschende depressive Störung, das Vorliegen rein kognitiver Zwänge (Zwangsgedanken) und die Existenz von „überwertigen Ideen" (der Patient ist im Kern von der Sinnhaftigkeit seiner Gedanken und Handlungen überzeugt). Als irrelevant für die Prognose gelten das Geschlecht und das Alter des Patienten, seine intellektuellen Fähigkeiten und das Vorliegen von Zwangsritualen in der Kindheit.

Symptomatik

Man unterscheidet zwischen Zwangsgedanken, -einfällen, -antrieben, -impulsen und Zwangshandlungen.

1. **Zwangsgedanken.** Im Mittelpunkt des Bildes stehen **Denkstörungen**. Dabei ist das Denken sowohl formal gestört (unablässiges Grübeln, ständiges Wiederholen der gleichen Abläufe, Weitschweifigkeit, Verlust des Blickes für das Wesentliche), als auch inhaltlich. Das zwangsneurotische Denken läßt sich am ehesten als durch einen alles dominierenden ***Zweifel*** beherrscht beschreiben. Ein Denkinhalt kann das ganze Leben bestimmen. Zählzwänge (alles muß geordnet, gezählt, sortiert werden), Zahlen stehen für die Buchstaben des Alphabetes, Worte werden in Zahlen aufgelöst und verrechnet; Zahlen stehen für Menschen und Dinge der Umwelt. Es dominiert eine ***magische Grundeinstellung***: Gedanken, Zahlenkombinationen, Farben, Dinge müssen vermieden werden, weil sie Unglück bringen. „Gegengedanken" müssen gedacht werden, damit die negative Wirkung neutralisiert wird. Dem Gedanken wird eine *magische Allmacht* zugesprochen: ein falscher Gedanke kann töten, hat vielleicht schon getötet. Aber ist er überhaupt schon gedacht worden, oder sollte er erst gedacht werden? Nichts ist sicher, alles muß bezweifelt werden.
2. **Zwangsantriebe, Zwangsimpulse, Zwangseinfälle** sollte man von den inhaltlichen Denkstörungen abgrenzen. In der ICD-10 werden Zwangsgedanken und Zwangsimpulse einfach zusammengefaßt. Es handelt sich um einschießende Vorstellungen meist aggressiven Charakters. Es sind dies als drang-

haft erlebte Gedanken und Gefühle, einen anderen angreifen, verletzen, ermorden, anspucken, anurinieren, ansprechen, anstarren, unsittlich anfassen, vergewaltigen usw. zu müssen. Zu den quälendsten unter diesen Erscheinungen gehören wohl die Impulse, (die eigenen) Kinder umbringen zu müssen. Die *Realisation* all dieser Impulse kommt jedoch bei den Zwangsneurosen so gut wie nie vor.

3. **Zwangshandlungen** sind in der Regel Folge der inhaltlichen Zwangsideen. Magische ***Rituale*** sollen das Böse bannen, welches das eigene Denken und Wünschen heraufbeschwört: sie erstrecken sich auf Denkvorgänge, Sprache und Handlungen. *Kontrollzwänge* (ob das Licht aus-, das Wasser abgestellt ist usw.) sichern vor den Folgen der Gedanken, müssen aber wiederholt werden, weil sich Zweifel rasch durchsetzen. *Ordnungszwänge*: Stundenlang, den ganzen Tag wird das Bett glattgestrichen, der Schrank überprüft, ein Gegenstand von einem Ort zum andern bewegt. Der Waschzwang bedingt bis zu 100 und mehr Handwaschungen und oft auch Anwendung von Desinfektionslösungen am Tage; das Gefühl, daß die Hände schmutzig sind, ist jeweils nur für kurze Zeit zu beseitigen. Im Gegensatz dazu steht oft eine auffallende Verschmutzung des übrigen Körpers, der Bettwäsche, der Umgebung. Eine *zwanghafte Langsamkeit* kann dazu führen, daß die Verrichtung täglicher Handlungen (Ankleiden, Essen) Stunden in Anspruch nimmt.

Eine ängstlich getönte Gefühlslage der Patienten wird immer wieder beschrieben. Diese ist um so ausgeprägter, je stärker das phobische Element (s. unten) in der Zwangsneurose hervortritt. Die Unterdrückung des Rituals von außen führt regelmäßig zu panischer Angst.

Für das ***Phänomen des Zwangs***, das sich für diese Symptome als gemeinsamer Nenner erweist, ist charakteristisch, daß sich das Ich des Patienten intensiv, aber vergeblich gegen sich bahnbrechende Impulse oder als aufgezwungen empfundene Leistungen wehrt. Die Zwangsinhalte werden jedoch als im Menschen selbst entstanden erlebt und nicht wie beim Wahn projektiv in die Außenwelt verlagert. Gleichzeitig besteht ein ausgeprägtes

Fremdheitsgefühl der Symptomatik gegenüber. *Ich-Fremdheit* bei gleichzeitiger Einsicht in das Unsinnige des Verhaltens ist wohl der phänomenale Generalnenner, dem fast alle Definitionsansätze des Zwanges gefolgt sind (K. Schneider).

Zwangsphänomene sind prinzipiell ubiquitär. Sie treten innerhalb der normalen psychischen Funktionen und innerhalb der normalen Entwicklung des jungen Kindes auf. Sie können sich zu einer besonderen Form der Neurose, eben der Zwangsneurose organisieren. Sie sind auch bei bestimmten Psychosen (insbesondere der depressiven Psychose und der Schizophrenie) zu finden, und sie finden sich schließlich bei hirnorganischen Erkrankungen. Hier soll nur auf die Zwangsneurose als eigenständiges Krankheitsbild eingegangen werden.

Biologische Ätiologie

Familiäre Häufungen bestimmter Formen der Zwangsstörung sprechen dafür, daß ***genetische Faktoren*** eine Rolle spielen. Für ***somatische Faktoren*** sprechen höhere Raten von Zwangsstörungen bei einer Subgruppe von Patienten, die an einem rheumatischen Fieber und an einer Chorea Sydenham erkrankten. Bei dieser Subgruppe der Zwangsstörung wird im Kindesalter eine *immunologische Genese* angenommen. Für einen neurobiologischen Kofaktor im Erwachsenenalter spricht die Tatsache, daß insbesondere Schwangerschaft und Geburt häufige Auslösefaktoren von Zwangsstörungen sind. Anatomische Veränderungen im Bereich kortikostriataler Hirnregionen weisen auf mögliche *neuroanatomische Faktoren* hin. Schließlich müssen auch *Störungen im Bereich verschiedener Neurotransmittersysteme* angenommen werden, wofür auch die Wirksamkeit der selektiven Serotonin-Wiederaufnahme-Hemmer spricht.

Psychodynamik und Psychogenese

Generell sind die *pathogenen Impulse* archaische Triebanteile, die keinen Anschluß an differenzierte Ich-Bedingungen gefunden haben. Speziell handelt es sich um Impulse, die der „analen Phase“ (→ Kap. 1.4.2) der psychosexuellen Entwicklung zugerechnet werden. Dies sind vor allem anal-lustvolle (Wünsche, sich zu beschmutzen usw.) und analsadistische (antisoziale, aggressive Wünsche). Daneben bestehen deutliche genitale Impulse (Onanieproblematik, homo-, heterosexuelle Wünsche). Der Akzent liegt auf den *antisozialen Bedürfnissen.*

Die eigentlich pathogenen Impulse sind kaum einmal echt unbewußt, auch wenn sie nicht verbalisiert werden. Eher ist für die Zwangsstörung charakteristisch, daß die Impulse ins Bewußtsein durchgebrochen sind, so daß die Abwehr weniger auf einer Verdrängung (im engeren Sinne) basiert, sondern vielmehr auf einer Isolierung (inhaltlich und affektiv) dieser Bedürfnisse. Fenichel sagt: „Der Zwangsneurotiker isoliert, wo der Hysteriker verdrängt." Kern des zwangsneurotischen Symptoms ist die auf einen Triebimpuls zurückgehende *bewußte Zwangsvorstellung* ebenfalls im charakteristischen Gegensatz zur hysterischen Neurose (→ Kap. 5.2), bei der das Symptom auf einer unbewußten Phantasie aufbaut.

Das zwangsneurotische Syndrom kann als ein Abwehrsystem gegen unerlaubte sexuelle und aggressive Triebimpulse verstanden werden. Die *moralische und idealbildende psychische Struktur* des Zwangsneurotikers – sein Gewissen – ist immer als in besonderem Maße streng und rigide beschrieben worden. Tatsächlich ist die Zwangsneurose die Neurose, die sich (neben der masochistischen und depressiven Dynamik) durch ihre Über-Ich-Strenge auszeichnet. Den als antisozial erlebten Triebwünschen steht die Hypermoralität des Gewissens gegenüber.

Die ***Abwehr,*** von der die Symptombildung abhängt, basiert bei der Zwangsneurose auf vier oder fünf Mechanismen, die als klassisch angesehen werden: Reaktionsbildung, Regression, Isolierung, Ungeschehenmachen, Intellektualisierung. Hinter dem Zweifel, der das Denken des Zwangsneurotikers so sehr charakterisiert, steht auf der affektiven Seite die Ambivalenz. Diese Ambivalenz bewirkt eine *Handlungsstörung.* Auf diese zentrale *Ich-Störung* baut Quint sein Verständnis der Zwangsneurose auf. Die Unfähigkeit des Ichs zur freien eigenwilligen Handlungsführung macht es subjektiv höchst gefährlich, Triebimpulse zuzulassen. Dem Über-Ich steht kein funktionsfähiges Ich zur Verfügung, das durch probierende Handlungen gelernt hätte, Denken und Tun zu unterscheiden. Wünschen ist gleich Tun, der aggressive Affekt allein kann in der Phantasie des Patienten schon töten. Der Magie von Handlung und Worten sind Tür und Tor geöffnet. Die Zwangsdynamik kann sich so über alle Ich-Funktionen ausbreiten, und die Anzahl der möglichen Abwehrkonstellationen ist praktisch unbegrenzt.

Es sind offenbar *zwei Wege, auf denen die Symptomatik entsteht.* Die eine Form geht von einem ins Bewußtsein eingebrochenen, verpönten, meist antisozialen Impuls aus. Er führt – als Versuch der abwehrenden Verarbeitung – zu Zwangsgedanken und -handlungen. Schematisch läßt sich dieser Modus folgendermaßen darstellen:

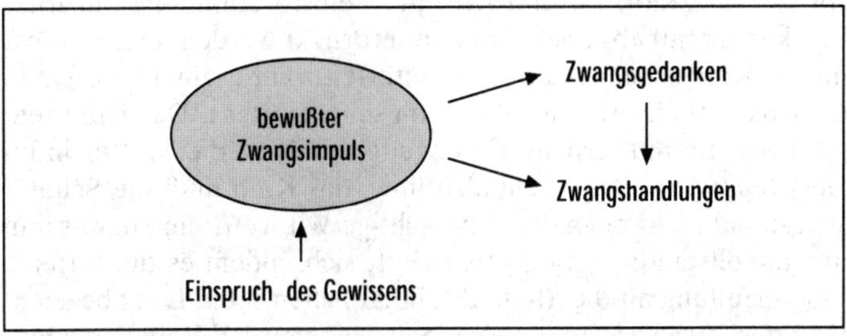

Der zweite Weg muß von unbewußt gebliebenen verpönten Wünschen und Bedürfnissen ausgehen. Bewußt werden dann erst die der sekundären Bearbeitung entsprechenden Zwangsbefürchtungen, die den Charakter phobischer Ängste tragen. Diese Zwangsbefürchtungen führen dann ihrerseits zum Reparationsversuch der Zwangsgedanken und -handlungen.

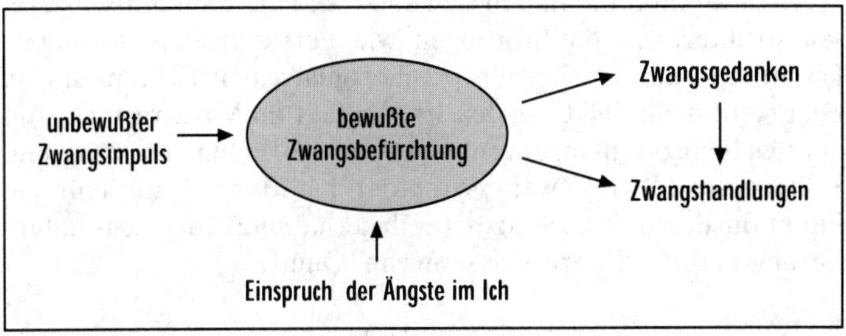

Die ***Psychogenese*** der Zwangsneurose ist gut bearbeitet. Insgesamt überwiegen für den Patienten in seiner Entwicklung strenge, rigide, legalistische, sachbezogene, teilweise aggressive oder auch willkürliche Entwicklungsbedingungen. Spontaneität, Eigenwille, lebhafte Motorik und Aggressivität müssen früh unterdrückt und mit Angst- und Schuldgefühlen abgewehrt werden. Diese Sozialisationsbedingungen begünstigen die Internalisierung der entsprechenden rigiden Wertvorstellungen und die Entwicklung eines überstrengen (rigiden) Über-Ichs. Der äußere Zwang wird so zu einem inneren. Statt eines Autonomiegefühls entstehen im Kinde Scham und Zweifel (Erikson). Der normale Protest gegen die elterlichen Verordnungen, der sich in Widerspruch, Ungehorsam und trotziger Selbstbestimmung ausdrükken kann, muß abgewehrt und unterdrückt werden. Das Bedürfnis des Kindes nach Autonomie interferiert mit seiner Einsicht in die existentielle Abhängigkeit von seinen Eltern. Das Kind reagiert auf die mütterliche Einengung mit Wut, die Mutter induziert reaktiv im Kind Schuldgefühle, das Kind muß die Schuld-Angst und mehr noch die ohnmächtige Wut verdrängen, was ihm nur unvollständig gelingt. Es behilft sich, indem es die formale Übererfüllung an die Stelle der inhaltlichen setzt. Lang bezeichnete den Zwangskranken als einen „gehemmten Rebellen"; hinter der äußeren Fassade von Überangepaßtheit, Fügsamkeit und Ordentlichkeit stecken Aggression, Angst und Schuldgefühle. Klinisch zeigt sich das zum Beispiel daran, daß ein Patient mit einem ausgeprägten Waschzwang nicht selten seine Wäsche verwahrlosen läßt und dann durch einen starken Körpergeruch auffällt.

Zwangssymptome finden sich auch bei Patienten mit schwereren strukturellen Ich-Störungen wie Persönlichkeitsstörungen, Psychosen oder schwereren psychosomatischen Erkrankungen. Hier steht nicht der Über-Ich-Es-Konflikt im Vordergrund, sondern es geht offenbar eher um Ängste vor Fragmentierung und Selbstverlust. Das Zwangssymptom hat dann vor allem die Funktion des Selbstschutzes (Selbsterhaltung), der Ich-Stabilisierung und der Depressionsabwehr (Quint).

Differentialdiagnose

Es gibt viele Störungen, die zum Spektrum der Zwangsstörungen zu rechnen sind: zum Beispiel bestimmte Störungen, die mit selbstverletzendem Verhalten verbunden sind, wie die **Trichotillomanie** (zwanghaftes Ausreißen der Haare), die **Perionychomanie und -phagie** (zwanghaftes Manipulieren an Fingernägeln und Nagelhaut), die **Acne excoriée** (zwanghaftes Manipulieren an der Haut), die **Dysmorphophobie** (→ Kap. 2.1.3), die oft mit Zwangsgedanken und Handlungen (Manipulationen an der Haut usw.) einhergeht, ebenso wie **monosymptomatische hypochondrische Störungen** (→ Kap. 2.1.5) und bestimmte **isolierte Wahnzustände**.

Phobische Störungen: Sowohl Patienten mit Zwangsstörungen als auch phobische Patienten zeigen eine intensive *Angst* und ein *Vermeidungsverhalten* in bezug auf spezifische Situationen (z.B. die Vermeidung von Schmutz oder Kontaminationsquellen wie Türgriffen usw.); man kann aus der Praxis sagen, daß kaum eine Zwangsneurose ohne phobische Züge ist. Einige Autoren meinen, daß viele Zwangsneurotiker in bezug auf den ihnen bekannten angstauslösenden Gegenstand eine Phobie entwickeln. Nach Meinung anderer Untersucher führt eine am Beginn der Zwangsneurose stehende Phobie erst sekundär zu Zwangshandlungen und Vermeidungsritualen. Benedetti unterscheidet bei der Phobie eine räumliche, bei der Zwangsneurose eine zeitliche (in der Zukunft) Projektion der Angst.

Die spezifischen Gedanken und Rituale, die von Zwangsneurotikern *nicht* vermieden werden können, machen jedoch die Abgrenzung in der Regel leicht. Aus klinischer Sicht sollte man nur von einer Phobie sprechen, wenn das bewußt erlebte Angstmoment ausgeprägt ist. Eine erhöhte Komorbidität von Zwangsstörungen und spezifischen, vor allem sozialen Phobien und Panikstörungen ist vorhanden.

Depressive Störungen: Viele Patienten mit schweren Depressionen leiden an *Grübelzwängen* (z.B. nihilistische Gedanken), die Zwangsgedanken sehr ähnlich sind. Häufig haben diese Gedanken aber einen realen Kern (z.B. die Stelle zu verlieren, in finanzielle Nöte zu geraten usw.). Bei genauer Anamnese läßt sich herausarbeiten, daß hier die depressive Störung voranging. Patienten mit Zwangsstörungen entwickeln häufig eine sekundäre (reaktive) Depression.

Therapie

Die Therapie beginnt mit der Diagnose. Im Durchschnitt kommt es erst etwa 7 Jahre nach Beginn einer Zwangsstörung zu ambulanten und erst nach etwa 10 Jahren zu stationären Behandlungsmaßnahmen. Ursache dafür ist die oft unzureichende Fachkenntnis und Erfahrung vieler Ärzte und Psychotherapeuten, so daß viele Patienten eine lange Odyssee durch verschiedene Einrichtungen hinter sich haben, bis sie in den Genuß einer spezifischen Behandlung kommen. Die Kombination von Psychopharmaka (s. unten) und Verhaltenstherapie (ERP; s. unten) gilt gegenwärtig als die Therapie der Wahl.

Medikamentöse Therapie: Am längsten und besten bekannt ist die Wirkung von Clomipramin; sie wird von einigen Serotonin-Wiederaufnahme-Hemmern erreicht, wobei diese in der Regel weniger Nebenwirkungen haben. Die Behandlungsdauer sollte mindestens 6 bis 12 Monate betragen, der Behandlungsversuch frühestens nach 10 bis 12 Wochen abgebrochen werden.

Psychotherapie: Die *psychoanalytische Therapie* ist einheitlich als schwierig und mit spezifischen Problemen verbunden angesehen worden. Als ein Grund wurde auch die Tatsache einer unsauberen Indikationsstellung angesehen, häufig wurden Zwangsstörung und zwanghafte Persönlichkeitsstörung nicht genügend abgegrenzt. Bei sorgfältiger Indikationsstellung hat Quint über gute Erfolge berichtet.

Nach der gegenwärtigen Studienlage gilt bei der Zwangsstörung – nicht jedoch bei der zwanghaften Persönlichkeitsstörung – die *Verhaltenstherapie* (Exposure Response Prevention; ERP) als Mittel der Wahl. Sie zeigt nach einigen Studien sogar langfristigere Erfolge als die medikamentöse Therapie und ist über alles wahrscheinlich kosteneffektiver. Zwangshandlungen sprechen besser auf die Therapie an als Zwangsgedanken. Die Strategien sind häufig selbst (vom Patienten) geleitet. Der Therapeut hat eine Coach- und Überwachungs-/Monitorfunktion. Begleitende Depressionen sollten medikamentös behandelt werden.

Neurochirurgische Maßnahmen können bei den seltenen schwersten und therapieresistenten Krankheitsverläufen indiziert sein; über einzelne eindrucksvolle Erfolge wurde berichtet.

2.4 Dissoziative Störungen und Depersonalisation

Das Konzept der Dissoziation wurde am Ende des 19. Jahrhunderts durch den französischen Psychiater Pierre Janet entwickelt. Dissoziative Störungen waren in unserem Jahrhundert lange Zeit vernachlässigt und erlebten eine Renaissance durch ihre Aufnahme und Betonung im DSM III (1980). Wörtlich übersetzt bedeutet Dissoziation „Bewußtseinsspaltung“. Dabei handelt es sich um einen komplexen psychophysiologischen Prozeß, der durch eine teilweise oder völlige *Desintegration psychischer Funktionen* (= Auflösung des geordneten Zusammenhangs), wie der Erinnerung an die Vergangenheit, des Identitätsbewußtseins, der Wahrnehmung des Selbst und der Umgebung und der unmittelbaren Empfindungen gekennzeichnet ist. Es handelt sich um eine ***Störung des Bewußtseins***, die vielfältige Formen aufweisen kann.

Das Phänomen Dissoziation umfaßt ein Spektrum, das von normalpsychologischen dissoziativen Zuständen, wie sie in Übermüdungs- und Streßsituationen vorkommen, über Trancezustände, die bewußt intendiert werden (Schamanismus, rituelle Tänze, Hypnose), bis hin zu den eigentlichen psychopathologischen Phänomenen reicht.

Symptomatik und Störungsbilder

- Die **dissoziative Amnesie** (ICD-10: F44.1*)*: Informationen zur eigenen Person und Vergangenheit werden nicht erinnert; meist bezieht sich die Amnesie auf belastende oder traumatische Ereignisse (s. unten); bei der *selektiven Amnesie* werden Ereignisse und Begleitumstände nicht erinnert; bei der *generalisierten Amnesie* können ganze Zeitabschnitte nicht mehr erinnert werden.
- Die **dissoziative Fugue** (ICD-10: F44.1): Die Betroffenen verlassen plötzlich ihre Umgebung und halten sich eine Zeitlang woanders auf; manchmal nehmen sie eine neue Identität an. Während dieser Zeit sind sie bezüglich ihrer persönlichen Identität und Vergangenheit amnestisch, was ihnen aber nicht bewußt ist.

- **Trance und Dämmerzustände** (ICD-10: F44.3): Zeitweiliger Verlust der Wahrnehmung zur Umwelt und zur persönlichen Identität; jemand verhält sich, als ob er von einer anderen Persönlichkeit, einer Kraft besessen wäre; die ganze Aufmerksamkeit kann sich nur auf vereinzelte Aspekte der Umgebung beziehen.
- Die **dissoziative Identitätsstörung** („multiple Persönlichkeit") (ICD-10: F44.81): Das Bewußtsein des Betroffenen wird von zwei oder mehreren, völlig unterschiedlichen Persönlichkeitszuständen bestimmt; diese können mit unterschiedlichen Eigenschaften, Handschriften, Strukturen, einer unterschiedlich erinnerten persönlichen Geschichte und unterschiedlichen Namen ausgestattet sein. Häufig gibt es eine „Host"- oder „Core"-Persönlichkeit, welche die anderen kennt, während diese füreinander amnestisch sind. Es kommt zu plötzlichen Wechseln der jeweiligen Persönlichkeitszustände (shift oder switch) (Putnam 1989).

Die Dissoziation – eine moderne Wiederentdeckung

Pierre Janet (1859–1947) hatte im Zusammenhang mit seinen Untersuchungen zur Hypnose an hysterischen Patientinnen dissoziative Symptome beschrieben und bereits eine Beziehung zwischen diesen Symptomen und traumatischen Erinnerungen nachgewiesen. Freud verstand die Dissoziation als Ausdruck eines psychodynamisch begründbaren Abwehrvorgangs. Er sah ebenfalls den Bezug zu traumatischen Erlebnissen. Gemeinsam mit Breuer beschrieb er in den „Studien über Hysterie" (1895) die Bewußtseinspaltung (die sie synonym als Dissoziation bezeichneten) als ein Grundphänomen der Hysterie.

Die Dissoziation kann als eine *fundamentale und universale Komponente* der menschlichen Psyche angesehen werden. Die Geschichte der Dissoziation hat ihre Anfänge in frühen Kulturen und Religionen (Schamanismus) mit ekstatischen Erfahrungen, Besessenheitszuständen, religiösen Erlebnissen (Ross 1996). In der Psychologie des 19. Jahrhunderts wurde die Dissoziation vorwiegend als ein psychopathologisches Modell, welches mit traumatischen Erlebnissen verbunden war, verstanden. Dieses Modell umfaßte im späten 19. Jahrhundert ein breites Spektrum von Erfahrungen, die im weitesten Sinne der Hysterie zugerechnet wurden; nämlich die Konversionsphänomene, Somatisierungsstörungen, den Somnambulismus und einige Formen der Zwangsstörungen. Noch Ende des 19. Jahrhunderts war ein großes Interesse an der Dissoziation zu verzeichnen, was sich auch in vielfältigen Publikationen ausdrückt. In der ersten Hälfte des 20. Jahrhunderts kam es zu einem starken Rückgang dieses Interesses. Dies hatte auch mit Freuds Aufgabe seiner sogenannten Verführungstheorie (= Neurosen sind Folge sexueller Traumen) zu tun. Ein weiterer Grund lag in der Einführung des Schizophreniebegriffes durch Bleuler und schließlich im Aufkommen des Behaviorismus, der die Vorstellung des Unbewußten und eines geteilten Bewußtseins ebenso verwarf wie die Vorstellung, daß Symptome durch Erlebnisse aus der Vergangenheit bedingt sein könnten (Ross 1996). Erst während der 80er Jahre kam es im Zusammenhang mit Studien zum Vorkommen sexueller Traumatisierungen und damit verbundener Folgen zu einem erneuten Interesse an der Dissoziation. Weitere Gründe waren die Beobachtungen von psychischen Folgeschäden bei Vietnam-Veteranen und Folteropfern, die zu neuen Erkenntnissen der Traumaforschung führten; u. a. zur Beschreibung der „posttraumatischen Belastungsstörung" (→ Kap. 2.5).

Psychodynamik und Pathogenese

Gegenwärtig werden weitergehende dissoziative Störungen aufgrund empirisch gesicherter Ergebnisse als eine spezifische Folge schwerer chronischer Traumata, insbesondere sexueller Mißhandlung angesehen (Eckhardt und Hoffmann 1996).

Bei der Dissoziation handelt es sich um eine Abspaltung von mit traumatischen Erlebnissen verbundenem, psychisch unverarbeitetem Material, welches nicht in Sprachbilder umgesetzt und encodiert werden konnte. Aufgrund bleibender psychischer Schäden, die sich in einer mangelnden psychischen Integrations- und Kohäsionsfähigkeit ausdrücken, kann es zu einem späteren

Zeitpunkt schon in weniger bedrohlichen Situationen zu dissoziativen Symptomen kommen. Diese dissoziativen Zustände führen immer wieder zu einem Bruch des Identitätsgefühls und schließlich zu einer fortschreitenden Schwächung der Persönlichkeit. Die Dissoziation ist daher letztlich ein *mißlungenes Abwehrmanöver*.

Aufgrund neuerer Ergebnisse der Traumaforschung geht man davon aus, daß es unterschiedliche *Formen der Erinnerung* gibt; verkürzt werden zwei Formen, die explizite (erklärende) Erinnerung, die sich auf das Bewußtsein von Fakten und Ereignissen bezieht, und die implizite (nichterklärende) Erinnerung, die sich auf Gewohnheiten, emotionale Antworten, reflexive Handlungen und klassisch konditionierte Reaktionen bezieht, unterschieden. Gewöhnliche Ereignisse werden anders im Gedächtnis gespeichert als traumatische Ereignisse. Das hängt eventuell damit zusammen, daß ein extremes *emotionales Arousal* mit *Erinnerungsfunktionen* des Hippocampus interferiert. In solchen Situationen könnte die explizite Erinnerungsfunktion versagen, so daß die Betroffenen keine Sprachbilder (Narrative) des Ereignisses entwickeln können. Aufgrund der erhaltenen Funktion der impliziten Erinnerung können sie aber körperliche Sensationen, Angstzustände, ängstigende diffuse Wahrnehmungen haben, die durch bestimmte, mit dem traumatischen Ereignis verbundene Triggersituationen ausgelöst werden können.

Kognitionspsychologisch wird die Dissoziation als ein erlernter Mechanismus, der sich in der Entwicklung neuronaler Strukturen niederschlägt, verstanden. Es könnte organisierende, koordinierende Schaltstellen im Gedächtnissystem geben, die angeregt oder gehemmt werden. Affekt und Erinnerung, Erinnerung und „Erinnerung-Verbindungsstellen“ werden nach Art eines „turn-on“-„turn off“-Mechanismus entkoppelt (Yates und Nasby 1993). Lernpsychologisch wird das verwandte Konzept des „State dependent learning“ (situationsabhängiges Lernen) zur Erklärung herangezogen.

Das Depersonalisations-/Derealisationssyndrom

Die ICD-10 (und auch das DSM-IV) führt ein selbständiges Depersonalisations-/Derealisationssyndrom (F48.1) auf. Letzteres ist unseres Erachtens immer Ausdruck einer anderen zugrunde liegenden psychopathologischen Störung und sollte dann diagnostiziert werden, wenn diese Symptomatik absolut im Vordergrund steht.

Als **Depersonalisation** bezeichnen wir eine Reihe von Störungen, die sich sowohl als kurzzeitige Reaktion als auch im Rahmen von Neurosen und Psychosen nachweisen lassen. *Depersonalisationserscheinungen* können, insbesondere wenn sie kurzdauernd verlaufen, von benigner Natur sein. Oft aber sind sie Hinweise auf eine weitergehende Störung des Ichs und daher auch bei jenen Grenzzuständen zwischen Neurose und Psychose anzutreffen, die wir Borderline-Syndom nennen. Depersonalisationserscheinungen haben einen fließenden Übergang zu den dissoziativen Störungen (s. oben), denen sie auch zugeordnet werden könnten. Der Unterschied liegt vor allem darin, daß mit diesen Störungen eine Amnesie in bezug auf das frühere Erleben einhergeht, während der Depersonalisierte die Störung ganz bewußt als einen zum vorhergehenden Erleben diskrepanten und veränderten Zustand wahrnimmt.

Wir folgen dennoch hier der eher traditionellen Annahme einer Selbständigkeit des Syndroms, wie dies auch in der **ICD-10** (F48.1) geschieht.

Symptomatik: Das Erleben in der **Depersonalisation** bezieht sich auf eine massive *Störung der eigenen Identität mit weitergehenden Gefühlen der Entfremdung*. Im Zentrum steht ein ständiges oder wiederkehrendes Gefühl, von den eigenen psychischen Prozessen oder vom eigenen Körper getrennt zu sein; die Realitätsprüfung ist dabei völlig erhalten, d.h., es handelt sich nicht um einen wahnhaften Zustand. Im Zustand der Depersonalisation wird das eigene Selbst als „verändert, entfremdet, unwirklich“ wahrgenommen. Der Patient erlebt sich als nicht er selbst, als gedoppelt, als neben sich stehend, als in sich gespalten. Das eigene Tun erscheint entfremdet, mechanisch, automatenhaft. Der ganze Körper oder einzelne Körperteile werden als unwirklich, nicht mehr zum Selbst zugehörig erlebt. Die Sinneswahrnehmungen, wie das Hören, das Sehen, das Tast- und Berührungsempfinden, können ebenso gestört sein wie das Zeitgefühl und allgemeine Körpergefühle (Appetit, Hunger, Durst). Bei den meisten Patienten ist das Schmerzempfinden gestört. Nach außen erscheinen die Betroffenen in der Regel in ihrem Verhalten unauffällig.

Bei der **Derealisation** wird die *Außenwelt* als fremd, verändert, unwirklich („wie hinter einer Glasscheibe“) wahrgenommen.

Depersonalisations- und Derealisationszustände treten etwa in der Hälfte der Fälle zusammen auf. Sie sind oft von starker Angst („Angst, verrückt zu werden“) begleitet, und Angststörungen/-anfälle können umgekehrt Depersonalisations- und Derealisationszustände auslösen (→ auch Kap. 2.1.1). In einigen Fällen, insbesondere wenn eine schwere psychopathologische Störung, zum Beispiel eine Borderline-Störung, zugrunde liegt, kann es im Zusammenhang mit Depersonalisationszuständen zu selbstverletzenden Handlungen kommen. Die Betroffenen können den Depersonalisationszustand durch die Selbstverletzung häufig – zumindest vorübergehend – beenden. Es gibt Hinweise, daß bei schweren und chronischen Depersonalisationszuständen Störungen im Bereich des Neurotransmitterstoffwechsels vorhanden sind, wofür auch Veränderungen der Schmerzempfindung, die oft mit Depersonalisationszuständen einher gehen, sprechen.

Über die ***Psychodynamik*** waren schon anhand der Falldarstellung zur Symptomentstehung (→ Kap. 1.8) einige Abläufe vermittelt worden. Zusammenfassend geht man gegenwärtig davon aus, daß die Depersonalisation ebenso wie andere dissoziative Zustände als eine *Abwehrfunktion* des Ich verstanden werden kann. Eine primäre große Angst, die durch unbewußte/vorbewußte konflikthafte Inhalte, welche das Ich mit bedrohlichen Affekten zu überschwemmen drohen, bedingt ist, wird durch diese Bewußtseinsspaltung abgewehrt, wenn andere Abwehrmechanismen versagen.

Störungen in der Entwicklung des Körperselbst müssen ähnlich wie bei der Hypochondrie vorausgegangen sein, damit eine solche Spaltung später wieder möglich wird. Als Symptom spielen Depersonalisationserscheinungen bei verschiedenen psychopathologischen Krankheitsbildern eine Rolle. Sie können Teil einer hysterischen Psychodynamik, aber auch Teil einer depressiven, einer Angst-, narzißtischen oder Borderline-Störung sein. Den Zusammenhang zwischen Depersonalisation und Angst beschreibt der englische Psychiater Roth mit seinem Begriff des *„phobic anxiety depersonalization syndrome"*. Es ist ein klinisch sehr relevanter. Massive und chronische Ängste haben fraglos eine „strukturauflösende" Wirkung.

Die ***Prognose*** der Depersonalisationsstörungen ist unterschiedlich und hängt wesentlich von der damit einhergehenden psychopathologischen Störung ab. Danach richtet sich auch die Therapie. Durch Medikamente lassen sich Depersonalisationszustände in der Regel nicht gut beeinflussen, ausgenommen sie sind Folge von Angst- oder depressiven Störungen. Man verfährt dann wie bei der medikamentösen Therapie der Grundstörung. Wegen der meist auch als Folge der Depersonalisation hohen Angst kommen Anxiolytika (Diazepam und Derivate) zur akuten Entlastung in Frage. Die Kombination psychotherapeutischer Verfahren mit körpertherapeutischen Verfahren (bestimmte Techniken der konzentrativen Bewegungstherapie, → Kap. 10.7) kann sinnvoll sein. Entspannungsverfahren sind in akuten Depersonalisationszuständen kontraindiziert.

2.5 Belastungs- und Anpassungsstörungen (posttraumatische Belastungsstörung)

Folgt man der ICD-10 sowie der aktuellen Psychotraumatologie-Literatur, lassen sich ***psychische Traumen*** von anderen schweren Belastungen im Lebenslauf (z. B. Ehekrisen) deutlich abgrenzen:

- Das psychische Trauma wird definiert als Folge eines kurzzeitigen oder länger dauernden belastenden Ereignisses, das *außerhalb der üblichen menschlichen Erfahrung* liegt, für *fast jeden belastend* wäre und üblicherweise mit Gefühlen von *intensiver Angst, Schrecken* und *Hilflosigkeit* erlebt wird. Wir stützen diese Position der ICD-10, die im Gegensatz zum DSM-IV auf außergewöhnliche und schwerste Belastungssituationen abhebt, während das DSM-IV diese notwendige Eingrenzung eher verwässert.
- Resultierende Beeinträchtigungen dauern in der Regel mehr als einen Monat und manifestieren sich bei Erwachsenen oft über Hauptmerkmale der **Posttraumatischen Belastungsstö-**

rung (PTSD) (ICD-10: F43.1), bei Kindern und Jugendlichen oft über anhaltende strukturelle Störungen (→ Kap. 1.6.2).

- *Typische Merkmale* der PTSD sind das sich wiederholt aufdrängende Erinnern ***(flashbacks)*** des Traumas, Alpträume, andauernde Gefühle des Betäubtseins und der emotionalen Stumpfheit, Gleichgültigkeit gegenüber anderen Menschen und Vermeiden aller Situationen, die an das Trauma erinnern könnten. Intermitterende Aggressionsanfälle mit Ängsten und vegetativer Übererregbarkeit sind ebenso möglich wie depressive Reaktionen und plötzliche Suizidhandlungen. Alkohol- und Drogenabusus können (als „Selbstmedikation") den Verlauf komplizieren.
- Das Ausmaß der Beeinträchtigung steht im Bezug zur erlebten Schwere des Traumas – durch Menschen verursachte Ereignisse (z.B. Folter, KZ-Haft, Vergewaltigung als sog. *man-made-desaster*) und begleitende Verletzungen der körperlichen Integrität stellen fast immer komplizierende Faktoren dar.
- Zentral für die Pathogenese ist die *intrapsychische, interpersonelle* oder/und *transaktionale Desintegration* (= ein grundlegendes Zerreißen vertrauensvoller sozialer Beziehungen; → Kap. 1.6.3), die ein Erleben von Hilflosigkeit und Ausgeliefertsein hervorruft mit dauerhafter Erschütterung des Selbst- und Weltverständnisses bis zum Zusammenbruch wichtiger psychischer, kognitiver oder behavioraler Funktionen. Eine entscheidende Variable für die pathogene Vulnerabilität des Traumas ist die individuelle Vulnerabilität der Person.

Auch Fachpsychotherapeuten neigen dazu, sich selber angesichts massiver psychischer oder psychosomatischer Symptome traumatisierter Patienten damit zu „beruhigen", daß solche schweren Auswirkungen ohne eine „prämorbide" Persönlichkeitsstörung oder eine spezifische Schwäche der „frühen" Objektbeziehungen nicht denkbar wären. Diese künstliche Polarität ließ Eissler (1963) in Hinblick auf den Holocaust den polemischen Satz formulieren: „Die Ermordung von wie vielen seiner Kinder muß ein Mensch symptomfrei ertragen können, um eine normale Konstitution zu haben?"

Differentialdiagnostisch sind die genannten psychischen Folgen nach einem Trauma abzugrenzen von

- einer **akuten Belastungsreaktion** (ICD-10: F43.0) als vorübergehende Störung bei einem psychisch sonst stabilen Menschen nach einer außergewöhnlichen körperlichen oder/und seelischen Belastung, die nach Stunden oder Tagen wieder abklingt, und
- einer **Anpassungsstörung** (ICD-10: F43.2) nach einer entscheidenden Lebensveränderung oder auch einer schweren körperlichen Krankheit.

Wir beschränken uns aus Platzgründen auf die Traumafolgen des Individuums. Die *kollektiven* Phänomene von Trauma- und Schuldbewältigung haben beispielhaft Alexander und Margarete Mitscherlich (1967) in ihrer Monographie „Die Unfähigkeit zu trauern" bearbeitet. Diese kaum auflösbare Doppelbödigkeit einer Auseinandersetzung mit dem *individuellen* Trauma angesichts des täglichen weltweiten Todes von 30 000 bis 60 000 Kindern an Unterernährung und medizinischer Unterversorgung, welche nach Berechnungen der Vereinten Nationen mit DM 230,– pro Jahr leben, lesen und schreiben lernen könnten, ist, einmal zu Bewußtsein gebracht, kaum aushaltbar.

Historische Entwicklung des Traumakonzeptes: Die psychoanalytische Psychotherapie setzt sich seit ihren Anfängen mit den Auswirkungen traumatischer Lebensereignisse auseinander. Dies gilt insbesondere für Behandlungsversuche bei sogenannten „Kriegszitterern" (traumatisierte Soldaten vor allem im Ersten Weltkrieg) und für den „sexuellen Mißbrauch", ein von Freud vorgeschlagener Begriff. Später gab Freud seine *Verführungstheorie* (1895) wieder auf und betonte die Bedeutung pathogener Phantasien für die Entstehung psychischer Symptome (→ Kap. 1.6.1 bis 1.6.3). Diese historische Debatte hat bis heute nichts von ihrer Aktualität verloren, da die Einschätzung der Bedeutung traumatischer Erfahrungen zwischen den Einschätzungen „hohe Relevanz" und „Überbewertung dieser Ursache" schwankt.

In **Abbildung 2.8** sind die Unterschiede psychischer Symptome nach einer Konflikt- bzw. einer Traumagenese einander

Konflikt		**Trauma**
Arbeitsform der Psyche zur Vermittlung widerstreitender Impulse unter Bindung psychischer Energie **Ziel**: Kompromisse zur *Entlastung des psychischen Apparates*	← **Konflikt- versus Traumagenese (Freud 1920)** →	Überforderung des psychischen Apparates (von innen oder außen) durch 1. Stärke der Belastung 2. Kapazität der Verarbeitung
	Konfliktfähigkeit ←	
↓ Verdrängung (Repräsentation im Unbewußten)	**Theorie der psychischen Repräsentation (Bion 1962)**	↓ durch *Störung der Repräsentationsfunktion*
↓	– In neuronalen Netzwerke Integration auch geschützter Mangelerfahrungen (Versagung) → Symbolisierung → sonst: isolierte Repräsentanzen	↓ Traumatische Erfahrungen werden *nicht* unbewußt (Alpha-Funktion zur Symbolisierung ↓) ↓
Explizite Erinnerung	**Erinnerungsfunktionen**	**Implizite Erinnerung**
↑	**State dependent learning**	↑ Löschungsresistente Gedächtnisinhalte
Intrapsychische Verarbeitung		Reaktivierung *intersubjektiver* Verarbeitungsformen (interpersonale Abwehr)
***Wiederholungszwang* (variierende Wiederholung)**	**Schematheorien**	***Wiederholung als repetitive Wiederkehr***
	– Informationen werden in integriertem Zusammenhang gespeichert; – neue Informationen: → Assimilation → Akkomodation vs. → Dissoziation	gestörte Assimilationsfähigkeit (fehlendes Schema) Akkomodation birgt Gefahr des Selbstverlustes → Dissoziation

gegenübergestellt. Während innerhalb der Konfliktgenese das Ich eine ***Kompromißbildung*** mit Verdrängung des Konfliktthemas ins Unbewußte erreicht, gelingt diese intrapsychische Verarbeitung beim Trauma nicht. Durch das Trauma kommt es zu einer Überforderung vor allem der Ich-Funktionen. Während unvermeidliche, jedoch empathisch begleitete *geschützte Mangelerfahrungen* in der kindlichen Entwicklung zu intrapsychischen Symbolisierungen („psychischen Repräsentanzen": z.B. die nach Trennung wiederkehrende Mutter) führen, können traumatische Erfahrungen (→ Kap. 1.5) nicht in gleicher Weise bewältigt (symbolisiert) werden. Sie bleiben im Kern isolierte („abgekapselte") Erfahrungen, die nicht zu einer intrapsychischen Verarbeitung, sondern eher zu einer interpersonalen Abwehr führen (→ Kap. 2.4). Ein aktuelles neuropsychologisches Modell unterscheidet in diesem Sinne zwischen impliziten und expliziten Erinnerungsfunktionen. Die impliziten Erinnerungsfunktionen umfassen assoziative Inhalte, Emotionen und Körperbefindlichkeiten, die expliziten Erinnerungsfunktionen das Wortgedächtnis mit seiner umschriebenen verbalisierbaren (symbolisierten) Gedächtnisinhalten (Narrative). Die intrapsychische Verarbeitung der Neurose zeigt sich unter anderem im ***Wiederholungszwang*** konflikthafter Beziehungen, während das unbewältigte Trauma über eine ***repetitive Wiederkehr*** kaum verstellt wiederholt zu werden droht.

In der Kognitionspsychologie wird die Existenz intrapsychischer *Schemata* angenommen, die der Informationsverarbeitung dienen. Unter dem Gesichtspunkt der Schematheorien wird rasch deutlich, daß ein solches Trauma intrapsychisch nicht integriert werden kann, weil für eine Assimilation entsprechende Schemata fehlen. Und eine Akkomodation ist intrapsychisch nicht zu ertragen, da damit die Selbstkohärenz bedroht wird (→ Kap. 1.2). Die *Dissoziation* („Ich steige aus der Situation aus und betrachte alles von außen") ist die oft einzig mögliche intrapsychische Abwehr und damit auch Überlebensstrategie (→ Kap. 2.4).

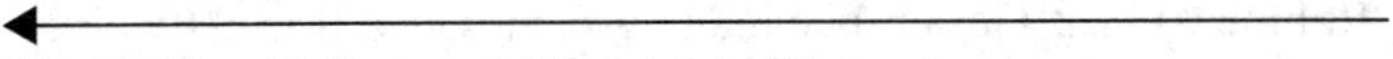

Abb. 2.8 Differentielle Symptomentwicklung durch Konflikt- bzw. Traumagenese

Warum vergißt man traumatische Erinnerungen so schwer? Aus *behavioraler Sicht* erklärt die Verschränkung des klassischen (respondenten) und des operanten Konditionierens (→ Kap. 1.6.4) in sehr schmerzhaften Situationen sowie die negative Verstärkung von Vermeidungsreaktionen die Löschungsresistenz der Verhaltensmuster. Hierher gehört auch der Begriff des „state dependent learning“ (→ Kap. 2.4), des situationsabhängigen Lernens. Wie die psychoanalytische strebt auch die kognitiv-behaviorale Therapie die *Rekonstruktion von verletzten Grenzen der Persönlichkeit* und die kognitive Veränderung von Angststrukturen und „beliefs“ (z.B. die traumatisch bedingte Vorstellung einer grundsätzlich schlechten Natur des Menschen) an (Foa 1989).

Behandlungsansätze: Die Übersicht zur Genese traumbedingter Störungen in Abbildung 2.8 legt schon nahe, daß es differenter Behandlungsansätze bedarf. Die nachfolgend beschriebenen therapeutischen Konzepte spiegeln mehr notwendige Entwicklungen als gesichertes Wissen wider. In der Erprobung von Behandlungskonzepten in den USA seit etwa 10 Jahren läßt sich eine erstaunliche Konvergenz psychodynamischer und verhaltenstheoretischer Ansätze beobachten. Das psychoanalytische Konzept der Gegenübertragung beschreibt die oft heftige gefühlsmäßige Beteiligung der Behandler, die aus verhaltenstherapeutischer Sicht als „reziprokes Therapeutenverhalten“ bezeichnet wird.

Beiden psychotherapeutischen Grundverfahren gemeinsam ist auch, zu Therapiebeginn zunächst die Fähigkeit des Patienten zur Selbstberuhigung und Selbstdesensitivierung zu stärken. Die kognitiv-emotionale Erschütterung des Weltverständnisses („shattered assumptions“) ist ein weiteres Beispiel für die Annäherung zwischen einem kognitiv-behavioralen und einem psychodynamischen Traumaverständnis. Beinahe durchgängig werden Entspannungsverfahren verwendet. Zusätzlich kommen „neue“ Behandlungstechniken wie das Eye Movement Desensitization and Reprocessing (EMDR) über ein Erprobungsstadium hinaus, wobei solche „Techniken“ nicht isoliert, sondern im Rahmen eines Gesamtbehandlungsplanes (→ Kap. 10) eingesetzt werden müssen.

Nach einem erlittenen Trauma ist die psychotherapeutische ***Erstversorgung*** (debriefing: frühes „Auskotzen" der belastenden Erlebnisse) nach den ersten polizeilichen und somatischen Notfallinterventionen – mit Ausnahme spektakulärer Einzelfälle – oft noch die große Ausnahme.

Die ***Frühtherapie***: Hat sich ein PTSD mit Schlafstörungen, Angsterleben, vegetativen Symptomen und Desintegrationsgefühl entwickelt, können unterstützend Antidepressiva zur partiellen Reduktion des REM-Schlafes indiziert sein, um zu einer Abschwächung quälender, Flashback-artiger Alpträume beizutragen. Ziel einer fokaltherapeutischen, gegebenenfalls auch stationären Behandlung ist die Wiedergewinnung der Selbstkontrolle, die Wiedererrichtung der Abwehr, eine eventuelle Bearbeitung von „Überlebensschuld" und eine Reintegration der Persönlichkeit.

Behandlungsansätze nach einer *Latenzperiode* und die ***Spätbehandlung*** traumatischer Situationen erfordern oft auch historisch-politische Kenntnisse. Über bestimmte Signale „testen" die Patienten nicht selten die Therapeuten, ob ihnen wirklich geglaubt wird, bevor sie sich vertieft einlassen. Oft sind es erst einzelne Erinnerungsfragmente, „Filme", die an einer bestimmten Stelle plötzlich abbrechen, die die Patienten berichten. Über eine empathische Bestätigung, daß die Patienten selber die Erinnerungsarbeit regulieren, können dann schrittweise weitere Bilder mit heftigen Scham-, Haß- oder Schuldgefühlen in der therapeutischen Beziehung deutlich werden.

Im Hinblick auf unsere therapeutischen Möglichkeiten ist weder ein Nihilismus, der die Betroffenen alleine lassen würde, noch ein unkritischer Optimismus angebracht: Unsere therapeutischen Bemühungen sollten nicht verschleiern, daß Psychotherapie oftmals nicht „heilen" kann, was Menschen in den seelischen Strukturen anderer Menschen zerstört haben. Die Überlebenden tiefgehender Verletzungen sollten dann zumindest nicht um unsere Solidarität und eine angemessene finanzielle Kompensation auch entsprechend unserer Sozialgesetzgebung (z.B. nach dem Häftlings-Hilfe-Gesetz HHG) kämpfen müssen, wie es etwa den Opfern des Nazi-Terrors teilweise über Jahrzehnte zugemutet wurde.

3
Spezielle Neurosenlehre: Die Persönlichkeitsstörungen

3.1 Persönlichkeitsstörungen: Eine Übersicht

Die für einen Menschen charakteristischen (stabilen) psychischen Eigenheiten, mit denen er sich mit der Welt seiner Motive und Emotionen, den zwischenmenschlichen Beziehungen und den gesellschaftlich-kulturellen Anforderungen sinnstiftend auseinandersetzt, werden als seine **Persönlichkeit** bezeichnet. Das die Persönlichkeit Typisierende hat immer zugleich auch etwas vom Durchschnitt tendenziell „Abweichendes", so daß die *Benennung sozialer Besonderheiten* (als Nonkonformität wie auch als auffällige Konformität) den Prozeß der Persönlichkeitstypisierung ermöglicht (Fiedler 1995). Die Psychoanalyse spricht – zunächst unabhängig von jeder Pathologie – von ***Persönlichkeitsstrukturen***.

Das Devianzmuster erlaubt aus der Außenperspektive die Charakterisierung der Persönlichkeit mit fließenden Übergängen bis hin zu einer gestörten Persönlichkeit, der **Persönlichkeitsstörung**. Aus der Eigenperspektive des Betroffenen wird das charakteristisch abweichende, evtl. normverletzende Verhalten oft nicht als solches wahrgenommen: Das Verhalten ist überwiegend *Ich-synton.* Ich-Syntonie meint vor allem, daß der Betroffene seine Eigenschaften, für die er oft durchaus eine Wahrnehmung – auch hinsichtlich des damit verbundenen Leides – haben kann, nicht als krankheitswertige Störung erlebt. Im Gegensatz dazu würde ein Patient mit einer zwangsneurotischen Symptomatik, wie zum Beispiel einem Kontrollzwang, diese Störung in der Diagnostik als *Ich-dyston* klagen und auf Symptombesserung dringen.

Persönlichkeit, Charakter, Psychopathie

Begriffsgeschichtlich sind die Konzepte Persönlichkeit und Charakter weitgehend austauschbar, wobei sich mit dem Charakterbegriff allerdings stärker (psycho-)dynamische Aspekte verbinden. In der psychiatrischen Nomenklatur besteht seit Beginn des 19. Jahrhunderts bis in die jüngste Zeit hinein ein Interesse an der Kennzeichnung von Persönlichkeitsstörungen („Abnorme Persönlichkeiten"; „Psychopathien"), verbunden mit der Klärung der Frage von *Schuldfähigkeit* bei abweichendem Verhalten („unreife Persönlichkeit"; „gemeingefährlicher Psychopath" usw.). Seit Einführung des DSM-III (1980) bemühen sich die aktuellen Klassifikationssysteme psychischer Störungen, diese diskriminierende Konnotation von Persönlichkeitsstruktur durch die wissenschaftliche Fundierung einer professionellen Diagnose zu überwinden, die auch Überlegungen zu Behandlungsansätzen einschließt. Das *Problem der Stigmatisierung* muß jedoch auch weiter vom Diagnostiker reflektiert werden. Im **DSM III/IV** bilden die Symptomstörungen die Achse I und die Persönlichkeitsstörungen die Achse II („Achse-II-Störungen"). In der **ICD-10** bilden sich Symptome und Persönlichkeitsstörungen auf der gleichen Ebene ab.

Die Mahnung von K. Jaspers (1913) („Menschlich aber bedeutet die Feststellung des Wesens eines Menschen eine Erledigung, die bei näherer Besinnung beleidigend ist und die Kommunikation abbricht") macht auf das dialektische Dilemma der personalen *Beziehung* zweier Persönlichkeiten in der Diagnostik einerseits und der *Diagnose* einer Persönlichkeit bzw. Persönlichkeitsstörung durch den Diagnostiker von einem quasi-objektiven Standpunkt aus andererseits deutlich.

Die ***Prävalenz*** aller Persönlichkeitsstörungen wird auch international relativ stabil mit etwa 10 % angegeben und scheint mit steigendem Alter in der zweiten Hälfte des Erwachsenenlebens abzufallen. Längsschnittliche Untersuchungen legen darüber hinaus nahe, daß sich die Ausprägung/Symptomschwere einer im Erwachsenenalter diagnostizierten Persönlichkeitsstörung in der zweiten Hälfte des Erwachsenenlebens abmildert, wobei insbesondere Umweltfaktoren eine moderierende Funktion sowohl bei abnehmender wie bei zunehmender Symptomschwere zuzukommen scheint.

3.2 Persönlichkeitsstörungen: Ausgewählte Störungsbilder

Die Entwicklung einer **Persönlichkeitsstörung** (ICD-10: F60) ist oft schon in der Kindheit oder Jugendzeit wahrnehmbar und führt spätestens im Erwachsenenalter zu *persönlichem Leiden* oder/und *gestörter sozialer Funktionsfähigkeit*, ohne daß eine andere psychische Störung oder hirnorganische Erkrankung dies erklären könnte. Dagegen führen hirnorganische Erkrankungen bzw. Verletzungen, Folgen extremer psychischer Belastungen, oder auch langanhaltende psychiatrische Störungen zu einer im erwachsenen Alter erworbenen **Persönlichkeitsänderung** (überwiegend zu klassifizieren unter ICD-10: F70). Hierunter werden insbesondere Intelligenzminderungen, gegebenenfalls mit Verhaltensstörungen, erfaßt.

Die ***Einteilung*** der Persönlichkeitsstörungen leitet sich historisch von den korrespondierenden schweren Symptomneurosen ab. Auch wenn aus psychoanalytischer Perspektive mit einer zwanghaften Persönlichkeitsstruktur zunächst ein betont strebsamer, genauer, sparsamer Mensch lediglich beschrieben wird, läßt sich die „Patho-Charakterologie", wie K. Schneider kritisch bemerkte, nicht verleugnen. An einer gewissen „Pathophilie", wie diese Tendenz auch bezeichnet worden ist, leidet im übrigen die ganze klinische Persönlichkeitslehre. Es ist bis heute nicht gelungen, *Grundpersönlichkeiten* zu definieren, in die nicht direkt oder indirekt die Krankheitsbilder, von denen sie abgeleitet werden, eingegangen sind.

Im folgenden werden einige der klinisch bedeutsamen Persönlichkeitsstörungen genauer besprochen. Die Bezeichnungen folgen der auch in der ICD-10 eingeführten typologischen Systematik, die in der Kognitiven Psychologie als sogenanntes „Prototypenmodell der Kategorisierung" (Wittgenstein 1958) entwickelt wurde. Das bedeutet insbesondere, daß die Diagnosekriterien einer Persönlichkeitsstörung

- polythetisch angelegt sein sollten (nur ein Teil der Gesamtkriterien muß zutreffen),
- qualitativ gewichtet sein sollen (hierzu fehlen oft noch empirische Studien),
- prototypische Merkmale benennen und
- durch begrenzte Merkmalslisten eine vertretbare Reliabilität aufweisen müssen.

Die Möglichkeit zur Mehrfachdiagnose erlaubt darüber hinaus, bei einer Person mehrere Persönlichkeitsstörungen zu vergeben (Prinzip der ***Komorbidität***). Der sich heute mit den definierten Persönlichkeitsdiagnosen vertraut machende Student oder angehende Psychotherapeut sollte sich darüber im klaren sein, daß er in seinem weiteren Berufsleben das sich aufgrund laufender empirischer Studien verändernde Wissen um einzelne Persönlichkeitsausprägungen und ihre gegenseitige Abgrenzung ständig mit verfolgen muß. Diese Haltung schützt uns alle davor, den jeweiligen Patienten auf („seine") Persönlichkeitsstörung allzu sehr deskriptiv festzulegen, und regt dazu an, sich für eine dynamische und interpersonelle Perspektive offenzuhalten.

3.2.1 Die histrionische Persönlichkeitsstörung (Hysterische Persönlichkeit)

Hauptmerkmale der **histrionischen Persönlichkeitsstörung** (ICD-10: F60.4) sind ein in den Mittelpunkt drängendes Verhalten mit übertriebener Neigung zur Emotionalisierung zwischenmenschlicher Beziehungen, abrupten Affektwechseln sowie übermäßiger Beschäftigung mit der äußeren Erscheinung.

Histrionisch: ein neuer alter Begriff

Auf dem Hintergrund des Diskriminierungs- oder Labeling-Problems (label, engl. = Etikett) durch die Diagnose einer Persönlichkeitsstörung wurde das alte Konzept einer *hysterischen Persönlichkeitsstruktur* bzw. Persönlichkeitsstörung verlassen. Aus psychoanalytischer Sicht hatte sich zudem geklärt, daß hysterische Symptome nicht nur bei ödipalen Konflikten auftreten, wie angenommen worden war. Den hysterischen Syndromen, zu denen die somatoformen (konversionsneurotischen) Störungen ebenso wie die dissoziativen Störungen zählen, gemeinsam ist eine als „hysterisch“ beschriebene Form der Konfliktlösung oder Abwehr (→ Kap. 5.2, dort Psychodynamik). – Der Begriff „histrionisch“ leitet sich aus der lateinischen Bezeichnung für einen Schauspieler in Burlesken (histrio) ab und betont damit den beobachtbaren interaktionellen Aspekt eines theatralischen und emotional aufdringlichen Verhaltens. Mit der Neueinführung des Begriffs „histrionisch“ wurde auch angestrebt, der geschlechtsspezifischen Einseitigkeit der Diagnose „Hysterie“ entgegenzuwirken, obwohl dies bisher nicht als gelungen angesehen werden kann.

Ungeklärt ist weiterhin, ob die histrionische Persönlichkeitsstörung, die aus fortgesetzten (traumatischen) Erfahrungen resultierenden Konflikte aktiv negiert und damit aus dem Bewußtsein fernzuhalten sucht, oder ob die fehlende Reflexion der eigenen Handlungsprämissen im Prinzip durch eine rational-situative Überprüfung verändert werden kann. Damit verbunden ist die wichtige Frage nach dem günstigsten therapeutischen Zugang.

Zur Prävalenz der Diagnose einer histrionischen Persönlichkeitsstörung ist noch wenig sicheres bekannt (6 % in der Allgemeinbevölkerung und bis zu 22 % in einem Patientenkollektiv), wobei die Diagnose bei Frauen weit häufiger gestellt wird als bei Männern (Geschlechtsbias). Die ***Differentialdiagnose*** gilt vor allem gegenüber der narzißtischen Persönlichkeitsstörung und der Borderline-Persönlichkeitsstörung als schwierig, obwohl die histrionische Persönlichkeitsstörung sowohl Identitätsstörungen als auch psychotisch anmutende Episoden eher selten aufweist. Die Komorbidität einer histrionischen Persönlichkeitsstörung mit dissoziativen (→ Kap. 2.5) und somatoformen (Konversions-)Störungen (→ Kap. 5.2) ist mit max. 10 % aller Persönlichkeitsstörungen eher selten im Gegensatz zu einem deutlich höheren Zusammenhang mit affektiven Störungen (→ Kap. 2.2.1). Auf der Ebene der Erklärungsansätze ließen sich bei Patienten mit histrionischen Persönlichkeitsstörungen überzufällig häufig frühkindliche familiäre Gewalterfahrungen und sexuelle Mißbrauchserfahrungen finden.

3.2.2 Die anankastische Persönlichkeitsstörung (Zwangspersönlichkeit)

Zwanghafte (anankastische) Persönlichkeiten mit ihrer Ordnungsliebe, Ausdauer, Pünktlichkeit und Sparsamkeit genießen ein hohes gesellschaftliches Ansehen. Demgegenüber ist die **anankastische Persönlichkeitsstörung** (ICD-10: F60.5) gekennzeichnet durch Pedanterie, Rigidität und Enge in den Denkfunktionen. Einem starken Sauberkeitsbedürfnis auf der körperlichen Seite entsprechen häufig ausgeprägte Moralvorstellungen im seelischen Bereich. Ängstlichkeit, Unzulänglichkeitsgefühle, Skrupelhaftigkeit, Entschlußunfähigkeit, peinliche Genauigkeit und Gewissenhaftigkeit sowie die Unfähigkeit, Wesentliches von Unwesentlichem zu unterscheiden, sind weitere Charakteristika. (Der kontinuierliche, fließende Übergang zwischen einer Persönlichkeitsausprägung [zwanghafte Persönlichkeit] und einer Persönlichkeitsstörung [anankastische Persönlichkeitsstörung] wird an diesem Beispiel sehr deutlich.)

Therapeutische Hilfe wird erst dann aufgesucht, wenn Arbeitsverzögerungen oder Entscheidungsprobleme zum Beispiel im Beruf auffällig werden. Außerdem besteht eine übermäßige (zweifelnde) Vorsicht als Ausdruck einer tiefgehenden persönlichen *Unsicherheit*. Es liegt auf der Hand, daß (reaktiv) depressive Verstimmungen in der Folge häufig sind.

Im Gegensatz zur ursprünglichen Auffassung, die einen Zusammenhang zwischen der Zwangspersönlichkeit und der damit als charakterlich präformiert erscheinenden „Zwangsneurose" postulierte, wird in jüngerer Zeit vor allem die Nähe der Zwangsstörungen (→ Kap. 2.3) zu den Angststörungen diskutiert. Zwischen der anankastischen Persönlichkeitsstörung und der Zwangsneurose im Sinne einer *symptomatischen Zwangsstörung* besteht eine eher geringe Korrelation – nur 17 bis 25 % der Patienten mit Zwangsstörungen haben eine zwanghafte Persönlichkeit.

Die *dynamische Struktur der zwanghaften Persönlichkeitsstörung* zeigt drei ausgeprägte Eigenheiten (in Anlehnung an Shapiro 1981):

- *Emotionale Autarkie*: „Ich brauche niemanden." Der Mensch mit einer zwanghaften Persönlichkeit ist ein „affektiver Selbstversorger" – in charakteristischem Gegensatz zum Hysteriker.

- *Vermeidung echt autonomer Handlungen*, um jede Fehlermöglichkeit zu vermeiden.
- *Gefühl des Getriebenseins.* Dem Zwanghaften sitzt immer ein imaginärer Aufpasser im Nacken. Die Befriedigung über das Geleistete ist begrenzt.

Neuere psychoanalytische Hypothesen gehen weniger von einer Triebproblematik (Aggression), als vielmehr von einem interpersonellen Konflikt in der Genese der Zwangspersönlichkeiten aus. In diesem Konflikt zwischen Gehorsam (Fremdbestimmung) und Autonomie (Selbstbestimmung) wird die zwanghafte Genauigkeit als eine *adaptive Überlebensstrategie* des Kindes verstanden. Man könnte das zwanghafte Beharren auf einer Strategie oder einem Thema auch als „selektive Unaufmerksamkeit" (Shapiro 1981) gegenüber neuen Anforderungen und Unwägbarkeiten, die das Selbstkonzept zu verunsichern drohen, begreifen. Gesicherte empirische Studien über diese Hypothesen fehlen bisher. Innerhalb dieser Problematik kann naturgemäß das Thema der Sauberkeitserziehung eines der Problembereiche sein, an denen sich diese Konfliktkonstellation in den kindlichen Entwicklungsjahren manifestiert. Ein abgrenzbarer Einfluß dieses Faktors wurde jedoch nie gesichert.

3.2.3 Die ängstliche und die abhängige Persönlichkeitsstörung

In der ICD-10 werden die **ängstliche (vermeidende) Persönlichkeitsstörung** (ICD-10: F60.6) und die **abhängige (asthenische) Persönlichkeitsstörung** (ICD-10: F60.7) unterschieden.

Die **ängstliche (vermeidende) Persönlichkeitsstörung** wird im DSM-IV als *selbstunsichere Persönlichkeit* bezeichnet. Dies entspricht auch einem älteren (und guten) deutschen Begriff. Im Unterschied zum bewußten Vermeiden eher umschriebener sozialer Beziehungen in der **sozialen Phobie** dominiert ein generelles *aktiv-distanzierendes* Vermeidungsmuster, da die Betroffenen fortwährend bemüht sind, die Wiederholung schmerzhafter interpersonaler Erfahrungen zu vermeiden (Millon 1981). Gleichzeitig sehnen sie sich häufig nach zwischenmenschlicher Nähe (Konflikte zwischen Bindungsangst und Bindungssehnsucht und daraus resultierende interpersonelle Angst). Die Nähe der ängstlichen (vermeidenden) Persönlichkeitsstörung zum Konzept der schizoiden Persönlichkeitsstörung wird aktuell diskutiert.

Die **abhängige Persönlichkeitsstörung** wird im DSM-IV als dependente Persönlichkeit bezeichnet. Sie ist gekennzeichnet durch eine übergroße Abhängigkeit von relevanten Bezugspersonen, wobei Eigeninitiative völlig zurücktritt. Bei Entscheidungsnotwendigkeiten entsteht ein Gefühl von Hilflosigkeit, die sich bei sozialen Verlusten bis zu Suizidhandlungen steigern kann. Das erlernte Empathievermögen dieser Menschen wirkt angenehm und verdeckt, daß sie unter Umständen nur eine „Rolle" übernehmen, weil zur Autonomie führende Selbst-Konzepte fehlen. Winnicott sprach in diesem Zusammenhang von der Entwicklung eines „falschen Selbst". Besonders interessant dürften weitere Untersuchungen hinsichtlich einer Unterscheidung *motiviert-aktiver* Handlungsstrategien (z.B. Kompromißfähigkeit) bei abhängigen Persönlichkeiten sein, die mit einer günstigeren Entwicklung korrelieren, wohingegen *motiviert-passive* Handlungsstrategien (z.B. Schutzsuche, Anforderungsvermeidung) mit negativeren Entwicklungen im Lebenslauf verbunden sind. Diese Befunde sind allerdings noch nicht gesichert.

3.2.4 Die Borderline-Persönlichkeitsstörung

Seit den 70er Jahren wurde der Begriff der **Borderline-Persönlichkeitsstörung** (ICD-10: F60.3 **Emotional instabile Persönlichkeitsstörung**; F60.30 **Impulsiver Typus**, F60.31 **Borderline Typus**) bzw. des Borderline-(Grenzlinien-)Syndroms zunehmend aktueller. Es geht um die Erfassung von Krankheiten, die auf der Grenze zwischen Neurosen und Psychosen liegen. Dieses Interesse ist fraglos aus den USA nach Deutschland gelangt. Wahrscheinlich liegen zwei Gründe für das starke Anwachsen der Verwendung des Borderline-Begriffs vor: Zum einen wird man zunehmend auf klinische Bilder aufmerksam, die tatsächlich nur mit Gewalt entweder den Neurosen oder den Psychosen zuzuschlagen sind. Zum anderen hat wohl auch das schlechte Ansprechen bestimmter Krankheitsbilder auf die Therapie zur Ausbreitung des Begriffs beigetragen. Man behandelte diese Störungen, die wie neurotische aussehen, in der gleichen Weise, wie man sonst Neurosen behandelt, aber der vergleichbare Erfolg blieb aus.

Es ist keine Frage, daß die Störungen, die W. Reich 1925 als „triebhafte Charaktere" beschrieb, heute von uns zum Borderline-Syndrom gerechnet würden. Die erste gründlichere Bearbeitung stammt von M. Schmideberg. Von dieser Autorin stammt auch der Versuch, die äußeren Erscheinungen als ***„Stabilität in der Instabilität"*** zu beschreiben. Diese Formel von Schmideberg hat sich wohl deswegen durchgesetzt, weil sie etwas Wesentliches an diesen Patienten bezeichnet: Eigentlich müßten sie laufend psychotisch dekompensieren, aber merkwürdigerweise tun sie es nicht.

Die ***Symptomatik,*** die sich mit der anderer Persönlichkeitsstörungen überschneidet, ist heute durch die sogenannten Gunderson-Kriterien (die auch im DSM berücksichtigt werden) am einfachsten zu umreißen:

DSM-IV-Kriterien (nach Gunderson) für Borderline-Persönlichkeitsstörungen

Durchgängiges Persönlichkeitsmuster von Instabilität der interpersonalen Beziehungen, des Selbstbildes und der Affekte sowie ausgeprägter Impulsivität
Charakteristische Elemente:

- Massive Anstrengungen, wirkliches oder befürchtetes Verlassenwerden zu verhindern
- Ein Muster instabiler und zugleich intensiver Beziehungen, das zwischen den Extremen der Idealisierung und Abwertung schwankt
- Identitätsstörung, vor allem durchgängig instabiles Selbstbild oder Selbstgefühl
- Potentiell selbstgefährdende Impulsivität (z.B. Geldausgaben, Sexualität, Substanzmißbrauch, riskanter Fahrstil, Freßattacken)
- Suizidversuche, Suizidhandlungen, Suiziddrohungen oder selbstverletzendes Verhalten

- Affektive Instabilität im Zusammenhang mit einer hohen Reagibilität der Stimmung (massive episodische Dysphorie, Reizbarkeit, Ängste über Stunden)
- Chronische Leeregefühle
- Unangemessene starke Wut oder Schwierigkeiten, aggressive Gefühle zu kontrollieren (z.B. Wutausbrüche, ständige Gereiztheit, handgreifliche Entgleisungen)
- Paranoide Vorstellungen in Belastungssituationen oder massive Bewußtseinsstörungen (dissoziative Symptome)

Epidemiologisch geht man von einer Prävalenz von 2 % in der Bevölkerung aus. Frauen erkranken häufiger als Männer. In den Institutionen sind die Patienten aufgrund ihres Beschwerdedrucks natürlich überrepräsentiert. Eine *familiäre Häufung* ist gesichert, was sowohl biologisch wie psychosozial interpretiert werden kann.

Verlauf: Junge Erwachsene erkranken am häufigsten, waren aber – bei genauerer Betrachtung – meist bereits in der Entwicklung auffällig. Über die Jahrzehnte scheint sich die Schärfe der Symptomatik zu mildern.

Psychodynamik: Die Diskussion der spezifischen Pathodynamik des Borderline-Syndroms hat heute einen sehr speziellen Diskussionsstand erreicht, auf welchem mit einer eigenwilligen Spezialsprache argumentiert wird. Kernberg, der wichtigste Autor auf diesem Gebiet, geht in seiner strukturellen Analyse des Borderline-Syndroms von folgenden Parametern aus:

- Die unspezifischen Manifestationen von Ich-Schwäche (fehlende Angsttoleranz, mangelnde Impulskontrolle, mangelnde Sublimierungsfähigkeit)
- Die Verschiebung vom sekundär zum primär prozeßhaften Denken (→ Kap.1.2)
- Spezifische Abwehroperationen

Für P. Schilder (dem die Psychosomatische Medizin wichtige Einsichten in die Bedeutung des Körperbildes verdankt) baut sich das Ich im Laufe der frühen Entwicklung als eine Synthese der autonomen Reifungs- und der frühen Identifizierungsvorgänge auf. Das ist im Kern noch unsere heutige Sicht. Hier setzt auch Kernberg an. Er meint, daß das frühe Ich vor allem zwei Funktionen habe:

1. Die Differenzierung des Bildes von einem selbst (Selbst-Bild) und des Bildes der anderen in sich (Objekt-Bild) und
2. die Integration von Selbst-Bildern und Objekt-Bildern, die einander entsprechend jeweils unter dem Einfluß positiver oder negativer „Gefühlstönungen" entstanden sind. Hiermit ist unterstellt, daß am Beginn der Entwicklung das Ich unfähig sei, eine zugewandte und eine versagende Person als eine einheitliche wahrzunehmen.

Das heißt, am Anfang besteht ein Unvermögen des Ichs, Objektbilder gegensätzlicher Qualität in sich zu vereinen. Das Erlernen der Syntheseleistung gehört zu den wesentlichen frühen Funktionen des Ichs, und diese bleibt in ihrer Wichtigkeit das ganze Leben bestehen. Die Unfähigkeit des frühen Ichs, Objektbilder mit gegensätzlichen Qualitäten zu vereinen, ist zuerst eine spezifische Form der Ich-Schwäche des jungen Ichs, bevor es ein spezieller *Abwehrmechanismus* wird, den man am besten als **Spaltung** bezeichnet. Kernberg sagt von diesem Spaltungsmechanismus, daß er anfangs auf einem Versagen der Integrationsmöglichkeiten des Ichs beruhe und dann später eingeübt und aktiv für andere Ziele eingesetzt werde.

Dieses eigentlich einleuchtende Entwicklungsmodell ist durch die objektivierende Forschung an Säuglingen und Kleinkindern wieder in Frage gestellt worden: eine einheitliche, integrierte Wahrnehmung von Anfang an ist deutlich wahrscheinlicher als eine „synthetische", die erst durch das Zusammenfügen gegensätzlicher Kognitionen entsteht. Daß „Spaltungen" beim Borderline-Syndrom klinisch vorkommen, ist eine andere Sache. Die Erklärung ihrer Ursachen ist aber weiterhin offen. Eine Ursache zeichnet sich in der Form eines *inkonsistenten, widersprüchlichen mütterlichen Zuwendungsverhaltens* überhaupt ab, was aber nur pathogen zu sein scheint, wenn es gleichzeitig mit *Überengagement* (maternal overinvolvement) gekoppelt ist. In einer Verlaufsstudie an 776 Jugendlichen erwies sich nur die Kombination beider Stile als die Entwicklung des Borderline-Syndroms begünstigend (Bezirganian et al. 1993). Dies bedeutet, daß der Rolle der Identifizierung mit widersprüchlichen Modellen (Bezugspersonen) in der Entwicklung eine größere Wichtigkeit zukommt, als Kernberg unterstellt. Hier bedarf es vor allem weiterer empirischer Studien.

Ebenfalls bedeutsam ist beim Borderline-Syndrom eine ausgeprägte **Identitätsdiffusion**. Man kann sich vorstellen, daß wenn Spaltungsvorgänge im Ich aktiv aufrechterhalten werden, es nicht zu jener Syntheseleistung kommt, die zu einem stabilen Ich- und Selbstbild führt. Charakteristischerweise zeigen diese Patienten, wie von allen Untersuchern bestätigt wird, eine ausgesprochen instabile Wahrnehmung und Einschätzung ihrer selbst und das Fehlen eines ausgeprägten Gefühls der Identität ihrer Person. Als weitere Folgen anhaltender „Spaltungen" gegenüber Affekten und Impulsen im Ich und der damit verbundenen Bilder vom Selbst und von den anderen werden genannt: geringe Möglichkeiten der realistischen Einschätzung anderer, fehlende Empathie, Flachheit der Emotionen als Selbstschutz, mangelnde Wahrnehmung von Schuldgefühlen, Vermeidung emotionalen Engagements, „emotionale Unkenntnis" darüber, daß andere Menschen andersartige Empfindungen haben können.

Das ***therapeutische Problem***, vor das diese Patienten uns stellen, ist erheblich. Es werden hohe Ansprüche an Verständnis, Einfühlungsvermögen und Belastbarkeit der Therapeuten gestellt. Heute scheint sich abzuzeichnen, daß stationäre Psychotherapie der ambulanten Therapie zumindest am Beginn überlegen ist. Dieses Ergebnis eines Forschungsprojektes der Menninger-Klinik in den USA entspricht unseren eigenen Erfahrungen. Die stationäre Psychotherapie sollte die Funktion eines „Therapieorganisators" haben und eher kürzer als länger (nicht über 3 Monate, was für Psychotherapie kein langer Zeitraum ist) konzipiert sein. Das schließt nicht aus, daß einzelne Patienten auch von langen stationären Therapien profitieren. Die Art der ambulanten Therapie muß von Fall zu Fall geklärt werden. Nach unserer Erfahrung bietet sich eine mehrjährige, eher niederfrequente (1–2 Stunden pro Woche) und modifizierte analytische Therapie als die geeignetste Form an. Nach 1990 konnte die auf verhaltenstherapeutischen und Beziehungsaspekten aufgebaute Therapie nach Linnehan gute Erfolge belegen. Eine über Kriseninterventionen hinausgehende Therapie mit *Psychopharmaka* ist nach Meinung so erfahrener Autoren wie Dulz und Schneider (1996) nicht indiziert. Dominieren Impulskontrollstörungen (z.B. drängende Selbstverletzungen), ist ein Therapieversuch mit atypischen Neuroleptika (z.B. Risperidon) angezeigt.

3.2.5 Die narzißtische Persönlichkeitsstörung (Narzißtische Neurose)

Das Konzept einer **narzißtischen Persönlichkeitsstörung** ist erstmals im DSM-III (1980) und jetzt im DSM-IV aufgenommen worden, jedoch (noch) *nicht* in der ICD-10. Im klinischen Kontext besteht derzeit vor allem die terminologische und konzeptuelle Schwierigkeit, die narzißtische Persönlichkeitsstörung von der narzißtischen Neurose ausreichend abzugrenzen. Als narzißtische Neurose wird eine Neurosenform bezeichnet, bei welcher im *Zentrum der Psychodynamik* eine ***Krise des Selbstgefühls*** steht. Das heißt, von anderen gängigen Neurosebezeichnungen unterscheidet sich diese dadurch, daß sie nach einer Psychodynamik und nicht nach einer Phänomenologie benannt wird. Das ist ein entscheidender Nachteil, der zu Verwirrungen führen kann. Eine überdauernde und grundlegende Störung des Selbstwertgefühls ohne weitergehende begleitende Symptomatik wird am besten als **narzißtische Persönlichkeitsstörung** bezeichnet.

In der Praxis wird von manchen Kollegen ein Großteil aller Neurosen als narzißtisch klassifiziert, und dies geschieht nicht einmal ohne Berechtigung, denn bei welcher Neurose wäre nicht das Selbstgefühl in irgendeiner Form betroffen?! Persönlichkeitstendenzen wie schizoider Rückzug oder hysterisches Agieren, depressive Introvertiertheit und zwanghafte Selbstgenügsamkeit sind in ihrer Psychodynamik genauso narzißtisch wie die Symptombilder, die sich aus solchen Grundpersönlichkeiten entwickeln. Im Kern geht es – wie oben schon ausgeführt – um unbefriedigende und unzureichende Versuche, zu einem besseren Selbstgefühl zu gelangen. Sie alle als „narzißtisch“ zu diagnostizieren, ist von der Klassifikation her so unsinnig, wie es von der Psychodynamik her zutreffend ist.

Symptomatik: Wenn man sich klar macht, daß die Symptomatik für diese Diagnose nicht das Bestimmende ist, dann kann man folgende *Phänomene* in den Vordergrund der Bilder stellen: Gefühle von Leere und Sinnlosigkeit, Störungen des Identitätsgefühls und ausgeprägte Selbstwertunsicherheit. Leeregefühle werden von Menschen, die unter ihnen leiden und vergleichen können, unangenehmer als Angstzustände bezeichnet. Offensichtlich hängt das damit zusammen, daß bei der Angst „etwas da ist", mag es auch noch so quälend sein, beim Gefühl von Leere dies „etwas" aber gerade fehlt. Der Mensch hat das Gefühl, nichts in sich zu haben, nichts zu sein, nichts wert zu sein. Diese Phänomene weisen auf entscheidende Störungen des Persönlichkeitsteils hin, den wir heute das Selbst nennen (s. dazu die Ausführungen über das ***Selbst*** in → Kap. 1.2 und die Entwicklungsgesichtspunkte von Selbst, Selbstgefühl, Identität und Narzißmus in → Kap. 1.4.1 und den nachfolgenden!). Eine entscheidende Störung des Selbst macht weitere Phänomene nachvollziehbar, die sich bei der narzißtischen Neurose und der narzißtischen Persönlichkeitsstörung in unterschiedlichen Ausprägungen finden: Gefühle von Minderwertigkeit und Selbstunsicherheit, erhöhte Verletzlichkeit und Kränkbarkeit, Unsicherheit und manchmal Mißtrauen.

Narzißtisch wird also meist nicht im Sinne von Selbstverliebtheit verwandt, wie man aus dem Mythos vom schönen Knaben Narziß ableiten könnte, sondern sehr viel häufiger als *Bedrohtheit des Selbstgefühls.* Hauptmerkmale der narzißtischen Persönlichkeitsstörung liegen im *sozialen, zwischenmenschlichen Bereich*, hervorgerufen durch

- einen Mangel an Empathie,
- ein durchgängiges Muster von sozialem Unbehagen und
- Angst vor negativer Beurteilung durch andere.

Dieses regelmäßige Mißverständnis des mit der terminologischen Mode nicht Vertrauten sollte unbedingt vermieden werden. Unglücklicherweise wird der Begriff jedoch auch zur Beschreibung von selbstverliebten, egozentrischen, egoistischen Menschen verwandt, etwa beim Bild des „narzißtischen Künstlers", dessen Glaube an sich, seine Genialität und seine Möglichkeiten nur zu oft Voraussetzung seiner Kreativität zu sein scheint. Der Maler Salvador Dali hatte in diesem Sinne fraglos einen narzißtischen Persönlichkeitsstil, und er war gewiß selbstironisch genug, dieses Attribut als schmeichelhaft zu empfinden. Die einzige Berechtigung, die überhaupt eine einheitliche Bezeichnung so widersprüchlicher Phänomene gestattet, ist natürlich die Psychodynamik: hinter dem Minderwertigkeitsgefühl des Selbstunsicheren wie hinter dem überzogenen Selbstgefühl des Arroganten steht ein so oder so gestörtes Selbstgefühl – ein narzißtischer Konflikt oder eine narzißtische Spannung in der Persönlichkeit.

Differentialdiagnostisch gilt als Leitlinie, daß die narzißtische Persönlichkeit insgesamt intakter, Ich-stärker und in der sozialen Anpassung erfolgreicher ist als zum Beispiel die Borderline-Persönlichkeitsstörung. Außerdem ist die Komorbidität mit der histrionischen Persönlichkeitsstörung und der antisozialen Persönlichkeitsstörung erheblich, wobei die narzißtische Persönlichkeitsstörung weniger impulsiv und emotional weniger überbetont wirkt. Immer wieder treten auch primär depressive Verstimmungen (oder selten: hypomanische Episoden) des Patienten mit einer narzißtischen Persönlichkeitsstörung auf. Die ***Prävalenz*** wird derzeit als sehr niedrig eingeschätzt (max. 3 % einer Patientengruppe und zwischen 1,6 und 16,2 % aller Persönlichkeitsstörungen).

4
Allgemeine Psychosomatische Medizin

4.1 Definition der Psychosomatik

Der Ausdruck „psychosomatisch" wurde erstmals 1818 von J. Heinroth in einer eher beiläufigen Äußerung verwandt. Der Begriff Psychosomatische Medizin umfaßt heute folgende drei Bereiche:

1. Psychosomatische Medizin beinhaltet eine ärztliche ***Grundeinstellung***, die bei der Diagnostik und Therapie von Krankheiten seelische und soziale Faktoren mit berücksichtigt. Das ist die allgemeinste Bedeutung des Begriffs und entspricht dem verbreitetsten Gebrauch von „psychosomatisch" (→ Kap. 1.1).
2. Psychosomatische Medizin ist weiterhin eine ***Forschungsrichtung***, die mit biologischen, psychologischen (darunter psychoanalytischen) und sozialen Methoden (sowie einer großen Anzahl von Hilfswissenschaften) die Bedeutung seelischer und sozialer Vorgänge für die Entstehung, Erhaltung und Therapie von körperlichen Krankheiten untersucht.
3. Psychosomatische Medizin ist schließlich die Bezeichnung eines anhaltend expandierenden ärztlichen ***Versorgungsgebietes***, das vor allem mit psychotherapeutischen Methoden eine Klientel von Patienten betreut, deren Beschwerden von rein psychogenen Störungen einerseits über echt psycho-somatische Krankheitsbilder (in der großen Mehrzahl) bis zu den Folgezuständen schwerer und chronischer körperlicher Krankheiten reichen.

Als *Kurzdefinition* hat sich für uns die folgende bewährt:

> Psychosomatische Medizin ist die Lehre von den körperlich-seelisch-sozialen Wechselwirkungen in der Entstehung, im Verlauf und in der Behandlung von menschlichen Krankheiten. Sie muß ihrem Wesen nach als eine personenzentrierte Medizin verstanden werden.

Der zweite Satz dieser Definition ist mehr als ein Nachsatz; er hat vielmehr in unserem Verständnis Psychosomatischer Medizin essentielle Bedeutung. Während der erste Teil der Definition in neueren Etiketten, die zum Teil gleichbedeutend mit „psychosomatisch" verwandt werden („psychosoziale Medizin", „biopsychosoziale Medizin"), gut aufgehoben ist, droht das *personenzentrierte Wesen der Psychosomatischen Medizin,* das sie von Anfang an charakterisierte, immer mehr zu schwinden. In den wissenschaftlich tonangebenden angelsächsischen Ländern heißt „psychosomatics" kaum mehr als Psychophysiologie. Die Versorgungsaspekte werden dort u.a. als „Liaison-Psychiatrie" angesehen. Das hängt eng damit zusammen, daß es in den meisten Ländern keine eigenständige Psychosomatische Medizin gibt, die – als unabhängiges Fach an den Universitäten – ein weitgehend deutscher Vorstoß geblieben ist. Auch das seit etwa 1985 aus den USA eingeführte Konzept der *Verhaltensmedizin* kennt originär keine personenzentrierte Betrachtung, sondern basiert auf dem behaviouristischen Modell.

Der Name Psychosomatische Medizin sollte deshalb für *die* Medizin reserviert bleiben, welche Krankheiten des Menschen als biopsychosoziale Vorgänge versteht, aber seine Person in den Mittelpunkt ihres Interesses stellt. Das kann für ein Spezialfach gelten, wie es zur Zeit der Fall ist, sollte im Prinzip aber Zielanspruch der gesamten Medizin sein.

4.2 Das Leib-Seele-Problem

Das zentrale Problem der Psychosomatischen Medizin ist das Leib-Seele-Problem. Es geht um die Frage, wie sich seelische und körperliche Vorgänge gegenseitig beeinflussen und verändern können. Es geht um den „rätselhaften Sprung" (Freud) vom Psychischen ins Körperliche und umgekehrt. Für diese Frage gibt es bis heute keine befriedigende Antwort. Die verschiedenen theoretischen Konzepte und therapeutischen Ansätze sind als Versuche aufzufassen, der Lösung dieses Problems näherzukommen. Auf der anderen Seite ist die *Trennung von Leib und Seele,* Körper und Geist eine abendländische Eigenart mit langer Tradition (Leib-Seele-Dualismus), deren Notwendigkeit immer wieder hinterfragt werden sollte.

4.3 Psychosomatische Modelle

4.3.1 F. Alexander: Die Theorie krankheitsspezifischer psychodynamischer Konflikte

F. Alexander (1891–1964), einer der Begründer moderner Psychosomatik, unterschied 1950 zwei psychodynamische Grundmuster, die die Ursache von körperlichen Symptomen darstellen können.

- Die *Konversionssymtpome*: Unter einem Konversionssymptom versteht Alexander in Anlehnung an S. Freud körperliche Symptome, die unbewußt als symbolischer Ausdruck chronischer unerträglicher emotionaler Konflikte entstehen (→ Kap. 4.3.2 , Kap. 5.1 und 5.2).
- Die *Symptome der vegetativen Neurose* (Organneurose): Hier werden die körperlichen Symptome als funktionelle Begleiterscheinungen von chronisch unterdrückten emotionalen Spannungen verstanden (→ Kap. 5.1).

Bei dem Verständnis der Konversionssymptome schließt Alexander sich dem Freudschen Modell an. Für die Symptome der vegetativen Neurose hat er folgendes Verständnismodell entwickelt: Hauptaufgabe des Organismus ist die Aufrechterhaltung der

Homöostase. Das vegetative Nervensystem ist hierbei für die inneren Angelegenheiten des Organismus zuständig. Bei neurotischen Störungen im Bereich des vegetativen Nervensystems ist die Arbeitsteilung zwischen dem parasympathischen Anteil und dem sympathischen Anteil des vegetativen Nervensystems gestört. Dabei unterscheidet Alexander zwei wesentliche Grundstörungen:

1. Der Organismus bleibt im Zustand der *Bereitstellung* zu einer notwendigen Handlung bestehen.
2. Der Organismus reagiert auf die Notwendigkeit zum Handeln mit *Rückzug*.

Zu Punkt 1: Hierbei überwiegen die sympathischen Anteile. Die für die jeweilige Situation notwendigen adaptiven vegetativen Reaktionen werden bei dieser Störung in Gang gesetzt. Die Störung liegt darin, daß es nie zur Ausführung der vorbereiteten Handlung kommt. Der Zustand der Vorbereitung auf das Handeln bleibt chronisch bestehen.

Zu Punkt 2: Hierbei überwiegen die parasympathischen Anteile. Alexander sieht in dieser Störung einen vollständigen Rückzug vor der Lösung äußerer Probleme. Das Individuum reagiert auf die sich ergebende Notwendigkeit von Selbsterhaltungstendenzen mit einem gefühlsmäßigen Sichzurückziehen vor der Handlung in einen Abhängigkeitszustand.

Das Problem der Spezifität emotionaler Faktoren bei psychosomatischen Störungen

Die Spezifität der bei vegetativen Störungen wirksamen psychodynamischen Faktoren muß nach Alexander in der Konfliktsituation gesucht werden, in der die verschiedenen psychologischen Faktoren wie Angst, verdrängte feindselige und erotische Antriebe, Versagungen oder Abhängigkeitsbestrebungen, Minderwertigkeits- und Schuldgefühle in Erscheinung treten. Weiter führt der Autor als bedeutsame Faktoren für die Spezifität die Konstitution und die Anamnese des beteiligten Organsystems auf, die eine spezifische erhöhte Ansprechbarkeit auf emotionale Reize bedingen können.

Alexander sieht in dem *Abhängigkeitskonflikt* den zentralen Konflikt psychosomatischer Krankheiten. Die entwicklungsgeschichtliche Wurzel der psychosomatischen Störung besteht seines Erachtens in der Störung der frühen Mutter-Kind-Beziehung, in deren Rahmen sich ein spezifischer Konflikt mit entsprechender Abwehr ausbildet, wobei konstitutionelle Faktoren eine unterschiedliche Rolle spielen. Die Manifestation der Erkrankung erfolgt in einer Lebenssituation, in der es zu einer erneuten Aktualisierung des Konfliktes oder zu einer Infragestellung oder Schwächung der ausgebildeten Abwehr kommt („auslösende Situation").

Gegen die Annahme krankheitsspezifischer Konflikte wurden schon zu Alexanders Lebzeiten Argumente vorgetragen. Ein besonders stringentes und dann wieder vergessenes Modell stammt von E. Stern (zitiert nach Putzke und Brähler, 1992). Stern geht von drei Prämissen aus:

1. Der „Grundkonflikt", das ist die allgemeine affektive Traumatisierung in allen Formen und Schweregraden während der Entwicklung.
2. Der „auslösende Konflikt", das ist das vielfältige Störungsmuster, das die erwachsene Persönlichkeit verletzt und die Krankheit auslöst.
3. Die Organlokalisation, die Stern in der Folge Adlers durch konstitutionelle „Organminderwertigkeit" bestimmt sieht. Hier könnte man heute eine Organprägung durch Konditionierung oder Symbolisierung anfügen.

„Aus diesem Geflecht von Grundkonflikt, auslösendem Konflikt und der Organlokalisation entsteht ein somatisches und psychisches Terrain, auf dem eine psychosomatische Krankheit sich manifestiert." Eine Spezifität von Konflikt, Trauma und Symptombildung entfällt.

Auch wir stehen, wie heute die Mehrzahl der Psychosomatiker, der Spezifitätshypothese zurückhaltend gegenüber. Zu ähnlich sind sich letztlich alle Beschreibungen, die das vermutlich jeweils Spezifische in der Psychodynamik verschiedener Krankheitsbilder darstellen. Auf der anderen Seite kann sich kein erfahrener Kliniker dem Eindruck entziehen, daß manche solcher „typischen" Beschreibungen tatsächlich etwas Bedeutsames bei der jeweiligen Störung erfassen. Uns erscheint es sinnvoll, für die Praxis sich weiterhin in lockerer Form einzelner Spezifitätsvorstellungen zu bedienen, dabei aber immer die grundsätzliche These zu beachten, daß letztlich jeder Konflikt über seinen psychobiologischen Niederschlag zu jedem Störungsbild beitragen kann. Die Spezifität der Krankheit liegt im einzelnen Individuum. Sie hat bei körperlichen Krankheitsbildern, neben den bekannten somatischen Ursachen, auch viel mit Konstitution und Erbbiologie zu tun. Als moderne Antithese zur Vorstellung spezifischer Konflikte kann man das integrative Modell von H. Weiner auffassen, das in Kap. 4.3.9 vorgestellt wird.

4.3.2 S. Freud: Das Konversionsmodell

Das Prinzip der **Konversion** ist das zuerst (Freud, 1895) beschriebene und heute noch in weiten Bereichen gültige der Umsetzung (lat. conversio: Umwandlung) seelischer Konflikte in körperliche Phänomene. Es handelt sich im Prinzip um ein allgemeines Erklärungskonzept, und G. Groddeck, ein Vorläufer wissenschaftlicher Psychosomatik, setzte es in den 20er Jahren unseres Jahrhunderts radikal zum Verständnis einer Vielzahl von Erkrankungen ein. Das kann so heute nicht mehr vertreten werden. Dennoch läßt sich eine Reihe psychosomatischer Phänomene weiterhin optimal durch das Konversionsprinzip erklären, besonders alle Funktionsstörungen der Willkürmuskulatur und der Wahrnehmungsorgane einschließlich der Haut.

Der *dynamische Grundgehalt* liegt beim Konversionssymptom in der Symbolisierung von Konflikten, Wünschen, Befürchtungen oder Phantasien in einer für den Patienten nicht mehr verständlichen Körpersprache. Aus diesem Grunde scheint uns der Begriff der **Ausdruckskrankheit** von Uexküll glücklich gewählt. Im Symptom wird also ein psychischer Konflikt sekundär ins Körperliche konvertiert. **Abbildung 4.1** zur Symptombildung bei Konversionsvorgängen versucht die Dynamik von unbewußten und bewußten Tendenzen und die Symptombildung als Kompromiß zwischen beiden darzustellen.

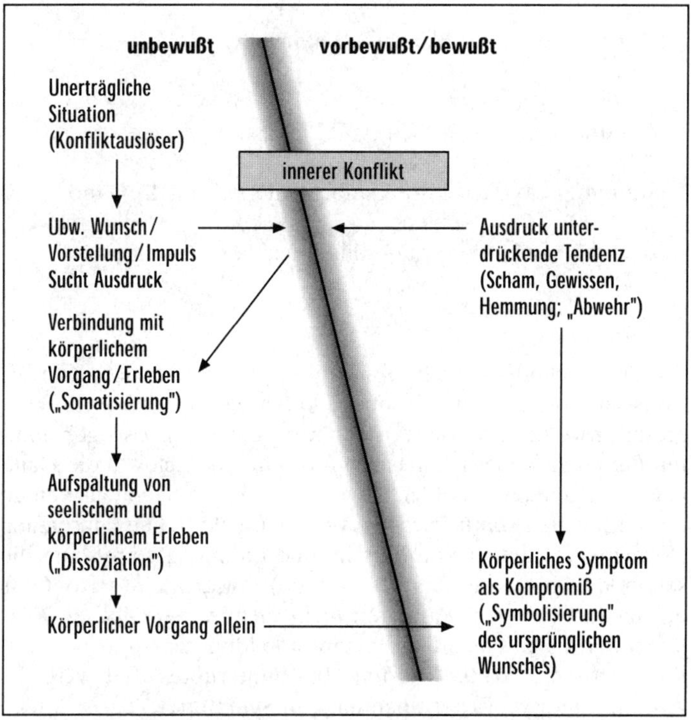

Abb. 4.1 Symptombildung über den Konversionsmechanismus. (Leicht modifiziert nach Adler und Hemmeler 1986)

Das Konversionskonzept war eng mit dem der **Hysterie** verbunden. Ursprünglich wurde davon ausgegangen, daß jeder Konversionsvorgang auch ein hysterischer sei. Inzwischen ist eine gewisse Unabhängigkeit von Konversionsvorgängen auf der einen und hysterischen Phänomenen auf der anderen Seite wahrscheinlich gemacht worden. Zudem wurde das Hysteriekonzept (→ Kasten im Kap. 5.2, S. 221!) klassifikatorisch aufgegeben (→ auch Kap. 2.4).

Determinanten des Konversionskonzepts

Die Symptome sind:

phänomenal:	„pseudoneurologische" Erscheinungen (Störungen)
kommunikativ:	körpersprachliche Ausdrucksphänomene
psychodynamisch:	Symbolbildungen zur Lösung eines unbewußten Konflikts

Für die psychodynamische Konzeption steht hinter dem Konversionssymptom eine umschriebene *unbewußte Phantasie,* die dargestellt wird (z.B. bei der Armlähmung eines aggressiv gehemmten Patienten ließe sich diese so formulieren: „Ich will die Hand gegen niemanden erheben.") Diese Störungen haben also einen umschriebenen ***sinnbildlichen Ausdrucksgehalt***. Die Umsetzung (Konversion) dieses Konflikts in eine Lähmung wäre dann die sekundäre Somatisierung. Der (neue) Ausdruck des Konflikts erfolgt in einer dem Patienten nicht mehr verständlichen ***Körpersprache***. Die eigentliche Symptombildung entspräche damit im Kern einer ***Symbolisierung***. Ihr unbewußtes Ziel wäre die Abfuhr von psychischer Spannung im Symptom.

Denkbar ist aber auch, daß zuerst die körperliche Läsion da ist – natürlich somatisch verursacht – und diese dann *sekundär Bedeutungshaltigkeit* für die Person gewinnt, d.h., daß sich Phantasien, Gefühle, Besetzungen und Konflikte an die entstandene Krankheit/Schädigung knüpfen. Das Symptom hätte dann sekundär einen Ausdruckscharakter gewonnen. Das ist der Weg der Erweiterung des Konversionsmodells, den die amerikanischen Psychosomatiker G. L. Engel und A. Schmale vorgeschlagen haben. In diesem Sinne gewinnt Engels penible Bezeichnung für die „Psychosomatosen" im klassischen Sinne (→ dazu Kasten im Kap. 6, S. 303) als „somatopsychische-psychosomatische Krankheiten" ihren eigentlichen Gehalt.

Die Aktualneurose, ein vergesssenes psychosomatisches Modell der Symptomentstehung

Historisch lassen sich in der Auffassung Freuds über die Angst drei Hauptphasen unterscheiden. In der ersten Phase entwikkelte Freud ein Modell über die Entstehung körperlicher Symptome, das er scharf vom Konversionsmodell unterschied. Er nahm an, daß jede Störung der Abfuhr von Sexualspannung eine Anhäufung von Erregung bewirke, die, um abgeführt zu werden, in Angst verwandelt wird. Anstelle der psychischen Verarbeitung der Angst tritt nun bei den Aktualneurosen eine direkte Ablenkung der Erregung in körperliche Symptome ein.

1895 hatte Freud Körpersymptome wie Schwitzen, Schwindel und Durchfall als Äquivalente eines Angstanfalls beschrieben (→ Kap. 2.1.2). Bei diesen Symptomen komme eine seelische Verarbeitung nicht zustande, statt dessen werde hier die Erregung *direkt* ins Körperliche überführt. In einer moderneren Fassung könnte man sagen, daß bei Anhäufung von Spannung oder Erregung von innen oder außen eine Abfuhr dieser Spannung ohne psychische Beteiligung in einer direkten Umsetzung in körperliche Symptome vorstellbar ist. Heute bezeichnet man diesen Mechanismus meist als *psychophysiologisches Modell* (→ Kap. 5.4, Abb. 5.3). Da die Aktualneurose keinen Angriffspunkt für psychoanalytische Behandlung bot, wurde diese Idee von Freud nicht weiterentwickelt und geriet auch sonst in Vergessenheit. Sie läßt uns auf der anderen Seite verstehen, warum so entstandene Symptome behandlungstechnisch schwieriger zugänglich sind: sie sind nicht über einen psychischen Vorgang, an dem auch die Psychotherapie ansetzt, vermittelt.

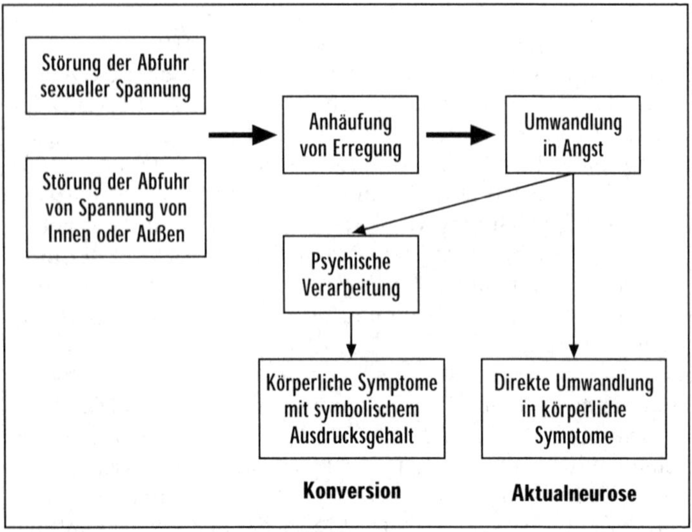

Abb. 4.2 Modell der Entstehung körperlicher Symptome bei der Konversion und bei der Aktualneurose nach S. Freud

4.3.3 M. Schur: Die Theorie der De- und Resomatisierung

M. Schur beschreibt die Entwicklungs- und Reifungsvorgänge des gesunden Kindes als einen fortlaufenden Prozeß der *Desomatisierung.* Während das Neugeborene aufgrund seiner noch unentwickelten, nicht ausdifferenzierten psychischen und somatischen Strukturen auf Störungen seiner Homöostase körperlich, unkoordiniert, unbewußt, primärprozeßhaft reagiert, erlaubt die zunehmende Reifung und Strukturierung des Ichs im Laufe der Zeit mehr psychisch bewußte, sekundärprozeßhafte Verarbeitungsformen.

Unter bestimmten Bedingungen ist der Reifungsvorgang der Desomatisierung umkehrbar. Wenn zum Beispiel eine bestimmte innere oder äußere Gefahr nicht mehr mit den frei verfügbaren Energien bewältigt werden kann, so kommt es unter dem Druck der dadurch entstehenden Angst zu einer Regression in somatische Reaktionen. Das ist der Vorgang, den Schur als Resomatisierung bezeichnet. Dieses Konzept ist unseres Erachtens sehr aktuell.

4.3.4 A. Mitscherlich: Das Konzept der zweiphasigen Verdrängung

Grundvoraussetzung menschlichen Lebens und also auch menschlicher Krankheit ist für Mitscherlich die Gleichzeitigkeit leiblicher und seelischer Prozesse. Er weist darauf hin, daß nicht nur die bewußten Affekte ihre körperlich korrespondierenden Erregungskorrelate haben, sondern daß dies ebenso für unbewußte Prozesse und Affekte gilt. Mitscherlich ist der Meinung, daß der Mensch zur Lösung einer gravierenden Konfliktsituation die Möglichkeit hat, auf eine körperliche Antwort im Sinne einer somatischen Erkrankung auszuweichen. Dieses Ausweichen ins Körperliche kann prinzipiell einen erfolgreichen Lösungsversuch darstellen. Die erste Phase der Bewältigung einer chronischen Belastung besteht nach Mitscherlich in der Mobilisierung psychischer Abwehrkräfte mit *neurotischer* Symptombildung um den Preis der Einengung des Ichs. Kann das eingeengte Ich die weiter anhaltende Dauerbelastung nicht mehr bewältigen, erfolgt die zweite Phase der Verdrängung, die eine Verschiebung in körperliche Abwehrvorgänge zur Folge hat und zur Ausbildung eines *körperlichen* Symptoms führt. In jedem Fall geht der organischen Symptombildung der Konfliktlösungsversuch mit psychischen Mitteln voraus.

4.3.5 Die Französische Psychosomatische Schule: Das Alexithymie-Modell

Bis vor wenigen Jahren viel diskutiert wurden die Konzepte der Französischen Psychosomatischen Schule (Marty, de M'Uzan, David, Fain). Diese Autoren stellen die Hypothese auf, daß Patienten mit psychosomatischen Krankheiten eine *spezifische Persönlichkeitsstruktur* besitzen. Das wesentlichste Merkmal dieser Struktur ist die Unfähigkeit dieser Patienten, ihre Gefühle wahrzunehmen und mit Worten zu beschreiben. Folgende Merkmale der psychosomatischen Struktur werden genannt:

- *Operationales Denken.* Es ist gekennzeichnet durch eine mehr oder weniger ausgeprägte qualitative Armut dieser Patienten in ihrer Beziehung zu seelischen Inhalten. Die Patienten haben eine schlechte sprachliche Ausdrucksfähigkeit und keinen Zugang zu ihren Phantasien.

- *Ich-Störungen* treten im Sinne einer partiellen psychischen Unreife und einer rigiden, aber brüchigen Abwehrorganisation auf. Dazu zählen mangelhafte Symbolisierungsfähigkeit, eine Beziehungsleere in den Objektbeziehungen, die Unfähigkeit zu einer echten Übertragungsbeziehung. Die Patienten erscheinen von ihrem unbewußten Erleben in besonderer Weise abgeschnitten zu sein.
- Als *psychosomatische Regression* wird eine Regression auf ein primitives Abwehrsystem mit aggressiven und autodestruktiven Tendenzen in Form der Somatisierung beschrieben.
- Die *projektive Verdoppelung.* Der psychosomatische Patient sieht den anderen stereotyp so, wie er selbst ist. Das Subjekt verneint seine eigene Originalität ebenso wie diejenige des anderen, in den es sich projiziert und in dem es eine genaue Entsprechung seiner selbst sieht.

Dieses Konzept der „psychosomatischen Struktur" deckt sich weitgehend mit dem der **Alexithymie** amerikanischer Autoren (Sifneos, Nemiah). Auch wenn die Fähigkeit, Gefühlsvorgänge zu „lesen", bei vielen Patienten mit sogenannten psychosomatischen Krankheiten eingeschränkt (= Alexithymie) zu sein scheint, fehlen bis heute Belege für die Spezifität einer solchen Persönlichkeit, die berechtigten, sie als „psychosomatisch" zu bezeichnen. Der fehlende Zugang zur Welt der Gefühle und Phantasien kennzeichnet zahlreiche Menschen, Gesunde wie Kranke.

4.3.6 Das lerntheoretische Konzept

Das lerntheoretische Konzept (→ Kap. 1.6.4) geht von der Annahme aus, daß bei der Entstehung und beim Fortbestehen psychischer Störungen Lernprozesse von entscheidender Bedeutung sind. Psychische Störungen werden als Verhaltensstörungen verstanden, die entweder durch unerwünschte oder durch fehlende Lernprozesse entstanden sind und deswegen auch durch erneute Lernprozesse beseitigt werden können. Viele Lerntheoretiker halten die Angst für einen zentralen Faktor bei neurotischen Störungen. Sie interpretieren die neurotische Angst als eine gelernte emotionale Reaktion, die durch das Zusammentreffen eines vormals neutralen äußeren oder inneren Reizes mit einem aversiven Reiz im Sinne des Lernens von Signalen entstanden ist. Die Lerntheorie geht auch davon aus, daß das affektive Verhalten körperliche Reaktionen auf dem Gebiet des autonomen Nervensystems und im endokrinen Bereich einbezieht und unter Umständen zu einer Gewebeschädigung führen kann. Das Problem der Organwahl erklären die Lerntheoretiker durch das Vorhandensein von individuellen Unterschieden in den Mustern vegetativer Reaktionsbereitschaft auf Belastungen. Die Lerntheorie hat verschiedene Formen von *Verhaltenstherapien* entwickelt, auf die im Kapitel „Psychotherapie“ (→ Kap. 10.2) eingegangen wird. Seit durch brilliante Experimente belegt wurde, daß nicht nur das vegetative, sondern auch das Immunsystem konditionierbar ist, hat dieses Konzept an Bedeutung gewonnen. Die Anwendung der Lerntheorie auf den gesamten Bereich der Medizin hat zu dem mit der Psychosomatischen Medizin konkurrierenden Modell der *Verhaltensmedizin* geführt.

4.3.7 Das Streßmodell

Obwohl sehr unspezifisch, hat sich das Streßmodell in der Psychosomatischen Medizin breit durchgesetzt. Schon die ***Definition*** von Streß zeigt in den zahlreichen Ansätzen eine große Breite. Durchgängig ist die Annahme des *Mißverhältnisses eines äußeren oder inneren Reizes zur „normalen“ Verarbeitungsmöglichkeit.* Eine verstärkte („übernormale“) Reaktion zur Bewältigung dieser Anforderung ist die Folge. Am Anfang dieser Forschung stand Cannon mit der Beschreibung der *Notfallreaktion* zu Beginn dieses Jahrhunderts. Er verstand sie als Ergebnis einer komplexen vegetativen Steuerung, welche eine „Homöostase“ im Organismus zu erhalten bestrebt ist. H. Selye, der eigentliche Autor des Streßkonzepts, entwickelte im Laufe mehrerer Jahrzehnte die Theorie des **Allgemeinen-Anpassungs-Syndroms** (engl. general adaptation syndrome, GAS). Das GAS umfaßt normalerweise drei nacheinander ablaufende Phasen:

- Alarmreaktion (der Körper zeigt Folgen der Stressoreinwirkung, die Leistung fällt ab),
- Widerstand (der Körper beginnt auf den Stressor zu reagieren, Anpassungen erhöhen die Leistungsfähigkeit) und
- Erschöpfung (wenn der Stressor unverändert einwirkt, kommt es zum Zusammenbruch und Tod des Organismus).

Hinsichtlich der Wirkungen des Streß unterschied Selye auf der einen Seite eine stimulierende Wirkung, die den Organismus trainiert und Leistung fördert („Eustreß") und den schädigenden Einfluß („Distress"). Welche Organe von der Schädigung betroffen sind, d.h., *welche Krankheiten* sich unter Streßbedingungen entwickeln, hielt Selye für das zufällige Ergebnis vorangegangener Konditionierungen. Es bricht jeweils das schwächste Glied der Kette. Es wird ersichtlich, daß es sich um eine einfache und unspezifische Theorie handelt, die vielleicht gerade daraus ihre Attraktivität zieht. Gleichzeitig besteht auch eine verborgene Konvergenz mit frühen psychoanalytischen Auffassungen, die H. Mayer (1983) in seiner klaren Übersicht zum Streßbegriff, der auch wir hier teilweise folgen, herausarbeitet.

Das Streßmodell ist heutzutage stark – nach unserem Verständnis fast sinnlos – ausgeweitet worden. Streß ist gewissermaßen alles, was aufregt. Übereinstimmung besteht lediglich hinsichtlich der *Wichtigkeit der subjektiven Bewertung dessen, was als Streß erlebt wird.* Was für einen Menschen den attraktiven „Kick" darstellt, kann für einen anderen eine unerträgliche Streßbelastung bedeuten. Nur in den Grenzbereichen der Belastung (z.B. bei existentiellen Bedrohungen) läßt sich die Streßeinwirkung eher objektivieren (Reizseite), aber selbst hier bleibt die Reaktionsseite noch individuell erheblich variabel. Levi und Mitarbeiter sprechen von *„psychosozialem Streß"*, womit sie soziale Spannungen in die Streßbelastung einbezogen, was sich für die Psychosomatische Medizin als fruchtbar erwies. Insbesondere chronische soziale Belastungen sind erheblich pathogen. Holmes und Rahe entwickelten ein additives Modell der Belastung durch soziale Faktoren, welches sich in der ***Life-event-Forschung*** (Gewichtung belastender Lebensereignisse) niederschlägt, und Zander bezeichnete als „Strain" das Streßpotential

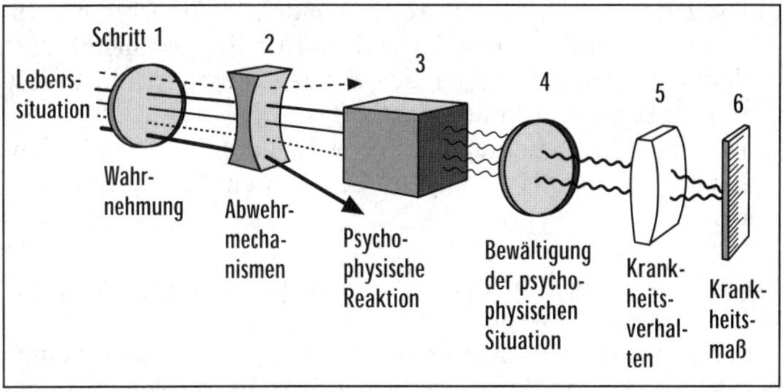

Abb. 4.3 Das Streßmodell nach Rahe und Arthur
In diesem modernen, für die Entstehung psychosomatischer Krankheiten entworfenen Konzept verwenden Rahe und Arthur (1978) ein Modell des optischen Strahlengangs. Erfaßt ist ein komplexer Anpassungsablauf, welcher von der Schutzfunktion der Wahrnehmung über die Abwehr und psychophysische Reaktion bis hin zur Krankheitsbewältigung reicht. Dieses Modell macht in gleicher Weise Anleihen bei der Psychoanalyse, der Verhaltenstheorie und der Streßtheorie. (Entnommen bei Mayer 1983)

aus inneren Konflikten. Durch solche Anpassungen gewinnt das Streßkonzept an Breite und Anwendbarkeit. Eines der differenzierteren Modelle ist das Streßmodell von Rahe und Arthur (→ **Abb. 4.3**).

4.3.8 Psychoimmunologie

Psychoimmunologie bezeichnet den Forschungsbereich, der sich mit den zahlreichen Wechselwirkungen zwischen seelischem Erleben und Verhalten einerseits und der Aktivität des Immunsystems andererseits auseinandersetzt.

Unter Immunität versteht man die Fähigkeit des Organismus, sich gegen körperfremde Substanzen, speziell gegen Krankheitserreger, erfolgreich zur Wehr zu setzen. Eine der grundlegenden Eigenschaften des Immunsystems besteht darin, daß es zwischen „Selbst" und „Nicht-Selbst", also zwischen körpereigenen und körperfremden Strukturen (= Antigenen) unterscheiden kann. Man geht von zwei Grundformen der Immunität aus:

- Die *angeborene* oder natürliche Immunität. Sie ist von vornherein vorhanden, unabhängig davon, ob das jeweilige Individuum mit den entsprechenden Krankheitserregern in Berührung gekommen ist oder nicht.
- Die *spezifische* Immunität. Sie wird im Laufe des Lebens durch Auseinandersetzung mit bestimmten Antigenen erworben.

Bei beiden Formen unterscheidet man zwischen humoraler und zellgebundener Abwehr.

Lange wurde das Immunsystem als ein autonomes System betrachtet, das mit Abwehraufgaben betraut ist. Neuere Beobachtungen belegen, *daß dem zentralen Nervensystem* bei der Regulation und Modulation der Abwehrmaßnahmen eine *entscheidende Rolle* zukommt. Als Schaltstation zwischen höheren zentralnervösen Zentren und der Peripherie hat der Hypothalamus über Neurotransmitter und Neurohormone Einfluß auf viele Körperfunktionen und somit auch auf das Immunsystem. Eine große Zahl von tierexperimentellen Arbeiten weist auf seine Mediatorfunktion bei der Immunantwort hin. Dabei fällt den Kortikoidspiegeln, aber auch den Hypophysenhormonen eine wichtige Rolle zu. Auch eine direkte Faserverbindung vom neuralen zum lymphozytären System wurde in der Milz und in der Haut nachgewiesen.

Durch klinische Beobachtungen ist seit langem bekannt, daß psychische Verfassung und psychische Belastungsfaktoren einen entscheidenden Einfluß auf die Empfänglichkeit und den Verlauf verschiedener Krankheiten haben. Über das Immunsystem ist die Psyche an der Genese und dem Verlauf der meisten Krankheitsbilder direkt oder indirekt beteiligt. Offensichtlich können psychische Faktoren die Abwehrlage sowohl im Sinne einer Verstärkung wie einer Schwächung beeinflussen **(Abb. 4.4)**.

In akuten menschlichen Konfliktsituationen treten oft Infektionskrankheiten auf, zum Beispiel eine Grippe oder eine Angina tonsillaris, die dann je nach der Konfliktsituation als Männer-Kindbett, Hochzeits-, Prüfungs-, Verlobungs- oder Junggesellen-Angina beschrieben wurde. Auch bei der Tuberkulose wurden

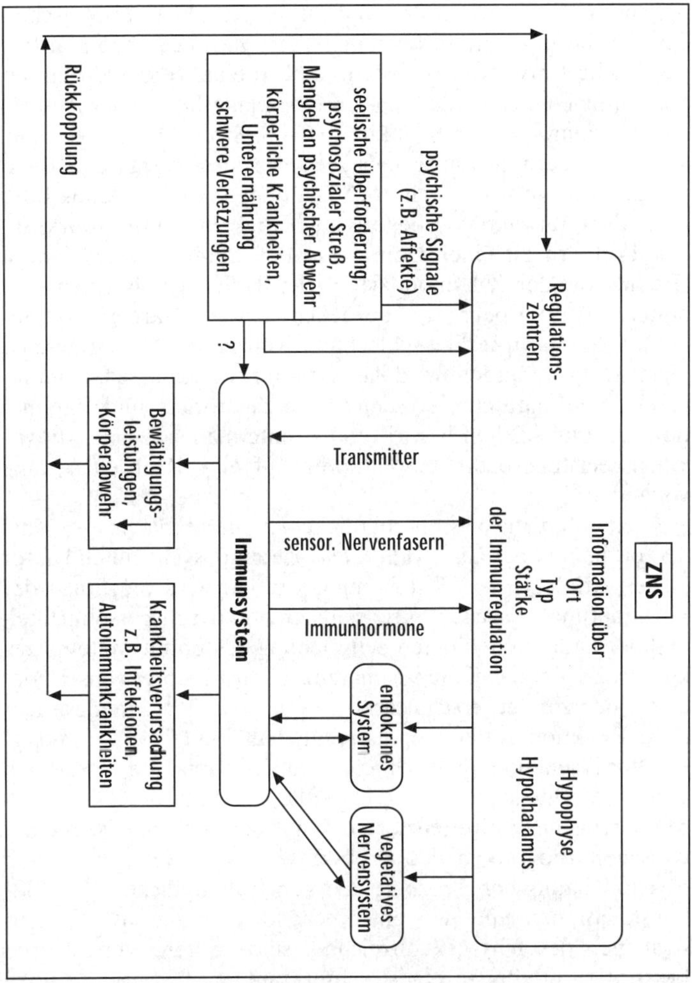

Abb. 4.4 Psychoimmunologische Wechselwirkung. (In Anlehnung an Ferstl und Müller-Buchholz 1987 und Rüger et al. 1990) Modell der Interaktion psychischer Faktoren mit dem ZNS und dem Immunsystem, soweit sich die Interaktionswege derzeit sichern oder wahrscheinlich machen lassen.

psychische Faktoren für den Verlauf der Krankheit als entscheidend mitbestimmend beschrieben. Auch hier bedingen günstige psychische Entwicklungen offensichtlich eine Verbesserung der Abwehrlage und somit eine bessere Ausgangslage in der Auseinandersetzung mit der Krankheit (GAS, Streß-Modell, → Kap. 4.3.7). Wiederholt wurde nachgewiesen, daß psychische Belastungen wie Verlust durch Tod, Trennung oder Scheidung oder besonders aufwendige pflegerische Tätigkeiten an schwerkranken Partnern zu einer Depression des Immunsystems führen (Reduktion der T-Lymphozyten, der Helferlymphozyten und höhere Antikörperwerte bezüglich Epstein-Barr-Virus-Antigen). Streß bewirkt eine schlechtere Reparaturfähigkeit geschädigter DNS, außerdem wird die Aktivität von Killerzellen herabgesetzt und dadurch eine schlechtere Zerstörung und Elimination mutanter Zellen bewirkt. So könnte man sich eine Mitwirkung belastungsbedingter Faktoren auf eine Krebsentstehung vorstellen.

Auch wenn die wissenschaftliche *Psychoonkologie* (→ Kap. 8.3) bis heute über *keine valide Theorie* zum psychogenen Faktor in der Ätiologie von Karzinomen verfügt, wird die Frage der Verknüpfung zwischen Krebsentstehung, Krebspersönlichkeit und der dadurch bedingten Schwächung des Immunsystems diskutiert. Es gibt dabei die sogenannte Verlust-Depressions-Hypothese, der zufolge erschütternde Verlust- und Trennungserlebnisse Reaktionen der Depressivität, Hilf- und Hoffnungslosigkeit auslösen und dadurch die Manifestation von bösartigen Tumoren begünstigen. Diese Hypothese wurde von C. B. Bahnson dahingehend differenziert, daß nur bei Vorhandensein einer typischen Biographie des Krebskranken und der spezifischen psychodynamischen Prozesse, die von frühkindlichen Konfliktkonstellationen und den entsprechenden „unreifen" Abwehrstrategien des Ichs gekennzeichnet sind, spätere Verlust- und Frustrationserlebnisse eine Krebserkrankung bedingen können („Komplementaritätshypothese"). Diese Hypothese geht somit von einer erworbenen individuellen prämorbiden Persönlichkeitsstruktur des Krebskranken aus. Die Krebskrankheit bricht nach diesem Modell dann aus, wenn die Strategie der abwehrenden Konfliktlösung zusammenbricht und für das Selbst des Menschen die Krankheit leichter zu ertragen ist als die künstliche Fassade des Gesundseins. Vermittler wäre dabei das Immunsystem. Wie erwähnt, werden diese Zusammenhänge zur Zeit noch kontrovers diskutiert.

Auch bei Autoimmunkrankheiten und bei der rheumatoiden Arthritis spielt eine inadäquate Immunantwort bei der Auslösung und der Weiterentwicklung der Krankheit eine entscheidende Rolle. Inwieweit belastende Lebensereignisse der Krankheit vorausgehen und das Immunabwehrsystem zum Kippen bringen, ließ sich bisher in kontrollierten Studien nicht abschließend klären.

Seit den 80er Jahren gelang auch wiederholt die klassische *Konditionierung menschlicher Abwehrzellen.* Im Experiment konnte man zum Beispiel an den Geschmack saurer Drops eine Immunantwort konditionieren (Lymphozytenanstieg). Hieraus ergeben sich sowohl zahlreiche ätiologische Fragen (wie steht es mit der Assoziation/konditionierten Verknüpfung von biographischen Ereignissen mit dem Immunstatus?) als auch denkbare therapeutische Anwendungen bzw. Rückschlüsse auf psychobiologische Vermittler der Wirkung von Psychotherapie. Seit längerem gesichert ist, daß Menschen, die eine erfolgreiche psychoanalytische Therapie abgeschlossen haben, insgesamt weniger krank sind als eine Vergleichsgruppe der Normalbevölkerung (Dührssen und Jorswieck 1965). Die weiteren Perspektiven sind derzeit noch schwer überschaubar.

4.3.9 H. Weiner: Ein integratives Modell von Krankheit

Der Amerikaner H. Weiner gilt als einer der angesehendsten und aufgrund seines Gesamtüberblicks zu einer integrativen Sicht besonders befähigten Psychosomatiker. Wir folgen hier der Darstellung von Bräutigam, Christian und von Rad (1992):

Nach dem integrativen Modell wird *Gesundheit* nicht als die Abwesenheit von Krankheit, sondern eher als erfolgreiche psychobiologische Anpassung an die Umwelt definiert. *Krankheit* wird als Beeinträchtigung oder Störung bestimmter Anteile der Struktur oder der Funktion eines Menschen verstanden. Krankheit ist nicht der einzige Grund für Krankheitsgefühl oder Leiden. Dieses entspringt auch der Unfähigkeit eines Menschen, sich an verschiedene Umweltsituationen oder an eine Krankheit anzupassen. Leiden resultiert aus der Diskrepanz zwischen den adaptiven Möglichkeiten von Menschen und den Anforderungen, denen sie ausgesetzt sind. In diesem Modell hat *Behandlung* die Aufgabe, das adaptive Versagen zu verbessern oder zu korrigieren und nicht dem schwer definierbaren Modell einer „Heilung" zu folgen.

Die Faktoren, die mit der *Auslösung* von Krankheiten oder Beschwerden verbunden sind, unterscheiden sich oft, wenn nicht immer, von solchen, die den Krankheitsprozeß *aufrechterhalten* (→ Kap. 1.6.5). So versucht die integrative Sichtweise, die zahlreichen Faktoren zu berücksichtigen, die verantwortlich sind für die Prädisposition, die Auslösung, die Aufrechterhaltung, die Chronifizierung und den unterschiedlichen Spontanverlauf von Krankheit und Leiden – dies in ihren Konsequenzen für den Kranken, seine Familie und die Gesellschaft, in der er lebt. Die vielfältigen interagierenden Faktoren sind genetisch, bakteriell, immunologisch, nutritiv, entwicklungsbestimmt, psychologisch, verhaltensbedingt und sozial. Vertreten wird also eine multifaktorielle Genese aller Erkrankungen. Der integrative Standpunkt ist prozeß- und nicht strukturorientiert. Er versucht dem Paradoxon Rechnung zu tragen, daß ein Mensch Symptome ohne anatomische Läsion oder physiologische Funktionsstörung haben kann.

Weiner sieht Leiden und Krankheit als einen ***Zusammenbruch der biologischen Anpassung***, der zu anatomischen Läsionen führen kann, aber nicht muß. Der Zusammenbruch kann sich auf verschiedenen Ebenen der biologischen Organisation – von der psychologischen bis zur immunologischen – abspielen; er kann zahlreiche Formen annehmen und auf unterschiedlichen Wegen zur gleichen Erkrankung führen. Diese Sicht vertritt also eine nichtlineare Natur der Ätiologie, der Aufrechterhaltung und der Behandlung von Leiden und Krankheit und versucht, unser Wissen über die Rolle psychischer und sozialer Faktoren in jedem Stadium einzubeziehen. Trotz seiner Breite ist auch dieser Ansatz auf andere Modelle, wie zum Beispiel das sehr viel spezifischere Konversionsmodell, angewiesen.

5
Spezielle Psychosomatische Medizin: Somatoforme Störungen

5.1 Versuch einer Einteilung der psychosomatischen Krankheitsbilder

Die strenge Unterscheidung in psychosomatische Erkrankung und somatische Erkrankung ist heute weitgehend verlassen. Krankheiten sind multifaktorielle Geschehen, bei denen psychische und soziale Faktoren eine unterschiedliche Bedeutung haben und mit sehr geringem bis zu sehr hohem Gewicht in Entstehung, Verlauf und Therapie eine Rolle spielen.

Eine einfache Einteilung der für die Psychosomatische Medizin wichtigsten Krankheitsbilder ist eine Gliederung nach den Organsystemen oder Fachgebieten:

- Verdauungstrakt
  oberer Verdauungstrakt, unterer Verdauungstrakt
- Respirationstrakt
- Herz-Kreislauf-System
- Urogenitalsystem
- Zentrales Nervensystem
- Endokrines System
- Hautsystem
- Bewegungsapparat
- Psychosomatik des Eßverhaltens

In diesen Feldern ist die Psychosomatische Medizin also bei Krankheiten gefordert, in welchen die psychogenetische Komponente sehr unterschiedlich ausgeprägt ist. Der Aspekt der Psychogenese ist für die Psychosomatik in der Sache heute zweitrangig (→ Kap. 4.1); zum Beispiel haben die psychosomatischen Arbeitsgebiete der ***Unfallfolgen***, Betreuung ***chronisch Kranker*** und ***Tumorkranker*** überhaupt nicht oder allenfalls mittelbar mit einer Psychogenese zu tun.

Daneben gibt es den klassischen Versuch, die Krankheiten, bei denen psychosoziale Faktoren eine größere Rolle spielen, nach psychodynamischen Gesichtspunkten einzuteilen:
1. Gruppe: **Organkrankheiten mit psychosozialer Komponente („Psychosomatosen“)**. Von Uexküll bezeichnet sie als **Bereitstellungserkrankungen**, weil sie pathodynamisch teilweise mit vegetativen Bereitstellungsreaktionen (Flucht, Aggression) verknüpft sind (→ Kasten im Kap. 6: Psychosomatosen – ein heute verlassenes Krankheitskonzept, S. 303).

In diese Gruppe gehört eine Reihe internistischer Erkrankungen wie das Ulcus pepticum, die Colitis ulcerosa, das Asthma bronchiale, die essentielle Hypertonie, die atopische Neurodermitis, die Hyperthyreose und die rheumatoide Arthritis. Diesen sieben von F. Alexander ursprünglich genannten Krankheiten müßte eine viel größere Anzahl mit ähnlich ausgeprägten seelisch-körperlichen und körperlich-seelischen Wechselwirkungen zur Seite gestellt werden. Heute beschäftigt uns in besonderer Weise die Frage der *Krankheitsbewältigung (Coping)* dieser meist chronisch verlaufenden Störungsbilder.

2. Gruppe: **Konversionsneurosen** (ICD-10: **Dissoziative Störungen**) oder **Ausdruckskrankheiten** (von Uexküll). Diese Erkrankungen verarbeiten in der Symptombildung einen verinnerlichten Konflikt, gehören somit zu den Neurosen im engeren Sinne.

Hierzu gehören die monosymptomatischen Konversionen, wie zum Beispiel die psychogenen Lähmungen, Sensibilitätsstörungen, die psychogenen Ertaubungen und Erblindungen.

3. Gruppe: **Funktionelle Syndrome** bzw. neu – überschneidet sich nur teilweise! – **Somatoforme Störungen** (ICD-10). Sie wurden über Jahrzehnte auch sinnvoll als **Psychovegetative Störungen** (Delius) bezeichnet und sind von den Konversionsstörungen manchmal schwer abzugrenzen.

Die Störungen zeigen sich als vielgestaltige Dysfunktionen an vegetativ versorgten Organsystemen ohne organpathologischen Befund. Psychodynamisch kann man diese Syndrome zum Teil als *Angstäquivalente* (→ Kap. 5.4) bzw. als Vertreter anderer Affekte auffassen.

Funktionelle Syndrome treten vor allem im Bereich des Magen-Darm-Traktes, des kardiovaskulären Systems, des Respirationstraktes, des urogenitalen Systems oder in Form von Kopfschmerzen und anderen diffusen, in ihrer Intensität und Lokalisation wechselnden Symptomen auf.

4. Gruppe: **Somatopsychische Störungen.** Wir bezeichnen diese auch als **sekundäre psychosomatische Erscheinungen und Krankheiten**.

Hierbei sind die Patienten bereits Träger einer primär organischen Erkrankung, wie zum Beispiel eines schweren organischen Herzfehlers. Die primär organische Krankheit wird für den Kranken in der Auseinandersetzung mit sich selbst und seiner Umwelt sekundär Anlaß zur weiteren Pathogenese, schafft gewissermaßen eine „neue" Krankheit, zum Beispiel eine depressive Verstimmung („psychische Überlagerung"). Auch hier ist das Thema der Krankheitsbewältigung natürlich von großer Bedeutung (Tumorleiden, AIDS u.a.).

Diese Einteilung in vier große Gruppen von Störungsbildern ist pragmatisch und hat sich so bewährt. **Abbildung 5.1** verdeutlicht modellhaft, wie diese vier Einheiten auch in sehr unterschiedlichem Maß als „psychogen" bzw. „somatogen" zu verstehen sind.

Die Überschrift des gesamten Kapitels 5 **„Somatoforme Störungen"** bedarf eines Kommentars. Diese (glückliche!) Neueinführung von 1980 (durch das DSM-III) hat vor allem die konzeptuelle Offenheit für sich.

Somatoform (Hybrid aus griech. Soma = Körper und lat. Forma = Gestalt; richtig wäre: somatomorph) meint „körpergestaltige" Störungen, die also wie körperlich verursachte aussehen, die Erscheinung somatischer Krankheiten haben, es aber essentiell nicht sind. Damit ersetzt somatoform eine Reihe vertrauter Begriffe, die wir in diesem Band jedoch noch weiter benutzen, vor allem die Konzepte „psychogen" und „funktionell". Insbesondere der Begriff funktionell hat im deutschen wie englischen Schrifttum (z.B. Mayou et al. 1995) eine lange Tradition und aufgrund seiner Wertfreiheit auch echte Vorteile (z.B. eine gewisse Akzeptanz bei den Patienten), daß es uns übereilt

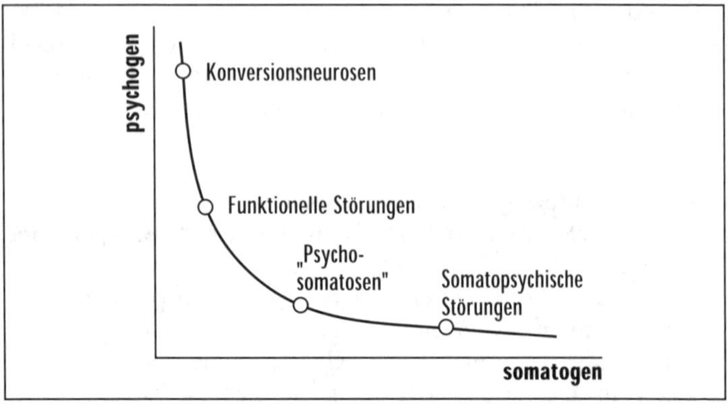

Abb. 5.1 Tendenzielle Gewichtung von somatischen und psychischen Faktoren in der Pathogenese psychosomatischer Krankheiten im weiteren Sinne. (Aus: S.O. Hoffmann. medwelt 1993; 44: 154)

schiene, ihn fallen zu lassen. Die Vermeidung von „psychogen“ im DSM hat einerseits mit dem Anspruch auf konzeptuelle Offenheit zu tun, ist andererseits aber auch Ausdruck des wissenschaftspolitischen „Bias“ in diesem Glossar: eine somatische Ursache wird als gesichert angesehen, eine psychische nicht. Wir halten eine psychische Genese für nicht minder bedeutsam als eine somatische.

5.2 Konversionsstörungen/Dissoziative Störungen der Bewegung und Sinnesempfindung (Hysterische Neurose)

Dissoziative Störung und Konversionsstörung *ersetzen* in der ICD-10 den Begriff der Hysterie oder hysterischen Neurose. Diese Revision unterscheidet sich jedoch von der im DSM-IV eingeführten, was zu einer den Anfänger wie den Fachmann betreffenden ***nomenklatorischen Verwirrung*** führt. Das Problem bei der Neubezeichnung liegt vor allem in der unterschiedlichen Behandlung der oft miteinander kombinierten psychogenen Störungen des Körpers (Konversionssymptome) und des Bewußtseins (dissoziative Symptome). Das **DSM-IV** betont die Konversionsstörung und ordnet sie – wie auch die Somatisierungsstörung – unter den **Somatoformen Störungen** (→ Kap. 5.1) ein. Die Dissoziative Störung erhält eine eigene Kategorie. Die **ICD-10** faßt Konversions- ***und*** Dissoziative Störung unter der Gesamtrubrik **Dissoziative Störungen (F44)** zusammen. Bei den somatoformen Störungen (das sind Störungen, die wie körperlich verursachte aussehen, es aber nicht sind) bleibt nur die Somatisierungsstörung. Für die klinische Einheit hysterischer Phänomene ist die Lösung der ICD-10 fraglos ein Fortschritt, aber der Oberbegriff „Dissoziative Störungen", der im Wortsinne eigentlich nur die Bewußtseinsstörungen bezeichnet, schafft Irritation.

Die Hysterie: Unsentimentaler Nachruf auf ein altes Krankheitsbild

Als hysterische Neurose wurde ein seit altersher als uneinheitlich und facettenreich beschriebenes psychogenes Krankheitsbild bezeichnet, bei welchem Konversionssymptome und dissoziative Phänomene eine wichtige Rolle spielen. Alle Beschreibungen betonten die „Buntheit" und Vielfalt der Störungen („La hysterie imite les maladies"). Neben der Vielgestaltigkeit des klinischen Bildes war ein zweites, verwirrendes Moment die auffallende Bandbreite der hysterischen Störungen: „Hysterische Symptome können auf einer breiten Skala der verschiedensten pathologischen Zustände vorkommen, angefangen von kaum gestörten Patienten bis hin zu solchen, deren Realitätskontakt prekär ist." (Redlich und Freedman) Diese letzte Aussage gilt prinzipiell für alle neurotischen Mechanismen, bei der Hysterie ist sie aber besonders auffällig. Unbewußte Motive werden sowohl für den Symbolisierungscharakter der Konversionssymptome wie für die Bewußtseinsveränderungen angenommen. Symptomatik und Grundpersönlichkeit tragen oft expressive, agierende und dramatisierende Züge. Ein ausgeprägter sekundärer Krankheitsgewinn ist bei vielen Patienten zu beobachten.

Neben den Angstkrankheiten wurde das Krankheitsbild der Hysterie in den Jahren nach 1970 dem weitestgehenden Konzeptwechsel unterworfen. Die Kritik an der Annahme einer nosologischen Einheit „Hysterie" ist alt, war oft jedoch wenig begründet. Da die Diagnose der Hysterie seit langem diskriminierenden Charakter hat, fanden zahlreiche Um- und Neubenennungen statt, die das Problem der Diskriminierung naturgemäß nicht lösen konnten. Diskriminierung rührt von Bedürfnissen zur psychischen Ausgrenzung und von Vorurteilen her – gestörte Einstellungen, die nicht durch Änderung der Nomenklatur aus der Welt zu schaffen sind.

Als gewichtiger ist denn auch die Kritik an der *nosologischen Konzeption* anzusehen. Als hysterisch wurden und werden bezeichnet eine Vielfalt somatischer Symptome, bestimmte Störungen des Erlebens und der Sexualität, zahlreiche Bewußtseinsveränderungen, ein unpräzise gefaßtes Charakterbild, phobische Angstphänomene (Freud: „Angsthysterie"), eine Form psychosomatischer Umsetzung von Symptomen (Konversion) und weiteres. Da Freud gemeint hatte, alle diese Phänomene auf die gemeinsame Wurzel des pathologisch wiederbelebten Ödipuskomplexes zurückführen zu können, war es wahrscheinlich der Einfluß der Psychoanalyse, der den Auflösungsprozeß des nosologisch sichtlich überfrachteten Syndroms so lange verzögerte.

Es war vor allem der amerikanische Psychiater Guze, der sich für eine Unterscheidung der pseudoneurologischen Konversionssymptome und der *Hysteria* (womit er ein polysymptomatisches Bild bezeichnete) einsetzte. Wie schon erwähnt, reichen Konversionssymptome offensichtlich viel weiter als die hysterische Dynamik. In einer Reihe von Studien fand sich beim Vorliegen von Konversionssymptomen nur in 7 bis 55 % der Fälle eine hysterische Persönlichkeit.

Durch epidemiologische Studien gestützt, tendiert die zeitgenössische Nosologie, wie sie sich am ausgeprägtesten im Diagnostic and Statistical Manual (DSM-IV) darstellt, derzeit zu folgenden Unterformen des hysterischen Syndroms (die allerdings als separate Einheiten, ohne Anspruch auf Zusammengehörigkeit unter einem übergeordneten Konzept, verstanden werden):

1. **Somatisierungsstörung.** Diese Bezeichnung ist identisch mit dem, was Guze anfangs als Hysteria bezeichnete und was von anderen als Briquet-Syndrom benannt wird. Es handelt

sich um einen polysymptomatischen Typ der Hysterie, der vor allem bei jungen Frauen anzutreffen ist und eine flüchtige, rasch wechselnde Symptomatik zeigt. Dieses Störungsbild überschneidet sich sehr breit mit dem, was in Deutschland psychovegetative Störung oder funktionelles Syndrom genannt wird (→ Kap. 4.2). Wir behandeln dieses Störungsbild in einem separaten Kapitel (→ Kap. 5.3).

2. **Konversionsstörung.** Mit diesem Begriff wird der Konversionstyp der Hysterie erfaßt, der auch jenseits des 4. Lebensjahrzehnts anzutreffen ist und kein so ausgeprägtes Überwiegen bei Frauen wie der polysymptomatische Typ zeigt. Deskriptiv handelt es sich um pseudoneurologische psychogene Störungen, vor allem Anfälle, Störungen der Motorik, der Sensibilität und der Wahrnehmung.

3. **Dissoziative Störung.** Hiermit ist der dissoziative Typ der Hysterie bezeichnet, der sich durch seine charakteristischen Bewußtseinsstörungen ausprägt. Wir behandeln diese Störungen separat von den Konversionserscheinungen in einem eigenen Kapitel (→ Kap. 2.4), womit wir uns der Logik des DSM-IV anschließen.

4. **Histrionische Persönlichkeit.** Diese Bezeichnung ist eine schlichte Neubenennung der hysterischen Persönlichkeit. Eine kurze Darstellung erfolgt im Abschnitt über die Persönlichkeitsstörungen (→ Kap. 3.2.1).

Wir haben es heute also mit einer Sammlung von klinisch ausreichend abgrenzbaren Unterformen der Hysterie zu tun, die in der Zukunft an die Stelle des verbindenden Konzeptes der hysterischen Neurose treten werden. Festzuhalten ist, daß die Neukonzeption anhand einer stärkeren Orientierung an den Phänomenen für die Forschung Vorteile bringt. Auf der anderen Seite geht der Anspruch auf auch nur die Möglichkeit einer verbindenden dynamischen Interpretation in der „phänomenologischen Renaissance“ der modernen Diagnosesysteme verloren. Nun hatte sich allerdings deutlich gezeigt, daß Freuds Versuch einer Zurückführung der vielfältigen hysterischen Erscheinungen auf den Ödipuskomplex als genetische Basis nicht schlüssig war. Durch die Reaktualisierung des

Janetschen Konzepts der *Dissoziation* zeichneten sich aber gerade in den letzten zwei Jahrzehnten psychodynamische Alternativmodelle und Ergänzungen ab, die den Anspruch einer vereinheitlichenden Betrachtung durchaus rechtfertigen könnten (vor allem Nemiah 1980, s. unten). Solche Ansätze werden wegen der Macht des Faktischen, welche die aktuellen Diagnoseglossare verkörpern, wohl auf längere Zeit „ruhen".

Epidemiologie und Verlauf

Die **„pseudoneurologischen", monosymptomatischen Konversionserscheinungen** machen wahrscheinlich unter 10 % aller psychogenen Körpersymptome (die polysymptomatischen Phänomene der „Somatisierungsstörung" ein Mehrfaches davon) aus. Die Mehrzahl der Patienten wird sich im Bereich der Inneren Medizin, der Neurologie und der Gynäkologie auffinden lassen. Konservative Schätzungen in englischen neurologischen Kliniken gehen von 1,5 bis 3 % Konversionsstörungen in ihrem Gesamtkrankengut aus. Methodisch bessere Studien kommen zu eindeutig höheren Zahlen; so fanden Lempert et al. (1990) in einer Neurologischen Universitätsklinik in Deutschland 9 % psychogene Störungen. Bereinigt man diese Zahl um die Schmerz- und Schwindelzustände, dann ergeben sich 5,25 % an klassischen Konversionsstörungen. Unter den konsiliarisch gesehenen neurologischen Patienten einer Psychiatrischen Universitätsklinik in Deutschland lag der Anteil über 4 Jahre bei 3,5 % (Kapfhammer et al. 1998). Frauen sind deutlich überrepräsentiert (wahrscheinlich 1 : > 2), jedoch weniger als bei den Somatisierungsstörungen. Die **Lebenszeitprävalenz** liegt in den westlichen Ländern wahrscheinlich unter 1 %. Ein *kultureller Faktor* war schon immer beobachtet worden: Vermutlich treten Konversionsphänomene in Entwicklungsländern mehrfach häufiger auf als in Industrieländern. Innerhalb von Europa fiel auf, daß Menschen mit geringerer Bildung, schlechterem sozialem Status und ländlicher Herkunft überrepräsentiert sind.

Konversionssymptome können während des ganzen Lebens auftreten, zeigen aber wie die meisten neurotischen Störungen eine Präferenz des jungen Erwachsenenalters.

Der **Verlauf** ist in der Mehrzahl der Fälle durch einen ***akuten Beginn*** gekennzeichnet. Bei sorgfältiger Exploration (die natürlich im Klinikalltag eher die Ausnahme als die Regel darstellt) lassen sich fast immer belastendende Lebensumstände, emotionale Krisen, innere und soziale Konflikte und Kränkungserlebnisse erfassen. Je nach der Intensität der therapeutischen Zuwendung bildet sich ein Großteil der Symptomatik in der Klinik rasch zurück; die Rezidivneigung ist aber erheblich, die Chronifizierung, soweit Studien vorliegen, ausgeprägt. Unbehandelt erhöht sich die Chronifizierungsrate, was nicht überraschen kann.

Nach Boone (1990) und Lempert et al. (1990) sprechen folgende Prädiktoren für einen guten Verlauf:

- akuter Beginn und eindeutige psychosoziale Belastungssituation
- Störung im motorischen Bereich
- kurzes Bestehen der Symptomatik
- rascher Beginn einer angemessenen Therapie
- keine intellektuellen Defizite

Symptomatik der Konversionsstörungen

Zur Erinnerung: Die körperlich akzentuierten Konversionserscheinungen und die im eigentlichen Sinn dissoziativen Bewußtseinsstörungen (→ Kap. 2.4) treten häufig gemeinsam auf. Jeder Konversion eignet schon von der Psychodynamik her (→ Kap. 2.4, Abschnitt *Pathogenese und Psychodynamik*) ein Stück Bewußtseinsveränderung. Diese kann kaum wahrnehmbar oder massiv ausgeprägt sein.

1. Anfälle

Der klassische Anfall ist der „arc de cercle" genannte *große hysterische Anfall.* Dabei bäumt sich der Patient im Liegen massiv nach hinten, der Nacken wird in die Kissen gebohrt, der Rumpf überstreckt, die Fersen oft unter den Körper genommen. Meist ist dieser Anfall nur tonisch, gelegentlich auch tonisch-klonisch. Diese Form des Anfalls war früher *die* klassische Form der hysterischen Neurose. Innerhalb der letzten 80 Jahre hat sich das Bild stark gewandelt. Im westeuropäisch-städtischen Raum begegnen wir Anfällen dieser Art nur noch *sehr selten*. Häufiger sind diese jedoch noch in ländlichen Gegenden, insbesondere in Süd- und Osteuropa. Noch häufig soll der große Anfall in Südamerika, Indien und anderen Entwicklungsländern sein. Hier zeigt sich deutlich, in welcher Form die fortschreitende Zivilisation ihrerseits das Erscheinungsbild der Neurosen ändert, d.h., mit welcher Direktheit Neurosen in ihrer Ausprägung von dem soziokulturellen Milieu, in dem sie entstehen, abhängig sind. Es gibt deutliche Hinweise darauf, daß die Konversionsstörungen in den Industrieländern nicht objektiv abgenommen, sondern sich vielmehr subtil an das medizinische und soziale Versorgungssystem angepaßt haben.

Die häufigsten anfallsartigen Erkrankungen mit gesicherter konversiver Ätiologie gleichen weiterhin neurologischen Krankheitsbildern. Wir sahen „Anfälle", die *Absencen* glichen, auch die charakteristische Bewußtseinsveränderung aufwiesen, und andere, die mehr wie *psychomotorische Anfälle* wirkten. Insgesamt haben die motorischen Phänomene bei psychogenen Anfällen eine große Breite. Diese reicht von *starker Bewegungsunruhe* einerseits bis zu Zuständen reaktionsloser Erstarrung *(Stupor)*. *Ticartige motorische Entladungen* treten ebenfalls als Konversionssymptome auf. Ein auch heute nicht seltenes Anfallsgeschehen stellen die *psychogenen Synkopen* (Ohnmachten) dar, die vor allem von internistischen Krankheitsbildern abgegrenzt werden müssen.

Betts und Boden (1992a) sehen gegenwärtig folgende vier Typen von psychogenen Anfällen an der Spitze der Häufigkeit des Auftretens:

- Ohnmachten („swoons"), d.h. plötzlicher Bewußtseinsverlust
- Affektausbrüche („tantrums"), epilepsieähnlich, hypermotorisch („Bewegungssturm"), stark affektbetont, z.B. Wut
- Abreaktive Anfälle („abreactive"), epilepsieähnlich, an Krampfstatus erinnernd; stark triebbetont, oft rhythmische Beckenbewegungen; hierzu gehört als Sonderfall auch der „arc de cercle"
- nachgeahmte Anfälle („simulating"), d.h. die Wiedergabe „am Modell" gelernter Attacken

Gerade die Suggestibilität und identifikatorische Übernahme bei anderen beobachteter Krankheitsbilder gestaltet die konversionsneurotische („hysterische") Vielfalt. *„Jede Form eines epileptischen Anfalls kann man sich auch als nichtepileptischen vorstellen."* (Krämer 1998) Frauen überwiegen in der Prävalenz gegenüber Männern um ein Mehrfaches, was wohl auf die spezielle Prägungskraft (Pathoplastik) von Mißbrauchserlebnissen zurückzuführen ist (s. unten).

Differentialdiagnostisch sind psychogene von organischen Krampfanfällen oft nur mit Mühe und großer Erfahrung abzugrenzen. Kriterien, die einen psychogenen Anfall *nahelegen*, sind:

- keine weite, lichtstarre Pupille oder Blickdeviation („kein psychogener Anfall mit offenen Augen"). Klinisch noch der sicherste Hinweis!
- kein psychogener Anfall aus dem echten Schlaf heraus
- kein Zungenbiß (und wenn, eher an der Spitze), kein Einnässen oder Einkoten
- Verletzungen deutlich seltener (erhaltene Schutzreflexe!)
- Anfallsgeschehen häufig nicht abrupt
- Unauffälliges Anfalls-EEG. Klinisch – leider – kein beweisendes Zeichen!

Diese Hinweise gelten nur für *generalisierte Anfälle*; fokale Anfälle sind manchmal kaum zu diskriminieren. Psychodynamische Kriterien im Sinne des Verstehens einer Motivation führen hier oft weiter als die klinische Diagnostik. Angesichts der hohen Inzidenzrate von sexuellem Mißbrauch gerade bei den psychogenen Krampfanfällen stellt die Sicherung solcher Ereignisse einen entscheidenden Schritt für Diagnostik und Therapie dar (→ Psychodynamik und Pathogenese, S. 236), sollte aber sensibel vorgenommen werden. Bowman und Markand (1996) konnten bei zwei Drittel ihrer 45 Patienten mit psychogenen Anfällen eine entsprechende Vorgeschichte belegen. Diese Patienten zeigten auch in über 90 % Bewußtseinsstörungen – auf deren gemeinsames Vorkommen mit den Konversionsstörungen war schon hingewiesen worden. Unter den 96 weiblichen Patientinnen mit psychogenen Anfällen von Betts und Boden (1992b) lag die Mißbrauchsrate mit 54 % etwas niedriger, aber noch weit über der von Kranken mit organischen Anfällen.

Klinisches Beispiel:

Der Patient ist ein 34jähriger Mann, von Beruf Kranführer. Als er in einer Psychosomatischen Klinik aufgenommen wird, ist er bereits ein dreiviertel Jahr arbeitsunfähig. Ursache dieser Arbeitsunfähigkeit sind „Anfälle", die auftreten, wenn er seinen Autokran besteigen will: Er bekommt dann ein massives Zittern, fängt mit den Armen an zu schlagen, „das steigt dann auf und ab, das geht dann zum Herzen, das ganze Nervenkostüm ist zerrüttet". Aus diesen unpräzisen Beschreibungen des Patienten läßt sich am ehesten wohl eine verstärkte anfallsartige Hyperkinese mit starker emotionaler Betroffenheit herausarbeiten. Äußerlich sieht der Patient wie das blühende Leben und kerngesund aus. Er selbst erlebt sich sehr unterschiedlich. Auf der einen Seite hat er eine bestimmte magische Krankheitskonzeption („die Nerven liegen alle bloß und sind entzündet"), auf der anderen Seite tut er alles, um aus sich einen Superman zu machen, trainiert mit entsprechenden Kraftgeräten usw. „Ich komme etwas, aber dann baue ich wieder ab."

In der Sprache fällt eine Sexualisierung auf (seine Schwächeanfälle sind für ihn „Höhepunkte", die Medikamente sind für ihn „anmachend"), und gegenüber der behandelnden Ärztin verhält er sich massiv und direkt verführend. Seine Autokräne, die er fährt, legt er ihr in Bilderserien mit ausgefahrenem Lastarm vor, um dann unvermittelt in Schilderungen seines seelischen Zustands überzuwechseln, daß bei ihm „die Luft raus" sei. Über seine offensichtlichen Potenzstörungen ist es ihm unmöglich zu sprechen.

Die *Anamnese* zeigt, daß er 14 Jahre vor dem jetzigen Ereignis bereits schon einmal Schwierigkeiten mit seinem Beruf hatte und glaubte, nicht mehr Kräne fahren zu können. Damals hatte er einen Unfall mit seinem Kran, der ihn zutiefst beeinträchtigte; er wurde zum Feinmechaniker umgeschult, konnte aber dann nach einiger Zeit doch wieder im alten

Beruf, der ihm sehr viel bedeutet, arbeiten. Der Patient hat eine hochbelastete Entwicklung durchgemacht. Seine Eltern ließen sich scheiden, als er 1 Jahr alt war. Er selbst kommt zur früheren Frau des Vaters, deren damals 17jährige Tochter, seine Halbschwester, sich im wesentlichen um ihn kümmert und später dann auch die Vormundschaft übertragen bekommt. Seinen Vater hat er nie wieder gesehen, seine leibliche Mutter sieht er erstmals mit 12 Jahren wieder; zu diesem Zeitpunkt ist sie erneut verheiratet und hat fünf weitere Kinder. Die Halbschwester, die ihn großzog und Mutterstatt an ihm vertrat, starb in unmittelbarem zeitlichen Zusammenhang mit dem Ausbruch der Symptomatik an einem Herzinfarkt. Bereits auf dem Begräbnis erleidet er einen Schwächeanfall. Danach beginnt eine Odyssee durch Kliniken und die Praxen von Fachärzten, die wohl aufgrund seines ausgeprägten Agierens und den Schwierigkeiten, die er in der *Arzt-Patient-Beziehung* macht, so relativ rasch in eine Fachbehandlung führt. Auf der einen Seite verhält er sich devot, unterwürfig, ist aber gleichzeitig gegenüber Ärzten und besonders Ärztinnen sehr abwertend. Seine Diagnosen zimmert er sich mit Hilfe seiner Freundin und anhand von Laienliteratur selbst. Er betrachtet sich als „seelisch gesund", ist kein „Psychopath" wie die anderen in der Klinik, sondern hat es „nur an den Nerven". Ein therapeutisches Arbeitsbündnis ist mit ihm schwer eingehbar, fast wirkt er an einer Veränderung seines Zustands, unter dem er nicht leidet, wenn er nicht Kran fahren muß, gar nicht interessiert. Der primäre und sekundäre Krankheitsgewinn ist sichtlich hoch. (Wir kommen im Abschnitt über Psychodynamik und Pathogenese bei diesem Krankheitsbild auf den Patienten zurück.)

2. Ausfälle und Dysfunktionen der Bewegung

Die Ausfälle der Motorik sind in der Regel schlaffe Lähmungen, häufig besteht ein Hinken. Obwohl in der typischsten Form die Lähmungen eher appellativ vorgetragen werden und das neurologische Substrat völlig fehlt, sind Kranke mit mehreren Aufenthalten in Neurologischen Kliniken aufgrund ihrer Lernfähigkeit, was neurologische Erkrankungen angeht, in der „Perfektion“ ihres Symptoms nur schwer von neurologisch Kranken zu unterscheiden. Hier wird der Arzt dann durch die Stringenz der Symptomatik oft verführt, eine organische Krankheit anzunehmen, obwohl eine solche Genese nicht verifizierbar ist. Sehr dramatisch ist die akute Abasie oder Dysbasie (Gangstörung). Manchmal werden die Patienten durch die von ihnen beherrschten Angehörigen jahrelang wegen ihrer psychogenen Gangunfähigkeit im Bett gepflegt. Sekundär kommt es dann zu entsprechenden Atrophien der Muskulatur und zur Versteifung der Gelenke. Gegenüber der Schwere solcher und der anderen Störungen besteht nicht selten eine auffallende **affektive Indifferenz** der Patienten. Die französischen Psychiater nannten diese Einengung die „belle indifférence“. Die psychodynamische Ursache für dieses Phänomen ist der „primäre Krankheitsgewinn“ aus dem Leiden. Astasien und Abasien (Stand- und Gangunfähigkeit) sowie Lähmungen der Extremitäten treten oft einseitig und wohl bevorzugt links auf. Im Krankengut der Psychiatrischen Universitätsklinik Münster waren sie unter den Konversionserscheinungen – vor den psychogenen Anfällen – am häufigsten (Mester 1974). Der nichtorganische Tremor gehört in der Mehrzahl der Fälle zu den Konversionserscheinungen. Eine Epidemie nach dem Ersten Weltkrieg („Kriegszitterer“) wurde durch die Hoffnung auf Berentung sekundär verstärkt und bildete sich nach kategorischer Ablehnung der Kompensation langsam zurück. Auch die psychogene Dysphonie und Aphonie ist meist den Konversionsstörungen zuzuordnen.

Lempert et al. (1990) fanden für das Krankengut einer Neurologischen Universitätsklinik unter insgesamt 405 Patienten mit einer Psychogenese ihrer Störung folgendes Verteilungsmuster für die *motorischen* Konversionssymptome (wobei man natürlich daran denken muß, daß die weniger dramatischen und wahrscheinlich viel häufigeren Fälle zum Beispiel mit einem Tremor gerade eine Universitätsklinik nie erreichen): ca. 50 Fälle hatten Gang- und Standstörungen, ebenfalls ca. 50 Fälle Hemi-, Tetra- und Paraparesen etwa zu gleichen Anteilen. Etwa 30 Patienten wiesen monosymptomatische Paresen und ca. 10 Fälle Tremor auf.

Als Konversionssymptom relativ selten sind spastische Störungen („psychogene Dystonien"). Das nachstehende Fallbeispiel ist ein eindrucksvolles Bild, weil die Patientin in ihrem sprachlichen Ausdruck den Symbolgehalt des Symptoms darstellen kann.

Klinisches Beispiel:
Eine 24jährige Studentin leidet an einem Schiefhals (Torticollis spasmodicus). Dem Therapeuten, den sie aufsucht, schildert sie rasch biographische Aspekte. Die Eltern hätten einen kleinen Laden gehabt. Deswegen sei immer nur wenig Zeit für sie selbst dagewesen. Sie habe auch oft im Laden aushelfen müssen. In den letzten Semesterferien sei sie wieder zu Hause gewesen, und man habe wieder wie selbstverständlich erwartet, daß sie im Laden mit bediene. Dabei sei ganz plötzlich das Symptom aufgetreten: „Ich in den Laden, der erste Kunde kommt rein und der Hals zieht zur Seite ... und ich natürlich von dem Moment an kein' Schritt mehr in den Laden! Stellen Sie sich die Aufregung vor!" Hier hat das Konversionssymptom des Schiefhalses noch ganz klassisch die Ausdrucksbewegung der Verneinung: Die Patientin verweigert sich als erwachsene Frau den Eltern. Diese Verweigerung wird direkt im Symptom symbolisiert. Die Patientin hat dabei ein eindrucksvolles Gespür für die unbewußte Determinierung ihres Symptoms. Zum Therapeuten: „Sie meinen doch nicht, daß ich deswegen die Schmerzen im Hals habe, weil ich etwas Unangenehmes damit abbiegen will!" Genauso, wie sie es in der Verneinung ausdrückt, verhält es sich in diesem Beispiel. Die Patientin verbiegt den Hals, um etwas für sie Unangenehmes damit abzubiegen. Es sei erwähnt, daß die weitere Therapie noch andere Konflikte aufdeckte, die in charakteristischer Weise das Symptom mit determinierten. Der therapeutische Erfolg war in diesem Falle gut, was bei dystonen Störungen eher eine Ausnahme darstellt.

3. Ausfälle und Dysfunktionen der Sinnesempfindung

Klassisch sind die *psychogene Blindheit* und *Taubheit.* Manche Lehrbücher weisen auf eine charakteristische Gesichtsfeldeinengung (Skotomisierung) hin. Alle diese Bilder waren wohl niemals häufig, die dramatischen Formen sind dafür um so eindrucksvoller. Die unauffälligen Erscheinungen werden leicht verkannt und gelegentlich wurden sogar psychogene Hörstörungen als Mittelohrschwerhörigkeit operiert. Sehr häufig sind dagegen noch heute die *sensiblen Dysfunktionen,* insbesondere die Par- und Dysästhesien (Mißempfindungen), Hypästhesien (herabgesetzte Sensibilität) und Hyperästhesien. Von den neurologischen Erkrankungen lassen sie sich differentialdiagnostisch meist dadurch abgrenzen, daß sie der Vorstellung von der sensiblen Versorgung (im Sinne des ***„Kleidungsschemas“*** handschuh-, strumpfartig) entsprechen und nicht dem segmentalen Nervenverlauf. Die konversive *Hemianästhesie* (die Halbseitenunempfindlichkeit) des Körpers verläuft streng in der Mittellinie und erfaßt auch die Genitalien, während die organisch bedingte Hemianästhesie in der Regel noch einige Zentimeter über die Mittellinie hinaus von der Gegenseite nervös versorgt wird und die Genitalien ausspart. Beim Auftreten einer Halbseitensymptomatik ist die Bevorzugung der linken Körperhälfte betont worden. Systematische Studien konnten dies jedoch nur teilweise bestätigen, die Gründe für eine solche Präferenz sind unbekannt. In der schon beschriebenen Population von Lempert et al. (1990) machten die sensiblen Störungen ein gutes Drittel aus (144 Fälle), etwa hälftig die Hyp- und Anästhesien oder die Par- und Dysästhesien betreffend.

Schmerzen aller Art sind Symptome, denen wir häufig in der Form von Konversionsstörungen begegnen, auch wenn sie in den klassifikatorischen Systemen nicht als solche erfaßt werden. Dabei nehmen die *Zephalgien,* die Kopfschmerzen, und unter diesen wieder der sogenannte Spannungskopfschmerz und der dumpfe Druckkopfschmerz einen besonderen Stellenwert ein. Auch bei der echten Hemikranie (Migräne) bestehen zum Teil ausgeprägte psychogene Faktoren, die bei entsprechender Motivation des Patienten manchmal sogar eine analytische Psychotherapie rechtfertigen. In der Population psychogen-neurologisch Kranker von Lempert et al. (1990) lagen die Schmerzzustände bei 40 %.

Wegen der Wichtigkeit konversionsneurotischer Schmerzzustände soll hierzu ein Beispiel gebracht werden. Es handelt sich um eine Migräne, die sich außerhalb der eigentlichen Anfälle als dumpfer Druckkopfschmerz äußert.

Klinisches Beispiel:
Eine 25jährige Frau, Mitglied einer karitativen Organisation, leidet seit 9 Jahren an schweren Kopfschmerzen, die vorzugsweise in der Form eines dumpfen Dauerschmerzes bestehen. Sekundär trat ein Abusus von Medikamenten auf. Den behandelnden Arzt begrüßt sie mit den Worten: „Sie wollen wohl alles Schlimme von mir hören." Eigentlich erstaunlich rasch beginnt die Patientin dann während des Erstgesprächs ein Ereignis zu berichten, das in ihrem 14. Lebensjahr stattfand: Sie saß auf dem elterlichen Bauernhof zusammen mit der 4jährigen Schwester vor dem Fernseher. Die Mutter schickte sie in ein anderes Zimmer, um etwas zu holen. Währenddessen fuhr der Vater draußen mit dem Traktor vor, und die Kleine lief hinaus. Das Kind versuchte von hinten unbemerkt auf den Traktor zu klettern, rutschte ab und wurde beim Zurücksetzen des Traktors vom Vater tödlich verletzt. Dabei fährt der Traktor über den Kopf des Kindes. Der Vater versinkt nach diesem Unfall tagelang in einem depressiven Stupor. Die Mutter schweigt, und die Leute im Haus schieben der Patientin direkt die Schuld zu: Sie habe nicht auf das Kind aufgepaßt. Die Patientin schildert diese Geschichte relativ ruhig und sagt dann zum Arzt: „Nun werden Sie sicherlich denken, das habe etwas mit meinen Kopfschmerzen zu tun. Aber da irren Sie sich." Weitere Gespräche erbringen dann, daß die Patientin sich durch diese jüngere Schwester erheblich gebunden fühlte. Die stark beschäftigten Eltern zwangen sie, sich fast ganztägig um das Kind zu kümmern. Deswegen konnte die Patientin auch ihre eigentlichen Berufspläne nicht realisieren. Sie hatte gerade dieser Schwester gegenüber höchst ambivalente Empfindungen. Auch zeigt sich in der

ganzen Biographie ein gespanntes Verhältnis zwischen der Patientin und dem Vater. Den Eintritt in die karitative Organisation etwa mußte sie später gegen seinen Willen erzwingen. – Psychodynamisch wird dieser Kopfschmerz rasch als ein schweres Konversionssymptom auf der Basis von Schuldgefühlen und verinnerlichten Vorwürfen verstehbar. Man könnte die Formel, die innere Logik, nach der sich das Symptom strukturiert, vielleicht folgendermaßen beschreiben: „Wenn mein Kopf so wehtut, dann ist mein Kopf zerbrochen und nicht der der Schwester." Der eigene Kopfschmerz wird zur Existenzgrundlage gegenüber den heftigen unbewußten Anklagen des eigenen Gewissens. Er wird die Basis dafür, daß die Patientin ohne Depression weiterleben kann – solange es nur ausreichend genug im Kopf wehtut.

4. Darstellung multipler Krankheiten und Körperzustände

Diese Kategorie existiert in der ICD-10 nicht. Die folgende Fallskizze mag verdeutlichen, wie klinisches Wissen verlorengeht, wenn die zeitgenössische Diagnostik bzw. der Untersucher in Einzelsymptomen befangen bleibt und nicht ganzheitlich denkt.

Klinisches Beispiel:

Ein 43jähriger Patient klagte über zahlreiche, neurologisch nicht zu verifizierende Beschwerden (Doppelbilder, Sensibilitäts- und Gangstörungen, Schmerzen u. a.), die am ehesten an das komplette Krankheitsbild einer *Encephalitis disseminata* denken ließen. Erst die sorgfältige psychosomatische Anamneseerhebung (→ Kap. 9.3) ermöglichte das weitergehende Verständnis. In diesem Falle hatte der Mann seine Kusine im Alter von 28 Jahren an der Krankheit sterben („verrecken") sehen, was ihn erheblich beeinträchtigt hatte. Nach und nach entdeckte er an *sich* Symptome, an denen er *sie* hatte leiden sehen. Der Vorgang war ihm aber in seiner Pathogenese in typischer Weise unbewußt und er glaubte an eine chronische Vergiftung durch ein Lösungsmittel. Mit der „Umweltschädigung" (→ Kap. 2.1.6) hatte er ein modernes Krankheitskonzept gewonnen, das ihn vor der realen Ursache seiner Störung – und damit auch von deren subjektiven Schrecken – weit weg führte, aber in der Folge massive Kosten für das Gesundheitssystem verursachte.

Es wird deutlich, daß dieses Krankheitsbild weiterreicht als eine psychogene Gangstörung. Hier ist an das bereits eingangs Gesagte zu erinnern: Konversionsphänomene können jede Erkrankung darstellen oder imitieren. Bekannt geworden ist im Rahmen einer hysterischen Dynamik insbesondere die *Scheinschwangerschaft*, die sogenannte „Grossesse nerveuse". Auch das häufige psychogene Erbrechen gehört oft – jeweils im Einzelfall zu klären! – hierher. Das „Clavus"-(Nagel-)Gefühl bezeichnet eine umschriebene schmerzhafte Stelle am Schädeldach. Lange galt auch das Kloß- oder Engegefühl im Hals als Konversionsphänomen („globus hystericus"). Heute ist aber gesichert, daß diese Beschwerde fast ausnahmlos als funktionelles Angstäquivalent (→ Kap. 5.4, auch Kap. 2.1.2) zu verstehen ist, was noch einmal ein kritisches Licht auf die Fragwürdigkeit wirft, mit der viele Symptome dem Hysteriekonzept zugeordnet wurden.

5. Begleitphänomene von Konversions- und dissoziativen Störungen

In der Logik der ICD-10 sind charakteristische, die Hauptstörung begleitende Abweichungen als *Komorbiditäten* zu beschreiben. Im Rahmen des dissoziativen Syndroms sind oft Angstphänomene nachweisbar. Manchmal ist es nur eine Frage der Ausprägung, ob man sich zur Diagnose einer Phobie oder einer Konversionsneurose entschließt. Die Patienten können alle Symptome nebeneinander zeigen, und man diagnostiziert dann nach dem klinisch führenden. Wie schon erwähnt, bezeichnete Freud aufgrund von pathogenetischen Überlegungen die Phobie als *Angsthysterie.* Mit den schweren Angstphänomenen können auch Bewußtseins- und Identitätsveränderungen einhergehen wie beim *Depersonalisationssyndrom* (→ Kap. 2.4).

Es war klinisch oft aufgefallen, daß bei den Konversions- und dissoziativen Störungen **sexuelle Funktionsbeeinträchtigungen**

(→ Kap. 5.4.6) eine weitergehende Bedeutung haben. Dabei sind die Störungen in ihrer Art sehr divergierend. Es kommt Anorgasmie vor, die von der generellen Interesselosigkeit an der Sexualität bis zur Verbindung von sexueller Lust mit starken aggressiven und Angstaffekten reicht. Oft kommt es auch zu einem verstärkten sexuellen Agieren. Diese Hypersexualität kann man häufig als sogenannte kontraphobische Abwehr (→ Kap. 2.1.3) verstehen, die einen verzweifelten Versuch darstellt, mit der mangelnden sexuellen Befriedigungsfähigkeit zurechtzukommen. An die Stelle der Befriedigung an der Intensität sexueller Erlebnisse tritt dann die Befriedigung an deren Quantität. Bei Männern mit ausgeprägter hysterisch-narzißtischer Persönlichkeitsdynamik besteht oft eine Befriedigungsimpotenz. In diesem Fall ist die erektive Potenz intakt, es entfällt jedoch das emotionale Befriedigungserlebnis („Impotentia satisfactionis"). Auch hier wird oft versucht, durch häufigen Partnerwechsel und renommierende Männlichkeit mit dieser Einschränkung fertigzuwerden.

Psychodynamik und Pathogenese

In diesem Abschnitt taucht öfter der Terminus „Hysterie" wieder auf, weil die wichtigsten Beiträge vor der Einführung des DSM-III lagen und vom Konzept einer nosologischen Einheit der Hysterischen Neurose ausgingen. Vieles spricht dafür, daß es sich dabei schon immer um eine Fiktion handelte (→ Kasten am Beginn von Kap. 5.2, S. 221), aber es kann kein Zweifel daran bestehen, daß eine Gruppe sehr unterschiedlicher Symptome, eben die hysterischen, über eine Reihe gemeinsamer psychodynamischer Mechanismen definiert werden kann. Wir haben versucht, nur das gut Belegte zusammenzufassen.

Man kann davon ausgehen, daß bei der dissoziativen bzw. Konversionsneurose eine gewisse *körperliche Bereitschaft* vorliegt. Diese Bereitschaft mag konstitutionell verankert sein, hat aber wohl auch viel mit *eigenen Krankheitserlebnissen* zu tun. So findet sich in der Vorgeschichte vieler Konversionsstörungen eine Krankheitsanamnese mit organisch verursachten Leiden, oft im gleichen Bereich wie die jetzige Störung. Pathogenetisch überzeugt aus unserer Sicht die Annahme, daß der Organismus in diesen Fällen mit der psychogenen Symptombildung auf die ältere von ihm durchgemachte Störung zurückgreift, d.h., es ist für ihn gewissermaßen „ökonomischer", bestehende Krankheitserfahrungen zu aktivieren, als ein völlig andersartiges Störungsbild zu entwickeln. Die Diagnose der Psychogenie der „neuen Erkrankung" wird dadurch erheblich erschwert – genauso wie durch die vom Patienten oft zahlreich mitgeführten Unterlagen und früheren Befundberichte. Ein wiederholt beobachtetes Phänomen dieser Art ist das Auftreten von psychogenen Krampfanfällen bei Patienten mit einer gesicherten organischen Epilepsie. Diskutiert wurde und wird, ob geringe *zerebrale Beeinträchtigungen* oder eine *verminderte Intelligenz* das Auftreten psychogener Symptome selbst begünstigen. Es gibt Beobachtungen, die eine solche Auffassung stützen.

Entwicklungsstörungen lassen sich insbesondere in der frühen Phase, dort besonders bei der *Abhängigkeitsthematik,* nachweisen. Man muß heute als wahrscheinlich annehmen, daß es in der Kindheit dieser Patienten nicht nur pathogene Konflikte, sondern auch *Entwicklungsschäden* (→ Kap. 1.6) im Sinne von Traumen, Verlusterlebnissen und schlecht verarbeiteten Bedingungen des sozialen Milieus gab. Small und Nicoli (1982) fanden bei einer **hysterischen Epidemie** von Schulkindern, daß bei den Symptomträgern Scheidung der Eltern und Tod von Familienangehörigen signifikant höher lag als bei den nicht von der Epidemie Erfaßten.

Für die schweren dissoziativen Störungen des Bewußtseins ist die ätiologische Rolle von *Kindesmißbrauch* gesichert. Auch bei den psychogenen Krampfanfällen ist vorrangig an diese Möglichkeit oder die eines aktuellen realen Inzests oder andere Formen sexueller Gewalt zu denken. Die Störungen der ödipalen Entwicklung mit der Fixierung der Phantasie an den gegengeschlechtlichen Elternteil sind die von der Psychoanalyse zuerst erarbeiteten Zugänge zum Verständnis dieses Krankheitsbildes.
1. Im Zentrum der hysterischen Dynamik stehen ***unbewußte Vorstellungen*** und Phantasien. Demgegenüber besteht zum Beispiel bei der Zwangsneurose eine bewußte Zwangsvorstellung. Aus Äußerungen des gesunden und des kranken Hysterikers lassen sich solche Phantasieinhalte ausreichend wahrscheinlich

machen. Häufig handelt es sich um sexuelle Inhalte, oft im Sinne einer klassischen ödipalen Problematik. Gravierender ist der Krankheitsverlauf meistens, wenn traumatisierende *Erlebnisse* an der Krankheitsentstehung beteiligt sind. Daß eine pathologische Realität – etwa sexueller Kindesmißbrauch – viel pathogener wirkt als Vorgänge im Bereich von Vorstellung und Phantasie, läßt sich unmittelbar nachvollziehen.

2. Die ***Hauptabwehrmechanismen*** bei den dissoziativen und Konversionsereignissen sind die Verdrängung und Verleugnung. Diese sind insbesondere für die Amnesien und für die Wahrnehmungsstörungen verantwortlich. Die Verschiebung spielt eine große Rolle, vor allem im Bereich der Affekte. Auch der Projektion kommt im Bereich nicht akzeptierbarer Triebimpulse eine besondere Wichtigkeit zu.

3. Gut geklärt ist auch eine Reihe anderer Punkte. So kommt der Identifizierung eine erhebliche Bedeutung zu. Konversionsneurotiker haben eine ***gesteigerte Identifizierungsneigung***. Identifizierung ist einerseits die Grundlage von einfühlender Begabung, Sensibilität und schauspielerischen Fähigkeiten; andererseits werden – und das ist für die Klinik wichtig – durch Identifizierung *Krankheitsmuster* perfekt übernommen. Oft sind gerade solche Krankheiten nachweisbar, die irgendwo in der Familie oder in der Öffentlichkeit wahrgenommen werden konnten. Auf Identifizierung geht auch die Suggestibilität des hysterischen Patienten zurück. Das neue Krankheitssymptom im „Grünen Blatt" kann der Patient sofort bei sich erleben. Auch das Gefühl des Labilen, Unscharfen, Unzuverlässigen des histrionischen Charakters ist eine Folge seiner profusen Identifizierungsneigung. – Auf die Bedeutung der *eigenen Krankheitsvorgeschichte* im Sinne der „Bahnung" psychogener Störungen wurde schon hingewiesen.

4. Die Rolle der ***Hyperemotionalität*** zur Abwehr von nicht akzeptablen Umwelteindrücken und Schuldgefühlen ist von Wichtigkeit. Bei der hyperemotionalen „Szene", dem affektiven Durchbruch, dem „Anfall", dem „Nervenzusammenbruch" ver-

sucht sich der hysterische Patient auf eine spezifische Art und Weise mit seinem „inneren Beobachter" (Gewissen) und seinem „äußeren Beobachter" (soziales Gegenüber) auseinanderzusetzen. Weil er sich so erregt, weil er so betroffen ist, weil ihn alles so sehr mitnimmt, weil alles so fürchterlich anstrengend ist, hofft der Patient von innen und außen Vergebung zu erfahren und erreicht so oft das Gegenteil. Das ist wohl mit dem Etikett des „Unechten", „Aufgesetzten", „Theatralischen" gemeint, das diese Menschen rasch erhalten. Der hysterische Patient ist auch der agierende Patient par excellence. Als ***Agieren*** beschreiben wir ein Handeln aus unbewußter Motivation. Jene Patientin, von welcher der Ausspruch stammte, „Dummheit macht glücklich", erklärte ihr Agieren folgendermaßen: „Ich muß immer zuerst handeln und dann nachdenken. Wenn ich erst nachdächte, dann könnte ich mir das Handeln gar nicht leisten." Das Agieren des Hysterikers verleitet die Umwelt zum Mitagieren. (Wenn man als Arzt zahlreiche dramatisierende Telefonanrufe von Verwandten und Bekannten eines Patienten erhält, bevor man diesen zum ersten Mal gesehen hat, liegt die Annahme einer hysterischen Interaktionsdynamik nahe.)

5. Die ***Veränderung des Selbstbildes*** in der hysterischen Neurose ist ein weiterer relevanter Teilvorgang. Der Patient verändert sein Selbsterleben in der Krankheit auf eine Weise, daß ein für ihn günstigeres Bild von sich selbst entsteht. Günstig ist – wie Mentzos klären konnte – meist die regressive Veränderung des Selbstbildes. Also: „Ich bin klein, hilflos, armselig, auf euch angewiesen, unterstützungswürdig usw." Dieser Appell, der die eigene Hilflosigkeit in den Vordergrund stellt, wird an die Umwelt gerichtet und appellativ vorgetragen: Ich hinke so, ich fühle nichts, ich kann nicht gehen, mein Herz ist ganz krank, meine Augen versagen den Dienst ... Mentzos schreibt: „Der Betreffende versetzt sich innerlich (dem Erleben nach) und äußerlich (dem Erscheinungsbild nach) in einen Zustand, der ihn *sich selbst quasi anders erleben* und in den Augen der umgebenden Personen *anders als er ist erscheinen läßt.*" An dieser Veränderung des Selbstbildes sind die Hyperemotionalität, die hysterische „Szene", der „dramatische Auftritt" – nicht zuletzt im ärztli-

chen Umfeld – oft entscheidend mitbeteiligt. Hysteriker können aufgrund des Druckes, den sie emotional ausüben, sehr schwierige Patienten sein.

Gleichzeitig erfolgt über diese regressive Veränderung des Selbstbildes auch eine Kommunikation nach innen, an das Gewissen: „Wenn die Umwelt mich tatsächlich für so schwach und gebrechlich hält, dann kann an meinen Gewissensbissen, die mir Überheblichkeit vorwerfen, nichts dran sein"; „Wer so krank ist wie ich, kann nicht schlecht sein". Wahrscheinlich ist diese Doppelgründigkeit der hysterischen Argumentation, die quasi gleichzeitig ein Selbstgespräch und ein Gespräch mit den anderen ist, Ursache für das Gefühl des Unechten, Unaufrichtigen, das in den sozialen Partnern entsteht und das wiederum diesen Patienten das Leben schwermacht, denn sie werden regelmäßig abgelehnt.

6. Die Umwandlung der eigentlichen ***Konversion ins Körperliche***, die Frage also, wie es dazu kommt, daß aus einem psychischen Konflikt ein körperliches Symptom wird, ist offensichtlich ein komplexes Geschehen. Wir sind oben (→ Kap. 4.3.2) darauf eingegangen und haben versucht, die Komplexität in einzelne Schritte aufzugliedern. Eine wichtige Rolle spielt die ***Symbolisierung***. Das ist die ausdruckshafte Darstellung von unbewußten Konflikten, Wünschen und Bedürfnissen im Symptom. Die Darstellung der Hilfsbedürftigkeit, von der im vorangehenden Abschnitt die Rede war, ist etwas, das regelmäßig – meist sogar ausgesprochen appellativ – symbolisiert wird. Auch scheint das Verständnis legitim, daß diese Symptombildung den Patienten stark entlastet, psychische Spannungen abführt. Die bisher ausgeführten Faktoren wirken wohl auf differenzierte und natürlich unterschiedliche Art im Einzelfall zusammen. Soviel scheint sicher: Der Konversionsmechanismus ist eher komplex als einfach, und er ist nicht so eng mit der Hysterie verknüpft, wie man es bislang annahm. Vielmehr ist wahrscheinlich geworden, daß jeder Konflikt auf jeder Entwicklungsstufe auch ins Körperliche konvertiert werden kann. Allerdings tritt bei der hysterischen Dynamik eine besondere Häufung ein.

7. Die Rolle der ***Dissoziation*** (urspr. Bewußtseinsspaltung; *hier* als ein spezifischer Mechanismus verstanden) für die hysterischen Phänomene ist seit langem bekannt und wurde bei den Bewußtseinstörungen (→ Kap. 2.4) auch schon besprochen. Der amerikanische Psychosomatiker J. Nemiah schlug 1980 vor, die Dissoziation als einen *integrierenden und basalen Mechanismus* bei allen hysterischen Erscheinungsbildern einschließlich der Konversionsstörungen zu machen. Tatsächlich beinhalten die bisher geschilderten Teilmechanismen wie Verdrängung, Verleugnung, Hyperemotionalität, Identifizierung und Selbstbildveränderung einen ausgeprägt „bewußtseinsbeeinträchtigenden" Effekt. Man könnte argumentieren, daß für die Erklärung dieses Zustands der klassische Mechanismus der Verdrängung, vollends ausreiche. Wir möchten aber Nemiah hier zustimmen, daß der Mechanismus der Dissoziation (die ja gleichermaßen *Vorgang* wie *Folgezustand* ist) begrifflich doch weiterreicht. Ein so schweres Störungsbild wie das der dissoziativen Identitätsstörung (multiple Persönlichkeit) ist sicher nicht allein durch Verdrängung zu erklären. Dieser Vorschlag von Nemiah würde auch psychodynamischen Richtungen, die verstärkt mit dem Konzept der Spaltung arbeiten (vor allem Kernberg bei den Borderline-Zuständen), entsprechen. Gegenwärtig sieht es so aus, als ob durch die vermehrte Auseinandersetzung mit dem Konzept der Dissoziation ein produktives und lange Zeit wenig beachtetes erklärendes Konstrukt für das Verständnis von Konversions- und Bewußtseinsstörungen wieder aktualisiert würde (der Begriff wurde ursprünglich von dem französischen Psychiater P. Janet im ausgehenden 19. Jahrhundert eingeführt).

Zum Abschluß sollen diese psychodynamischen und pathogenetischen Überlegungen noch einmal auf den *oben geschilderten klinischen Fall des Kranführers* bezogen werden. Allein die äußere Betrachtung der Anamnese zeigt, daß der Patient bereits in früher Kindheit den Verlust der Eltern erlebt hat, zu Fremden kam, wobei ein junges Mädchen, die Halbschwester, sich seiner besonders annahm. Die emotionalen Probleme eines solchen Lebensschicksals kann man leicht nachfühlen. In der Folge scheint der Patient seine Bedürfnisse nach Bindung und Sicherheit vor allem an die Halbschwester gerichtet zu haben, wobei die Abhängigkeitsbedürfnisse mit den sexuellen (hier inzestuösen) Wünschen sich wohl stark überschnitten. Sein Selbstbild war und ist zutiefst verunsichert, aber der Patient versucht es durch phallische Männlichkeit zu kompensieren (Krafttraining), und auch seine Faszination durch die gewaltigen Autokräne, die er zu seinem Beruf macht, zeigt deutlich kompensatorische Züge. Dennoch ist er potenzgestört, was er im Umgang wiederum durch verführerisches Verhalten gegenüber Frauen, die darauf nicht eingehen können (Ärztinnen), zu kompensieren versucht. Gleichzeitig fürchtet er das weibliche Geschlecht, wertet es ab und vermeidet deutlich den Kontakt mit „starken" Frauen, die ihn in seiner Männlichkeit fordern könnten. Die Symptomauslösung wird durch ein Verlusterlebnis (Tod der Halbschwester) direkt vermittelt. Jetzt bricht das bereits schon einmal erheblich bedrohte Kartenhaus zusammen, das der Patient sich gleichsam aufgerichtet hat. Er erlebt sich nur noch als schwach, bekommt angesichts männlicher Ansprüche (Arbeit, Potenz) das Zittern und arrangiert sich rasch in der sozialen Nische der Arbeitslosigkeit. Er ist, wie z. B. Mentzos es beschreiben würde, in seinem Selbstbild anders, als er nach außen wirkt. Nach außen wirkt er kerngesund, innerlich fühlt er sich nur insuffizient. Zu diesem primären Krankheitsgewinn kommt der sekundäre durch das soziale Umfeld (Arbeitslosengeld, krankheitsfixierende Rolle der Freundin) hinzu. Dem ärztlichen Angebot, ein ernsthaftes Therapiebündnis in der Klinik einzugehen, weicht er entweder verführerisch oder dramatisch-gekränkt, sich über die Zumutung erregend (Hyperemotionalität), aus. Er sieht sich auch psychisch kerngesund, hat nur eine unerkannte Nervenkrankheit, welche die Ärzte in ihrer Dummheit nicht fassen können. Die Prognose ist unklar. Entweder gelingt ihm, zum Beispiel beim Auslaufen des Arbeitslosengeldes, die „Selbstheilung", wie er es schon einmal in seinem Leben zustande gebracht hat. Dann bliebe ihm der Triumph, daß nicht die Ärzte, sondern er allein wußte, was für ihn gut war. Oder, und das ist leider wahrscheinlicher, er chronifiziert, belastet auf Dauer sich selbst, sein soziales Umfeld und das gesundheitliche Versorgungssystem.

Therapie

Nachdem sich zeigte, daß unter der Rubrik Hysterie gleichzeitig therapeutisch sehr gut und sehr schlecht zugängliche Fälle erfaßt wurden, schwand der anfängliche Optimismus. Generell läßt sich sagen, daß die psychotherapeutische Prognose um so besser ist, je „reifer" die Neurose, je mehr die ödipalen Konfliktanteile gegenüber den frühen, je mehr die Welt krankmachender Vorstellungen (Konfliktmodell! → Kap. 1.6.1) gegenüber der Welt realer Traumatisierungen (Defizitmodell! → Kap. 1.6.2; Traumamodell! → Kap. 1.6.3) dominiert. Umschriebene und akute Konversionssymptome sind bei aktiver Zuwendung mit einer Vielzahl von Verfahren (darunter auch suggestive!) oft rasch zur Rückbildung zu bringen. Das Problem liegt in der Rezidivneigung, wenn die Therapie nicht den neurotischen Hintergrund berücksichtigt. Hier kommt den analytischen Behandlungsansätzen erhebliche Bedeutung zu. Möglichkeiten für die Verhaltenstherapie ergeben sich nach unserer Beobachtung vermehrt, wenn die soziale Verstärkung ausgeprägt ist und zum Thema gemacht werden kann. Mit dem häufigen Symptomwechsel der polysymptomatischen Konversionserscheinungen (Somatisierungsstörung!) tun sich alle Formen der Psychotherapie schwer.

Die ***Arzt-Patient-Beziehung*** ist vor allem durch das *Agieren* des Patienten gekennzeichnet (→ Kap. 1.5: Abwehrmechanismen). Das erotische Agieren der Hysteriker, unbewußt eingesetzt, nimmt auch das medizinische Feld nicht aus. Daß damit die Möglichkeiten der Psychotherapie weiter sinken, ist verständlich, weil der pathogene Konflikt auf diese Weise wiederholt und nicht reflektiert wird. Auf das fordernd-infantile Verhalten mancher Patienten wird meist mit Ärger und Ablehnung reagiert. Unsere Gesellschaft toleriert nicht, wenn sich Erwachsene „kindisch" verhalten. Wahrscheinlich ist bei keiner anderen Neurose das unbewußte Zusammenspiel von Arzt und Patient in Klinik und Praxis so ausgeprägt wie bei der hysterischen Neurose. Der amerikanische Psychiater Berblinger äußerte einmal, daß hysterisches Verhalten jeglicher Art „fast universell zu emotionaler Einbeziehung, zu handelnder Aktivität und zu angstgetriebenen Maßnahmen bei jedem führt, der mit den Patienten in Kontakt kommt".

5.3 Die Somatisierungsstörung

Als **Somatisierungsstörung** wird ein fluktuierendes polysymptomatisches Krankheitsbild beschrieben, das im jungen Erwachsenenalter bevorzugt bei Frauen auftritt. Es erstreckt sich auf die verschiedensten Organbereiche, ein pathologisches Substrat läßt sich jedoch nicht nachweisen. Vor 1980 (DSM-III) war dieses Störungsbild als separate Diagnose unbekannt. In der **ICD-10** (F45.0) wird es unter dem Oberbegriff **somatoforme Störungen**

(F45) eingeordnet, was auch der Praxis des DSM-IV entspricht. Mit dem Begriff „somatoform“ werden Störungen erfaßt, die wie somatische aussehen, es aber in der Sache nicht sind.

Die Somatisierungsstörung – eine neue Krankheit?

1962 erschien im *New England Journal of Medicine* eine Arbeit von Perley und Guze (St. Louis), die einen Symptomenkatalog für die polysymptomatische Hysterie beinhaltete, der seinerseits wiederum auf den Arbeiten des Pariser Klinikers Briquet aus dem Jahre 1859 fußte. Sie nannten das Bild Hysteria und beschrieben ein weites Spektrum von Konversionssymptomen an zentralnervös und vegetativ versorgten Organen. Auch eine Operationalisierung hatten die Autoren bereits vorgenommen. In den folgenden 2 Jahrzehnten folgte eine Reihe weiterer Studien aus St. Louis, in denen vor allem das Screening nach Zielsymptomen verfeinert wurde. Ab etwa 1970 wurde für die Bezeichnung Briquet-Syndrom plädiert, um den Terminus aus dem historischen Kontext der Hysterie (→ Kasten im Kap. 5.2, S. 221) zu lösen. 1980 findet sich das Störungsbild dann unter seinem aktuellen Namen Somatisierungsstörung (somatization disorder) im DSM-III wieder.

Im DSM-IV (1994) ist die Diagnostik gegenüber dem Briquet-Syndrom noch einmal gestrafft. Die Nähe zur polysymptomatischen Hysterie wird (unbeabsichtigt) durch die Feststellung „Definitionsgemäß haben alle Patienten mit einer Somatisierungsstörung eine Vorgeschichte mit Schmerzsymptomen, sexuellen Symptomen und Konversions- oder dissoziativen Symptomen“ verdeutlicht.

Epidemiologie

Die Somatisierungsstörung ist eine Krankheit überwiegend von Frauen mit Beginn meist vor dem 35. Lebensjahr; Männer sind erheblich unterrepräsentiert. Die Lebenszeitprävalenz liegt in den USA, wo die meisten Studien durchgeführt wurden, unter 2 %. Es gibt eine mäßige Häufung der Störung im familiären Umfeld.

Symptomatik

„Die Patientinnen zeigen eine Tendenz, körperliche Beschwerden und Symptome, die nicht durch pathologische Befunde erklärt werden, zu erleben und auszudrücken, sie körperlichen Krankheiten zuzuschreiben und medizinische Hilfe für sie in Anspruch zu nehmen." Diese Definition der Somatisierung von Lipowski (1988) verdeutlicht den symptomatischen Eindruck.

Die Patientinnen leiden unter multiplen, wiederholt auftretenden und häufig wechselnden Beschwerden, die sich auf alle Körperteile und Organsysteme beziehen können. Charakteristisch ist eine lange Vorgeschichte mit zahlreichen ergebnislosen diagnostischen Voruntersuchungen und therapeutischen Eingriffen, darunter auch Operationen. Die Symptome zeigen eine gewisse Bevorzugung des *gastrointestinalen* (Aufstoßen, Rumination, Erbrechen, Übelkeit), des *genitalen* (sexuelles Desinteresse, Potenzstörungen, Störungen der Menses) und des *Hautsystems* (Jucken, Brennen, Prickeln, Wundheitsgefühl, Urticaria). Die Ausprägung in der Form von Schmerzen ist typisch. Ein ***Screening-Test*** (Othmer und DeSouza 1985) nannte **7 Symptome**:

- Kurzatmigkeit,
- Dysmenorrhö,
- Brennen in den Geschlechtsorganen,
- Kloßgefühl,
- Amnesie,
- Erbrechen,
- Schmerzen in den Extremitäten.

Differentialdiagnostisch ist vor allem an die Überschneidung mit den funktionellen Störungen (dieser Hinweis fehlt bezeichnenderweise in der ICD-10!), den hypochondrischen (mehr Sorge als Symptom im Vordergrund), den Angststörungen (Kloß-, Druck- und Engegefühle) und den depressiven Verstimmungen zu denken. Bei den dissoziativen/Konversionsstörungen kann jedes der genannten Symptome auftreten, es fehlt aber die Häufung.

Eine spezifische ***Psychodynamik***, die sich von der bei der hysterischen Neurose (→ Psychodynamik und Pathogenese in Kap. 5.2 und Kap. 2.4) unterschiede, ist gegenwärtig nicht bekannt. Möglicherweise wird in Zukunft hier eine gewisse Differenzierung möglich sein, denn zumindest klinisch wirken die polysymptomatischen Konversionsstörungen von der Persönlichkeit und den Ich-Strukturen her unreifer und infantiler, als es bei den monosymptomatischen der Fall ist. Die Untergruppe der Somatisierungsstörung, die sich mit den funktionellen Syndromen (→ Kap. 5.4) überschneidet, folgt der dort beschriebenen Psychodynamik.

5.4 Somatoforme autonome Funktionsstörungen (funktionelle oder psychovegetative Syndrome)

Unter einem **funktionellen Syndrom** verstehen wir ein von Fall zu Fall nach Zusammensetzung und Intensität wechselndes Bild körperlicher Beschwerden an vegetativ versorgten Organen ohne organisches Substrat, das von genau lokalisierbaren Symptomen wie Kopf-, Herz- und Magenschmerzen bis zu vagen Gefühlen eines Bedrückt- oder Beeinträchtigtseins reicht. Die Beschwerden gehen ohne feste Grenze in rein seelisch empfundene Spannungszustände wie Angst, Unruhe oder Unlust über.

Folgende Bezeichnungen wurden und werden von vielen Ärzten *synonym mit funktioneller Störung gebraucht* – auch wenn sie zum Teil ursprünglich anders eingeführt wurden: Sympathikotonie, Vagotonie, vegetative Dystonie, vegetative Neurose, funktionelle Erkrankung, psychogenes Syndrom, Organneurose, Neurasthenie, vegetative Labilität, psychovegetative Störung, neurozirkulatorische Dystonie, Vasolabilität. Am klarsten war sicher der Begriff der *psychovegetativen Störung* (Delius) (bzw. des Syndroms). Die **ICD-10** hat statt all dessen den neuen Begriff **somatoforme autonome Funktionsstörung** festgelegt. (Im DSM-IV fehlt dieses Konzept auch weiterhin, dort müssen die funktionellen Störungen am ehesten als „undifferentiated somatoform disorder" erfaßt werden, was mehr schlecht als recht geht.)

Die entscheidende ***klassifikatorische Abgrenzung*** muß von der *Somatisierungsstörung* (→ Kap. 5.3) erfolgen, die zusammen mit der *somatoformen autonomen Funktionsstörung* in der ICD-10 unter dem neuen Oberbegriff der **somatoformen Störungen** auftritt. Dieser Begriff „Somatisierungsstörung", so wie er operationalisiert ist, stellt im wesentlichen eine Neubenennung des polysymptomatischen Typs der Hysterie (→ Kap. 5.2) dar. Durch den „somatoformen Sammeltopf" werden allerdings die Möglichkeiten, konzeptuell zwischen den stärker ausdruckshaltigen Symptombildungen (Symbolisierungen) der Konversionsstörungen/Hysterie und den von der Symptomstruktur her „diffuseren" psychovegetativen Störungen zu unterscheiden, weiter begrenzt.

Epidemiologie und Verlauf

Exakte Angaben über die Häufigkeit funktioneller Syndrome sind, wie sich aus den oben geschilderten Definitionsproblemen ergibt, nur schwer zu erstellen. Häufigkeitsangaben für Praxen und allgemeine Ambulanzen schwanken zwischen 25 und 80 %. Der gemeinsame Nenner der zahlreichen Statistiken über das Vorliegen funktioneller Syndrome kann nach von Uexküll etwa so formuliert werden: Sie stellen zahlenmäßig eine sehr große Gruppe dar, die sicher nicht viel kleiner, vielleicht sogar größer ist, als alle anderen Krankheitsgruppen zusammen. Man kann also davon ausgehen, daß sowohl bei den praktischen Ärzten als auch bei allen Fachärzten und auch in vielen Kliniken 40 bis 50 % aller Patienten unter funktionellen Beschwerden leiden. Jüngere Frauen scheinen insgesamt zu überwiegen.

Wichtig erscheint uns noch, darauf hinzuweisen, daß bei einer Befragung aller Patienten einer allgemeinen Ambulanz nach funktionellen Beschwerden 93,6 % mindestens ein Symptom und etwa 68 % aller Gesunden einer Kontrollgruppe mindestens ein Symptom angaben. Das heißt, daß, wie zu erwarten, es bei den funktionellen Störungen eine breite Überschneidung zu dem Bereich der „Patienten" gibt, die ärztliche Hilfe nicht in Anspruch nehmen, jedoch Symptome aufweisen. Es sieht demnach so aus, als ob die Beschwerden, unter denen Patienten mit funktionellen Syndromen leiden, einen fast ubiquitären Befund darstellen. Die entscheidende Frage ist, *warum und wann solche Beschwerden mit einem Krankheitserleben gekoppelt werden.* Dafür scheint die Intensität der Beschwerden keine entscheidende Rolle zu spielen.

Funktionelle Störungen finden sich in den ***Altersklassen*** zwischen 14 und 34 Jahren etwa doppelt so häufig wie zwischen 35 und 64 Jahren. Jenseits des 65. Lebensjahres schwinden sie weitgehend, worauf auch Cremerius (1968) schon hinwies. Die wahrscheinlichste Begründung dafür, daß die funktionellen Syndrome im Alter so signifikant abnehmen, scheint die Annahme zu sein, daß die Symptome organischer Krankheiten oder degenerativer Beschwerden die funktionellen Syndrome psychodynamisch überflüssig machen bzw. sie psychoökonomisch einfach überlagern. Daneben spielen sicherlich Selbstheilungstendenzen und Syndromwandel eine gewisse Rolle. Insgesamt haben, trotz der Rückbildung mit fortschreitendem Lebensalter, funktionelle Syndrome eine ausgeprägte *Neigung zur Chronifizierung*, wobei es oft zu Wechseln des Manifestationsortes kommt (s. unten).

Für die Epidemiologie erscheinen auch ***medizinsoziologische Gesichtspunkte*** von Relevanz. In den Fällen, in denen funktionelle Symptome diagnostiziert werden, kommt es vermehrt vor, daß sich Arzt und Patient, so wie es Balint beschrieben hat, auf eine Diagnose einigen. Der Arzt, dem zunächst eine große Menge ungestalteten Materials angeboten wird, strukturiert dieses gemäß seinem eigenen persönlichkeits- und zeitbedingten Vorentwurf. Der Patient spürt und ahnt untergründig, was gefragt und worin er ernstgenommen wird und pflegt dann sehr rasch genau das Erwartete anzubieten. *Er antwortet im Sinne der sozialen Erwartung.* Hier geht auch seine Tendenz zum „Ja-Sagen“ unreflektiert in die ärztliche Anamneseerhebung ein. Ein „gefügiger Patient“ legt großen Wert auf diagnostischen Konsensus mit seinem Arzt.

Neue apparative Techniken beeinflussen die Diagnosestellung ebenfalls nachhaltig. Verbreitet sich eine neue diagnostische Methode, so folgen ihr „Krankheitsbilder“, die nur mit dieser Methode zu erfassen sind. Der Arzt, der nicht über das entsprechende Gerät verfügt, stellt diese Diagnose auch nicht. Diese Problematik spielt für die iatrogene Erhaltung funktioneller Störungen ebenfalls eine Rolle.

Zwei hauptsächliche Verlaufsformen müssen bei den funktionellen Syndromen unterschieden werden:

1. Die meist reaktive, kurzdauernde und gewöhnlich spontan ausheilende Form und
2. die chronifizierende Form mit einer Reihe mehr oder minder umschriebener Symptome.

(3.) Eine Verlaufsform mit kurzdauernden, dafür aber diffus wechselnden Symptomen wird heute als „Somatisierungssyndrom“ (→ Kap. 5.3) beschrieben und muß als polysymptomatische Unterform der Hysterie verstanden werden.

(4.) Das vage, nur aus Störungen des Allgemeinbefindens bestehende „Psychosomatische Syndrom“ überschneidet sich wohl mit allen genannten Verlaufsformen.

Für die Volksgesundheit am relevantesten ist die „essentielle“, chronifizierende Form des funktionellen Syndroms. Symptomwandel und Chronifizierung stellen die eigentlichen Probleme dieser Störungen dar. Cremerius hält nach seinen Langzeitkatamnesen von 10 bis 30 Jahren die Syndromprognose für gut und die Gesamtprognose für schlecht. Etwa ***ein Drittel*** der Patienten chronifiziert, etwa ***zwei Drittel*** leiden nach 10 Jahren nicht mehr an den ursprünglichen, dafür aber an anderen funktionellen oder (im Alter zunehmend) organischen Beschwerden. Wie auch Christian fand er langfristig nur eine Minderheit beschwerdefreier Patienten.

Warum chronifizieren psychosomatische Störungen?

1. Die Beschwerden passen nicht in den nosologischen Katalog der modernen technologischen Medizin. Sie habe keine oder keine adäquate organpathologische Grundlage.
2. Die Symptome werden trotzdem in eine der gerade verfügbaren Diagnosen dieses Katalogs gepreßt.
3. Therapeutische Mißerfolge führen zur ständigen Wiederholung oder Intensivierung sowohl der somatischen Diagnostik als auch der medikamentösen oder operativen Eingriffe mit dem Effekt einer iatrogenen Krankheit oder zumindest einer weiteren Somatisierung und Chronifizierung der Beschwerden.
4. Der Zusammenhang mit psychosozialen Problemen wird weder erwogen noch überhaupt für möglich gehalten.

5. Die Kosten für die organmedizinischen Verfahren werden ungeachtet ihrer Höhe und ihrer Auswirkungen anstandslos übernommen. Psychotherapeutische Aufwendungen werden (für den Allgemein- oder Facharzt) nur mit Schwierigkeiten und in zeitlich eng begrenztem Rahmen vergütet. [Durch die Abrechnungsmöglichkeiten der „psychosomatischen Grundversorgung" nach 1987 kontinuierlich verbessert.]

Aus: Thure von Uexküll, „Patientenkarrieren", 1989

Klassifikation und Organsysteme

Es gibt Statistiken, aus denen eine Bevorzugung bestimmter Organsysteme hervorzugehen scheint. Übereinstimmung herrscht aber nur insoweit, als das **kardiovaskuläre** und das **gastrointestinale System** besonders häufig betroffen sind. Im übrigen gibt es kein Organ, das nicht im Mittelpunkt funktioneller Beschwerden stehen könnte. Im internistischen bzw. allgemeinärztlichen Bereich bestehen einige profilierte Beschwerdebilder, deren Kenntnis die Vermutungsdiagnose Funktionelles Syndrom ermöglicht. Dazu gehören die funktionellen Syndrome des chronischen Schmerzes (→ Kap. 5.4.1), des vestibulären Systems (→ Kap. 5.4.2), des kardiovaskulären Systems (→ Kap. 5.4.3), das Reizdarmsyndrom (→ Kap. 5.4.4), die nichtorganische Schlafstörung (→ Kap. 5.4.5) und die sexuellen Funktionsstörungen (→ Kap 5.4.6), die wir in gesonderten Kapiteln besprechen.

Die Symptomgestaltung und Symptomzusammensetzung ist bei allen Patienten äußerst unterschiedlich. Die folgende Einteilung bzw. der nachstehende Klassifizierungsversuch geschieht in erster Linie aus didaktischen Gründen, daneben als Orientierungshilfe für die diagnostische Einordnung. Die ersten fünf Kategorien sind in der **ICD-10** separat klassifizierbar.

- Funktionelle Störungen des *oberen Gastrointestinaltraktes*: Globusgefühl, Schluckstörungen, Luftschlucken, Schluckstörungen mit Erbrechen, Appetenzstörungen, funktionelles Magensyndrom (nervöser Reizmagen), Dyspepsie.

- Funktionelle Störungen des *unteren Gastrointestinaltraktes:* Obstipation, Diarrhö, Colon irritabile.
- Funktionelle Störungen des *respiratorischen Systems:* Hyperventilationstetanie, nervöses Atemsyndrom, kardiorespiratorischer Symptomenkomplex, „asthmoide" Bronchialspastik.
- Funktionelle Störungen des *kardiovaskulären Systems:* Paroxysmale Tachykardie, supraventrikuläre/ventrikuläre Extrasystolie, synkopale Zustände, DaCosta-Syndrom, Effort-Syndrom, Herzangstneurose, „Herzschmerzen".
- Funktionelle Störungen des *urogenitalen Systems*: Pollakisurie, Dysurie, abakterielle Prostatitis, Adnexitis, Sexualstörungen.
- Funktionelles Kopfschmerzsyndrom: Spannungskopfschmerz, vasomotorischer Kopfschmerz, Migräne.
- Funktionelle Syndrome als Begleitsymptomatik bei anderen Grundkrankheiten.
- Funktionelle, diffus wechselnde, nicht dauernd an einem Organ lokalisierte Syndrome; nachstehend eine unvollständige Aufzählung der dabei geklagten Beschwerden: Schlafstörungen, Schweißausbrüche, Heißhunger, Schwindel, leichte Ermüdbarkeit und Erschöpfbarkeit, Kopfschmerzen, Magenschmerzen, Zittern, Blässe, Erröten, Herzklopfen, Unruhe, Nervosität, Mundtrockenheit, Lidflattern, Ängstlichkeit, Unkonzentriertheit, Libidoschwäche usw. (Diese engere Beschwerdegruppe wird als **„Allgemeines psychosomatisches Syndrom"**, Bräutigam et al. 1992, bezeichnet.)

Stellt man Zahlen einer älteren Ambulanzpopulation (= „Inanspruchnahme-Population", Schnabel 1966) einer neueren Zufallsstichprobe aus der Stadtbevölkerung gegenüber, so ergeben sich erstaunliche Einsichten: Die an der Spitze stehenden allgemeinen Phänomene wie Unruhe, Alkohol- und Nikotinabusus, Depressionen, Ängste u.a. aus der allgemeinen Befindlichkeit (Schepank 1987) traten beim Aufsuchen des Arztes zurück. Er bekommt spezifische Beschwerden wie Kopfschmerzen und Schlafstörungen vorgetragen bzw. organbezogene Dysfunktio-

Tab. 5.1 Die 10 häufigsten psychogenen Symptome in der Stadtbevölkerung (Zufallsstichprobe!). n = 600 (Schepank 1987)

Allgemeine innere Unruhe*	33 %
Suchtverhalten	32,2 %
Depressive Verstimmung	31,2 %
Ermüdung, Erschöpfung*	26,2 %
Ängste	24,5 %
Kopfschmerzen*	23,5 %
Konzentrations-/Leistungsstörung*	23,5 %
Zwangsgedanken	23,3 %
Schlafstörungen*	22,7 %
Zwangshandlungen	21,7 %

* = Funktionelle Störungen

Untersucht wurde die Prävalenz der letzten 7 Tage. Nur 26 von 600 Personen hatten in diesem Zeitraum keine Beschwerden! Im gleichen Prävalenz-Zeitraum hatten 41 % der Probanden Symptome primär somatischer Erkrankungen (Skelett, NS, Magen-Darm, Herz, Infekte).

nen, die auf der Liste der Beschwerden der Stadtbevölkerung noch gar nicht auftauchen. Fragt man die Normalbevölkerung allerdings nach über das Leben verteilten subjektiven Leitbeschwerden, dann treten die *funktionellen Magen-Darm-Störungen* an die erste Stelle (Schepank 1987). Worunter die Menschen am häufigsten leiden und was davon sie für an ihre Ärzte *mitteilenswert* halten, differiert offensichtlich erheblich.

Psychodynamik und Pathogenese

Jeder Mensch reagiert in einer Situation, die mit entsprechenden seelischen Belastungen einhergeht, mit vegetativen Sensationen, z.B. Durchfall oder Magenschmerzen im Examen, Herzklopfen bei freudigen oder angstvollen Erwartungen. Es handelt sich nach Cannon um Bereitstellungsvorgänge auf Anforderungen äußerer Aktivität (→ Kap. 4.3.7). Im Unterschied zu den situationsbedingten vegetativen Reaktionen ist den Patienten mit funktionellen Syndromen die auslösende Ursache der auftretenden Beschwerden unbekannt. So naheliegend der Verdacht ist, besteht zwischen meßbarer Dysfunktion und psychovegetativer Störung kein kausaler Zusammenhang (Fahrenberg). Funktionell Gestörte neigen zwar teilweise zu vermehrten Dysfunktionen, entscheidend für die Krankheitsentstehung ist aber die Bewertung der Störungen und die erhöhte Aufmerksamkeit, die sie ihnen zuwenden. Testpsychologisch sind sie durch ihren erhöhten „Neurotizismus" von Patienten mit begrenzten vegetativen Regulationsstörungen deutlich abgrenzbar.

Das *Funktionsstörungsmodell* (von Uexküll 1962) gestattet hier eine einfache Vorstellung, wie eine organische Dysfunktion sich selbstverstärkend durch Einbeziehung der Emotionen (Angst) zum funktionellen Syndrom entwickeln kann (→ **Abb. 5.2**).

Wir gehen also davon aus, daß es sich um einen psychischen, vorwiegend emotionalen Faktor handelt, der die Fixierung als Krankheitserlebnis aufrechterhält. Die Antwort des vegetativen Systems ist unabhängig von der Art eines der angewandten Stressoren. Sie ist aber bestimmt durch die individuelle und in wiederholten Versuchen *stets reproduzierbare Reaktionsform*,

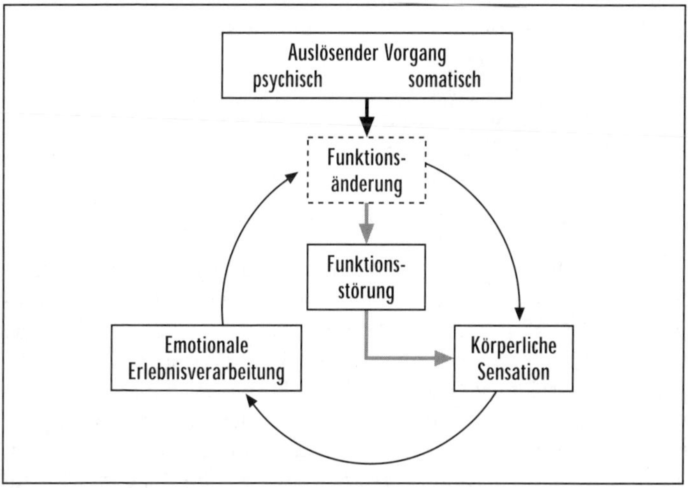

Abb. 5.2 Funktionelle Symptombildung nach von Uexküll

d.h., jeder Mensch reagiert auf Belastungen sehr persönlich im weitesten Sinne. Hereditäre Faktoren spielen dafür sicherlich eine bedeutsame Rolle („locus minoris resistentiae"). Psychoanalytisch gesehen ist zu fragen, ob es nicht auch besondere biographische Fixierungsstellen der psychischen Entwicklung bei Patienten mit funktionellen Syndromen gibt, die im Falle der Überlastung und Überforderung diese spezielle Form von Regression auslösen können.

Alexander und in seiner Folge von Uexküll sind der Ansicht, daß es sich bei den körperlichen Symptomen der funktionellen Syndrome *nicht* um intentionale Akte handelt, in denen eine unbewußte Problematik auf körperlicher Ebene einen verschlüsselten Ausdruck findet. In dieser heute vorherrschenden Sicht kann eine funktionelle Störung einmal zustande kommen als *Affektkorrelat* (Angst wird dabei erlebt) oder als *Affektäquivalent* (Angst besteht, wird aber nicht bewußt erlebt), das im Gefolge einer Situation auftritt, die an infantile, unbewußte Konflikte appelliert.

Psychovegetatives Korrelat
Der vom Patienten wahrgenommene Affekt (z.B. Angstattacke) wird vom vegetativen Phänomen begleitet.
[Symptomatik eher akut]

Psychovegetatives Äquivalent
Das vegetative Phänomen vertritt den nicht wahrgenommenen Affekt („Dysfunktion anstatt Angst").
[Symptomatik eher chronisch]

Ein erstes allgemeines Modell der Entstehung der psychovegetativen Störungen könnte also von einer *Umsetzung* („Resomatisierung", → Kap. 4.3.3) bewußter und unbewußter *Affekte in vegetative Spannungen* ausgehen, die dann ihrerseits zu den symptomatischen Dysfunktionen führen. Der entwicklungspsychologische Weg hatte die Affekte nach und nach aus dem ganzheitlichen Körper-Psyche-Zusammenhang herausgelöst – obwohl auch reife Affekte niemals *nur* psychische Phänomene sind. Im Prinzip bleibt jeder Affekt mehr oder minder vegetativ „getönt".

Dieser Vorgang wird hier gewissermaßen umgekehrt. Eine so konzipierte Somatisierung versteht im oben ausgeführten Sinne die psychovegetative Störung als *Affektäquivalent.* Da das Modell keinen Umweg über einen psychischen Konflikt, aus dem sekundär ein somatisches Symptom entstünde, annimmt, kann man es auch als ***psychophysiologische Symptombildung*** bezeichnen: Psychische (affektive) Spannung setzt sich quasi reflektorisch in vegetative um und **Dysfunktionen** sowie **Mißempfindungen** für den Patienten sind die Folge. Dieses Verständnis hat auch eine gute Akzeptanz bei den Patienten, wenn man sich bemüht, es ihnen angemessen zu erklären. Für den Patienten wird so nämlich sanktioniert, daß er „etwas" hat – nämlich Mißempfindungen und Dysfunktionen – und erspart ihm die Beschämung, daß er „nichts" hat. Das graphische Schema eines solchen Modells könnte wie unten dargestellt aussehen **(Abb. 5.3)**.

Von O. Fenichel, einem frühen Psychoanalytiker, stammt der nur noch wenig gebrauchte Begriff der *Organneurose,* der allerdings – genauso wie Alexanders vegetative Neurose – weiter reicht, als jener der funktionellen Störung. Fenichel meint, daß bei der konversionsneurotischen/hysterischen Form des Organerlebens die Verbindungen mit phantasierten sozialen Bezügen erhalten blieben, während sie bei den funktionellen Störungen ganz oder teilweise verloren gegangen seien. Ähnlich wie bei der Hypochondrie spielten sich dann die Konflikte des Menschen nicht mehr zwischen ihm und seiner sozialen Umwelt, sondern zwischen ihm und seinem funktionsgestörten Organ ab. Diese Ansicht wird durch das Verhalten vieler Patienten auffallend bestätigt. Sie haben mit zunehmender Chronifizierung eine Neigung, sich nur noch mit sich und ihrer Krankheit zu beschäftigen, und *sprechen von ihrem Organ oft in einer anthropomorphen Sprache*: Der Darm wird zum „Kerl, der mich nicht in Ruhe läßt", der Magen „kneift mich, als ob er sauer wäre", das Herz „schlägt wie toll, als ob es einen drüber gekriegt hätte", die Knie schmerzen, „als ob sie nicht mehr laufen wollten". Die Liste dieser nicht fingierten Beispiele ließe sich unbegrenzt fortführen.

In der neueren Bearbeitung der Psychodynamik funktioneller Störungen werden Ich-psychologische Überlegungen stärker betont. Wir folgen hier Ermann (1987), von dem die wichtigsten

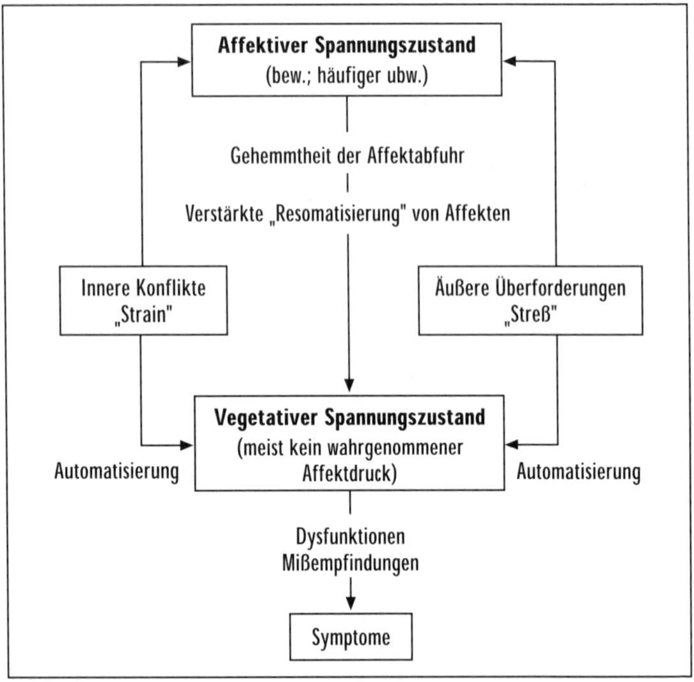

Abb. 5.3 Modell der Entstehung psychovegetativer Symptome (funktionelle Syndrome)
Die zentrale Aussage dieses Modells liegt in der Annahme einer direkten Umsetzung affektiver Spannungen in die physiologisch zugehörigen Spannungen („psychophysiologisches Modell"). Es handelt sich dabei um ein allgemeines Modell. Der kognitiv-emotionalen Fehlinterpretation der empfundenen Dysfunktion kommt wohl eine wichtige Rolle zu (→ Kap. 2.1.5: Die hypochondrische Störung).

empirischen und konzeptuellen Studien hierzu stammen. Patienten mit psychovegetativen Störungen haben nach Ermann eine bestimmte Art struktureller Ich-Störung (→ Kap. 1.6.2: Defizitmodell) gemeinsam, die auf eine spezifische Ich-Pathologie zurückgeht. Sie ergibt sich aus einer *mangelhaften Desomatisierung von Affekten,* die meist mit einer *erhöhten affektiven Besetzung von Körperfunktionen und Organen verbunden* ist: Reicht die Abwehr durch Ausbildung von Umstrukturierungen innerhalb der Gesamtpersönlichkeit zur Konfliktbewältigung nicht aus, so kommt es mit dem Auftreten pathologischer Affekte zur *Aktivierung der körperzentrierten Wahrnehmung.*

Im Verlauf von psychovegetativen Störungen folgt auf eine Phase mit starker körperlicher Symptombildung eine Beruhigungsphase, in der die Symptomatik nachläßt und eine *Sekundärbearbeitung* des vegetativen Geschehens beginnt. Bei dieser Form der Krankheitsverarbeitung entsteht Angst vor den Körpersymptomen als Zeichen eines Versuchs der Ich-Stabilisierung auf Kosten einer Ich-Einengung. Die Krankheit wird nicht selten sekundär im Sinne einer **körperbezogenen Phobie** (→ Kap. 2.1.3) oder einer **Hypochondrie** (→ Kap. 2.1.5) organisiert. So ist das Verhalten vieler Patienten mit chronischen psychovegetativen Störungen weniger durch die tatsächlichen dauerhaften Beschwerden gekennzeichnet als durch ihre Tendenz, sich aufgrund ihrer Aufmerksamkeitsfixierungen mit Hilfe äußerer Objekte (Lebenspartner, Freunde – ziehen sich meist zurück! –, Ärzte, Medikamente) Sicherheit vor möglichen Risiken zu verschaffen.

Die ***Diagnosestellung*** eines funktionellen Syndroms ist oft schwierig und immer verantwortungsvoll. Der Gefahr, ein beginnendes organisches Leiden zu übersehen, steht die Gefahr gegenüber, durch fortgesetzte klinische Untersuchungen einen Neurotiker auf ein organisches Leiden zu fixieren. Hinzu kommt, daß die Kosten, die diese Patienten für die Allgemeinheit bedeuten, riesig sind. Sedativa, Tranquilizer und Schmerzmittel stehen an der Spitze aller Verschreibungen überhaupt (Quelle: Bundesärztekammer)! Folgendes ***diagnostisches Prinzip*** erscheint uns bei den funktionellen – wie auch bei anderen psychogenen Symptomen – unerläßlich: Durch exakte Beachtung der Beschwerden des Patienten und gewissenhafte medizinische Abklärung muß ein Maximum an erreichbarer diagnostischer Sicherheit für Arzt und Patient geschaffen werden. *Gleichzeitig* muß mit ähnlicher Sorgfalt nach emotionalen Belastungen und psychosomatischen Problemen gesucht werden, die erst zusammen mit dem fehlenden organischen Befund die positive Diagnose des funktionellen Syndroms sichern können (→ Kap. 5.5).

In der Regel wird die *Diagnose* Funktionelles Syndrom dann angenommen, wenn man keine organischen Veränderungen gefunden hat. Hier ist die Forderung zu erheben, daß das funktionelle Syndrom keine Ausschlußdiagnose sein darf, sondern eine ***positive Diagnose*** darstellen sollte. Es ist also der *positive Nachweis der seelischen Entstehung oder Unterhaltung zu führen.*

Positive diagnostische Hinweise auf eine Psychogenese

1. Charakteristische Symptome (z.B. Sensibilitätsstörung nach dem „Kleidungschema")
2. Darstellung des Symptoms (Schilderung ist „diffus", „bildhaft", „bunt"; Merkliste auf Zettel u.a.)
3. Interaktionsverhalten (z.B. appellativ, fordernd, anklammernd)
4. Häufiger Arztwechsel in der Vorgeschichte
5. Unklare (und wechselnde) frühere Erkrankungen
6. Anamnestische Hinweise auf eine gestörte biographische Entwicklung
7. Aktuelle Hinweise auf eine belastende Lebenssituation (beruflich, familiär, Partnerprobleme, Verlusterlebnisse u.a.)
8. Mißverhältnis zwischen subjektiver Beschwerde und objektivierbarem Befund
9. Fehlen eines hinreichend erklärenden organischen Befundes

Auf die ***Arzt-Patient-Beziehung*** wird im abschließenden Kapitel (→ 5.5) ausführlich eingegangen. Ein Problem in der Praxis sei hier deswegen benannt, weil es gewöhnlich schamhaft verschwiegen wird: Diese Patienten stellen einerseits für die Ärzte (und in der Klinik für das Pflegepersonal) eine Problemgruppe dar, die mit ihren nie enden wollenden Beschwerden therapeutisch wenig Befriedigung vermittelt. Andererseits sind diese Patienten treue „Krankenscheinzuträger", die „nicht eigentlich krank sind", die man nicht ganz ernst zu nehmen braucht, abspeisen kann, die aber für das Basiseinkommen des Arztes eine nicht unbeträchtliche Rolle spielen. Der iatrogene Beitrag zur Erhaltung eines Patientenpools als funktionell Kranke soll mit diesen Anmerkungen angesprochen werden. Er ist nach unseren Erfahrungen beträchtlich.

5.4.1 Die anhaltende somatoforme Schmerzstörung (Psychogenes Schmerzsyndrom)

Dieses Syndrom wird zunehmend in der Literatur als ein eigenständiges Krankheitsbild angesehen. Die Bezeichnungen waren recht uneinheitlich. Funktionelles Schmerzsyndrom, Syndrom des unbehandelbaren Schmerzes (Groen), Pain-Prone Patient (Engel), Intractable Pain und weitere Namen beschrieben den Sachverhalt zutreffend, sind nun aber alle ersetzt. Im DSM-IV wird von der somatoformen Schmerzstörung gesprochen, die **ICD-10** erweitert den Terminus zur **anhaltenden somatoformen Schmerzstörung** (F45.4), um die Chronizität zu betonen. Epidemiologisch spricht einiges dafür, daß chronische Schmerzsyndrome ohne nachweisbare organische Ursache zunehmen.

Das *naive (= lineare) Schmerzverständnis* (Schmerzreiz → Leitung zum Hirn → Schmerzwahrnehmung), das die Medizin seit Descartes beherrschte, verhinderte bis in die 80er Jahre hinein die wissenschaftliche Reflexion der Tatsache, daß *akuter* Schmerz und *chronischer* Schmerz grundlegend verschiedenen Mechanismen folgen können. Da sich besonders in Deutschland wissenschaftlich hartnäckig die Überzeugung hält, daß es sich beim Schmerz um eine schlichte Sinnesempfindung handele, vergleichbar dem Gesichts- oder dem Geruchssinn, wurden und werden chronische Schmerzzustände von der Ärzteschaft so behandelt, als ob sie durch akute Reize hervorgerufen seien – in der Regel mit Schmerzmitteln. Der Verbrauch an Schmerzmitteln in der Bevölkerung betrug im Jahre 1989 in den alten Bundesländern 1000 (!) Tonnen, was insbesondere für die Nieren deletäre Folgen hat. Der heutige Verbrauch in Deutschland dürfte trotz aller Aufklärung noch höher liegen. Vermutlich stellen die Kopfschmerzen hier die erste Indikation dar und sind auch häufigste Ursache für die Selbstmedikation.

Es waren der australische Psychologe Melzack und der kanadische Neurochirurg Wall, denen 1965 ein theoretischer Durchbruch in den Annahmen zur Pathogenese akuter und chronischer Schmerzen gelang (sog. *Gate-control-Theorie*). Sie postulierten, daß nach Umschaltung in Thalamus und limbischem System über absteigende Bahnen eine Modulation (Hemmung) der Perzeption peripherer Schmerzreize erfolgt. Das bedeutet, daß Schmerz nicht länger als einfache Sinnesempfindung verstanden werden kann, sondern bereits in seine periphere Wahrnehmung modulierende Faktoren (gesichert sind mittlerweile Stimmungen [Angst!], Vorerfahrungen, soziale Einflüsse und weitere) eingehen. Diese Theorie wurde 1983 noch einmal revidiert und setzte sich im Prinzip seither weltweit durch. Größten Einfluß hatte sie auf die Schmerzdefinition der Internationalen Fachgesellschaft IASP: *„Schmerz ist ein unangenehmes Sinnes- und Gefühlserlebnis, das mit aktueller oder potentieller Gewebsschädigung verknüpft ist oder mit Begriffen einer solchen beschrieben wird.“* Diese Definition stellt die pathogenetische Annahme, daß (chronische) Schmerzzustände *ohne* ein organisches Substrat bestehen können, gleichberechtigt neben eine Pathogenese über eine Schädigung. Erklärbar wird damit auch, warum organisch verursachte Schmerzen hartnäckig persistieren können, nachdem der nozizeptive Reiz längst fortgefallen ist. Akuter Schmerz ist ganz überwiegend über eine Verletzung verursacht, ist also nozizeptiv, chronischer Schmerz wird durch zahlreiche weitere Faktoren, vor allem Emotionen, Stimmungen, Gedächtnisinhalte und soziale Verstärkungen, mitbestimmt. Im Extrem können Schmerzen ausschließlich psychisch bedingt sein.

Jeder kennt die Tatsache, daß durch Abzug der Aufmerksamkeit („Ablenkung“) Schmerzen verschwinden können. Befürchtungen und Ängste verstärken den Schmerz. Schwerstverletzte bei vollem Bewußtsein zeigen oft erstaunlich wenig Schmerzen. Im letzten Weltkrieg fiel bereits auf, daß Schwerverletzte, die Aussicht hatten, aus einem Brückenkopf ausgeflogen zu werden, sehr viel weniger Opiate brauchten als die Gruppe der Leichtverletzten, für die diese Aussicht nicht bestand. Schmerzen haben aber auch etwas mit einer sozialen Lerngeschichte zu tun. Es gibt Familien, in denen der Schmerz einfach kein Thema ist, und andere, in denen jedes Mitglied darauf besteht, mehr Schmerzen zu haben als das andere. (Die Migränetradition in Familien, die meist als Beweis für die erbliche Belastung angesehen wird, gewinnt so noch einmal andere Interpretationsmöglichkeiten). Schimpansen, deren Arme während ihrer Entwicklung in Papphülsen steckten, hatten nach Befreiung davon eine deutlich herabgesetzte Schmerzempfindlichkeit, verletzten sich stärker usw. Neurophysiologisch wird man hier von einem fehlenden Synapsentraining sprechen, entwicklungspsychologisch wurde die Entstehung des Körperschemas massiv behindert.

Diese Zwischenstellung des Schmerzes zwischen den körperlichen und seelischen Phänomenen ließ bereits 1933 den Psychoanalytiker E. Weiss die Vermutung äußern, daß die Patienten mit psychogenen Schmerzen ***seelische Probleme*** offensichtlich ***in der Form körperlicher Schmerzen*** erlebten. Solche Patienten verwechseln gewissermaßen „Seelenschmerz" mit „Körperschmerz". Diese These von Weiss ist wenig beachtet geblieben, obwohl sie uns von besonderer Modernität scheint. Der holländische Psychosomatiker Groen sprach einmal davon, daß diese Patienten gleichsam *Schmerz, Pein* und *Leid* verwechselten. Wir kennen dies aus unserer eigenen Kindheit: Das subjektive Erlebnis „Bauchweh" kann gleichermaßen eine Appendizitis, eine Magenüberfüllung, ein schlechtes Gewissen oder Angst vor einer Klassenarbeit bedeuten.

G. L. Engel, dessen Studie über die Psychosomatik des Schmerzes aus dem Jahre 1959 die meisten späteren Untersuchungen an Klarheit und Stringenz übertrifft, meint, daß Schmerz per se immer zu affektiven Einbindungen des Menschen führe. *Schmerz ist niemals neutral.* Engel geht von folgenden Gesichtspunkten aus:

- Schmerz schützt den Körper vor Verletzungen. Er trägt entscheidend bei zur Entstehung des Körperbildes und zur Erfahrung der Umwelt. Jeder Körper hat ein eigenes „Schmerzgedächtnis".
- Schmerz hat eine sehr enge Beziehung zur Entstehung sozialer Beziehungen überhaupt: Schmerz führt zum Weinen, das Weinen ruft die Mutter, die Mutter tröstet und nimmt so den Schmerz. Für manchen Erwachsenen ist gewissermaßen die Hoffnung auf Tröstung den chronischen Schmerz wert.

- Schmerz und Strafe werden ebenfalls in der frühen Entwicklung verbunden. Schmerz wird zum Signal, daß man „böse" ist, wird so zum Zeichen für Schuld und kann in der Form der Sühne die Voraussetzung zur Entlastung von Schuld werden. Auch dieser Mechanismus scheint bei vielen Schmerzpatienten von großer Wichtigkeit zu sein.
- Schmerz hat auch eine frühe Beziehung zur Aggression und zur Macht. Der Schmerz der anderen befriedigt unsere Aggression. In der Wendung des Schmerzes gegen das eigene Selbst des Patienten wird viel Aggression befriedigt, nur ist er selbst jetzt das Opfer.
- Damit eng zusammen hängt die Verbindung zwischen Schmerz und realem oder befürchtetem Verlust einer geliebten Person. Verluste schmerzen den Menschen, der Schmerz kann aber wiederum auch die Qual des Verlustes lindern. Der Patient leidet sozusagen mehr unter dem Schmerz als unter dem Verlust. In der Umgangssprache wird dieser Zusammenhang als „schmerzhafter Verlust" beschrieben.
- Schmerz kann eine Beziehung zu sexueller Erregung haben. Die Kombination mit Schmerz kann zu einer Verstärkung der Erregung führen. Die entsprechenden sexuellen Empfindungen werden als sadistische und masochistische beschrieben (→ Kap. 5.4.6).

Symptomatik: Obwohl das Bild der somatoformen Schmerzstörung *keineswegs einheitlich* ist und obwohl die Genese mit Sicherheit genauso uneinheitlich ist, treten in den Beschreibungen der Patienten regelhaft wiederkehrende Züge auf. Häufig handelt es sich um eher arbeitsame und leistungsbetonte Menschen, die bis zu einem bestimmten Ereignis, wie etwa einem Bagatellunfall, wenig oder überhaupt nicht krank waren. Hierin gleichen sie zwanghaften oder depressiven Persönlichkeiten. Mit dem Ausbruch der Schmerzen beginnt eine charakteristische Odyssee von Arzt zu Arzt, von Klinik zu Klinik mit immer wieder unbefriedigenden Behandlungserfolgen, die nur allzu oft in die Arbeitsunfähigkeit mündet. Die Wünsche an die Ärzte sind immer gleich: Es soll etwas „Eingreifendes" geschehen, die Schmerzen seien nicht mehr zum Aushalten, für das Ziel der

Schmerzfreiheit sei man bereit, alles zu erdulden. *Die Patienten bevorzugen in auffallender Weise „harte" und „eingreifende" Therapiemaßnahmen.* Sie sind zu jeder Massage, Streckung, Aufhängung, zu jedem operativen Eingriff bereit, und die meisten von ihnen werden trotz höchst fragwürdiger Befunde mehrfach operiert, so daß am Ende wahrscheinlich schon die Operationsfolgen genügen, um das Schmerzsyndrom zu unterhalten. Die Patienten sprechen gern und ausführlich über ihre Schmerzen, sind aber eher unwillig, psychische Faktoren in Erwägung zu ziehen, allenfalls als *Folge* der Schmerzen hätten sie Schwierigkeiten. „Die Lebensprobleme sollen mit Hilfe der Chirurgie gelöst werden" (Blumer u. Heilbronn). Trotz einer primär großen Gesprächsbereitschaft ist es ausgesprochen schwer, mit den Patienten über mögliche nichtorganische Ursachen ins Gespräch zu kommen (→ **Abb. 5.4**).

Psychodynamik und Pathogenese: Das autoaggressive Moment, das dieser Erkrankung innewohnt, hat bei vielen Autoren die Tendenz verstärkt, die psychogenen Schmerzsyndrome in ihrer Mehrheit als Depressionsäquivalente, als sogenannte larvierte Depressionen aufzufassen. Für eine Reihe dieser Patienten ist dieses Verständnis fraglos berechtigt. Engel meint, daß bewußte und unbewußte Schuldgefühle eigentlich niemals fehlten. Bei manchen Patienten spürt man in der Interaktion geradezu den Selbstbestrafungsaspekt der Erkrankung. Die Gruppe der Konversionsneurotiker unter den chronischen Schmerzpatienten (→ Kap. 5.2) wird unseres Erachtens jedoch von den meisten psychodynamisch orientierten Autoren in ihrer Bedeutung eher überschätzt. Bei einigen Patienten liegen auch Psychosen mit verändertem Körpererleben (sog. coenästhetische Schizophrenien, monosymptomatische Wahnbildungen) vor. Sie müssen deshalb anders klassifiziert werden.

Die *Mechanismen* der eigentlichen Pathogenese wird man unterschiedlich konzipieren müssen. Wohl die größte Gruppe der Erkrankten folgt nach unseren eigenen Untersuchungen dem Modell der Umsetzung von Affekten in vegetative Spannungen („Affektäquivalente"; → Kap. 5.4, allgemeines Modell funktioneller Störungen; Abb. 5.2. Wenn diese Patienten aber z.B. einen muskulären Hartspann [= organische Ursache!] ent-

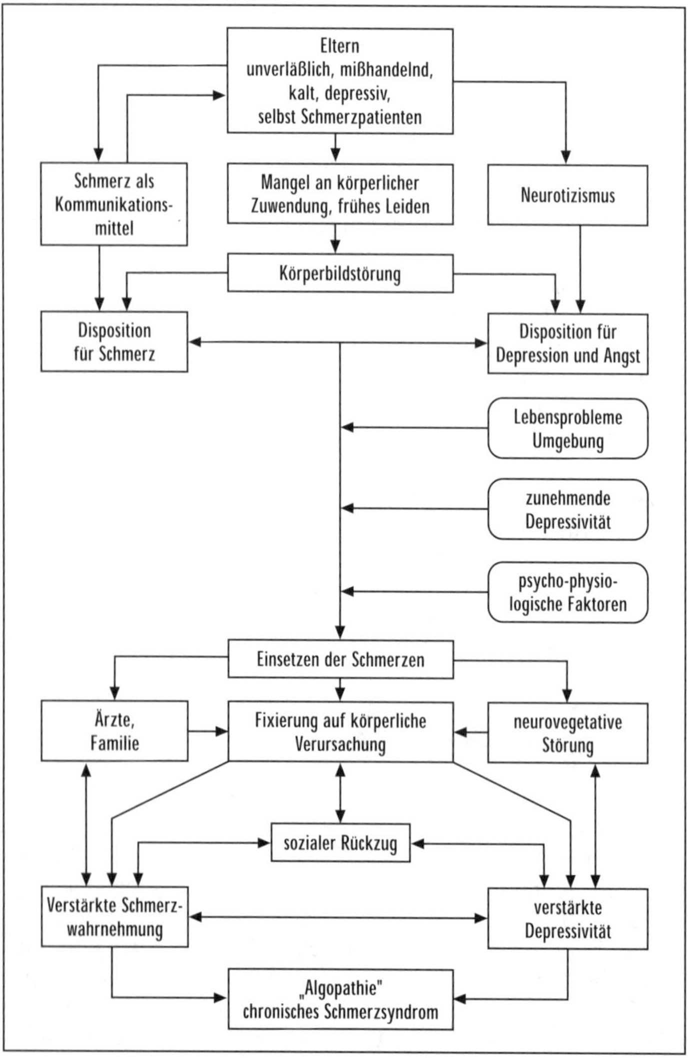

Abb. 5.4 Entwicklungsprozeß zum chronischen Schmerzpatienten (durch U. T. Egle modifiziert nach A. Violon 1982)

wickeln, was nicht selten ist, gilt dies nach der Definition der ICD-10 als Ausschlußkriterium für eine somatoforme Schmerzstörung!). Eine deutlich kleinere Gruppe ist am besten über den Konversionsmechanismus beschreibbar („körpersprachliche Symbolisierung", → Kap. 5.2). Bei einer weiteren Untergruppe von Patienten stellt das Schmerzsymptom eine „Ersatzbildung" dar, was vor allem der Selbstwertstabilisierung durch die Krankheit dient („psychoprothetische Funktion"; narzißtischer Mechanismus). Mit allen drei genannten Konzepten überschneidet sich die Annahme von Lernvorgängen in der Genese und Chronifizierung der Beschwerden (Hoffmann und Egle 1999).

Diagnostische Probleme: Die Patienten suchen wegen ihrer Schmerzen niemals einen Psychiater oder Psychotherapeuten auf, sondern wenden sich natürlich immer an den Organmediziner, den sie für zuständig halten. Der sorgfältige diagnostische Ausschluß von organischen Ursachen läßt dann meist schon den Verdacht auf eine psychogene Ursache aufkommen. In der Schilderung der Beschwerden können sich aber auch bereits vorher Verdachtsmomente ergeben: Je einfacher, ökonomischer und unkomplizierter eine ***Schmerzbeschreibung*** ist, je mehr sie in Übereinstimmung mit anatomischen Daten steht, desto wahrscheinlicher ist ihre organische (periphere) Genese. Je bildhafter, plastischer und insgesamt vager sie dargestellt wird, je mehr sie sich von den Gegebenheiten der Anatomie entfernt, desto eher weist sie auf eine psychische (zentrale) Genese hin (Engel). Allgemein fällt auf, daß *problematische Lebensumstände, die mit dem Schmerz nicht direkt in einem Zusammenhang stehen, generell geleugnet werden* (Pilowski und Basset). Der Schmerzpatient fühlt sich vom Arzt so lange verstanden, wie sich dieser direkt dem Phänomen Schmerz zuwendet. Das Interesse für das allgemeine Leben des Patienten, für seine Entwicklung und seine Beziehungen wird von vielen erst einmal so aufgefaßt, als ob ihre Krankheit in Frage gestellt würde.

Auch wenn der Ausschluß der organischen Störung von großer Wichtigkeit ist, braucht die Diagnose der somatoformen Schmerzstörung keineswegs nur per exclusionem gestellt zu werden. Der Wert einer ausführlichen biographischen Anamnese, der Versuch des Arztes, sehr genau zu verstehen, in welchen psychosozialen Bedingungen der Patient zu Beginn der Erkrankung oder der Verschlechterung stand, wie er lebte, wen er verlor, was ihn „verletzte" – der Wert dieses „Nachvollziehens" kann gar nicht hoch genug veranschlagt werden, auch wenn das Vorgehen zeitaufwendig ist. Nur zu oft werden dann Situationen deutlich, die den Patienten psychisch massiv traumatisierten und die in einem unübersehbaren zeitlichen Zusammenhang zum Beginn der Schmerzsymptomatik stehen. Man sollte sich auch dann nicht enttäuscht fühlen, wenn der Patient im nächsten Gespräch gleichsam das Gesagte wegwischt und versichert, das alles sei längst vergessen, und mit seinen Schmerzen habe es schon gar nichts zu tun (→ auch Kap. 5.5 zum Umgang mit dem funktionell Kranken).

Die **Arzt-Patient-Beziehung** ist in ihrer Problematik damit bereits schon skizziert worden. Die Patienten erwarten eingreifende Maßnahmen und schaffen es in ihrer Mehrzahl, die behandelnden Ärzte trotz vager Befunde zu erstaunlich weitgehenden diagnostischen und therapeutischen Maßnahmen zu verleiten. Obwohl, zumindest nach einem langjährigen Verlauf, eigentlich allen Beteiligten klar ist, daß es sich um eine psychogene Störung handelt, werden die Patienten weiter so behandelt, als ob sie organisch krank wären. Auch aus diesem Grund ist ein ***Medikamentenabusus*** bei vielen Schmerzpatienten anzutreffen. Der unreflektierte ärztliche Kompetenzanspruch („Ich muß jedem helfen") verschränkt sich in verhängnisvoller Weise mit der sehr dringlichen Forderung des Patienten („Es muß um jeden Preis etwas geschehen"). Die konformistische Symptomwahl des Patienten („Hier tut es weh") verleitet den Arzt, im Rahmen seiner diagnostischen Modelle zu denken („Schmerz hat eine Ursache, die Ursache muß aufzufinden sein"), und läßt ihn übersehen, daß die Ursache des Schmerzes psychogen sein, daß hinter dem Schmerz ein unbewußtes Motiv stehen kann. Hilfe für die Patienten bleibt in jedem Falle schwierig, aber sie ist um so eher möglich, je früher daran gedacht wird, daß es sich um eine Erkrankung sui generis, um eine anhaltende somatoforme Schmerzstörung bzw. ein psychogenes Schmerzsyndrom handeln kann.

Die ***Differentialdiagnose*** ist besonders am Anfang schwierig. Wie schon ausgeführt, muß, nachdem organische Ursachen ausgeschlossen wurden, an die Möglichkeit depressiver und schizophren-wahnhafter Psychosen gedacht werden, bei denen solche Zustände bekannt sind. Die hypochondrische Beschwerde ist durch ihren stärkeren Befürchtungscharakter vom Schmerzsyndrom mit seiner Gewißheit relativ gut abzugrenzen, obwohl es auch hier Überschneidungen gibt. Bei nach mehrjährigem Verlauf bereits eingetretener Chronifizierung ist allerdings die richtige Diagnose für den Fachmann auf Anhieb zu stellen. Bedauerlicherweise werden die meisten Patienten, wenn überhaupt, erst dann an den Psychosomatiker verwiesen, was die ohnehin ungünstige Prognose noch weiter verschlechtert. (Auf die zwei Kasuistiken konversionsneurotischer Schmerzpatienten im Kap. 5.2 sei besonders verwiesen.) Den Versuch eines umfassenden biopsychosozialen Verständnisses des „Schmerzkranken" unternimmt das gleichnamige Buch von U. T. Egle et al. (Hrsg.), 1999.

5.4.2 Funktionelle Störungen des vestibulären Systems

5.4.2.1 Der nichtorganische (funktionelle) Schwindel

Unter „Schwindel" (engl. vertigo, dizziness) werden sehr unterschiedliche Mißempfindungen, die vom eindeutig klassifizierbaren Drehschwindel über eine objektivierbare Gleichgewichtsstörung, eine subjektiv irrtümlich wahrgenommene Körperschwankung oder Schwankung der Umgebung bis hin zu diffusen Gefühlen wie einem „komischen Schwebegefühl" im Kopf (engl. lightheadedness) reichen, verstanden. Die **ICD-10** kennt die separate Diagnose eines funktionellen Schwindels nicht.

Der Schwindel ist ein Phänomen, das im Gegensatz etwa zur Angst oder Depression niemals ein rein psychisches sein kann, sondern wesenhaft immer eine körperliche Dimension mit einbezieht und erleben läßt, was auch mit der Bedeutung des vestibulären Apparates für die Wahrnehmung des Selbst und Körpers (Schilder) zu tun hat. Die lateinische und die deutsche Bezeichnung spiegeln die beiden Pole, zwischen denen die *variierende Symptomatik* erlebt wird: *Vertigo,* die lateinische Bezeichnung, leitet sich ab von vertere, drehen. Während sich das deutsche Wort *Schwindel* aus dem Althochdeutschen von der körperlichen Schwäche bzw. dem Schwinden der Kräfte und der Sinne herleiten läßt. Gerade das ist das Bedeutsame am Wort Schwindel, daß es nicht nur den physischen, sondern auch den moralischen Verlust des Gleichgewichtes auszudrücken vermag.

Epidemiologie: Der Schwindel ist ein weit verbreitetes und nosologisch unspezifisches Symptom. Etwa 60 % der Patienten einer Allgemeinpraxis sprechen irgendwann von Schwindelsymptomen (Kroenke et al.). Der Anteil der psychogen verursachten Schwindelsymptome an der Gesamtgruppe beträgt 25 bis 30 % (Eckhardt-Henn et al.). Bei etwa 40 % aller – auch organischer – Schwindelpatienten spielen psychische Faktoren für die subjektiv empfundene Intensität der Symptomatik und für den Krankheitsverlauf (z. B. Chronifizierung) eine wesentliche Rolle.

Die Beeinträchtigung der Lebensqualität von Patienten mit psychischen und psychosomatischen Ursachen von „Schwindel" ist nicht geringer, meist sogar stärker als bei organischer Ursache. Psychische Ursachen werden oft nicht erkannt oder erst nach langer Odyssee, die bereits zur Chronifizierung geführt hat.

Psychische Störungen, die psychogenen Schwindelzuständen zugrunde liegen können

In die differentialdiagnostischen Überlegungen sind die unten aufgeführten psychischen Erkrankungen einzubeziehen, d. h., das Symptom Schwindel muß einem anderen nosologischen Zusammenhang zugeordnet werden. Als ursächlich für einen nichtorganischen Schwindel kommen vielfältige psychische Störungen in Betracht.

Der **monosymptomatische Schwindel** tritt am häufigsten als vegetatives *Angstäquivalent* (→ Lernkasten in Kap. 5.4, S. 254; „Schwindel statt Angst") im Rahmen von Angsterkrankungen, als Konversionssymptom bei dissoziativen Störungen, als *Depressionsäquivalent* bei einer zugrunde liegenden depressiven Störung oder als somatoforme Störung auf. Depressive Störungen können psychisch bedingten Schwindelzuständen insbesondere häufig bei älteren Patienten zugrunde liegen (Sloane et al.). Der **Schwindel im Rahmen eines Symptomenkomplexes** tritt am häufigsten (ca. bei 78 % der Patienten, Margraf et al. 1989) als *Angstkorrelat* (→ Lernkasten in Kap. 5.4, S. 254; der Schwindel begleitet den wahrgenommenen Angstaffekt) bei verschiedenen

Angsterkrankungen auf, gefolgt von den depressiven und den somatoformen Störungen.

Sowohl bei organisch als auch bei psychogen bedingten Schwindelzuständen können sich *reaktive depressive Störungen* entwickeln. Bei organischen Schwindelzuständen kann das zur Fehldiagnose eines psychogen bedingten Schwindels führen.

Symptomkonstellation bei psychogenem Schwindel

Der psychisch verursachte „Schwindel" kann monosymptomatisch oder verbunden mit anderen Symptomen auftreten.

Charakteristische Symptomschilderung bei psychogenem (monosymptomatischem) „Schwindel": Meist wird der psychisch bedingte Schwindel als ein „Schwankschwindel" oder ein diffuser Schwindel („wie betrunken", „Leeregefühl im Kopf" „mit Gangunsicherheit") geschildert. Der **Dauerschwindel**, der an Intensität zu- oder abnehmen kann, ist häufiger als ein **Attackenschwindel**. Prinzipiell können aber *alle* Schwindelqualitäten, d.h. auch ein „Drehschwindel mit subjektiver Fallneigung", psychisch bedingt sein; insbesondere Patienten, die zunächst eine periphere vestibuläre Läsion hatten und dann einen psychogenen Schwindel entwickeln, zeigen solche Symptome manchmal weiterhin (s. unten).

Wesentlich zur Klärung einer psychischen Genese ist die *Exploration von psychopathologischen Begleitsymptomen*, die in einem hohen Prozentsatz von Patienten mit Schwindel nicht unbedingt spontan berichtet werden. Am prägnantesten lassen sie sich in der Regel bei zugrundeliegenden Angststörungen (→ Kap. 2.1.1. und Kap. 2.1.2), vor allem wenn eine Agoraphobie (→ Kap. 2.1.3) zugrunde liegt, herausarbeiten. Typische ***Auslösesituationen*** entsprechen dabei den bekannten phobischen Angstauslösern: Menschenmengen, Gedränge, Fahrstühle, Verkehrsmittel, Steckenbleiben im „Stau" u.a. Begleitsymptome sind die vegetativen Angsterscheinungen, z.B. Herzrasen, Engegefühl, Atemnot, Mundtrockenheit (→ Kap. 2.1.1).

Monosymptomatischer *Schwindel als Angstäquivalent* vertritt den unangenehmen Angstaffekt oder ein Schuld-/Schamgefühl und führt zunächst zu einer erfolgreichen Verdrängung der Angst. Die so bewirkte „Ausschaltung" des Affekts bringt psychisch (vorübergehend) Entlastung. Die Angst (oder Scham) wird nicht bewußt wahrgenommen. Gleichwohl findet sie häufig als *sekundäre Angst* Ausdruck (Angst zu fallen, zu sterben, Hilflosigkeit, Ausgeliefertsein, starke Beschämung). Dieses Erleben wird nun vom Patienten in der Regel als *Folge, nicht Ursache* der Schwindelzustände geschildert. Hinzu kommt, daß die Vorstellung, an einer psychischen Störung zu leiden, häufig mit Schamgefühlen und der Angst, nicht mehr ernst genommen oder als Simulant gesehen zu werden, verbunden ist. Nach und bei *Hyperventilationszuständen*, die ihrerseits in der Regel die Folge von Angstaffekten sind, finden sich häufig Schwindelsymptome.

Eine Wechselwirkung zwischen vestibulären Störungen und Angstsymptomen – insbesondere agoraphoben Ängsten – wird schon länger angenommen, weil man bei Patienten mit Angststörungen wiederholt vestibuläre Störungen nachweisen konnte (Jacob et al. 1996) und umgekehrt bei Patienten mit Schwindel oft erhöhte Angstwerte fand.

Wie bereits dargelegt, ist bei einer vestibulären Dysfunktion oder dem einseitigen Ausfall des vestibulären Systems normalerweise eine gute Kompensation über das visuelle und propriozeptive System möglich. Die ausgelösten Panikzustände könnten bei den Betroffenen aber auf andere Stimuli konditioniert werden und dann trotz erfolgter zentraler Kompensation der vestibulären Störung anhalten. Ebenso können sie auf bereits vorhandene neurotische Störungen treffen, die dann dekompensieren können. Brandt (1996) hat im Zusammenhang mit der Beschreibung des **„phobischen Schwankschwindels“** bereits ausführlich auf einen hypothetischen Mechanismus einer Entkopplung der Efferenzkopie („mismatch-Theorie“: transiente Störungen der Abstimmung zwischen Efferenz und Efferenzkopie) hingewiesen. Es kommt zur subjektiven Wahrnehmung einzelner Körperschwankungen und Kopfbewegungen, die als verunsichernde exogene Beschleunigung mit gleichzeitiger Umweltscheinbewegung empfunden werden. Wir halten es für belegt, daß solche Patienten gewisse körperliche Sensationen stärker wahrnehmen und empfindlicher für entsprechende Reize sind, sich also schlechter abschirmen können. Die Folge ist oft eine *katastrophische Verarbeitung* und mögliche Auslösung von phobischem Vermeidungsverhalten oder Angstsymptomen.

Dem von Brandt und Mitarbeitern als zweithäufigster Schwindel überhaupt beschriebenen **„phobischen Schwankschwindel"** können nach eigenen Untersuchungen (Eckhardt-Henn) verschiedene psychische Störungen zugrunde liegen:

- Häufig sind **depressive Symptome** (→ Kap. 2.2.1): Antriebsmangel, Rückzugsverhalten, Schlafstörungen, Appetit- und Libidoverlust u.a. Die Patienten machen – ähnlich wie bei den Angststörungen – häufig den Schwindel und die damit verbundenen Einschränkungen für die Depression verantwortlich.
- Eine wichtige Rolle spielen auch **vorangegangene Belastungs- und Konfliktsituationen** (→ auch Kap. 2.5), zum Beispiel Verlusterlebnisse (Tod eines Angehörigen oder Freundes, Arbeitsplatzverlust usw.), familiäre oder berufliche Konfliktsituationen. Der zeitliche Beginn der Symptomatik kann in direktem Zusammenhang stehen, aber der Schwindel kann auch mit einer Verzögerung von wenigen Wochen auftreten. Fast immer ist den Patienten selbst ein diesbezüglicher Zusammenhang nicht bewußt.
- Von ebenfalls großer Bedeutung sind die **dissoziativen Störungen** (→ Kap. 2.4) **oder Konversionsstörungen** (→ Kap. 5.2). Auch hier steht der Beginn der Schwindelsymptomatik in nahem zeitlichen Zusammenhang zu traumatisierenden Ereignissen, gestörten Beziehungen oder unlösbaren und unerträglichen Konfliktsituationen. Bei länger bestehender Symptomatik kommt es sekundär zu Konditionierungsprozessen, d.h., die „psychosomatische Reaktion" „Schwindelanfall" tritt schließlich auch unabhängig von der Auslösesituation auf, wenn es zu geringfügigen psychischen Irritationen (Spannungen usw.) kommt. Das erschwert die Diagnose, weil der ursprüngliche auslösende Konflikt verdeckt sein kann.
- Wenn psychischer Schwindel Ausdruck einer **somatoformen autonomen Störung** ist, es sich also um den somatoformen autonomen Schwindel im eigentlichen Sinn handelt, ist die Diagnose unseres Erachtens am schwierigsten. Hier ist die Gefahr, einen organisch bedingten Schwindel fälschlich einzuordnen (nach dem Motto „wenn nichts Organisches gefunden wird, muß es psychogen sein"), am größten. Die *Kombination*

einer eindeutigen vegetativen Beteiligung mit zusätzlichen nichtspezifischen subjektiven Klagen und einem hartnäckigen Beharren auf der Vorstellung von einem besonderen Organ oder Organsystem als Ursache des Schwindels ergibt das typische klinische Bild. Auslösende Belastungs- und Konfliktsituation können vorhanden sein, werden dann aber von den Patienten hartnäckig verleugnet. Bei einem Teil der Patienten sind sie nicht zu explorieren. Diese Patienten haben typischerweise lange Krankengeschichten mit häufigen Arztwechseln hinter sich. Sie sind bezüglich einer psychosomatischen Untersuchung oft entsprechend unkooperativ („Es gibt keinerlei Probleme und in meinem Leben war und ist alles völlig in Ordnung!"). Die Anamnese bleibt „leer". Diese Patienten neigen am stärksten zu einer Chronifizierung, was leider häufig iatrogen verstärkt wird, indem der Schwindel zum Beispiel auf leichtere degenerativen Wirbelsäulenerkrankungen („vertebragener Schwindel") oder ähnliches zurückgeführt wird. Damit kommt der Arzt der Abwehrhaltung des Patienten entgegen und verstärkt sie.

- Patienten, die eigentlich an **Depersonalisationssymptomen** (→ Kap. 2.4) leiden, beschreiben diese manchmal wie „Schwindel"; eher aber als diffusen Schwindel: „diffuse Benommenheit", „Schwebegefühl im Kopf", „als ob man nicht wirklich da sei". Und umgekehrt können diese subjektiv empfundenen Schwindelsymptome Anlaß zur Verwechslung mit Depersonalisationssymptomen geben.

Psychischer Schwindel in der Folge leichterer organischer Läsionen

Psychisch bedingter „Schwindel" kann sich nach urprünglich organischen Erkrankungen, zum Beispiel einer Neuronopathia vestibularis oder geringfügigen Verletzungen (HWS-Schleudertrauma, Whiplash-Syndrom), entwickeln; nicht selten mit einer zeitlichen Verzögerung. Die bei der organischen Erkrankung erlebten vegetativen Begleitreaktionen und heftigen Angstgefühle dienen gewissermaßen als Modell der nachfolgenden, jetzt nicht mehr organisch begründbaren Symptombildung.

Bei Patienten mit prädisponierenden Persönlichkeitszügen oder anderen prädisponierenden Faktoren (z.B. akute Konflikt-

und Krisensituationen) können vestibuläre Störungen *akute psychische Störungen*, insbesondere phobische Störungen, Angst und dissoziative Störungen (Konversionsstörungen) *auslösen*. Da eine Störung der peripheren Labyrinthfunktion nach 6 bis 8 Wochen in der Regel zentral kompensiert werden kann, spricht ein Dauerschwindel über Monate bis Jahre meist für eine psychogene Verursachung oder Fixierung. Die subjektiven Symptome bleiben bestehen, verstärken sich sogar und chronifizieren schließlich. Häufig verändert sich die Schwindelqualität von einem Dreh- zu einem Schwankschwindel oder diffusen Schwindel. Differentialdiagnostisch bereitet diese nosologische Überschneidungszone daher besondere Schwierigkeiten.

Häufig kommt es zu einer *iatrogenen Chronifizierung*, weil der Schwindel immer wieder auf die ursprüngliche organische Erkrankung oder das Schleudertrauma zurückgeführt wird und oft zahlreiche Behandlungsmaßnahmen (chiropraktische Maßnahmen, orthopädische Maßnahmen, „Halskrawatte“, intermittierende Behandlung mit Lokalanästhetika usw.) angewendet werden, die den Patienten in seiner somatogenen Fixierung bestärken und nicht selten zur völligen Invalidisierung und frühzeitigen Berentung dieser Patienten führen.

Die ***Therapie*** des psychogenen Schwindels richtet sich nach der psychosomatischen oder psychischen Störung, in deren Rahmen er auftritt. Bei Patienten, die eine noch vorhandene vestibuläre Störung haben, welche sie phobisch verarbeiten, sollte die psychotherapeutische Behandlung mit einem vestibulären Training (Hamann) kombiniert werden.

5.4.2.2 Hörsturz

Unter der Bezeichnung „Hörsturz“ versteht man einen plötzlichen, meist einseitigen, selten auch doppelseitigen Hörverlust unterschiedlichen Grades im Sinne einer *akuten Schallempfindungsschwerhörigkeit* ohne erkennbare Ursache. In 70 bis 80 % tritt ein Tinnitus als Begleitsymptom auf, der unterschiedliche Qualität haben kann; des weiteren beschreiben viele Patienten ein Völlegefühl im Ohr. Diese Symptome können auch gelegentlich als Prodromi auftreten.

Epidemiologie: Gegenwärtig wird eine stetige Zunahme des Hörsturzes in den Industrieländern (Japan, USA, Westeuropa) verzeichnet, wie dies auch von anderern sogenannten Zivilisationskrankheiten bekannt ist. Nach neueren Studien werden 400 bis 500 Neuerkrankungen pro Jahr pro 1 Million Einwohner angegeben (Lamparter 1990). Der Altersgipfel liegt zwischen dem 3. und 6. Lebensjahrzehnt, also in der gewöhnlich beruflich aktivsten Zeit.

Psychosomatische Aspekte des Hörsturzes

Heute geht es nicht mehr um die Frage, ob überhaupt psychische und soziale Faktoren bei der Entstehung des Hörsturzes mitwirken – diese Tatsache ist auch in der HNO-ärztlichen Literatur anerkannt –, vielmehr stellt sich die Frage nach der genauen Beschaffenheit solcher Faktoren, ihrer klinischen Relevanz und ihres Einflusses auf den Verlauf der Erkrankung.

Der Hörsturz erweist sich unter psychosomatischen Aspekten nicht als eine einheitliche Erkrankung, sondern wie bei der somatischen Genese müssen auch bei der psychosomatischen Genese unterschiedliche Faktoren angenommen werden. Es treten aber gehäuft charakteristische Merkmale auf, so daß man von einer umschriebenen Genese im Sinne einer *„psychosomatischen Reaktion“* ausgehen kann. Man könnte sich nach Lamparter (1994) etwa das folgende Modell einer psychosomatischen Genese vorstellen: Die Manifestation des Hörsturzes erfolgt in einer *krisenhaften* oder vor allem im Beruf *anhaltend belastenden Lebenssituation* durch ein *interaktives auslösendes Ereignis*, das mit lebensgeschichtlich angelegten Konflikten in starke „Resonanz“ gerät. Die vollgültige Selbstwahrnehmung der dadurch ausgelösten Affekte (Ohnmachtsgefühle in Verbindung mit heftiger Wut oder mit Schuldgefühlen, seltener Ängste) muß aus Gründen des psychischen Gleichgewichts (z.B. zur Erhaltung des Selbstbildes) abgewehrt werden. Der sich anschließende Schritt ist eine Somatisierung im Sinne einer „vegetativen Entgleisung“ oder sogar einer „zielbewußt“ erscheinenden Abschaltung des wahrnehmenden Sinnesorgans. Der *psychophysiologische Mechanismus* ist im Detail noch nicht geklärt. Gegenwärtig wird eine Mikrozirkulationsstörung in der Cochlea und somit eine Hypoxie der Sinneshaarzellen als somatische Ursache des Hörsturzes angenommen. Die *Streßtheorie* versteht den Hörsturz vor allem als *Überlastungsreaktion* bei einem Zusammenbruch der Reizverarbeitungsmöglichkeiten. Psychische *Streßfaktoren* führen zu unterschiedlichen Reaktionen, zum Beispiel zu Veränderungen der Blutdruckregulation, die wiederum die Mikrozirkulationsstörung verstärken können.

Die ***psychosomatische Therapie*** richtet sich auf zwei Ziele:

1. Streßreduktion und Verbesserung der Streßverarbeitung und
2. tiefenpsychologische Bearbeitung der belastenden Konfliktsituationen.

5.4.2.3 Tinnitus

Als physiologisches Phänomen tritt ein vorübergehender Tinnitus bei etwa 45 % der Bevölkerung auf. Man unterscheidet akuten und chronischen, objektiven und subjektiven sowie kompensierten und dekompensierten (komplexen) Tinnitus. Unter dem Begriff „komplexer chronischer Tinnitus“ versteht man die *vorübergehende oder dauerhafte ein- oder doppelseitige Wahrnehmung von Tönen und Geräuschen*, die aus dem Ohr oder dem Kopf (Tinnitus cerebri) zu kommen scheinen, ohne daß eine äußere Schallquelle vorhanden ist. Meist werden die Geräusche kontinuierlich gehört; eine Minderzahl von Patienten berichtet von wechselnden Intensitäten. In etwa einem Drittel der Fälle tritt er einseitig, bevorzugt links, auf. Er kann auch attackenweise vorkommen und von längeren freien Intervallen durchbrochen werden. Der Tinnitus zählt zu einem der häufigsten Symptome HNO-ärztlicher Patienten.

Epidemiologie: In Deutschland leiden etwa 600 000 bis 800 000 Menschen an Tinnitus (Lenarz 1992). 8 % der Bevölkerung leiden an chronischen Ohrgeräuschen und bei 0,5 bis 1 % kommt es zu einer schweren und chronischen Beeinträchtigung der Lebensqualität (Fichter und Goebel 1996).

Psychosomatische Aspekte

Sorgfältig ist zu unterscheiden zwischen *Tinnitusträgern* und *Tinnituskranken*. Zum Tinnitus-Patienten (lat. pati = leiden) wird ein Tinnitusträger, dessen Bewältigungs- und Verarbeitungsmöglichkeiten zusammengebrochen sind. Neben vielfältigen somatischen Ursachen spielen externe Belastungen sowie psychische Belastungsfaktoren und Persönlichkeitsfaktoren eine wesentliche Rolle für die subjektive Wahrnehmung der Intensität des Tinnitus und für die Krankheitsverarbeitung. Viele Patienten beschreiben eine Zunahme der Lautheit des Tinnitus im Zusammenhang mit familiären oder beruflichen Belastungssituationen. Bislang läßt sich nur ein kleiner Teil der Tinnitus-Patienten erfolgreich behandeln.

Die Konfrontation mit dem Tinnitus kann zu einer Lebenskrise führen. Schnell entwickeln sich Gefühle wie Ausgeliefertsein, Ohnmacht, Hilflosigkeit, Resignation. Dabei ist es von großer Bedeutung, daß es sich um ein *subjektives* Symptom handelt, d.h., die Umgebung nimmt den Tinnitus nicht wahr. Dadurch fühlen sich viele Patienten unverstanden und nicht genügend ernst genommen, was diese Gefühle noch verstärkt. In einer nächsten Phase der Auseinandersetzung mit dem Symptom kommt es zunächst meist zu Ablenkungsversuchen; am häufigsten wird Musikhören eingesetzt. Meist entlasten diese Versuche aber nur situativ. Ein Großteil der Patienten versucht daraufhin, das *Symptom zu akzeptieren* und damit zu leben. Das scheint nach aller Erkenntnis zugleich auch der sinnvollste Weg zu sein. Das (erfolglose) Kämpfen gegen das Symptom erschwert die Krankheit: Bei etwa 0,5 bis 1 % der Patienten entstehen massive psychische Probleme („Teufelskreis des Tinnitus"); der Tinnitus kann zu einem regelrechten Verfolger werden, der die gesamte Lebensführung bestimmt und die Lebensqualität zerstört. Sozialer Rückzug und reaktive depressive Störungen können die Folge sein.

Eine sogenannte „Tinnitus-Persönlichkeit" konnte empirisch nicht verifiziert werden, aber Fichter und Goebel (1996) fanden eine Häufung bestimmter *Grundhaltungen* bei den von ihnen psychotherapeutisch behandelten Patienten:

- das Vorliegen eines relativ hohen Kontrollbedürfnisses über das, was mit einem selbst geschieht
- eine relativ ausgeprägte „Kopfbezogenheit"
- eine Schwierigkeit, Verletzungen oder Kränkungen auch emotional und nicht nur über den Kopf zu verarbeiten

- Perfektionismus in bestimmten Bereichen
- hohe Verantwortungsbereitschaft
- Grundhaltung des „Durchhaltenmüssens“
- einige Typ-A-ähnliche Grundmuster (Leben in innerer Unruhe, Hektik und unter Zeitdruck) (→ Kap. 6.1).

Therapie: Neben Verhaltenstherapie kommt auch psychodynamische Kurztherapie zum Einsatz. „Schallmasken“ entlasten einige Patienten, stellen aber keinen therapeutischen Durchbruch dar.

Psychische Komorbidität: Der Anteil depressiver Störungen bei Tinnitus-Patienten wird nach unterschiedlichen Studien zwischen 32 und 85 % als sehr hoch eingeschätzt: Auch Angststörungen sind mit 30 % und Störungen durch Einnahme psychotroper Substanzen mit 25 % häufig. Ebenfalls treten chronische Schmerzsyndrome auf. Das heißt, daß die Tinnitus-Patienten, die sich in psychotherapeutische Behandlung begeben, meist eine schwerer belastete Patientengruppe darstellen, also eine *erhebliche psychische Vulnerabilität* aufweisen, aufgrund derer es durch den Tinnitus zur Auslösung einer schwereren psychischen Störung kommen kann. Nicht selten reagieren Tinnitus-Patienten mit akuter Suizidalität.

5.4.3 Funktionelle Störungen des kardiovaskulären Systems

Die funktionellen Herz-Kreislauf-Störungen (ICD-10: F45.30) kommen in der Allgemeinpraxis sehr häufig vor. Nach den Störungen des Magen-Darm-Traktes stehen sie an zweiter Stelle der Prävalenz. Die Angaben für ihr Auftreten im Krankengut des Primärarztes schwanken zwischen 8 und 16 %.

Die differentialdiagnostische Abgrenzung von der Panikstörung (→ Kap. 2.1.2) bzw. der Herzangststörung/Herzangstneurose (→ Kap. 2.1.4) und die noch wichtigere von einem Herzinfarkt im Frühstadium (→ Kap. 6.1) ist in der Praxis oft sehr schwierig. Beim funktionellen kardiovaskulären Syndrom sind die Beschwerden meist vielgestaltig. Nach von Uexküll läßt sich das Störungsbild in fünf Hauptgruppen untergliedern:

- ***Auf das Herz bezogene Beschwerden:***
  Herzklopfen, Extrasystolen (= Herzstolpern), Herzjagen, Drücken und Stechen in der Brust, zum Teil auch mit Ausstrahlung (!)
- ***Allgemeine Beschwerden:***
  Abgeschlagenheit, Müdigkeit, Erschöpfung, Schwarzwerden vor den Augen
- ***Auf die Atmung bezogene Beschwerden:***
  Beklemmungsgefühle beim Atmen, erschwertes Atmen, Engegefühle, Atemnot in Ruhe und bei Belastung
- ***Vegetative Beschwerden:***
  Schlafstörungen, Zittern, Kältegefühl, Parästhesien, Schwindel, Schwitzen, Kopfschmerz
- ***Psychische Beschwerden:***
  Reizbarkeit, Angst, innere Unruhe, niedergedrückte Stimmung

Bereits diese Aufzählung verdeutlicht, wie vielgestaltig funktionelle Herzbeschwerden sein können und wie stark sie sich mit anderen, vor allem den Angst- (→ Kap. 2.1, hier besonders die Hypochondrie → Kap. 2.1.5), depressiven (→ Kap. 2.2.1) und Konversionsstörungen (→ Kap. 5.2) überschneiden. Hinzu kommt die Notwendigkeit der Abgrenzung von den primär durch eine Schlafstörung (→ Kap. 5.4.5), eine vestibuläre Funktionsstörung (→ Kap. 5.4.2) und eine Schmerzstörung (→ Kap. 5.4.1), die sich nicht selten im Herz- und Thoraxbereich lokalisiert, hervorgerufenen funktionellen Beschwerden.

Zur Differentialdiagnose: Dominieren phänomenologisch eindeutig Ängste und/oder ihre vegetativen Begleiterscheinungen, so sollte die Diagnose einer *Angststörung* gestellt werden. Attackenweises Herzrasen ist oft die Leitsymptomatik bei *Panikanfällen*. Bei der *Herzangstneurose* sind die neurotischen Ängste und Befürchtungen deutlich auf das Herz zentriert und treten praktisch nur im Zusammenhang von Herzbeschwerden/-befürchtungen auf. Ähnliches gilt für die *Hypochondrie*, bei der aber weniger attackenweise Ängste als vielmehr chronische Befürchtungen und Besorgnisse um das Herz im Vordergrund stehen.

Vom *akuten Herzinfarkt*, bei dem in der Regel die Schmerzbeschwerden im Vordergrund stehen, unterscheiden sich die Patienten mit einem kardiovaskulären Syndrom vor allem durch ihre verbalisierte Angst, ihre oft depressive Gestimmtheit, ihre unangemessenen Tendenzen zur Schonung (die sie vom A-Typ bei der KHK [→ Kap. 6.1] charakteristisch unterscheidet; solche Patienten kann man auch mit einem schweren Infarkt nur mit Mühe im Bett halten!), ihre Grundüberzeugung, körperlich krank zu sein, auch wenn keine diesbezüglichen Befunde erhoben werden, sowie ihr nachhaltiges Drängen auf medizinische Maßnahmen. Auch ist das Beschwerdebild oft diffuser, wechselnder und klagsamer vorgetragen als beim nicht selten eher zur Verleugnung der schweren Erkrankung neigenden Infarktpatienten.

Die ***Therapie*** ist wegen der Fixierung auf eine organische Krankheitsursache schwierig. Sie folgt den Grundzügen der Therapie von Angstkrankheiten, depressiven und somatoformen Störungen. Auf den Umgang mit dem funktionell Kranken gehen wir ausführlich ein (→ Kap. 5.5).

5.4.4 Das Reizdarmsyndrom (chronische Dyspepsie und Colon irritabile)

In der Gastroenterologie wird diskutiert, ob die chronische Dyspepsie und das Colon irritabile möglicherweise die „gleiche" Krankheit an verschiedenen Abschnitten des Magen-Darm-Traktes sei. Wegen der absoluten Häufigkeit dieser Beschwerden sind strenge Definitionskriterien wichtig.

Die Klassifikation der chronischen Dyspepsie in der **ICD-10** als **„somatoforme autonome Funktionsstörung des oberen Gastrointestinaltraktes"** (F45.31) sowie des Colon irritabile als **„somatoforme autonome Funktionsstörung des unteren Gastrointestinaltraktes"** (F45.32) ist noch unbefriedigend, da die Abgrenzung zum Beispiel zu funktionellen Störungen wie *„funktionellen Blähungen"* oder zu *„funktionellem Durchfall"* fehlt.

Die **chronische Dyspepsie** ist definiert durch eine Beschwerdedauer (Druckgefühl, Schmerzen), die 6 Monate und mehr beträgt. Das **Colon irritabile** (engl. irritable bowel syndrome, IBS) wurde in seiner wesentlichen Symptomatologie bereits 1871 von dem amerikanischen Internisten DaCosta beschrieben. Die Rom-Kriterien (1988) erlauben eine positive Diagnose des **IBS**, wenn die folgenden Beschwerden dauerhaft oder rezidivierend über einen Zeitraum von 3 Monaten bestehen:

1. Abdominelle Schmerzen oder Unwohlsein,
   welche sich durch Stuhlgang bessern und/oder
   mit einer Änderung der Stuhlkonsistenz und/oder
   mit einer Änderung der Stuhlhäufigkeit verbunden sind und
2. mindestens zwei der folgenden Symptome in mindestens 25 % der Zeit (Stuhlgänge):
   veränderte Stuhlhäufigkeit (< 3 × Stuhlgang pro Woche oder > 3 × Stuhlgang pro Tag),
   veränderte Stuhlkonsistenz (hart/klumpig oder weich/wässerig),
   veränderte Stuhlpassage (starkes Pressen oder plötzlicher Stuhldrang oder Gefühl der unvollständigen Darmentleerung),
   Abgang von Schleim,
   Blähungen (Flatulenz) oder Schwellung des Unterleibs („versetzte Blähungen", Meteorismus).

Im Vordergrund stehen folglich *abdominelle Schmerzen* mit Veränderung der Stuhlhäufigkeit oder/und Stuhlkonsistenz. Die ***Diagnostik*** erfordert zu Beginn eine ebenso gründliche wie überlegte organische gastroenterologische Abklärung, die dem Patienten nicht von vornherein (iatrogen) auf eine organische Genese der Beschwerden fixieren hilft.

Epidemiologie: Die funktionellen Magen-Darm-Erkrankungen im Ober- und Unterbauch haben unter allen funktionellen Störungen die höchste Punktprävalenz in der Normalbevölkerung von 16 bis 32 % (Schepank 1987; Talley et al. 1992). Bei der Geschlechtsverteilung sind Frauen etwas häufiger betroffen als Männer. Von den IBS-Patienten sind nur 25 % sogenannte Inanspruchnahme-Patienten. Bemerkenswert ist, daß 75 % der Menschen mit den gleichen Beschwerden den Arzt nicht aufsuchen. Diesem Phänomen begegnen wir bei allen funktionellen Beschwerden. Trotzdem machen in der ambulanten Gastroenterologie die Patienten mit funktionellen Magen-Darm-Erkrankungen bis zu 50 % aus. Die Wahrscheinlichkeit des Arztbesuches steigt mit der Anzahl gleichzeitiger psychischer Störungen (*Komorbidität*) (Drossman und Thompson 1992).

Pathophysiologie: Die Bedeutung des großen enterischen Nervensystems (ENS) („kleines Gehirn“) wird von Ärzten oft vergessen. Daß die Aktivität des Verdauungstraktes vom psychischen Erleben abhängt, ist auch dem Volksmund bekannt („etwas schlägt auf dem Magen“; „sauer sein“; „Schiß haben“). Nach neueren kontrollierten Studien ist sowohl die Wahrnehmungs- als auch die Schmerzschwelle bei Dyspepsie-Patienten im Ballondilatationsversuch in der Cardia signifikant abgesenkt: Schon ein geringer Druck wird von dieser Patientengruppe wahrgenommen und oft auch früher als schmerzhaft beschrieben.

Anhand von Beobachtungen von Magenfistelträgern und bei künstlich angelegtem Darmausgang wurden *zwei grundlegende psychosomatische Reaktionsmuster* herausgearbeitet:

1. Diskussionen über Themen, die Ärger oder Vorwurf auslösen, führen zu schmerzhaft empfundenen Kontraktionen des Darmes und zu vermehrter motorischer Aktivität.
2. Diskussionen über Gefühle, die Hoffnungs- und Hilflosigkeit auslösten und dem Patienten ein Gefühl des Ungenügens und des Selbstvorwurfs bedingen, waren von einem Aussetzen der Kolonaktivität begleitet.

Psychodynamik: Während sich kaum Zusammenhänge zwischen alltäglichen Belastungen und biographischen Belastungsfaktoren im Sinne einer Spezifität für funktionelle Magen-Darm-Erkrankungen sichern lassen, scheinen die bisherigen empirischen Befunde auf einen Zusammenhang von Mißbrauchserfahrungen und dem IBS vor allem bei Patientinnen mit traumatisch erlebten Mißbrauchserfahrungen hinzuweisen (Leroi et al. 1995).

In der Psychodynamik von Patienten mit funktionellen Unterbauchbeschwerden sind häufiger Persönlichkeitszüge zu finden, die ihnen die Äußerung von Affekten, insbesondere Ängste und Aggressionen, verbieten, und die mit ihrem Wunsch nach Unabhängigkeit und ihrem Streben nach überdurchschnittlichen Leistungen zu tun haben. Dies weist auf ähnliche Persönlichkeitszüge, wie sie gehäuft bei Ulkusträgern und Kolitiskranken beobachtet wurden, hin. Patienten mit rezidivierenden Angstattacken (→ Kap. 2.1.1) scheinen in nennenswertem Umfang unter einem Reizkolon zu leiden (Lydiard et al. 1994).

Für die ***Therapie*** gelten im wesentlichen die Grundsätze, die bei der allgemeinen Abhandlung der funktionellen Syndrome aufgestellt wurden, insbesondere die über den Umgang mit dem funktionell Kranken (→ Kap. 5.5). Dem Patienten ist bereits dann wesentlich geholfen, wenn er der Aufmerksamkeit seines Arztes sicher ist. Svedlund et al. (1983) wiesen nach, daß mit einer Kombination von internistischer Behandlung und psychodynamischer Kurztherapie über 3 Monate die Patienten 1 Jahr später signifikant weniger Beschwerden aufwiesen als die ausschließlich mit medizinischer Standardtherapie behandelte Gruppe. Guthrie et al. (1993) wiesen kontrolliert einen günstigen Effekt sogar für dynamische Kurztherapie allein nach. Erfolge werden auch von verschiedenen gruppentherapeutischen, verhaltenstherapeutischen Ansätzen sowie dem Biofeedback berichtet (Übersicht bei Leibing et al. 1998). Für eine Untergruppe von Patienten ist analytische Einzeltherapie mit Aufdeckung der unterdrückten Traumen, Phantasien und Affekte indiziert. Internistisch werden diätetische (z.B. faserreiche Kost) und symptomatische (z.B. Spasmolytika) Maßnahmen empfohlen. Psychopharmaka sind nur in Ausnahmefällen indiziert.

5.4.5 Nichtorganische Schlafstörungen (psychogene und psychoreaktive Schlafstörungen)

Schlafstörungen sind eine häufige psychovegetative Störung. Gemäß einer Definition amerikanischer Schlafstörungszentren (ASDC) liegt eine Schlafstörung vor, wenn

- Störungen des Ein- und Durchschlafens auftreten;
- die Schlafdauer bzw. das Schlafbedürfnis exzessive Ausmaße annimmt;
- es zu Unregelmäßigkeiten und Verschiebungen der Schlafzyklen oder
- Störungen bestimmter Schlafstadien kommt.

Pathogenetisch sind organische Ursachen einer Schlafstörung insgesamt selten, müssen jedoch gezielt ausgeschlossen werden. Für die nichtorganischen Schlafstörungen hat sich eine einheitliche Terminologie durchgesetzt. Die **ICD-10** unterscheidet **Dyssomnien** (primär psychogene Störungen von Dauer, Qualität und Zeitpunkt des Schlafs: *Insomnie, Hypersomnie* und Störungen des *Schlaf-Wach-Rhythmus*) und **Parasomnien** (in der Kindheit Normalphänomene, im Erwachsenenalter meist psychogene Ereignisse während des Schlafs: *Schlafwandeln, Alpträume* und *Pavor nocturnus)*.

Die klinisch wichtigste und häufigste Störung des Schlafs ist die **Insomnie** (F51.0). Damit ist eine relative Störung des Schlafs gemeint, wie Ein- und Durchschlafstörungen, frühes morgendliches Erwachen bzw. eine Kombination dieser Störungen. *Formal* besteht (außerhalb des Seniums) eine Schlafstörung, wenn weniger als 6½ Stunden Nachtschlaf vorliegen, die Einschlaflatenz 30 Minuten überschreitet und mehr als 30 Minuten nächtliche Wachzeit gegeben sind. Das Schlafbedürfnis ist jedoch individuell sehr unterschiedlich.

Epidemiologisch sind Schlafstörungen häufige Erscheinungen. Je nach Definition der Störung variiert der prozentuale Anteil in der Gesamtpopulation zwischen 15 und 50 %. Nach eigenen Untersuchungen (Hoffmann und Maier) liegt die Rate der Schlafgestörten in einer Stichprobe (neurotisch oder psychosomatisch Kranke) über 50 %. Diese Verteilung ist deutlich altersabhängig und steigt im Senium stark an. Hierbei ist zu beachten, daß gerade alte Menschen oft einer *Fehlkognition* unterliegen: Ein 75jähriger, der 1 Stunde mittags und 5 Stunden in der Nacht schläft, kommt altersbezogen auf eine normale Zeit des Gesamtschlafs in 24 Stunden – er hat keineswegs eine Schlafstörung, auch wenn er ab 3 Uhr wachliegt, weil er schon um 22 Uhr zu Bett gegangen ist. Aufklärung über die Natur des Schlafs ist hier die wichtigste therapeutische Aufgabe (s. unten).

Während kurze Phasen von Schlafstörungen unter emotionaler Belastung sich problemlos zurückbilden, zeigt der typische Patient, der wegen seiner Schlafbeschwerden den Arzt aufsucht, einen chronischen Verlauf. Deshalb ist die Unterscheidung der akuten und der chronischen Schlafstörung von erheblicher praktischer Bedeutung.

Die **akute Schlafstörung** kann direkte Folge einer Umstellung des Schlaf-Wach-Rhythmus sein, zum Beispiel Aufnahme von Schichtarbeit, Wechsel der Zeitzonen (Flugreisen). In der Regel ist sie jedoch durch eine starke *emotionale Belastung* verursacht, die der Betroffene meist benennen kann oder zumindest „ahnt“: hohe psychophysische Erregung, „Sorgen“ aller Art, Schuldgefühle, Selbstvorwürfe, gespannte Erwartungen (Examina!), finanzielle Belastungen u. a.m.

Faustregel:

- für die **Einschlafstörung** sind Ereignisse des vergangenen Tages,
- für die **Durchschlafstörung** und das **frühe Erwachen** Ereignisse des kommenden Tages verantwortlich.

Die akute Schlafstörung bildet sich mit der Beseitigung der auslösenden Ursache normalerweise zurück. Trotz der deutlichen belastungsabhängigen Auslösung sind die subjektiven Unterschiede groß: Während zum Beispiel Frau A. vor dem Examen „wie eine Bärin“ schläft, kann Frau B. kaum einschlafen, schreckt dauernd mit Herzklopfen auf und ist schon frühmorgens „putzmunter“, aber ziemlich unausgeschlafen.

Solche Unterschiede sind es wohl, die mitbestimmend für den Übergang in die **chronische Schlafstörung** sind. Neurotische Persönlichkeitszüge sind oft vorhanden. Eine besondere Rolle kommt hierbei jedoch ***Fehlhaltungen*** und ***Fehlerwartungen*** hinsichtlich der Natur des Schlafs zu. Hiermit sind unrealistische Vorstellungen über die notwendige Schlafdauer, den Verlauf des Schlafs und dessen Tiefe gemeint. Insbesondere Patienten mit einer hypochondrischen Komponente geraten hier rasch in ein sogenanntes „Trying-to-hard-Syndrom“ – der Schlafgestörte versucht „mit Gewalt“ einzuschlafen –, wodurch ein Circulus vitiosus in Gang gesetzt wird. Es kommt zu einer *psychophysischen Aktivierung*, wobei zunehmend auch objektive Schlafzustände subjektiv als Wachzustand interpretiert werden. Der Schlaf ist nunmehr mit einer bestimmten Erwartungshaltung verknüpft, die gewissermaßen durch die dann einsetzende Schlafstörung immer häufiger bestätigt wird, so daß der Grad der psychophysischen Aktivierung stetig ansteigt. Wird dann zunehmend der gestörte Nachtschlaf tagsüber nachgeholt, kann es bis zu einer Umkehr des Tag-Nacht-Rhythmus kommen.

Schlafgestörte Menschen zeigen charakteristische ***Persönlichkeitsmerkmale***. In der oben geschilderten Untersuchung fanden wir an 500 Patienten eine hochsignifikante Kombination von depressiven Symptomen mit Schlafstörungen (28 % der Fälle) sowie signifikante Zusammenhänge mit Ängsten und psychasthenischen Erscheinungen. Es bestehen häufig ausgeprägte Bedürfnisse nach Anlehnung, Unterstützung und Hilfe. Die *Komorbidität* mit depressiven Störungen ist so ausgeprägt, daß regelhaft bei jeder Schlafbeschwerde geklärt werden muß, ob sie nicht eine Unterform depressiver Symptomatik darstellt.

Psychodynamisch ist die psychogene bzw. psychoreaktive Schlafstörung als Symptombildung zu verstehen, der ein neurotischer Konflikt zugrunde liegt. Dabei kann es sich zum Beispiel um unbewußte Gewissenskonflikte handeln (der Patient kann sich die Erholung des Schlafs letztlich nicht gönnen), oder die Triebinhalte der Träume werden als bedrohlich erlebt. Auch Ängste vor Auslöschung und Tod werden durch den Schlaf unbewußt aktiviert. Solche Patienten können direkt zu **„Schlafphobikern“** werden, die *Angst vor dem Einschlafen* haben. Der Schlaf hat hier nicht mehr die Bedeutung der positiv verstandenen Ruhe, sondern eines „kleinen Todes“. In der Mythologie der griechischen Antike, die viele Inhalte kollektiv-unbewußter Bedeutung in eine Bildersprache brachte, waren der Schlaf (Morpheus) und der Tod (Thanatos) ein Brüderpaar. Besonders bei Patienten mit Ich-strukturellen Störungen (→ Kap. 1.6.2 und 1.6.3 sowie → Kap. 3.2.4: Borderline-Syndrom) sind Schlafstörungen oft auf diese Weise verursacht. Schließlich kann die Schlafstörung auch im Rahmen sozialer Beziehung Aggressivität ausleben (etwa durch die „unbeabsichtigte“ Störung des Schlafs der Bezugsperson), oder die soziale Beziehung wird im Sinne der Befriedigung von Wünschen nach Zuwendung und Trost aktiviert. Nach unserer Einschätzung liegen diese Schlafstörungen als Folge von spezifischen inneren Konflikten jedoch in der Prävalenz eindeutig unter den oben geschilderten, durch Fehlerwartungen und -haltungen ausgelösten „Entgleisungen" des gesunden Schlafverhaltens. Eine durch real belastende Ereignisse (Trauer, Spannung vor dem Examen u.ä.) verursachte Schlafstörung sollte als Normphänomen angesehen werden. Erst das *anhaltende Mißverhältnis von auslösender Ursache und Ausmaß der Insomnie* kennzeichnet die Schlafstörung im engeren Sinne.

Aus verhaltens- und kognitionstheoretischer Sicht ist die Störung des Schlafs Ausdruck und Ergebnis von ähnlichen Konditionierungsprozessen, welchen das Wachbewußtsein unterliegt. Dieses Modell trägt besonders gut zur Erklärung der Einzelheiten des Aufschaukelungsprozesses in das erhöhte psychophysiologische Aktivierungsniveau bei, wie er oben geschildert wurde.

10 Merksätze zur Therapie von Schlafstörungen

1. Vor Beginn jeder Therapie steht eine **Diagnose** von Typ und – wenn möglich – Ätiologie.
2. Eine **kognitive Aufklärung** über die Natur des Schlafs und die subjektiven Fehlerwartungen und Fehlhaltungen steht am Anfang.
3. Begründete **Präskriptionen** („Kein Tagschlaf!" „Geschlafen wird nur im Bett!" „Immer gleiche Zubettgehzeit!") helfen weiter.
4. **Paradoxe Intentionen** („Ich muß ja nicht schlafen"; „Es ist egal, ob ich schlafe oder nicht"; „Schäfchen zählen ist auch ein Job") tragen zur Entkrampfung bei, wirken oft erstaunlich, bedürfen aber einer Einführung und Einübung.
5. **Entspannungstechniken**, vor allem das Autogene Training (→ Kap. 10.9.1), ersetzen die Schlafbemühungen und werden bei jedem nächtlichen Aufwachen (im Bett) wiederholt. Sie sind **Mittel der ersten Wahl** – wegen der Erwartungshaltung, die natürlich gegenwirkt, ist ihr Erfolg ausschließlich *langfristig* zu beurteilen. Das muß dem Patienten auch so gesagt werden.
6. **Milieuveränderungen** sind bei sozial bedingten Schlafstörungen hilfreich.

7. Schlafstörungen mit neurotisch bedingter Konfliktbasis bedürfen einer **Fachpsychotherapie**.
8. **Medikamentöse Therapie** mit einem **sedierenden Antidepressivum** zur Nacht (z.B. Doxepin) ist bei allen Schlafstörungen mit depressiver Komorbidität indiziert.
9. **Benzodiazepine** sind das entscheidende Medikament zum Durchbrechen der Aktivitätsaufschaukelung bei der **akuten Schlafstörung**. Sie dürfen nicht länger als 2, maximal 4 Wochen gegeben werden (Gefahr der Abhängigkeit, Rebound-Insomnie!). Kombination mit den Maßnahmen 2 bis 7 ist erforderlich.
10. **Chronische Schlafstörungen** gehen regelhaft mit einem Medikamentenmißbrauch einher. Langsamer (!) Entzug, versuchsweise Umsetzung von Hypnotika auf sedierende Antidepressiva, Umstellung von Lebens- und Schlafgewohnheiten sowie begleitende psychotherapeutische Maßnahmen sind unumgänglich. Die Erwartung eines schnellen Erfolgs enttäuscht Arzt und Patient!

5.4.6 Störungen der sexuellen Funktionen, der Sexualpräferenz und der Geschlechtsindentität

Sexuelle Funktionsstörungen

Bei der Darstellung der Konversionsstörungen und dissoziativen Störungen (→ Kap. 5.2) war bereits auf das Vorkommen von **sexuellen Funktionsstörungen**, dort vorzugsweise im Sinne der Einschränkung der sexuellen Erlebnisfähigkeit, hingewiesen worden. Die Störanfälligkeit der menschlichen Sexualität reicht jedoch weiter als die Störungen im Rahmen der Konversionsneurose. Wenn es zutrifft, daß psychovegetative Störungen generell bei Neurosen häufiger sind (ein bekanntes Beispiel sind hier die Schlafstörungen), dann wird man auch im Bereich der sexuellen Funktionen, die ja auf umschriebenen vegetativen Abläufen basieren, vermehrt Störungen erwarten. Tatsächlich haben sehr viele Patienten (nach unseren Schätzungen fast die Hälfte der Patienten, die einen Psychotherapeuten oder eine

Beratungsstelle wegen seelischer Probleme aufsuchen) auch sexuelle Probleme. Freud, der die Neurosen in der ursprünglichen Form seiner Theorie als Folgen von Problemen der psychosexuellen Entwicklung auffaßte, erweist sich hier als unverändert aktuell.

Die Mehrzahl der Patienten klagt über Funktionsstörungen im Sinne der Einschränkung des Genußerlebens. Die völlige sexuelle Unerregbarkeit, bei der auch das sexuelle Interesse fehlt, wird als **Frigidität** (ICD-10: F52.0) bezeichnet. Demgegenüber ist bei der **Anorgasmie** (F52.3) ein sexuelles Interesse erhalten, jedoch kommt es beim Verkehr nicht zu einem Befriedigungserlebnis. Schmerzen beim Geschlechtsverkehr werden als **Dyspareunie** (F52.6) (vorzugsweise bei Frauen) bezeichnet. Schon in dieser Aufzählung zeigt sich, daß die sexuellen Einschränkungen ein weites Spektrum darstellen, das von einer psychogenen Unlust oder Abneigung gegen den Sexualverkehr einerseits, über einen Verkehr mit teilweisen Befriedigungserlebnissen, der aber von Schmerzen und Ängsten gestört wird, bis hin zu leichteren Einschränkungen reicht. Die Erfahrung vieler berufstätiger Menschen, insbesondere von Frauen, zeigt, daß unter starker Belastung (z. B. Beruf und Haushalt!) oft ein reduziertes sexuelles Interesse besteht, das bei äußerer Entlastung (etwa im Urlaub) sofort wieder da ist. Zu einer befriedigenden Sexualität ist beim Menschen offensichtlich ein bestimmtes Maß innerer und äußerer Entspanntheit erforderlich. Eine Verkrampfung bei Frauen – meist mit großen Erwartungsängsten gekoppelt –, die den Verkehr unmöglich macht, bezeichnet man als **Vaginismus** (F52.5). Die männliche Sexualstörung wird als **Impotenz** (F52.2) bezeichnet, wobei man eine Impotenz zum Verkehr überhaupt (Impotentia coeundi, erektive Impotenz), eine Zeugungsimpotenz (Impotentia generandi) und eine Befriedigungsimpotenz (Impotentia satisfactionis) unterscheidet. Eine häufige Sexualstörung bei Männern ist der vorzeitige Samenerguß, die **Ejaculatio praecox** (F52.4).

Alle diese Formen können psychogener Natur sein, und insbesondere die Unfähigkeit, bei der Sexualität eine Befriedigung zu empfinden trotz intakter erektiver Potenz, dürfte sehr viel häufiger sein, als gewöhnlich angenommen wird. Einschränkungen des Selbstwertgefühls verleiten solche Männer oft, die mangelnde Qualität der Befriedigung durch eine renommierende Quantität auszugleichen. Diesen Vorgang kann man als Reaktionsbildung oder Überkompensation auffassen.

Überkompensation wird wohl in den meisten Fällen die Ursache der psychogenen **Hypersexualität** oder **Erotomanie** (F52.7) darstellen. Durch das Erlebnis gesteigerter Triebhaftigkeit und ständig neuer „Erfolge" wird versucht, Selbstzweifel, Depressionen oder andere Probleme abzuwehren und zu einem ausgeglichenen Selbstgefühl zu kommen. Bei Frauen nennt man diese Erscheinung **Nymphomanie** (F52.7), bei Männern **Don-Juanismus**. Manche Menschen können ihren Gefühlshaushalt durch erotomane Aktivität in erstaunlichem Maße äquilibrieren. Die Krise kommt meist mit fortschreitendem Alter. Wahrscheinlich nehmen depressive Verstimmungen dann zu. Ein eindrucksvolles Beispiel ist die verbittert-morose Verstimmung des alternden Casanova, von der seine Zeitgenossen berichten und die aus den letzten Bänden seiner Autobiographie spricht. Sexualität als „Selbstwert-Tonikum" ist auf die Dauer offensichtlich so unbefriedigend wie alle Reaktionsbildungen.

Psychodynamik und Pathogenese

Hinter der Psychogenese oder der psychischen Mitverursachung der sexuellen Funktionsstörungen können die verschiedensten Konfliktkonstellationen stehen, die jeweils für den Einzelfall verstanden werden müssen. Insgesamt handelt es sich um ein *Ursachenbündel*, bei dem insbesondere der ***Teufelskreis der Versagensangst*** durch ständige Selbstverstärkung eine entscheidende Rolle spielt. Erlebte sexuelle Traumatisierungen, unbewältigte Tabus, Partnerprobleme, unrealistische Erwartungen kombinieren sich mit Persönlichkeitszügen wie Selbstunsicherheit, Leistungsproblemen und negativer Einstellung zur Sexualität.

Bei den früher als hysterisch bezeichneten Funktionsstörungen (→ Kap. 5.2, dort auch Kasten; S. 221) beruht die Hemmung der Befriedigung oft auf der unbewußten Gleichsetzung von Mann = Vater und Frau = Mutter. Da bei der hysterischen Konfliktdynamik beim anderen Geschlecht unbewußt regelhaft das *Inzesttabu* mit seinen Drohungen und Ängsten auftaucht, ist leicht nachvollziehbar, daß die sexuelle Erlebnisfähigkeit leiden muß.

Eine strenge Gewissensbildung kann sich natürlich auch *gegen den sexuellen Genuß* richten und so das Befriedigungserlebnis beeinträchtigen. Von großer Wichtigkeit sind Konflikte, die direkt mit dem *Selbstwertgefühl* (narzißtische Konflikte) zu tun haben. Hier kann ein weitgestreutes Spektrum von Hemmungen auftreten, das von dem Gefühl, minderwertig zu sein und sich dem anderen nicht zumuten zu können, bis hin zu einer generellen Unfähigkeit, sich emotional auf einen anderen einzulassen, sich ihm hinzugeben – in des Wortes alter Bedeutung – reicht.

Eine gewisse Wahrscheinlichkeit spricht dafür, daß zwar die sexuelle Liberalität stark zugenommen, daß aber die Hingabe- und emotionale Bindungsfähigkeit abgenommen hat. Folge davon ist ein Auseinanderfallen von *Trieb* und *Zärtlichkeit*, während gerade die Verbindung dieser beiden Aspekte die menschliche Sexualität von den allgemein biologischen Vorgängen abhebt. Daß eine Störung der Geschlechtsidentität als Frau oder als Mann natürlich Auswirkungen auf das sexuelle Erleben haben wird, ist leicht nachvollziehbar.

Störungen der Sexualpräferenz

Als Störungen der Sexualpräferenz werden in der ICD-10 nennenswerte Abweichungen von der heterosexuellen Partnerwahl bezeichnet. Der ältere Begriff der Perversion geriet genauso wie der jüngere der **Deviation** durch (unwissenschaftlichen) Mißbrauch in Mißkredit. Epidemiologisch überwiegen sie stark auf seiten der Männer; bis auf die einfache Homosexualität sind Sexualabweichungen bei Frauen sehr selten. Die häufigste sexuelle Variation ist die **Homosexualität**, also die überwiegende erotische Anziehung zwischen Personen des gleichen Geschlechts mit oder ohne manifesten sexuellen Handlungen. Die Homosexualität wird in der ICD-10 nicht mehr als Störung aufgefaßt. Angesichts ihrer Verbreitung und des – jenseits der Sexualpräferenz – unauffälligen Verhaltens vieler Homosexueller erscheint dies berechtigt. Das Problem liegt in der Grenzsetzung. Wann ist eine Sexualabweichung eine Störung? Fraglos gehen hier kulturelle Bewertungen ein, die historisch und auch ethnisch starken Differenzen unterliegen.

Als *Störungen der Sexualpräferenz* werden von der ICD-10 nachstehende sexuelle Variationen angesehen: Bei der **Pädophilie** (F65.4) gilt das sexuelle Interesse der Erwachsenen Kindern des gleichen oder des anderen Geschlechts. Die Übergänge zur Homosexualität mit Jugendlichen sind hier fließend. Das sexuelle Interesse an und der Sexualverkehr mit Tieren wird als **Sodomie** (F65.8) bezeichnet. Im Gegensatz zu anderen Deviationen findet sich diese Verhaltensabweichung gehäuft bei intelligenzgeminderten Personen. Als **Transvestismus** (F64.1) wird die sexuelle Lust beim Anlegen von Kleidern des Gegengeschlechts bezeichnet. Wenn der Mensch sexuelle Erregung am Demonstrieren der eigenen Genitalien gegenüber Personen des anderen Geschlechts verspürt, spricht man von **Exhibitionismus** (F65.2). Ist die sexuelle Befriedigung überwiegend mit phantasierten oder aktiven Mißhandlungen des Partners verbunden, so spricht man von **Sadismus** (F65.5). Die sexuelle Lust beim Erleiden von Quälereien wird demgegenüber als **Masochismus** (F65.5) benannt. Diese beiden Varianten kommen auch kombiniert vor, d.h., die gleichen Personen genießen das eine Mal den aktiven, das andere Mal den passiven Vorgang. **Fetischismus** (F65.0) ist die sexuelle Erregung, welche an bestimmte auslösende Gegenstände gekoppelt ist. Auffallend häufig handelt es sich dabei um Schuhe, Lederartikel und Gummigegenstände.

Ob der sexuell Deviante unter seinem Verhalten leidet oder nicht, ist im wesentlichen eine Frage der Toleranz der Gesellschaft, in welcher er lebt. Vom Verhalten selbst her besteht nur wenig Leidensgefühl oder Therapiebedürfnis. Manche deviante Tendenzen werden von der herrschenden Kultur nachhaltig bestätigt: Der weibliche Exhibitionismus etwa tritt als Symptom so gut wie gar nicht auf – wahrscheinlich weil er sich in der westlichen Gesellschaft voll entfalten kann, ja geradezu kommerziell gefördert wird. Um als Krankheit aufgefaßt zu werden, fehlt den sexuellen Deviationen also das wesentliche Element des subjektiven Leidens.

Beim klassischen Modell der Neurose kann die Triebbefriedigung immer nur indirekt oder verstellt, im typischen Fall in der

Form einer Symbolisierung, stattfinden (→ Kap. 1.6.1). Freud hatte allerdings als erster die Möglichkeit einer Psychogenese der sexuellen Varianten konzipiert. Sein Verständnis geht von einer anfänglich sehr undifferenzierten Ausprägung des menschlichen Sexualtriebs aus. Er prägte den berühmten Satz von der „polymorph perversen" Anlage des Säuglings. Konstant am menschlichen Sexualtrieb sei nur das *Ziel*, die Befriedigung, während das *Objekt*, auf das sich der Trieb richtet, in hohem Maße variabel sei und durch die Entwicklung bestimmt werde. Auf diese Weise gewinnt Freud eine Möglichkeit, Abweichungen des Sexualziels aus Prägungen und Fixierungen an bestimmte Vorstellungen innerhalb der Entwicklung zu erklären. Die in der Deviation sich darstellenden Triebformen nennt er dann *Partialtriebe*; es sind dies sozusagen die Nebenziele, die neben dem Trieb der am anderen Geschlecht orientierten sexuellen Befriedigung weiterbestehen, auch wenn sich die genitale Sexualität beim Erwachsenen bereits durchgesetzt hat. Bei der Triebabweichung würden dann diese Nebenziele (Partialtriebe) durch Entwicklungseinflüsse zu den Hauptzielen bzw. der Erwachsene regrediert wieder auf die älteren Partialtriebe, und das heterosexuelle Triebziel träte in den Hintergrund.

Gegenüber dieser dynamischen Theorie nimmt sich die jüngere Triebtheorie von K. Leonhard sehr viel starrer aus. Dieser Autor geht von archaischen instinktiven Mustern („Urinstinkte") aus, die er als irgendwie genetisch verankert auffaßt. Er kommt so zu einer relativ statischen Theorie von Triebvariationen. Von Freud abgegrenzt haben sich weitere Erklärungsversuche, die der Psychoanalyse entstammen. Hier werden die sexuellen Deviationen im Prinzip als Lösungsversuche innerer unbewußter Konflikte erklärt, wie dies in gleicher Weise für die Neurosen gilt. Dieses Verständnis sieht also die sexuellen Varianten als Parallele zur Neurosenentstehung an und nicht als ihr entgegengesetzt. Vom Leiden wird angenommen, daß es tief verdrängt sei. Deutsche Autoren wie Dannecker und Reiche haben zu Recht kritisiert, daß die meisten Psychotherapeuten letztlich nur geringe Erfahrungen mit sexuellen Deviationen hätten und diese dann unzulässig verallgemeinerten. Diese Autoren tendieren wie viele neuere Sexualwissenschaftler zu einer Annahme von *Trieb-*

variationen sui generis. Seit etwa 1990 häufen sich Hinweise auf morphologische Strukturen im Zwischenhirn, die möglicherweise in einem ursächlichen Zusammenhang mit der Homosexualität stehen.

Eine beweiskräftige Theorie über die Entstehung der *Geschlechtsidentität* steht bisher noch aus. Neuere Theorien betonen Aspekte der Objektbeziehungen, der Selbstentwicklung sowie soziale, kulturelle, genetische und hormonelle Faktoren. Es wird eine **Kerngeschlechtsidentität** (core gender identity) von der **Geschlechtsrolle** (gender role) unterschieden. Unter Kerngeschlechtsidentität versteht man die genuine Gewißheit, bezüglich des biologischen Geschlechts männlich oder weiblich zu sein. Bei der Ausprägung der Geschlechtsrolle sind Prozesse des sozialen Lernens, der kognitiven Organisierung und bewußte und unbewußte Rollenerwartungen beteiligt.

Transsexualität

Die bekannteste Störung der Geschlechtsidentität stellt die sogenannte **Transsexualität** (Transsexualismus, F64.0) dar. Bei dieser Ausprägung besteht die nicht korrigierbare Vorstellung, daß das äußerlich wahrnehmbare Geschlecht „falsch“ sei, daß man eigentlich dem anderen Geschlecht angehöre. Hier handelt es sich um eine voll ausgeprägte *Störung der Kerngeschlechtsidentität,* für die sich bis heute kein sicheres körperliches Korrelat hat finden lassen. Hormonell, chromosomal usw. sind diese Menschen in Übereinstimmung mit ihrem äußeren Geschlecht, das sie ablehnen. Einem Teil dieser Patienten kann durch eine operative Geschlechtsumwandlung (die in der Richtung Mann zu Frau natürlich sehr viel besser durchführbar ist) nachhaltig geholfen werden. Bei richtig indizierter hormonell-operativer Geschlechtsrevision geht es diesen Menschen dramatisch besser. Vor der unkritischen Anwendung solcher Operationen ist auch zu warnen, da nach unseren eigenen Erfahrungen ausgesprochen unterbegabte Menschen mit polymorph-perversen Neigungen plötzlich auf geschlechtsumwandelnde Operationen drängen und diesen Wunsch oft mit sehr großer Beharrlichkeit und Intensität vortragen. Durch entsprechende Kommunikation in der „Szene“ lernen diese Patienten, wie sie sich darstellen müssen, um operiert zu werden. Sie verleiten daher manche wohlmeinenden oder nur geschäftstüchtigen Ärzte zu unverantwortlichen Eingriffen. Die unabdingbare Voraussetzung solch operativer Eingriffe, nämlich die Sicherheit, daß sich der Wunsch nie mehr ändern wird, und die Möglichkeit des Patienten, alle Konsequenzen der Operation zu überblicken, sind hier jedoch nicht gegeben. Diese Untergruppe sollte man als **Pseudotranssexuelle** bezeichnen. In den von uns selbst untersuchten Fällen kamen sie *häufiger* als die genuinen Transsexuellen vor. Bei den Pseudotranssexuellen ist auch oft der Wunsch nach Geschlechtsumwandlung psychodynamisch gut ableitbar, während man für die Gruppe der genuinen Transsexuellen wahrscheinlich von einer primären und nicht mehr beeinflußbaren Identitätsstörung ausgehen muß, wie etwa Stoller dies tut. Eine psychodynamisch stimmige Erklärung der Transsexualität fehlt. Viel spricht für das Verständnis, daß diese Menschen auf chirurgischem Wege und über die Schiene der Geschlechtsidentität weitergehende und unbewußte Identitätsprobleme zu lösen versuchen. Zumindest für die Pseudotranssexuellen ist diese Sicht sehr wahrscheinlich.

Therapie

Psychotherapie in verschiedenen Formen, von der analytischen Psychotherapie bis zu den verhaltensmodifizierenden Ansätzen von Masters und Johnson, ist für viele Arten von Einschränkungen der sexuellen Funktion indiziert. Hier sind insbesondere für Männer auch pharmakologische Hilfen möglich. Der oft eingesetzte Alkohol wirkt bezeichnenderweise mehr auf den Abbau der Hemmungen als auf die sexuelle Defizienz als solche.

Die sexuellen Variationen sind auf diese Weise kaum zu behandeln und die Betroffenen meist an einer Psychotherapie auch nicht interessiert. Die gerichtliche Auflage von Psychotherapie – zum Beispiel bei Exhibitionisten – ändert daran leider grundsätzlich wenig, so sehr zu begrüßen ist, daß im Bereich der Rechtsprechung auch psychosoziale Gesichtspunkte zunehmend berücksichtigt werden.

5.5 Der Umgang mit dem funktionell/psychogen Kranken

Der richtige Umgang mit dem funktionell oder psychogen Kranken beginnt damit, daß man sich über die eigene therapeutische Haltung Rechenschaft gibt. Therapeutischer Aktivismus schadet diesen – und anderen – Patienten in gleicher Weise wie therapeutischer Nihilismus. Das mit der nötigen Kompetenz und angemessenem Aufwand Machbare auch konkret anzustreben, ist eine sinnvolle ärztliche Grundhaltung. Dazu bedarf es 1. der notwendigen *Fachkenntnis* (wozu auch das psychosomatische Wissen gehört), mit deren Hilfe therapeutisch Erreichbares von Nichterreichbarem unterschieden und Wege des therapeutischen Zugangs gewußt werden können, und 2. einer professionellen *Motivation* zwischen den Extremen von Überengagement und Resignation. Die Einsicht, daß einem Patienten in der Klinik oder Praxis mit den zur Verfügung stehenden Mitteln *nicht* (mehr) zu helfen ist, muß man ausnahmslos als ein Zeichen von Kompetenz auffassen.

1. Die sinnvolle Investition von Zeit

Jede Therapie beginnt damit, daß man dem Patienten Gelegenheit gibt, seine Symptome ausführlich „darzustellen“. Nicht selten erlebt man, daß ein Patient, der fast eine Stunde nur seine funktionelle Beschwerde schildert, im zweiten Gespräch das Gefühl hat, das Wesentliche noch gar nicht gesagt zu haben. Das heißt, um diesen Patienten zu helfen, braucht man *Zeit.* Mit Sicherheit trägt jede zu Beginn des Kontaktes mit diesen Kranken investierte zeitliche Sorgfalt zur Zeitersparnis im weiteren Verlauf bei. (Diese „Weisheit“ gilt übrigens auch für rein organisch Kranke!)

2. Das Hören „neben“ der Beschwerde

Hierzu ist es erforderlich, durch die subjektiven Klagen „hindurchzusehen“ und aus der Art, wie diese Beschwerden vorgebracht werden und wie sie im Kontext des gesamten zwischenmenschlichen Verhaltens des Patienten eingeordnet sind, zu erkennen, in welcher Weise der Patient mit sich und seiner Umwelt umgeht. Der Arzt muß sich – entgegen dem, was er im

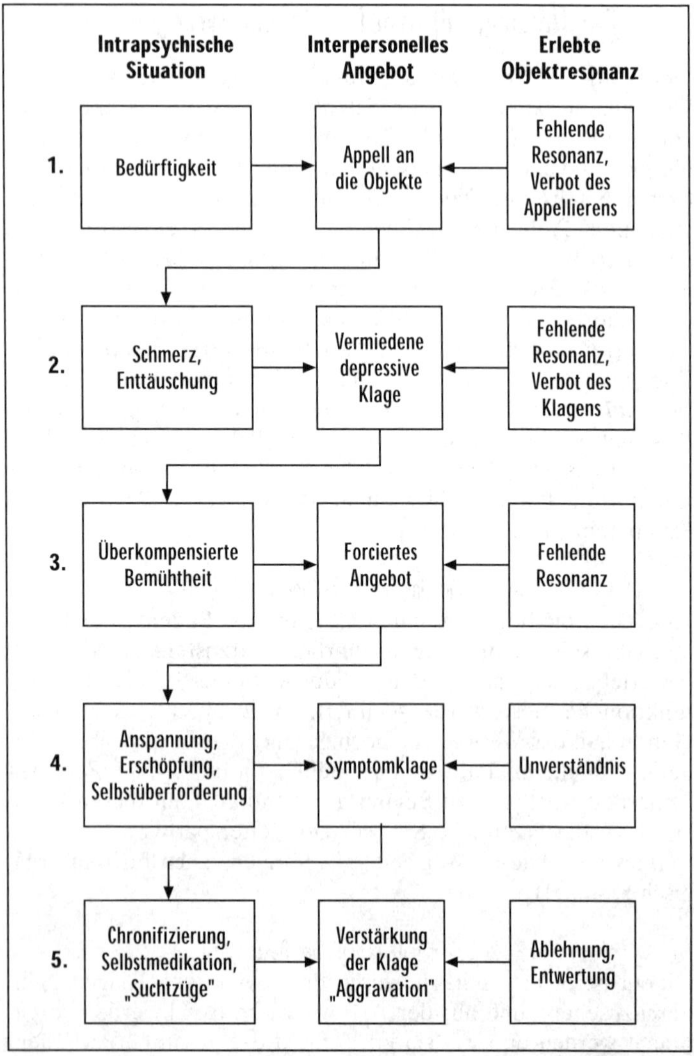

Abb. 5.5 Chronifizierung der funktionellen Symptombeschwerde aus dem Erleben des Kranken und der Reaktion des sozialen Umfeldes heraus. (Aus G. Rudolf, P. Henningsen [Hrsg.]: Somatoforme Störungen. Stuttgart, New York: Schattauer 1998)

Studium gelernt hat – darauf einstellen, daß es auch an ihn eine andere „Botschaft" des Patienten geben kann als die des verbalen Sprachinhalts. Wenn dies gelingt, wird sich oft herausstellen, daß die geklagten Symptome ein dem Kranken selbst verborgenes Anliegen zunächst mehr verhüllen als freigeben. Daß es möglich ist, auch in einer Allgemeinpraxis die hinter den Symptomen liegenden sozialen Spannungen und inneren Konflikte wahrzunehmen und aufzuzeigen, hat Balint ausführlich beschrieben. Dies geht jedoch nicht ohne Gesprächstechnik, nicht ohne Kenntnis und Erfahrungen tiefenpsychologischer Zusammenhänge, denn es ist ja nicht eine einfache Exploration, die allzu oft zur Abfragetechnik (im Sinne eines diagnostischen Interviews für das DSM oder die ICD) entartet, sondern ein handelnder und behandelnder Umgang mit dem Kranken.

3. Die Parallelität in der Befunderhebung

Es gilt ausnahmslos vom ersten Kontakt an zu versuchen, parallel die *somatischen Befunde*, die *psychischen Prozesse* und die *soziale Situation* bei jedem Patienten individuell zu klären.

> Die Parallelität einer solchen Erhebung (→ Kap. 9.3: Anamneseerhebung in der Psychosomatischen Medizin) hat für den Patienten den unmittelbaren Vorteil, daß er die *Gleichrangigkeit* somatischer, psychologischer und sozialer Fakten für den Arzt erkennt. Diese Praxis ist natürlich von der medizinischen Alltagsrealität weit entfernt. Traditionell werden erst alle organischen Abklärungen durchgeführt, und wenn's damit „nichts ist", dann ist es halt „psychisch". Eine Soziopsychogenese wird damit zur ***medizinischen Restkategorie***, zum wenig respektierten Überbleibsel nach einer gewissenhaften Ausschlußdiagnostik. Der Patient wird damit auch zum Ausschluß-Patienten, zu einem, der „nichts Richtiges hat, aber viel klagt", und was hätte der Patient lieber, als eine richtige Krankheit, die Doktor und Patient im wechselseitigen Verständnis vereint?! Also muß er sich weiter bei anderen Ärzten bemühen. Ansätze einer *positiven Diagnostik* funktioneller/psychogener Beschwerden bietet der Kasten am Ende von → Kap. 5.4. Eine grundlegende

Umakzentuierung der diagnostischen Situation stellt etwa eine bereits nach Anamneseerhebung gemachte Feststellung folgender Art dar: „Nach Ihrer Schilderung gibt es für mich Hinweise, daß Ihre Beschwerden etwas mit den erwähnten seelischen Belastungen zu tun haben/eine körperliche Verarbeitung dieser Belastungen darstellen. Ich komme gegebenfalls darauf zurück, will aber alle möglichen weiteren Ursachen erst einmal ausschließen."

4. Die Interaktion von Arzt und Patient

Die Analyse der Beziehung zwischen Arzt und Patient, die schon im Punkt 2 (das Hören „daneben") anklang, bildet die zweite Grundlage für therapeutische Ansatzmöglichkeiten. Die Art und Weise, wie der Patient mit dem Arzt umgeht, kann wichtige Hinweise auf die Art gestörter Beziehungsmuster geben, wie sie in der psychogenen Erkrankung nicht selten „wiederholt" werden. Darum wird in diesem Band bei allen Störungsbildern zumindest kurz auf die Beziehungsinteraktion eingegangen. Eine pathologische Interaktion, zu der ein Patient den Arzt verleitet (nicht selten ist auch die Beziehungspathologie des Arztes ursächlich!) ist in jedem Falle dann für die Behandlung von Nachteil, wenn sie ausagiert und nicht verstanden wird. Das rasche Verstehen einer Interaktionsfalle trägt zwar noch nicht zu ihrer Aufhebung, aber deutlich zu einer ersten Relativierung bei.

5. Die Mitteilung der Diagnose „funktionell" oder „psychogen"

Ein entscheidendes Moment bei der Behandlung dieser Patienten ist die Mitteilung der Diagnose nach Abschluß der Untersuchung (von Uexküll). Die Art, wie diese Mitteilung erfolgt, entscheidet darüber, ob der Patient sein Mißtrauen überwindet und ein therapeutisches Bündnis mit dem Arzt eingeht oder ob er den nächsten Arzt bzw. die nächste Klinik aufsucht.

Hierzu muß man sich noch einmal klar machen, daß der Patient zugleich *fürchtet* und *hofft*, daß ein organischer Befund, der seine Beschwerden erklärt, entdeckt wird. Er ist also der Sache nach durch keinen Befund und keine Diagnose zu befriedigen. Findet man bei der Untersuchung etwas, dann ist er *beunruhigt*, findet man nichts, dann ist er *enttäuscht.* Nach unserer Erfahrung steht die Enttäuschung des Patienten im Vordergrund seiner Arztkontakte: Die Mediziner sind nicht fähig, ihn so zu untersuchen, daß endlich der Grund seiner Beschwerden gefunden wird. Es ist ein entscheidendes Charakteristikum psychogener Störungen, daß der Patient letztlich lieber die Feststellung eines auch schwerwiegenden organischen Befundes akzeptiert als den Hinweis auf die verursachende Wirkung seelischer Probleme. Findet man nichts, so reiht man sich in die Reihe der unfähigen Ärzte ein. – Wenn es hier gelingt Erwartung, Befürchtung und Enttäuschung des Patienten anzusprechen, dann kann viel gewonnen sein.

Der entscheidende ärztliche/psychologische Zugang liegt demnach darin, daß der Patient „als Kranker", „als Leidender" angenommen wird und nicht mit Scheindiagnosen getäuscht, Scheinbefunden beunruhigt und Scheintherapie vertröstet wird. Daß die Krankheit des Patienten andere Ursachen hat, als der Patient annimmt, sollte man nach einer Vertrauensbildung dann auch deutlich, in einer für den Patienten angemessenen Form aussprechen. Auch wenn der Kranke sich jetzt mißverstanden fühlen sollte, kann er unbewußt die Annahme wahrnehmen – eher unwahrscheinlich ist jedoch, daß er sich als getäuscht oder nicht ernst genommen erlebt.

Die größten therapeutischen Probleme bieten naturgemäß Patienten, die den Zusammenhang zwischen ihren Symptomen und emotionalen bzw. psychischen Problemen – auch bei bedachtester Vorgehensweise – nicht wahrnehmen können, ja, denen häufig überhaupt der Zugang zu ihrem emotionalen Erleben verschlossen zu sein scheint. Nach den Ermannschen Studien ist dies für Patienten mit funktionellen Syndromen noch mehr der Fall als für die Konversionsneurotiker.

6. Der funktionelle/psychogene Patient ist ein Kranker

Der Patient leidet fraglos, ihm geht es schlecht. Wenn für den Arzt der funktionell oder psychogen Kranke genauso krank ist wie der organisch Betroffene, dann hat der Patient eine erste Chance, akzeptiert zu werden und sich mit seiner individuellen Krankheit auseinanderzusetzen. Spürt er hingegen, daß der Arzt ihn auch für „eigentlich nicht krank" hält, dann wiederholt sich der Zirkel.
Der Arzt, der nachvollziehen kann, wie beschämend und stigmatisierend es für den Patienten oft ist, zum „psychosomatischen Fall" zu werden, findet am ehesten die Worte, die dem Patienten eine Veränderung seiner Einstellung ermöglichen. Robert Koch formulierte einmal in etwas anderem Zusammenhang: „Die Diagnose stimmt, aber dem Patienten fehlt etwas anderes." Das Lippenbekenntnis des Arztes genügt sicher nicht; nur wenn er auch selbst davon überzeugt ist, daß dem Patienten psychosomatische/psychotherapeutische Methoden weiterhelfen können, hat der Patient auch eine Chance, ihm hier zu folgen. Die randständige Empfehlung („Sie können ja mal eine Psychotherapie versuchen...") ist schlicht wertlos. Es geht also um die innere Haltung des Arztes – sie ist wegweisende Variable für den weiteren Verlauf.

7. Die Patientenführung

Auch der von seinem Arzt nicht enttäuschte funktionell Kranke bleibt in der Praxis ein therapeutisches Problem. Festzuhalten ist, daß erstaunlich viele Patienten dieser Gruppe „zufrieden" sind, wenn sie in gewissen Abständen zum Arzt kommen dürfen und angehört werden. Läßt man ihnen jeweils eine gewisse Zeit, dann kann man diese Patienten manchmal erstaunlich stabilisieren und mit ihnen zu festen Verabredungen kommen („Frau Doktor, wann darf ich wiederkommen?"). Dekompensationen können so verhindert werden, was bei chronischen Leiden ja bereits ein Fortschritt ist. ***Physiotherapie*** (Massagen, Gymnastik) verstärkt das Zuwendungserlebnis, entspannt und schadet sicher weniger als spezifische Medikamente. Oft geht es natürlich nicht ohne ***Psychopharmaka***. Diese sollte man aber dem Patienten als gegen seine Ängste, Unruhe, Verstimmungen usw. gerichtet erklären und sie nicht für Herz, Magen oder Leber verschreiben. (Auf das Problem der Abhängigkeitsverursachung sei ausdrücklich hingewiesen – Schlafmittel, Sedativa, Anxiolytika!) Dem erfahrenen Arzt, der zum Beispiel in Balint-Gruppen gelernt hat, etwas von den emotionalen und Beziehungsproblemen des Patienten zu erfahren, gelingt es darüber hinaus auch immer wieder, solche Probleme beim Patienten „am Rande" anzusprechen.

In jedem Fall ist darauf zu achten, daß eine *iatrogene Schädigung* des Patienten, meist durch Frustration des Arztes, durch Selbstüberschätzung oder ehrgeizigen Übereifer hervorgerufen, vermieden wird. Der Patient muß einerseits das Gefühl haben, daß der Arzt seine Beschwerden ernst nimmt. Der Arzt muß andererseits jedoch entschieden versuchen, den Patienten vor einer diagnostischen und therapeutischen Odyssee zu schützen. Er sollte ihm geduldig näherbringen, daß keine organische Schädigung vorliegt, und sollte versuchen, mit ihm zusammen den Ausdrucksgehalt der Beschwerden zu verstehen. Selbst wenn der Patient an dieser „Aufklärung" seiner Krankheit unbewußt gar nicht interessiert ist, kann die Zuwendung des Arztes für ihn eine ausreichende „Behandlung" darstellen, um nicht zu dekompensieren. Das ist offenbar das Geheimnis von Naturheilkundigen, denen die Patienten manchmal mit eindrucksvoller Anhänglichkeit über Jahre die Treue halten, obwohl sich an der eigentlichen Symptomatik kaum etwas ändert.

Schädlich für den Patienten ist in jedem Falle der unreflektierte, aktive, operationsfreudige Arzt, für den alle Beschwerden organische Ursachen haben und psychosoziale Kategorien nicht existieren. Wir haben im Laufe von Jahrzehnten eine große Anzahl solcher Patienten gesehen, die nach vielen Operationen unsinniger Art als „Querulanten" oder „Spinner" dann zum Psychosomatiker geschickt wurden, wenn sich niemand mehr an den nächsten Eingriff traute. Der Schaden für die Volkswirtschaft liegt ein Vielfaches über den Kosten, die durch das – auch vorkommende – Übersehen einer organischen Erkrankung durch psychosomatisch eingestellte Ärzte entstehen.

8. Psychotherapeutische Verfahren

Die Indikationen für eine **psychotherapeutische Behandlung** im eigentlichen Sinne ergeben sich aus den allgemeinen Kriterien, die dieser Therapieform zugrunde gelegt werden (→ Kap. 10). *Entspannungsverfahren* (→ Kap. 10.4) stellen oft einen ersten Schritt dar, der die Patienten zum „Weitermachen" bringt. Wenn die Möglichkeiten, die dem Allgemeinarzt oder Facharzt im Rahmen der **„psychosomatischen Grundversorgung"** (→ Kap. 9.5) zur Verfügung stehen, erschöpft sind, sollte die Überweisung an einen ärztlichen oder psychologischen Psychotherapeuten erfolgen. Die vergleichsweise kleine Zahl motivierbarer Patienten profitiert hier ganz erheblich.

6
Spezielle Psychosomatische Medizin: Organkrankheiten mit psychosozialer Komponente („Psychosomatosen")

Die ***Ätiologie*** der nachstehend als **Organkrankheiten mit psychosozialer Komponente** oder **Psychosomatische Krankheiten im eigentlichen Sinne** bezeichneten Störungsbilder ist multifaktoriell. Neben genetischen, immunologischen, allergologischen, entzündlichen, degenerativen – um nur die wichtigsten zu nennen – spielen *auch* psychosoziale Faktoren eine Rolle, möglicherweise insgesamt mehr im Verlauf als in der Entstehung. Das Faktorenspektrum variiert erheblich zwischen den einzelnen Krankheitsbildern (deutliche psychosoziale Komponente in der Ätiologie der essentiellen Hypertonie, sehr geringe beim Rheuma) und wahrscheinlich auch von Individuum zu Individuum. Aber *am entscheidenden Gewicht der somatischen Anteile in der Pathogenese bestand aus psychosomatischer Sicht nie ein Zweifel!* Weil so oft mißverstanden, sei dies hier besonders betont.

Arbeitsschwerpunkt der Psychosomatischen Medizin in diesem Feld sind heute auch nicht die ätiologischen Fragen – auch wenn wir auf dieses interessante Thema jeweils kurz eingehen –, sondern der Komplex der Krankheitsverarbeitung (Coping), des Krankheitserlebens, der zusätzlichen Psychotherapie neben der internistischen und chirurgischen Behandlung und der Hilfestellungen bei der Rehabilitation.

Psychosomatosen – ein heute verlassenes Krankheitskonzept

Das Konzept der **Psychosomatose** stammt von G. L. Engel, einem langjährigen Psychosomatiker an der Harvard-Universität. Genau genommen sprach Engel eigentlich von *„somatopsychisch-psychosomatischen Erkrankungen"*, abgekürzt **Somato-Psychosomatosen.** Mit dieser umständlichen Bezeichnung wollte er die körperlich-seelische *Wechselwirkung* bei bestimmten Krankheitsbildern besonders betonen.

Als Kanon der klassischen Psychosomatosen beschrieb F. Alexander (1891–1964) folgende sieben Krankheitsbilder („holy seven“): das Asthma bronchiale, das Ulcus pepticum ventriculi et duodeni, die Colitis ulcerosa, die essentielle Hypertonie, die rheumatoide Arthritis, das atopische Ekzem und die Hyperthyreose. Er bezeichnete sie in seinem berühmten Lehrbuch der Psychosomatischen Medizin 1950 als **„psychogene organische Störungen“** und sah sie als Endzustände *anhaltender, oft antagonistischer* („fight and flight“) *vegetativer Spannungen* an. Entwicklungsmäßig gehören Vegetativum und Emotionen eng zusammen. Im Krankheitsbild der „Psychosomatosen“, das nach Alexander Folge des inneren Dauerstreß ist, vertritt das Vegetativum gewissermaßen die ursprünglichen Emotionen.

Die Spannungen entstehen in Form vegetativer „Als-ob-Reaktionen“ (Flucht, Aggression), weshalb Th. von Uexküll die Bezeichnung der **Bereitstellungskrankheiten** für diese Gruppe vorgeschlagen hat. Im Gegensatz zur Konversionsneurose, bei der wir das körperliche Symptom als sekundäre Somatisierung eines psychischen Konfliktes auffassen, handelt es sich bei den *Psychosomatosen*, wenn überhaupt, um eine *primär somatische Reaktion* auf vegetativen Dauerstreß. Sie stellen logisch die Fortführung der Pathodynamik bei den funktionellen Störungen dar (→ Kap. 5.4), sind aber nicht mehr funktionell reversibel, sondern haben einen *organdestruktiven Befund* verursacht. Nach Alexander manifestieren sich funktionelle Störungen und Psychosomatosen an *Organen mit glatter Muskulatur*, während die Konversionsneurosen an den Organen mit quergestreifter Muskulatur beobachtet werden.

Aus heutiger Sicht erfaßte Alexander mit diesem Verständnis fraglos *einen* wichtigen Faktor in der Pathogenese einiger Organkrankheiten – als ausschließliches und durchgängiges Prinzip greift der Ansatz aber zu kurz. In den seit seiner Einführung zurückliegenden mehr als 50 Jahren sind die Kenntnisse über die infektiologischen (Ulkus, Asthma), autoimmunologischen (Kolitis, Rheuma) oder allergologischen (Asthma, atopisches Ekzem) Vorgänge so angewachsen, daß das Konstrukt einer Untergruppe internistischer Krankheiten, die speziell als Psychosomatosen zu bezeichnen sind, nicht mehr fruchtbar erscheint. Die Auffasssung einer multifaktoriellen Ätiologie widerspricht der Vorstellung einer einheitlichen Ursachenentstehung, mag sie im Detail auch durchaus zutreffen (worauf wir bei den einzelnen Krankheiten eingehen).

6.1 Die koronare Herzerkrankung: Angina pectoris, Herzinfarkt

Die **koronare Herzerkrankung (KHK)** ist charakterisiert durch eine Minderversorgung des Herzens mit Sauerstoff infolge einer Störung der Durchblutung des Herzens. Ursache sind Verengungen der Herzkranzgefäße durch kalkhaltige Ablagerungen (Arteriosklerose). Die Erkrankung umfaßt symptomlose Stadien, Zustände mit zeitweiser Verengung eines oder mehrerer Gefäße mit den Beschwerden der Angina pectoris sowie den Verschluß eines oder mehrerer Herzkranzgefäße mit nachfolgender Gewebeschädigung (Herzinfarkt).

Symptomatik

Leitsymptom der verminderten Herzdurchblutung ist die Angina pectoris (Brustenge, ICD-10: I20). Die Schmerzen werden als Engegefühl oder dumpfer Schmerz hinter dem Brustbein, oft mit Ausstrahlung in den Hals, in Mund, Rücken, Oberbauch, linken Arm oder, seltener, in beide Arme beschrieben. Ausschlaggebend für die Diagnose ist die Auslösung der Beschwerden durch vermehrte körperliche oder psychische Belastung sowie durch Kälte und das Verschwinden der Schmerzen in Ruhe.

Der typische **Herzinfarkt/Myokardinfarkt** (ICD-10: I21) führt zu einem dramatischen, lebensbedrohlichen Krankheitsbild. Die ICD-Kodierung kann bei Beteiligung von psychischen Faktoren zusätzlich um die Kategorie F54, bei Akzentuierung von Problemen, die mit Schwierigkeiten der Lebensbewältigung zu tun haben, um Z73 (z.B. Typ-A-Verhalten: Z73.1) erweitert werden.

Der Patient empfindet Engegefühl hinter dem Brustbein und Todesangst oder Vernichtungsschmerz. Er wird blaß und kaltschweißig, es kommt zu Übelkeit, Kollaps und zu Bewußtseinstrübung. Bei 50 % tritt innerhalb weniger Minuten bis Stunden der Tod ein. Meist wird der Infarkt von Rhythmusstörungen des Herzens begleitet. Oftmals wird der Infarkt jedoch auch verkannt, wenn zum Beispiel das Bild weniger dramatisch ist oder der Schmerz in den Unterkiefer, den Rücken oder Bauch ausstrahlt. Bei 30 % der Infarkte werden keine wesentlichen Schmerzen empfunden, und etwa ein Viertel der Patienten hatte vor dem Ereignis keine kardialen Beschwerden.

Epidemiologie

Die Herz-Kreislauf-Erkrankungen stellen trotz eines Rückgangs in jüngerer Zeit auch heute noch die häufigste Todesursache dar. Die Abnahme wird auf einen Erfolg bei der Bekämpfung der Risikofaktoren zurückgeführt. In Gegenden mit hoher Bevölkerungsdichte und starker Industrialisierung treten sie vermehrt auf. Die KHK verursacht auch weiterhin den größten Anteil der Ursachen für Frühinvalidität. Bei Männern ist das Auftreten eines Infarktes am häufigsten im Alter zwischen 35 und 64 Jahren. Während früher die KHK eine Krankheit der oberen sozialen Schichten war (Managerkrankheit), hat sie sich inzwischen zu einer Krankheit der Bevölkerungsschichten mit niedrigem Bildungsniveau verlagert. Diese Verschiebung wird mit der erhöhten emotionalen Arbeitsbelastung (distress), mit sozialer Instabilität, mit der schlechteren sozialen Einbindung und nicht zuletzt mit der *Mißachtung der bekannten Präventionsempfehlungen* durch Angehörige der Unterschicht in Verbindung gebracht. Offenbar spielt auch die spezielle Arbeitssituation eine Rolle. Geringe berufliche Befriedigung, Zeitdruck, chronische Überforderung, geringe Kontrollmöglichkeiten und starke Abhängigkeit von anderen tragen erheblich zur Dauerbelastung bei.

Die *organischen Risikofaktoren* wurden durch große Feldstudien insbesondere in den USA (Framingham-Studie 1963) gesichert. Neben dem Lebensalter fanden sich insbesondere fünf Faktoren, welche die Wahrscheinlichkeit, an einer KHK zu leiden, erhöhen.

- erhöhter Blutdruck
- vermehrtes Serumcholesterin
- Nikotinabusus
- Im EKG Vergrößerung der linken Herzkammer
- Neigung zu diabetischer Stoffwechsellage
- [Übergewicht korreliert hoch mit mehreren der genannten Faktoren]

Für das *Auftreten* einer KHK ist jedoch eine Verknüpfung von sozialen und psychischen Faktoren sehr wahrscheinlich gemacht worden. Bei den *sozialen Ursachen* für die Entstehung einer KHK wurde insbesondere die Bedeutung der sozialen Veränderung hervorgehoben (Ortswechsel, Berufswechsel, Arbeitslosigkeit, unsicherer Arbeitsplatz). Hinzu kommt die pathogene Rolle von chronischen Belastungen im privaten Bereich: Partnerkonflikte, schlechte soziale Integration, viele Kinder, schlechte Wohnsituation.

Die besondere Bedeutung des Herzens für das Bewußtsein des Menschen von Körper und Seele (Sitz des Lebens, der Gefühle und der Liebe) ist jedem vertraut und zum Verständnis des psychophysischen Gesamtgeschehens besonders hervorzuheben.

Bei der Untersuchung von *psychischen Faktoren*, welche die Wahrscheinlichkeit, an einer KHK zu leiden, erhöhen, wurde von Friedman und Rosemann (1974) das sogenannte **Typ-A-Verhaltensmuster** (nicht zu verwechseln mit dem A-Typ bei der Herzangststörung! → Kap. 2.1.4) erkannt und gesichert.

Der **A-Typ** ist gekennzeichnet durch Erfolgs- und Leistungsdruck, durch Setzung hoher Ziele, durch starkes Bedürfnis nach Anerkennung, durch zum Teil rücksichtsloses Konkurrenzverhalten, durch vermehrte Aggressivität und durch starke motorische Bedürfnisse. Die Menschen wirken gehetzt, ständig unter Zeitdruck, und sie sind ungeduldig. In neueren prospektiven Untersuchungen wurde jedoch die Vorhersagekraft des Typ-A-Musters relativiert. Es wurde deutlich, daß dem Typ-A-Verhalten ein *eher komplexes Muster* zugrunde liegt, und daß von den vielen Facetten insbesondere die Aggressionsbereitschaft, das Rivalitätsverhalten und die Depressionsneigung die entscheidende pathogenetische Rolle spielen. Das Typ-A-Verhalten erhöht unabhängig von den organischen Risikofaktoren die Wahrscheinlichkeit, an einem Herzinfarkt zu erkranken, um das 2½fache.

Aus *psychoanalytischer Sicht* wurde der Herzinfarkt als Antwort auf eine lebensgeschichtliche Krise verstanden, die als Aktualisierung latent gewordener, in der Kindheit erworbener Konfliktdispositionen zu sehen ist. Als besondere Abwehrmuster wurden Unverletzlichkeitsphantasien, Abhängigkeitsverleugnung und Neigung zu Konfliktvermeidung festgestellt. Insbesondere die Verleugnung von (warnenden) Körperwahrnehmungen und eine zwanghafte Abwehr scheinen die Krankheitsentwicklung zu begünstigen (Moersch 1980). Rivalität, ärgerliche Gereiztheit und zwanghafte Rigidität können teilweise als die Abwehr tiefer liegender Bedürfnisse nach Abhängigkeit und Versorgung, die nicht akzeptiert werden können, gedeutet werden.

Aus *medizinsoziologischer Sicht* wird argumentiert, daß die rechtzeitige und angemessene Anpassung angesichts eines Zusammenbruchs von zentralen Lebenskonstruktionen, deren Bruchlinien bereits seit langem auf die drohende Überlastung hinwiesen, versäumt wird (Siegrist et al. 1980). Die häufig gesehene Tendenz zur Hyperaktivität und Überkompensation könnte man so als eine verfehlte Form der Anpassung verstehen.

Therapie

Auf den somatischen Teil der Therapie kann hier nicht näher eingegangen werden. Die Behandlung eines Herzinfarktes beginnt fast ausschließlich auf der Intensivstation.

Während man früher die Ansicht vertrat, absolute Bettruhe, Abschirmung von allen äußeren Reizen und Vermeidung jeglicher Aufregung stellten das optimale Behandlungskonzept dar, wird seit ca. 1980 die Frühmobilisation und eine einfühlende, verstehende und zugewandte Haltung des Ärzte- und Pflegeteams befürwortet. Es scheint so zu sein, daß die Patienten gerade in den ersten Tagen nach dem Infarkt am ehesten für eine Motivierung zur Änderung ihrer Lebensführung zugänglich sind. Nur durch Kenntnis der prämorbiden Persönlichkeit kann das subjektive Erleben, die individuelle Bedeutung des Infarktes und

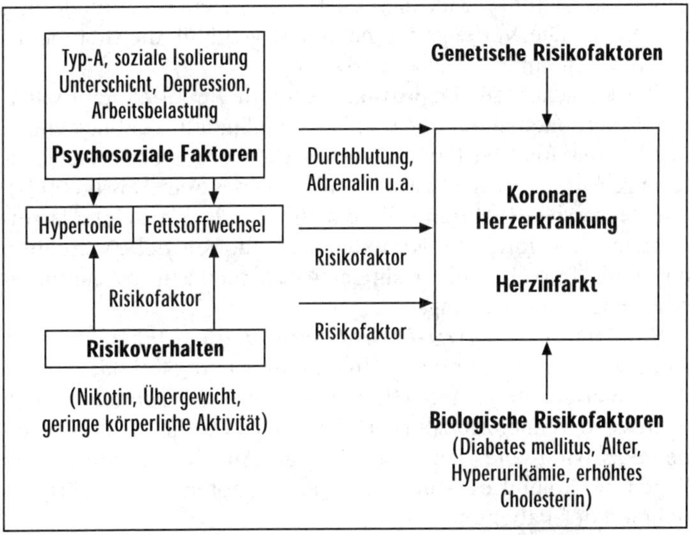

Abb. 6.1 Ein psychosomatisches Risikomodell der koronaren Herzerkrankung. (Nach G. Schüßler 1995)

eine Gesamtbeurteilung des Patienten gewonnen werden. Ziel jeder Infarktbehandlung ist die Entwicklung eines befriedigenden Arbeitsbündnisses zwischen Arzt und Patient, das eine langfristige Mitarbeit an seiner Krankheit ermöglicht. Wesentliche Voraussetzung dafür sind *ausreichende Informationen* des Patienten über die Natur des Herzinfarktes, den Ablauf des Heilungsvorganges und die Erfordernisse der Behandlung.

Köhle et al. (1996), denen wir hier folgen, beschreiben, daß während des Aufenthaltes auf der Intensivstation zunächst vor allem **Angstzustände**, später Verleugnung und depressive Zustände auftreten. Die Angst des Infarktpatienten entsteht durch die Vorstellung, an den Folgen des Infarktes sterben zu müssen, aus der Bedrohung des Selbstwertgefühls und aus der Furcht vor dem sozialen Abstieg.

Die **Verleugnung** ist der Hauptabwehrmechanismus einer großen Untergruppe von Infarktpatienten. Er richtet sich gegen die bewußte Wahrnehmung äußerer Gefahren und der damit einhergehenden Gefühle. Ziel dieser Abwehr ist eine Verminderung der Angst. Die Verleugnung behindert vielfältig die therapeutischen Maßnahmen.

Die Ursachen der **Depression** liegen in emotional einfühlbaren Reaktionen über die krankheitsbedingten Veränderungen der Lebenssituation (Autonomieverlust, berufliche Verschlechterung, Angst vor Invalidität, Minderung des Selbstwertgefühls). Die depressive Reaktion stellt eine notwendige Auseinandersetzung mit der durch die Krankheit veränderten Lebenssituation dar. Hier findet sich ein wichtiger Ansatzpunkt für psychotherapeutische Unterstützung.

Probleme in der ***Arzt-Patient-Beziehung*** entstehen in erster Linie wegen der Überangepaßtheit dieser Patienten oder wegen ihrer Verleugnung. Im Hintergrund sind manchmal jedoch aggressive Tendenzen spürbar, deren Ursache in der erzwungenen Passivität und den beschnittenen Autonomiebedürfnissen liegen. So kommt es häufig bei Hilfsangeboten zu Abwehrmaßnahmen der Patienten.

Das *ärztlich-psychotherapeutische Gespräch* soll dem Patienten bei der ersten Verarbeitung seiner Krankheit helfen. Bewährt haben sich *gruppenpsychotherapeutische Maßnahmen* in Kombination mit Autogenem Training und einem Bewegungstraining, das dem Patienten hilft, langsam seine Leistungsfähigkeit wieder aufzubauen und ihm Anleitungen an die Hand gibt, um seine Herztätigkeit zu kontrollieren und einschätzen zu lernen. Offenbar können diese Patienten in der Gruppe leichter ihre verleugnende Abwehr verringern und ihre Abwehr gegenüber gefühlshaften Äußerungen reduzieren. Kognitiv-verhaltenstherapeutische Trainingsprogramme haben zum Ziel, nach der akuten Phase die Typ-A-Einstellung in Gruppen mit konkreten Lernzielen zu beeinflussen. Nachuntersuchungen nach 3 Jahren ergaben übereinstimmend gute Ergebnisse gegenüber den Kontrollgruppen. Die Reinfarktrate der kombiniert behandelten Population lag bis zu 50 % niedriger (Friedman 1986)!

Eine große Bedeutung kommt bei der Herzinfarktbehandlung der ***Rehabilitation*** zu. Möglichst rasch nach der stationären Behandlung erfolgt ein Anschlußheilverfahren in einem Rehabilitationszentrum. Danach sollte der Patient weiter an einer ambulanten Gruppe für Bewegungstherapie teilnehmen und kontinuierlich kardiologisch betreut werden. Von Vorteil ist es, wenn neben Gymnastik und Spielen auch psychotherapeutische Anteile eingebaut werden.

Nur durch ein derartiges kontinuierliches Konzept erscheint es möglich, Veränderungen an der Grundeinstellung dieser Patienten zu erreichen. Der Anteil der langfristig motivierbaren Patienten dürfte deutlich unter 25 % des Gesamtkollektivs liegen. Ornish et al. (1990) konnten nachweisen, daß bei einer Kombination von optimaler Diät und intensiver gruppentherapeutischer Arbeit der Trend zur weiteren Verengung der Koronararterien gestoppt werden kann.

Die heute praktizierte *aktive Rehabilitation* (nach Schuler und Hambrecht 1998) hat folgende Ziele:

- Wiederherstellung der körperlichen und psychischen Integrität
- Vermittlung von Grundlagenwissen über die Erkrankung, Wecken von Verständnis für die Behandlung und Stärkung der Eigenverantwortung
- Steigerung der körperlichen Belastbarkeit mit dem Ziel der Wiedereingliederung in das Berufsleben
- Reduzierung von Risikofaktoren durch nachhaltige Beeinflussung des Lebensstils

6.2 Die essentielle Hypertonie

Nach den Empfehlungen der WHO ist eine Hypertonie anzunehmen, wenn bei mehrfachen Blutdruckmessungen über längere Zeit die Werte 160 mmHg systolisch und 95 mmHg diastolisch übersteigen. Die Diagnose der **essentiellen Hypertonie** (ICD-10: I10) wird per exclusionem gestellt, d.h., die Diagnose setzt den Ausschluß nephrogener, endokriner und kardiovaskulärer Hypertonieformen voraus.

Symptomatik: Die Blutdruckerhöhung kann über Jahre bestehen, ohne Symptome zu verursachen. Sie wird häufig anläßlich einer Durchuntersuchung festgestellt. Folgende subjektive Beschwerden werden von Patienten mit essentieller Hypertonie angegeben (diese Beschwerden sind jedoch nur bedingt auf die Hypertonie zurückzuführen): Kopfschmerz, Angina pectoris, verstärktes Herzklopfen, Belastungsdyspnoe, Ruhedyspnoe, Nasenbluten, Enzephalopathie. Jugendliche Patienten klagen häufig über funktionelle Beschwerden wie Schwitzen, Frieren, leichte Erregbarkeit, Schlafstörungen, kalte Hände und Füße sowie unbestimmte Druck- und Schmerzgefühle in der Herzgegend.

Die ***Auslösungssituation*** ist nur schwer rekonstruierbar, da der erhöhte Blutdruck oft schon mehrere Jahre besteht, bis er durch Zufall entdeckt wird. Nach Grace und Graham beginnt eine Hypertonie häufig dann, wenn ein Individuum in einer *chronischen Erwartungsspannung* lebt. Auslösende Situationen sind häufig Zeiten vermehrter und lang anhaltender Angst, Zeitnot und wachsender Anspannung, jedoch wurde nie nachgewiesen, daß allein Streßbelastungen einen stabilen Hypertonus bewirken können. Sicherlich spielen auch genetische Faktoren bei der Entstehung einer Hypertonie eine bedeutende Rolle.

Psychodynamik

Nach Alexander steht im Mittelpunkt der Psychodynamik der ständige Kampf dieser Patienten gegen emporkommende *feindselige Gefühlsspannungen.* Die Patienten fürchten, die Zuneigung der anderen zu verlieren, und kontrollieren die Äußerungen ihrer Feindseligkeit. In ihrer Kindheit neigten diese Patienten zu Anfällen von Wut und Aggression. Die Erfahrung, die Zuneigung der Eltern durch eine aggressive Haltung zu verlieren, veranlaßte diese Patienten bereits als Kinder, ihre feindseligen Impulse zu kontrollieren und abzuschirmen. Das ehemals aggressive Kind verwandelt sich später in einen überbetont fügsamen Menschen, der sich nicht behaupten kann. Im zwischenmenschlichen Umgang zeigen sie sich betont kontrolliert im Sinne einer ausgesprochenen Verhaltensnormalität, die mit Leistungsstreben verknüpft ist. Dieses Verhalten dient

1. der Abwehr von Abhängigkeitswünschen,
2. der Verhinderung des Zutagetretens von aggressiven Impulsen und feindseligen Umweltauseinandersetzungen;

3. müssen feindselige Umweltauseinandersetzungen vermieden werden, um einen Verlust von Bezugspersonen zu verhindern, der dann zur Versagung von unbewußten Abhängigkeitswünschen, zu narzißtischer Kränkung und Depression führen würde.

Dieser *zentrale Mechanismus einer Umsetzung von unterdrücktem Ärger und Wut* in eine erhöhte vegetative (Gefäß-)Spannung hat sich sehr weitgehend empirisch bestätigen lassen, auch da, wo auf das psychodynamische Verständnis F. Alexanders verzichtet wurde. Eine Übersicht, die 48 empirische Arbeiten zu den psychischen Faktoren des Bluthochdrucks zusammenfaßt, findet überzeugende Zusammenhänge zwischen der Wahrnehmung und Äußerung von Ärger und Wut, der stärkeren Verwendung hemmender Abwehrmechanismen (vor allem Verdrängung und Verleugnung) sowie Angstgefühlen im interpersonalen Feld einerseits und der Tendenz zu einem arteriellen Hochdruck andererseits. „Auch wenn man die ältere Literatur kritisch sieht, zeigt sich eine erstaunliche Übereinstimmung der aktuellen Ergebnisse mit den älteren theoretischen Anmerkungen zur Persönlichkeit des Hypertonikers" (Sommers-Flanagan und Greenberg 1989).

Möglicherweise ergeben sich zwei psychophysiologische Typen der Hypertonie; die eine Gruppe hätte einen erhöhten Serum-Reninspiegel und die andere nicht. Die Veränderungen im Verlauf der Hochdruckerkrankung werden anfänglich von einem physiologischen Problem des Herzminutenvolumens geprägt, später durch den erhöhten peripheren Widerstand. Dabei spielen zahlreiche Mechanismen (sympathische Aktivierung, Auswirkungen auf das Renin-Angiotensin-System, Regulationsabläufe auf der Ebene der Baroreflexe, Nieren und Nebennieren) eine Rolle. Ein Modell könnte nach derzeitigem Stand wie in **Abbildung 6.2** ausgeführt aussehen.

Hypertoniker werden in ihrer ***Persönlichkeit*** als leistungswillig, pflichtbewußt, gesellschaftlich überangepaßt, mit hohem Anspruchsniveau an sich selbst beschrieben. In einer spezifischen Bescheidenheitseinstellung werden eigene Bedürfnisse zurückgestellt gegenüber dem Wunsch, durch Leistung von

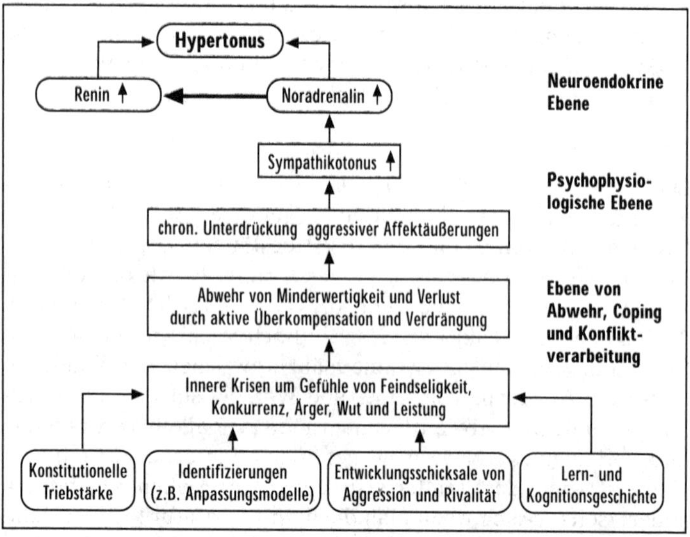

Abb. 6.2 Modell der vegetativen Anteile bei der Entstehung der essentiellen Hypertonie (stark modifiziert nach Alexander 1950 und Müller 1988). Dieses Schema folgt dem weiterhin aktuellen Modell von F. Alexander (unter Einbeziehung einer Grafik von Müller). Möglicherweise ist dieses Modell für Männer valider als für Frauen (Netter und Neuhäuser-Metternich 1991). So sicher ist, daß Streß in jeder Form adrenerg wirkt, so wenig kann davon ausgegangen werden, daß Streßfaktoren allein die Entstehung der essentiellen Hypertonie begründen. Das Modell vernachlässigt die regulierenden Vorgänge im Renin-Angiotensin-System, auf der Ebene des Baroreflex, der Niere und der Nebenniere.

anderen Annahme zu erreichen, ohne dadurch Aggressionen und Abneigungen auf sich zu ziehen.

Diese Persönlichkeitszüge machen viele Hypertoniker scheinbar zu angenehmen, ja gefügigen Patienten. Man muß jedoch immer daran denken, daß diese Patienten ihre Aggressionen, ihre Ehrgeiz- und Konkurrenzbedürfnisse zwar nicht verbalisieren können, daß diese jedoch trotzdem latent vorhanden sind. Das wird einfühlbar, wenn man versucht, dauernden Einfluß auf die Lebensgestaltung zu gewinnen. Die ***Arzt-Patient-Beziehung*** wird häufig dadurch getrübt, daß der Patient seine Kritik an der

Therapie, seine eigenen Bedürfnisse, die oftmals im Gegensatz zu den langfristigen und zum Teil einschränkenden Therapieprogrammen stehen, nicht artikulieren kann. Für die Gegenübertragung des Arztes ist es wichtig, daß er diese latenten Oppositionstendenzen des Patienten kennt und zur Sprache bringt, ihm auch hilft, mit seinen Schuldgefühlen beim Wegbleiben oder bei Spannungen in der Behandlungssituation fertig zu werden. Eine akzeptierende Haltung, bei der der Arzt sich nicht selbst gekränkt zurückzieht oder unnötige Vorwürfe macht, ist für den Erfolg der Therapie entscheidend.

Hinsichtlich der Indikation zu einer ***Psychotherapie*** zeigen die Erfahrungen, daß bei den wenigsten Patienten ein genügendes Konfliktbewußtsein vorliegt. Nach dem derzeitigen Wissensstand empfiehlt sich die Kombination von antihypertensiver Medikation und kontinuierlicher psychologischer Führung, sofern bei dem Patienten eine psychische Mitverursachung der Hypertonie nachweisbar und er bereit ist, auf lange Sicht mit dem Arzt zu kooperieren. Letzteres ist wegen der anfänglich kaum störenden hypertensiven Symptome und den dafür aber um so mehr spürbaren Nebenwirkungen der Medikamente oft nicht der Fall. Die Herstellung einer tragfähigen, vertrauensvollen Arzt-Patient-Beziehung ist deshalb als besonders wichtig anzusehen. Diese kann nicht nur für die subjektiven Beschwerden, sondern auf die Dauer auch für die Langzeitprognose der Krankheit von Bedeutung sein. So sterben nach Herrmann et al., obwohl es heute effiziente Medikamente zur Senkung des hohen Blutdrucks gibt, immer noch dreimal mehr Menschen an den Folgen einer Hypertonie als an Krebs. Dies zeigt, wie wichtig das Problem der *Compliance* gerade bei diesem Krankheitsbild ist. Ob das vermehrt empfohlene Biofeedback tatsächlich zu stabilen Blutdrucksenkungen führt, ist derzeit noch offen. Das Autogene Training als bewährtes Entspannungsverfahren ist bei leichten und mittleren Blutdruckerhöhungen als wirksam belegt (wie übrigens auch der beliebte, im Arbeitsleben aber nur eingeschränkt zu realisierende Mittagsschlaf!).

6.3 Das Asthma bronchiale

Das Asthma bronchiale (ICD-10: J45.9; bei Beteiligung psychischer Faktoren zusätzlich Codierung F54) ist eine Erkrankung der Atemwege, die durch eine erhöhte Ansprechbarkeit des Tracheobronchialbaumes auf eine Vielzahl von Reizen charakterisiert ist.

Klinisch imponiert das Asthma durch Anfälle von exspiratorischer Atemnot, begleitet von den Zeichen einer Bronchialobstruktion. Den Anfällen entspricht ein akuter Anstieg des Atemwegswiderstandes. Die Krankheit verläuft schubweise, akute Exazerbationen wechseln mit symptomfreien Perioden ab. In den anfallsfreien Zeiten können die Patienten ganz beschwerdefrei sein, oder es bestehen Zeichen einer chronischen obstruktiven Bronchitis.

Pathogenetisch wird ein multifaktorielles Geschehen angenommen, bei dem genetische, allergische, immunologische, entzündliche und psychische Faktoren eine individuell unterschiedlich bedeutsame Rolle spielen. Die epidemiologischen Angaben sind widersprüchlich. Im Erwachsenenalter sind Frauen anscheinend mehr betroffen. Ein Zivilisations-(Umwelt-?) Faktor beginnt sich abzuzeichnen. Die allgemeine Basis des Asthmas ist eine *Hyperreagibilität des Bronchialsystems*, die sich auch bei Menschen ohne klinisch manifestes Asthma findet.

Bei den auslösenden Ursachen des Asthmas werden drei Hauptgruppen unterschieden:

1. Allergische Ursachen **(extrinsisches Asthma)**
2. Infektiöse Ursachen (viral oder bakteriell) **(intrinsisches Asthma)**
3. Psychische Ursachen

Abb. 6.3 Modell der Pathogenese des Asthma bronchiale (in Anlehnung an Tammeling und Quanjer 1984; Nolte 1991). Dieses Modell bezieht psychosomatische Faktoren (Kuhn 1989; Brückner 1989) ein. Zur Vereinfachung sind die Allergie-Komponente wie auch die somatopsychischen Rückkopplungsabläufe nicht berücksichtigt. Der genetischen Prädisposition (IgE) kommt eine gewisse Bedeutung zu.

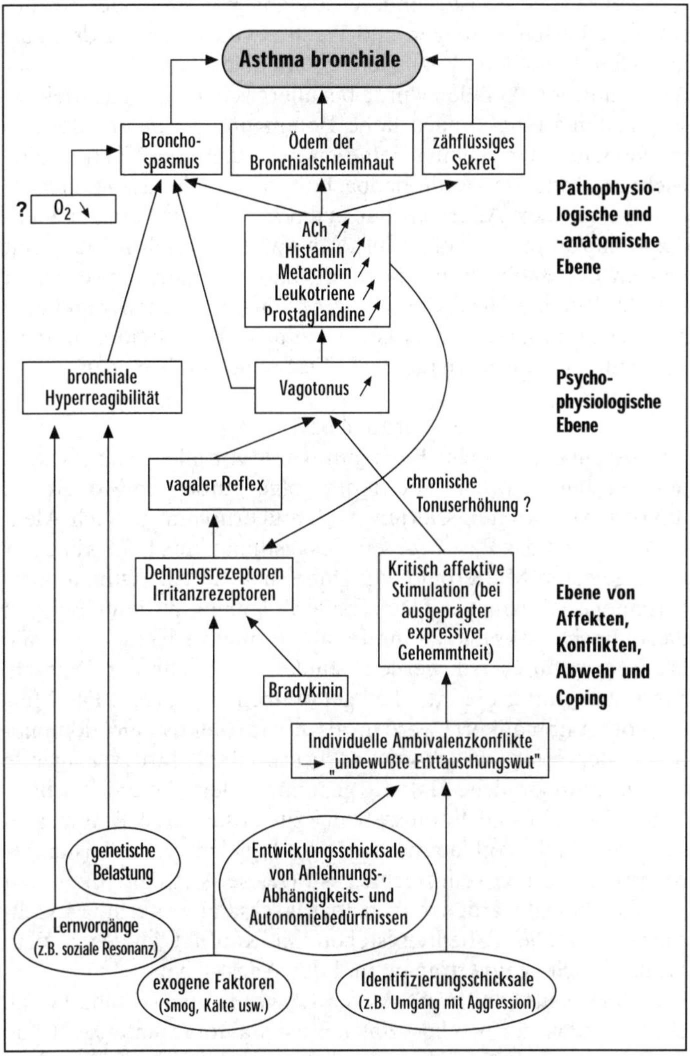
Asthma bronchiale
Broncho-spasmus
Ödem der Bronchialschleimhaut
zähflüssiges Sekret
?
O_2 ↘
ACh ↗
Histamin ↗
Metacholin ↗
Leukotriene ↗
Prostaglandine ↗
Pathophysiologische und -anatomische Ebene
bronchiale Hyperreagibilität
Vagotonus ↗
Psychophysiologische Ebene
vagaler Reflex
chronische Tonuserhöhung ?
Dehnungsrezeptoren Irritanzrezeptoren
Kritisch affektive Stimulation (bei ausgeprägter expressiver Gehemmtheit)
Ebene von Affekten, Konflikten, Abwehr und Coping
Bradykinin
Individuelle Ambivalenzkonflikte
→ „unbewußte Enttäuschungswut"
genetische Belastung
Entwicklungsschicksale von Anlehnungs-, Abhängigkeits- und Autonomiebedürfnissen
Lernvorgänge (z.B. soziale Resonanz)
exogene Faktoren (Smog, Kälte usw.)
Identifizierungsschicksale (z.B. Umgang mit Aggression)

Es kommt häufig insbesondere bei länger bestehender Krankheit zu Überschneidungen und Wechselwirkungen der drei auslösenden Ursachen. Bezüglich emotionaler Ursachen bei der Auslösung von Anfällen wurde bei allergischem und bei infektiösem Asthma eine ähnlich hohe Beteiligung gefunden. Bei den psychogenen Ursachen spielt der autosuggestive Faktor eine wichtige Rolle. So wurde beobachtet, daß allein die *Vorstellung* des auslösenden Allergens oder zum Beispiel das Foto blühender Pflanzen einen Anfall auslösen kann. Klinisch ist auch seit langem die Beobachtung bekannt, daß zwischen Anwesenheit und Abwesenheit des Allergens einerseits sowie der Krankheitsmanifestation andererseits keine einfache Korrelation, sondern manchmal geradezu erstaunliche Diskrepanzen bestehen.

Psychodynamik

Der psychodynamische *Basiskonflikt* ist vor allem von Alexander bearbeitet worden, und in der Folge wurde sein Modell (oft unkritisch) von interessierten Ärzten übernommen. Nach Alexander besteht das Basisproblem des Asthmatikers häufig in einer nicht gelösten Mutterbindung. Dabei hat die bei Asthmatikern gefundene Abhängigkeit eine andere Tönung als zum Beispiel die beim Ulkuskranken. Ihr Inhalt sei nicht so sehr der orale Wunsch, gefüttert zu werden, sondern vielmehr der Wunsch, beschützt, „unter die Fittiche" genommen zu werden. Die Mütter von Asthmatikern werden als überprotektiv und dominierend oder offen zurückweisend beschrieben. Ihre versagende oder überfürsorgliche Haltung gegenüber dem Patienten schafft in der Kindheit die Voraussetzung zur besonderen Bindung an sie, die durch Anklammerungs- und gleichzeitige Distanzierungstendenzen gekennzeichnet ist. (Diese Annahmen konnten in Teilen belegt werden; haben aber insgesamt weiterhin Modellcharakter.) Die Patienten stehen im Konflikt zwischen dem Wunsch, sich anzuvertrauen, und der Angst davor.

In einer laufenden prospektiven Langzeitstudie (Klinnert et al. 1994) werden die psychosozialen Risikofaktoren untersucht, die bei genetisch belasteten Kindern dann tatsächlich den frühen Ausbruch der Krankheit fördern. Die bisherigen Ergebnisse unterstützen – über die genetische Basis hinaus – die Bedeutung solcher Faktoren eindeutig. Interessant ist dabei vor allem, daß *belastende Lebensereignisse* allein kaum Voraussagequalität haben, um so mehr jedoch in der Kombination mit *ungeeignetem* (Ängste und Bedürfnisse des Kindes nicht wahrnehmendem) *Elternverhalten.* Diese beiden Variablen scheinen sich nicht zu addieren, sondern hinsichtlich der Manifestation des Asthmas zu multiplizieren.

Gründlicher als bei anderen psychosomatischen Erkrankungen haben sich Verhaltenstheoretiker mit der Genese des Asthmas auseinandergesetzt, wobei die bekannteste Theorie auf einer *Konditionierung interkurrenter Asthmaanfälle* bei Infektionen *im Kindesalter* basiert. Das Verstärkerverhalten der Mutter (besorgte Zuwendung bei Atemwegsbehinderung) spielt dabei genauso eine Rolle wie die Regression auf solche Muster, wenn es im Erwachsenenalter zu Frustrationen kommt. (Siehe hierzu Köhler 1995, der auch die übrige Literatur kritisch referiert.) Das in **Abbildung 6.3** wiedergegebene Schema versucht, die verschiedenen Komponenten in der Pathogenese des Asthmas zu berücksichtigen.

Die ***Grundpersönlichkeit*** des Asthmatikers ist vielfach klinisch beschrieben worden. Im Vordergrund steht dabei die Abwehr emotionaler, vor allem zärtlicher und aggressiver Regungen. Die Grundstimmung sei unsicher, bedrückt, lebensunlustig, unzufrieden und depressiv. Trotz solcher Versuche, ein für die Asthmatiker *typisches* Persönlichkeitsprofil zu finden, müssen diese Ansätze heute insgesamt als *gescheitert* betrachtet werden. Noch die größte Übereinstimmung besteht bei fast allen Studien hinsichtlich der aggressiven Gehemmtheit von Asthmatikern. Sie sind meist unfähig, Äußerungen von Ärger, Zorn und Wut zuzulassen. Dabei handelt es sich jedoch sicher nicht um einen Persönlichkeitszug, der für das Asthma charakteristisch ist, da wir das gleiche Verhalten bei Kolitikern und vor allem bei Patienten mit einer Hypertonie finden. Dennoch kann man sich gut vorstellen, daß die ständige Unterdrückung aggressiver Impulse der ungehinderten Ausatmung (exspiratorischer Stridor beim Asthma!) und dem „Aushusten“ nicht förderlich ist. An spezifischen Theorien hierzu fehlt es derzeit. Zander (1989) konnte immerhin zeigen, daß es bei Asthma-Patienten zu einem signifikanten Anstieg des Atemwiderstandes kommt, wenn in einem strukturierten Gespräch vorher definierte Konflikte angesprochen wurden. Dies könnte als Hinweis verstanden werden, daß es konfliktspezifische Organreaktionsmuster gibt, die dann zur Ausbildung der Krankheit führen. Ähnliche Untersuchungsergebnisse wurden bei Patienten mit Ulcus duodeni, Colitis ulcerosa und der Crohn-Krankheit sowie Hypertonikern von der gleichen Arbeitsgruppe gewonnen.

Arzt-Patient-Beziehung und Therapie

Der *akute Anfall* hat eine stark appellative Wirkung auf Ärzte und Schwestern. Eindrucksvoll ist die Erfahrung, die jeder Arzt am Krankenbett machen kann, wenn er Ruhe vermittelt und es versteht zuzuhören, wie allein dadurch die Intensität eines Anfalles abnehmen kann.

Der Arzt sollte versuchen, sich auf den Ambivalenzkonflikt des Patienten einzustellen, also sowohl auf die Wünsche nach Geborgenheit und Zuwendung wie auf die Wünsche nach Distanzierung und die Ängste vor den unterdrückten aggressiven Impulsen, die der Patient in sich spürt, eingehen.

Die Stärke der den Asthmaanfall begleitenden **Angst** spielt offenbar eine bedeutsame Rolle für die Art, wie Patienten mit ihren Medikamenten umgehen bzw. wie sie medikamentös von ihren Ärzten versorgt werden. Besonders ängstliche Patienten dosieren ihre Medikamente unabhängig vom Schweregrad der Symptome, nehmen also meist zuviel Medikamente. Patienten, die ihre Beschwerden kaum beachten und auf Atemnot eher gleichgültig reagieren, dosieren ihre Medikamente häufig zu niedrig. Die unterschiedliche Form der Angstwahrnehmung und -bewältigung wirkt sich auch korrespondierend auf die medikamentöse Behandlung durch den Arzt aus. Die Kenntnis und das Eingehen auf die spezifische Konfliktsituation des Patienten ermöglichen es, die Anfallshäufigkeit und den Medikamentenverbrauch (insbesondere die Cortisoneinnahme) deutlich zu senken. Nur so ist der Patient für eine langfristige Mitarbeit an seiner Krankheit zu gewinnen.

Neben einer internistischen Therapie haben sich **Entspannungsverfahren** wie Atemtherapie und Autogenes Training (→

Kap. 10.6 und Kap. 10.9.1), Verhaltensmodifikation, eine unterstützende Psychotherapie und psychoanalytische Verfahren bewährt. Eine bestimmte Entspannungstherapie (sog. Funktionelle Entspannung) erwies sich bei akuter Atemnot als gleich wirksam wie inhaliertes Terbutalin (Loew et al. 1996). Der Effekt des Autogenen Trainings auf den Atemwegswiderstand ist ebenfalls empirisch belegt.

Psychotherapeutische Behandlungsansätze versprechen besonders dann Erfolg, wenn sie in Kombination mit internistisch-pharmakologischer Behandlung und Physiotherapie zum Einsatz kommen. Hierzu ist allerdings eine Kooperation der verschiedenen Behandler, die gegenwärtig noch erheblich zu wünschen übrig läßt, vonnöten. Die Überlegenheit der *Kombination internistischer und psychosomatischer Therapie*, auch hinsichtlich der Kosten, kann mittlerweile als belegt angesehen werden (Deter 1986).

6.4 Das Ulcus ventriculi und duodeni

Als **Ulcus pepticum** bezeichnet man eine benigne unspezifische Ulzeration in den Abschnitten des Verdauungstraktes, welche mit Magensaft in Berührung kommen. Es handelt sich um einen umschriebenen Gewebedefekt, dessen Tiefe wechselt; er umfaßt entweder nur die Schleimhaut oder auch die Submucosa und die Muscularis, evtl. bis zur Serosa. Duodenalgeschwüre (ICD-10: K26) verhalten sich zahlenmäßig zu den Magengeschwüren (ICD-10: K25) etwa 2:1; Frauen zu Männern 1:2. Die Gesamtinzidenz sinkt beständig seit Jahren.

Voraussetzung des Ulkus ist eine *Schleimhautschädigung*. Diese wird durch eine Reihe von Faktoren begünstigt, die von einem zytoprotektiven Ausfall, Fehlsteuerung der Säurewerte, des Gastrins, des Pepsins, der Bicarbonate u. a. bis zu einer chronischen Infektion mit Helicobacter pylori reichen.

Symptomatik: Krampfartige, drückende, kneifende Schmerzen im Epigastrium, oftmals mit einem Hungergefühl verbunden. Der Ulkusschmerz beginnt nicht plötzlich, sondern steigert sich im Verlauf von etwa 15 Minuten. Schmerzlinderung durch

Nahrungsaufnahme, Antazida und Erbrechen. Die Schmerzen treten sofort oder bis zu 2 Stunden nach den Mahlzeiten auf. Typisch ist der Nachtschmerz zwischen 24 und 3 Uhr als Ausdruck einer hohen nächtlichen Nüchternsekretion. Die Beschwerden treten periodisch auf in Schüben von 3 bis 5 Wochen Dauer. Der Schmerz ist streng lokalisierbar und tritt meist im Epigastrium in der Medianlinie oder links davon auf. Der Appetit ist gewöhnlich gut. Bei vielen Patienten fehlt aber dieses typische Ulkussyndrom. Im Gegensatz zum Magenulkus treten die Beschwerden beim Duodenalulkus vorwiegend im nüchternen Zustand auf.

Pathogenese: *Genetische Faktoren* spielen für die Entwicklung eines Ulcus eine prädisponierende Rolle. Bei diesen Patienten findet sich vermehrt die Blutgruppe 0 und das HLA-Antigen B5.

Außerdem neigen Personen mit erhöhter Bereitschaft zur Säuresekretion eher dazu, an einem Ulcus zu erkranken. Sie sind – im Sinne der Volksmedizin – „ständig sauer“. Die Möglichkeit zu einer Ulkusentwicklung ist gegeben, wenn das Gleichgewicht zwischen aggressiven und defensiven Faktoren gestört ist. Vegetative Vorgänge (Motorik, Durchblutung, Schleim- und Säuresekretion) sind daran erheblich beteiligt. Die Verschiebung des Gleichgewichtszustandes zwischen aggressiven und defensiven Faktoren wird durch exogene, somatische und psychische Faktoren in Gang gesetzt. So fördern zum Beispiel Nikotinabusus oder länger andauernde Einnahme von Antirheumatika genauso wie seelische Belastungen eine Ulkusentstehung.

Seit Ende der 80er Jahre wurde der Bedeutung des Bakteriums *Helicobacter pylori* für die Ulkusentstehung vermehrt Beachtung geschenkt. Es kolonisiert die Magenschleimhaut bei ca. 60 % der Erwachsenen. Das Bakterium verursacht eine chronische Gastritis und kann so für die Entstehung oder Rezidivierung von Ulcera mitverursachend sein. Die Helicobacterbesiedlung führt über Entzündung zur Epithelläsion, zur Schwächung des Schleimhautschutzes und schließlich zur säuerebedingten Ulkusbildung. Die infektiöse Genese ist als eine Hauptursache von 95 % der Duodenalulcera und 70 % der Magenulcera gesichert. Ferner zeigte sich, daß nach therapeutischer Eradikation von Helicobacter pylori die Rezidivneigung praktisch zum Erliegen kommt.

Ungeklärt bleibt, warum nur 20 bis 30 % der Personen mit dieser Infektion ein Ulcus entwickeln und der Rest symptomfrei ist. Daher kann die Infektion allein als Ursache der Ulkusbildung nicht ausreichend sein. Weiner (1998) kritisiert die durch die Fachpresse ziehende „Alleinverursachungs-These“ als ein charakteristisches Beispiel für das *reduktionistische Denken* in der Medizin. Hier könnten psychische und soziale Vorgänge als zusätzliche auslösende Faktoren über vegetative Steuerungsmechanismen eine entscheidende Rolle spielen. Ein aktueller Beleg für diese Auffassung ist der dramatische Anstieg peptischer Ulcera nach einem Erdbeben, das sich 1995 in Japan ereignete (Aoyama et al. 1998). Es wird auch diskutiert, ob psychische Faktoren (z.B. Streß) über die Schwächung des Immunsystems zu einer verstärkten Infektion mit Helicobacter pylori führen und somit die Entstehung eines Ulcus begünstigen.

Zahlreiche *psychophysiologische Untersuchungen*, die den Zusammenhang zwischen psychischen Faktoren und der Entstehung eines Ulcus über eine Störung der Motilität, der Magensaftsekretion und einer gesteigerten gastrischen Sekretionsaktivität nahelegen, wurden an Tieren und Menschen durchgeführt. Insbesondere Angst und aufgestaute Aggressionen bedingen eine Steigerung der gastrischen Sekretion. Zander (1989) konnte zeigen, daß bei Ulcus-Patienten, die bei einer Durchleuchtung mit Lebensereignissen konfrontiert wurden, welche mit Neid und Ärger zu tun hatten, röntgenologisch eine verstärkte spasmenartige Bewegung im Antrum nachzuweisen ist, die in der Kontrollgruppe nicht auftritt.

Psychische Auslösungssituationen. Überblickt man eine große Zahl von Krankheitsfällen, so gibt es Häufungen bei drei auslösenden Situationen:

1. Allgemeine (oft kollektive) Streßbelastungen, wie das erwähnte Erdbeben. Dabei ist es nach Beoachtungen im letzten Weltkrieg offensichtlich weniger der unmittelbar lebensbedrohliche Streß an der Front – hier greifen wohl paradoxerweise die Selbstschutzmechanismen besser – als vielmehr das ängstlich-gespannte Warten in Reservepositionen („Wann bin ich dran!?“), das die Ulkusbildung begünstigt.

2. Individuelle Situationen, die einen Geborgenheitsverlust beinhalten, (z.B. Verlassen des Elternhauses, Verlust einer wichtigen „Schutzperson“)
3. Individuelle Situationen, die einen Zuwachs an Verantwortung, eine Reifungsanforderung beinhalten (Aufgaben von außen, eigene Ansprüche im Bereich von Leistung und Ehrgeiz). Typisch ist oft ein beruflicher Aufstieg, der gewollt und zugleich nicht gewollt wird.

Die anschaulichste Darstellung der ***Psychodynamik*** der Ulkuskranken stammt von F. Alexander. Nach ihm leiden diese Patienten an einem spezifischen Konflikt zwischen unbewußten infantilen Abhängigkeitswünschen auf der einen und bewußtem Kampf um Unabhängigkeit und Erfolg auf der anderen Seite. Bei allen Kranken soll der verdrängte Wunsch nach Befriedigung der infantilen oral-rezeptiven Bestrebungen nachweisbar sein. Es ist der Wunsch, so umsorgt zu werden, wie es der Säugling, das kleine Kind beanspruchen dürfen. Diese infantilen Wünsche sind mit den Motiven des erwachsenen Ichs unvereinbar und werden verdrängt, was, über eine Reihe heute bekannter psychophysiologischer Zwischenschritte (→ **Abb. 6.4**), eine dauernde Hypermotilität und Hypersekretion des Magens zur Folge haben kann. Die unbewußten Vorstellungen lassen sich etwa so formulieren: „Mein Ideal ist die Unabhängigkeit. Es ist für mich unmöglich zu akzeptieren, daß ich in bezug auf meine geheimsten Wünsche ein Kleinkind bin.“ Versagungen und Enttäuschungen haben den Ulkuskranken gelehrt, daß er das nicht darf, aber er hat sich mit dieser Situation nicht abgefunden, sondern bleibt in einer ständigen Ambivalenz. In Gegenreaktion auf diese Ahnung kann Unabhängigkeit agiert und zur Schau getragen werden.

Zwei Reaktionstypen der ***Persönlichkeitsstruktur*** werden klinisch unterschieden, ohne als ulkusspezifisch gesichert zu sein.

1. Der *aktive* Ulkustyp:
   Hier werden die Abhängigkeitswünsche durch Pseudounabhängigkeit abgewehrt. Es ist der Typ des erfolgreichen, ehrgeizigen, aufstrebenden Geschäftsmannes, Vorarbeiters, Akademikers, der Typ des empfindlichen, leicht erregbaren „Stre-

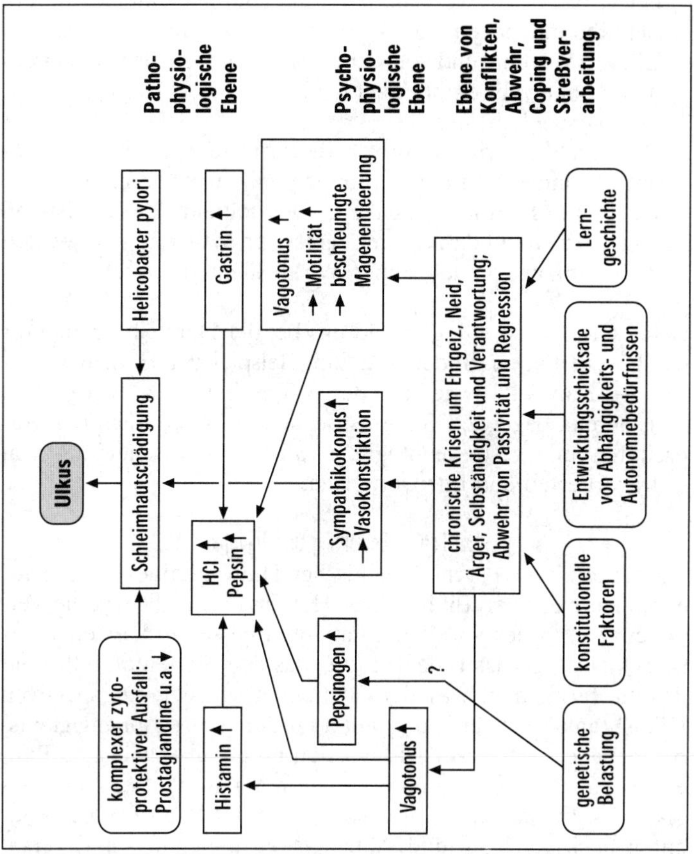

Abb. 6.4 Modell der Entstehung und Erhaltung von Duodenalulzera
Das vorstehende Schema orientiert sich an Alexanders klassischem Modell des Ulkuskranken. Es berücksichtigt jedoch das heutige pathogenetische Wissen, auch wenn es vorläufig bleiben muß. Unklar ist zum Beispiel, wie der Vorgang der Ulkusentstehung bei der kleineren Zahl von Patienten ohne Übersäuerung erfolgt. Der bei 50 % der Patienten erhöhte Serum-Pepsinogenspiegel ist wahrscheinlich erblich bedingt. Beim Magenulkus gibt es deutliche Unterschiede: Unter anderem ist hier die Entleerung eher verzögert, und die pathogenetische Bedeutung des endogenen Histamins und Gastrins tritt zurück. Auch bestehen meist normale, manchmal sogar erniedrigte Säurewerte. Zur Bedeutung von Helicobacter pylori s. Text.

bers". Es ist der Mensch, der keine Hilfe annehmen will und sich alle möglichen Verantwortlichkeiten auflädt, der sich in Ehrgeiz verzehrt und von seinen Mitmenschen als unangenehmer Konkurrent empfunden wird.
2. Der *passive* Ulkustyp:
Hier sind die oral-rezeptiven Bedürfnisse weniger stark verdrängt und gleichsam verbunden mit einer Stimmung der Hilf- und Hoffnungslosigkeit. Die Patienten verbalisieren ungehemmt und direkt ihre regressiven Wünsche und werden dann oftmals von der rauhen Wirklichkeit enttäuscht.

Beide Grundeinstellungen sind uns bei der Darstellung anderer psychosomatischer Bilder, wie zum Beispiel der Herzangstneurose (→ Kap. 2.1.4.) wie auch des A-Typs bei der KHK (→ Kap. 6.1), bereits begegnet. Sie entsprechen in Teilen auch der verbreiteten und testpsychologisch validen Unterscheidung von Extravertierten und Introvertierten.

Arzt-Patient-Beziehung und Therapie

Die Kenntnis des psychodynamischen Hintergrundes dieser Patienten kann es dem Kliniker bzw. Hausarzt ermöglichen, die Verhaltensweisen des jeweiligen Patienten besser zu verstehen. Er ist besser ausgerüstet, das zu tun, was dem Patienten hilft, und das zu vermeiden, was dem Patienten schadet. Die passiven Ulkuskranken neigen dazu, den Arzt durch ihre Abhängigkeitsbedürfnisse zu überfordern, mit den pseudounabhängigen Patienten gerät er leicht in eine Situation der Konkurrenz und des Kampfes. Im *akuten Stadium* sollte man das Bedürfnis des Patienten nach Rückzug und Abhängigkeit annehmen und versuchen, in dieser Zeit eine Beziehung zu ihm aufzubauen. Im *Rekonvaleszenzstadium* ist es dann eher möglich, mit dem Patienten Gespräche zu führen, in denen man ihm vorsichtig und schrittweise seinen Umgang mit sich selbst näherzubringen versucht. So kann ihm vielleicht geholfen werden, mit seinen verdrängten Bedürfnissen anders umzugehen.

Da die Mehrzahl der Patienten die Bewußtmachung ihrer Abhängigkeitswünsche durch *psychotherapeutische Interventionen* befürchtet, entziehen sie sich dem möglichen Arbeitsbündnis mit einem Therapeuten. Wegen des Grundkonfliktes kommt es nur in einem recht niedrigen Prozentsatz zu längerfristigen psychotherapeutischen Maßnahmen. Hinzu kommt, daß den Kranken heute pharmakotherapeutisch gut zu helfen ist. Durch eine kombinierte antisekretorische und antibiotische Behandlung läßt sich das chronische Leiden ausheilen. Die moderne Tripel-Therapie erlaubt eine Sanierung der bakteriellen Infektion in über 90 % der Fälle. Dadurch fühlen sich Arzt und Patient – natürlich auch zu Recht – entlastet; und die Frage nach den emotionalen Faktoren entfällt weitgehend.

6.5 Die chronisch entzündlichen Darmerkrankungen (CED): Colitis ulcerosa und Crohn-Krankheit

Die Colitis ulcerosa

Die **Colitis ulcerosa (**ICD-10: K51) ist eine unspezifische, häufig chronisch rezidivierende, entzündliche Erkrankung des Rektums und/oder absteigenden Kolons (85 %), des ganzen Kolons und evtl. auch des Ileums. Pathogenetisch werden vor allem immunologische, entzündliche und genetische Faktoren diskutiert.

Symptomatik: Die Symptomatik ist sehr unterschiedlich, je nach der Schwere der Erkrankung, der Ausdehnung des Befalls und je nach dem Erscheinungsbild des Krankheitsverlaufs.

- Durchfälle von blutig-schleimigem Charakter.
- Verstärkter Stuhldrang, die Stühle werden häufig unter heftigen Tenesmen entleert (bis zu 30mal pro Tag); sie enthalten Schleim, Blut und Eiter, wobei die Anteile der einzelnen Komponenten wechseln können.
- Krämpfe im Unterbauch, meteoristisch aufgetriebenes Abdomen mit diffuser Druckschmerzhaftigkeit.
- Appetitlosigkeit, Übelkeit, Erbrechen, Gewichtsverlust, allgemeine Schwäche.
- Fieber
- Unverträglichkeit bestimmter Nahrungsmittel (Milch, Eier).

Eine Beobachtung vieler Autoren, die auch psychische Phänomene im Krankheitsverlauf zu berücksichtigen bereit waren, ging dahin, daß den jeweiligen Krankheitsrezidiven oder dem Ausbruch der Erkrankung erfaßbare emotionale Belastungen vorausgingen. Oft soll es sich um eine wirkliche, phantasierte oder drohende Unterbrechung einer Schlüsselbeziehung zu anderen Menschen handeln. Als weitere *auslösende Faktoren* wurden Lebenssituationen beschrieben, die eine äußere oder innere Leistungsanforderung, häufig in Richtung einer Verselbständigung, beinhalten, denen sich der Patient nicht gewachsen fühlt. Auch die Bedrohung oder Mißbilligung durch eine elterliche Figur kommt als „kränkender" Faktor in Betracht.

Psychodynamik

Schon die Auslösungssituation weist auf den Stellenwert der Verletzbarkeit der sozialen Beziehungen (Objektbeziehungen) für die Psychodynamik hin. Passive Erwartungen an die Umwelt, Abhängigkeit von einer dominierenden Bezugsperson und Schwierigkeiten im Aufbau reifer und tragfähiger Beziehungen zur sozialen Umwelt wurden bei diesen Patienten beobachtet. Selbständigkeit und Verantwortung werden eher vermieden, aggressive Äußerungen sind in der Regel gehemmt und werden unterdrückt. Statt dessen stellen sich die Patienten als sozial angepaßt, gefällig, konfliktvermeidend und kompromißbereit dar. In psychoanalytischem Verständnis läßt sich am ehesten ein rigides, in seinen Bestandteilen oft verdrängtes Gewissen als Ursache der starken aggressiven Gehemmtheit und affektiven Kontrolliertheit annehmen. Obwohl kein Zweifel besteht, daß die Patienten ausgeprägte Selbstwertprobleme haben, warnt Feiereis (1990) aufgrund seiner sehr großen klinischen Erfahrung vor einer Überbewertung dieses Punktes als krankheitsgestaltenden Faktors.

Allgemeiner formuliert spielen bei einer Reihe von Patienten Ängste vor Verlusten eine Rolle; sie bleiben deswegen abhängig, müssen den Ärger und die Wut, die wegen dieser Abhängigkeit in ihnen entstehen, jedoch unterdrücken. Enger am Zusammenhang von intrapsychischer Dynamik und den Vorgängen am Darm hatten Karush et al. mit direkten volumetrischen Messungen im Sigmoid und im Rektum bei Kolitis-Patienten einen *Zusammenhang von Emotionen und segmentaler Kolonmotilität* gesichert. Diese Autoren wiesen der Furcht („man macht sich vor Angst in die Hose") die Rolle des entscheidenden Affektes zu. Auch die Münchner Arbeitsgruppe um Zander hatte in psychophysiologischen Experimenten bei spezifischen konflikthaften Belastungen eine Veränderung der Darmmotilität nachweisen können: Beim Ansprechen von Abhängigkeits- und Unabhängigkeitskonflikten im privaten Leben und persönlichen Partnerbereich kam es gegenüber zwei Kontrollgruppen (Ulkus-Patienten und eine gemischte Gruppe) zu einem signifikanten Motilitätsanstieg. Damit wird eine direkte Linie von den Emotionen und Konflikten über die Motilitäts- und Zirkulationsstörungen bis hin zu den morphologischen Veränderungen der Darmschleimhaut wahrscheinlich gemacht (Literatur bei Weiner 1977; Zander 1989).

In einer Übersichtsarbeit untersuchen Faller und Kraus (1996) kritisch die bisher vorgelegten Studien zur Pathogenese und Pathodynamik aus psychosomatischer Sicht. Sie beanstanden, daß in diesen häufig Phänomene, die *nach* Krankheitsbeginn festgestellt werden, in die prämorbide Lebenszeit zurückdatiert und als ätiologisch wirksame Faktoren interpretiert werden. Gerade die auf dem besten methodischen Niveau durchgeführten Studien stellen die naive Annahme einer überwiegend „psychosomatischen Ätiologie" chronisch entzündlicher Darmerkrankungen in Frage. Insgesamt liegen wahrscheinlich auch nicht mehr *psychopathologische Auffälligkeiten* als bei anderen chronischen Krankheiten vor. Hinsichtlich des Einflusses kritischer Lebensereignisse oder psychosozialer Stressoren auf *Auslösung* und *Verlauf* der Krankheit sind die Befunde der Forschung uneinheitlich – hier hatten allerdings auch qualitätvolle Untersuchungen einen klaren Zusammenhang zwischen Belastung und Krankheitsverlauf festgestellt. Das Problem dieser Forschung ist, daß oftmals die subjektive Krankheitstheorie des Patienten sowie seine Stimmungslage zu einer nicht intendierten Verzerrung der Angaben über das Vorkommen belastender Lebensereignisse führen.

Persönlichkeitsstruktur: Ein Großteil der Persönlichkeitsmerkmale, welche bei Colitis-ulcerosa-Patienten genannt werden, fällt unter den Begriff der *Zwanghaftigkeit*: Ordentlichkeit,

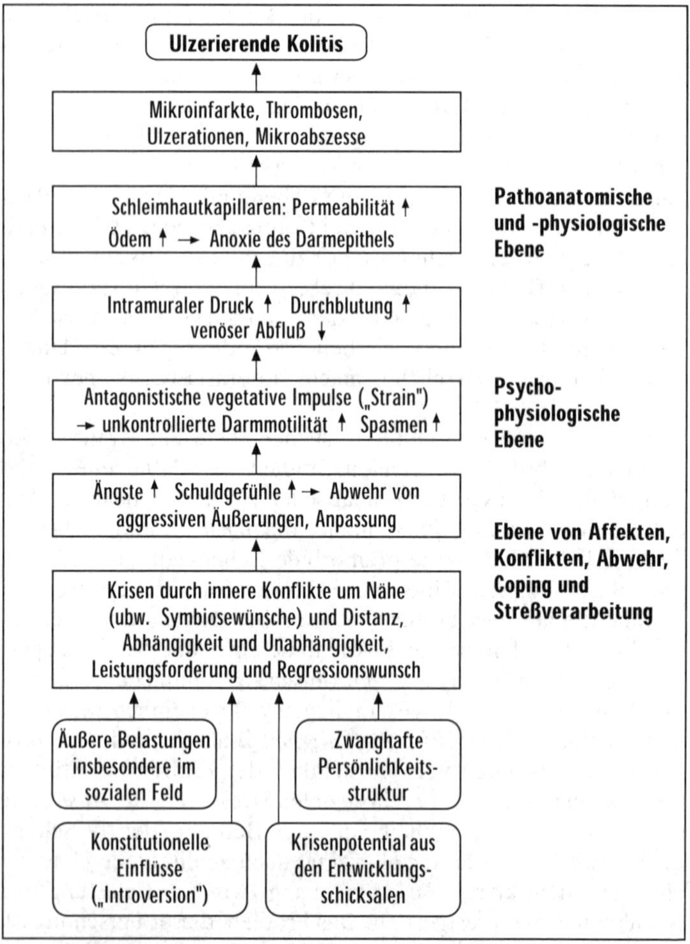

Abb. 6.5 Der „psychosomatische Strang" in der Pathodynamik der Colitis ulcerosa
Dieses Modell basiert auf den Ergebnissen mehrerer Arbeitsgruppen. Hier seien vor allem die von Karush und Zander genannt. Trotz seiner Plausibilität läßt das Schema vieles offen. Nicht einbezogen ist eine Reihe wahrscheinlicher anderer, vor allem genetischer und immunologischer Faktoren in der Pathogenese.

Pünktlichkeit, Gewissenhaftigkeit, Unentschlossenheit, Hartnäckigkeit und Überanpassung. Auch die Verhaltenheit des Gefühlsausdrucks, die bei solchen Patienten beobachtet wurde, läßt sich hier einordnen. Manche Patienten sind versteckt aggressiv, anspruchsvoll und herausfordernd. Insgesamt scheint dies jedoch häufiger bei Crohn-Patienten zuzutreffen, während die Colitis-Patienten eher überangepaßt wirken. Einige Untersucher waren von der starken Sensibilität der Patienten beeindruckt. Sie sind eher verletzlich und prüfen aufmerksam das Verhalten und Benehmen anderer ihnen gegenüber. Es gibt Patienten, die äußerlich energisch und tüchtig wirken. Auch bei ihnen könnte die sekundäre Verarbeitung von Minderwertigkeitsgefühlen und Selbstzweifeln im Sinne der Kompensation ein Motiv für solche Aktivität und Initiative sein.

Testpsychologisch sind diese klinischen Beobachtungen über weite Strecken zu belegen. Die Mehrzahl der psychometrischen Untersuchungen brachten für Colitis-ulcerosa-Patienten deutlich gesteigerte Werte für *Depressivität, Introvertiertheit, Selbstbeobachtung, Zwanghaftigkeit* und aggressive Gehemmtheit. Dabei besteht kein Zweifel, daß zumindest die Depressivität, aber wahrscheinlich auch andere Persönlichkeitszüge, wohl auch als sekundäre Reaktion auf die meist chronischen Krankheitsverläufe interpretiert werden müssen (s. oben).

Auch das Muster der *sozialen Beziehungen* ist nicht ohne Verbindung zur charakterlichen Basis. Die genauere Betrachtung der Beziehung zu Schlüsselfiguren zeigt oft, daß der Patient durch diese lebt, daß aber auch gleichzeitig solche Personen oft durch den Patienten leben. Mütterliche Figuren, häufig noch die realen Mütter, überwiegen hier. G. L. Engel versteht solche Schlüsselbeziehungen, deren versteckte Ambivalenz oft noch wahrnehmbar ist, als einen Versuch, die Probleme der sozialen Welt zu bewältigen. Die Zurückweisung könnte nämlich unbewältigte Gefühle der Hilflosigkeit auslösen. Und solche Gefühle der Hilflosigkeit und des ohnmächtigen Überwältigtseins (der Patient fühlt sich „given up and giving up“) sind es, die nach Engel ihrerseits wieder die Schübe der Colitis fördern und auslösen können. Mit anderen Worten: Der typische Colitis-Patient ist beziehungsfähig, bevorzugt aber ein enges und eher intimes

Beziehungsmuster mit all seinen Problemen oder zieht sich, wenn sich seine Ansprüche nicht realisieren lassen, enttäuscht zurück.

Dieses Muster kann auch auf die ***Beziehung zum Arzt*** übertragen werden. Normalerweise neigt der Patient zu einer Abhängigkeit vom Arzt oder er vermeidet sie aktiv und gezielt. Wenn es gelingt, eine Beziehung zum Patienten herzustellen, muß der Arzt sich darüber klar sein, daß er dadurch zumindest zum Teil eine wichtige Rolle („Schlüsselfigur") übernimmt. Das bedeutet, daß diese Beziehung einerseits einen Faktor darstellt, der die Genesung mit in Gang bringt, andererseits, daß grobe Enttäuschungen in dieser Beziehung die Gefahr eines Rückfalles in sich bergen können. Deshalb sollte der Arzt auf das Signalisieren von Bedürfnissen und von Unbehagen achten und darauf entsprechend reagieren. Dies verlangt Geduld, die Bereitschaft, dem Patienten Zeit zu widmen, und vor allem die Fähigkeit, auf die Bedürfnisse des Patienten zu achten und zu akzeptieren, daß der Patient Beweise für die Zuverlässigkeit des Behandlers braucht, insbesondere für Aspekte wie Respekt, Pünktlichkeit, Einhalten von Zusagen und Verfügbarkeit.

Therapie: Im akuten Stadium steht die internistisch-somatische Therapie ganz im Vordergrund, eine *stützende psychotherapeutische Behandlung* kann sinnvoll sein. Auch im weiteren Verlauf ist eine gleichzeitige internistische Mitbetreuung Voraussetzung. Betrachtet man die Rolle der Psychotherapie in der Behandlung, so sollte man sich klar sein, was Psychotherapie hier überhaupt erreichen kann. Bisher liegen keine Hinweise dafür vor, daß Psychotherapie die biologische Störung grundlegend beeinflussen kann, die der Colitis zugrunde liegt. Deutliche Besserung und Verringerung der Rezidivrate bei kombinierter internistischer und psychotherapeutischer Behandlung gegenüber rein internistischer wurde schon vor langem (O'Connor et al. 1964) durch kontrollierte Studien nachgewiesen, hingegen kann eine Psychotherapie nicht gegen Rückfälle bei genügend großen Belastungen versichern. Ziel der Behandlung ist es, die psychischen *Verarbeitungsmöglichkeiten so zu stabilisieren*, daß das Individuum weniger verletzlich wird für die typischen Situationen, in denen die Krankheit bisher zur Verschlechterung neigte.

Die Crohn-Krankheit (Ileitis terminalis)

Der **Crohn-Krankheit** (ICD-10: K50) entspricht eine unspezifische chronische, granulomatös entzündliche, segmentale Erkrankung, die gewöhnlich das untere Ileum befällt, jedoch in 50 % der Fälle auf das Kolon und seltener auf andere Abschnitte des Gastrointestinaltraktes übergreift.

Die häufigsten ***klinischen Symptome*** sind chronische, weiche bis dünnflüssige Durchfälle, häufig ohne Schleim und Blutbeimengungen, Bauchschmerzen, Fieber, starke Ermüdbarkeit, Appetitlosigkeit, Gewichtsverlust und oft eine tastbare Resistenz im Abdomen. Bei langfristigem Verlauf kommt es fast immer zu verschiedensten Fistelbildungen im Abdominalbereich. Die Rückfallquote nach Operationen liegt über 50 %.

Die Ursachen der Crohn-Erkrankung sind bis heute weitgehend unbekannt. Es werden zivilisatorische, genetische, infektiöse und immunologische Faktoren als Ursache der Erkrankung diskutiert. Dabei steigt die Erkrankungsrate weiterhin ständig an.

Psychodynamik

Im Gegensatz zur Colitis ulcerosa, die wegen ihrer psychosozialen Komponente in der Pathodynamik seit langem zu den psychosomatischen Krankheiten („Psychosomatosen" → Kasten im Kap. 6, S. 303) gezählt wird, ist die Crohn-Krankheit erst seit etwa 1975 aus psychosomatischer Sicht stärker beachtet worden.

Die Bedeutung psychischer Faktoren in der Ursache der Erkrankung bzw. für die Auslösung eines Schubes ist noch umstritten. Von einigen Autoren wird ein enger zeitlicher Zusammenhang zwischen Belastung und Krankheitsbeginn bzw. Krankheitsschub beschrieben. Während bei der Colitis ulcerosa eher Verlustängste im Vordergrund stünden, seien es bei der Crohn-Krankheit meist Trennungsängste, drohende oder erlebte Trennungen und die damit verbundenen Konflikte. Auch in der gründlichen Studie von Küchenhoff (1993) bestätigt sich diese Beobachtung, wobei durch seine Definition von Trennung („Situationen des Abschiedes und Verlustes") die zuvor erwähnte Abgrenzung zur Colitis wieder entfällt. Es war allerdings deutlich geworden, wie sehr psychische Faktoren im Sinne eines „psychogenetischen Kofaktors“ insgesamt im Krankheitsverlauf wirksam werden.

Die Patienten sind in ihrer ***Persönlichkeit*** insgesamt wohl aktiver als Kolitiker und zeigen häufig ein „pseudounabhängiges“ Verhalten, das jedoch meist der Abwehr der eigentlichen passiven Wünsche und dem Schutz vor Enttäuschungen dient. Übereinstimmend sind von vielen die Aggressionsgehemmtheit sowie emotionale Labilität festgestellt worden. Verglichen mit den Colitis-Patienten sind die Crohn-Kranken jedoch auseinandersetzungsbereiter und damit für die ärztliche Betreuung insgesamt „schwieriger“. Charakteristisch ist die Tendenz, die Probleme und Konflikte durch einfache Distanzierung loszuwerden, auch wenn das mit Schaden und Verlust abgeht. Bei einem Teil der Patienten bestehen Ambivalenzkonflikte, Überforderungsthematiken und traumatische Trennungserlebnisse. Die Mehrzahl der Studien spricht eher gegen die Annahme einer von den Kolitiskranken abgrenzbaren Persönlichkeit.

Von Wirsching und Stierlin wird eine besondere *Familienkonstellation* bei diesen Patienten beschrieben: Der Zusammenhalt ist besonders ausgeprägt, die psychologischen Grenzen zwischen den Familienmitgliedern und Generationen scheinen weitgehend aufgehoben, die Familie grenzt sich stark gegen die Umwelt ab, Äußerungen von Gefühlen werden tabuisiert, Gefühle von Hilf- und Hoffnungslosigkeit sind vorherrschend.

In Fortführung von Überlegungen Paulleys hat Paar (1988) ein erstes *biopsychosoziales Modell* der Crohn-Krankheit entworfen, das vor allem auf Ergebnissen der Psychoimmunologie beruht. Biographisch-genetisch entnimmt Paar seiner umfassenden Literaturübersicht, daß „prospektive Crohn-Patienten gehäuft frühen Deprivationen und Traumata ausgesetzt waren“. Wie bei vielen Erkrankungen scheinen auch hier die psychosozialen Einflüsse der Entwicklung am ehesten auf die *Vulnerabilität* für die Crohn-Krankheit einzuwirken und nicht die Krankheit im eigentlichen Sinne zu verursachen.

Therapie: Ähnlich wie bei der Colitis ulcerosa ist eine Therapie über einen mehrdimensionalen Ansatz sinnvoll, der eine enge Zusammenarbeit zwischen internistischen, chirurgischen und psychotherapeutischen Behandlern voraussetzt. Neben medikamentöser Therapie und Diät kommen *Entspannungsverfahren* in Betracht. Daneben sind stützende und konfliktzentrierte *psychotherapeutische Gespräche* sinnvoll, in erster Linie, um die Belastungen durch die häufig notwendigen Operationen und die sozialen Folgen, welche die Krankheit mit sich bringt, zu bearbeiten. In einer großen deutschen Studie (Feiereis et al.) konnte – im Gegensatz zur Colitis – ein positiver Effekt von kombinierter internistischer und Psychotherapie auf den Krankheitsverlauf nicht nachgewiesen werden. Allerdings waren in dieser multizentrischen Untersuchung die ortsunterschiedlichen Therapieverfahren „as usual" durchgeführt und ohne Differenzierung zusammen ausgewertet worden. Es blieb der Verdacht, daß die ineffiziente Psychotherapie eines Zentrums die Effizienz eines anderen „neutralisierte". Daraus wird auch deutlich, daß noch zu entwickelnde stützende Psychotherapieverfahren für die CED wahrscheinlich einer höheren Spezifität, als dies bisher der Fall war, bedürfen.

6.6 Die rheumatische Arthritis

Bei der **rheumatischen Arthritis** (ICD-10: M05) handelt es sich um eine chronische Systemerkrankung, die sich klinisch vorwiegend an den Gelenken manifestiert und bei der sich charakteristische, unspezifische histopathologische Veränderungen an der Synovia, am Knorpel und an den Skelettmuskeln finden.

Epidemiologisch ist das Überwiegen von Frauen (3:1) gesichert und ein Nord-Süd-Gefälle wahrscheinlich. Die Prävalenz liegt zwischen 0,3 und 1,5 %. „Seropositiv" (auf das Immunglobulin M [IgM]) sind etwa 70 % der gesicherten Fälle. Bei diesen scheint auch ein genetischer Faktor vorzuliegen. Allgemein wird die Störung heute als *Autoimmunkrankheit* aufgefaßt.

Symptomatik: Der Krankheitsbeginn ist im allgemeinen schleichend. Das initiale Bild kann von Allgemeinsymptomen wie Fieber, Abgeschlagenheit, Müdigkeit und diffusen Muskel- und Gelenkschmerzen geprägt sein. In charakteristischer Weise kommt es im weiteren Verlauf zu morgendlicher Steifigkeit und Schmerzhaftigkeit bestimmter Gelenke und der Muskulatur. Die

Gelenke sind meist symmetrisch befallen in Form einer teigigen Schwellung, meist über den Fingergrundgelenken. Daneben bestehen Bewegungsschmerz und Druckschmerzhaftigkeit vor allem im Bereich der kleinen Gelenke, also der Finger-, Hand-, Zehen- und Sprunggelenke, oftmals ist auch das Kniegelenk mitbefallen. Während des subakuten Stadiums können die Gelenke eine erhöhte Hauttemperatur, Rötung und einen Erguß aufweisen. Daneben bestehen Allgemeinsymptome wie Müdigkeit, Schwächegefühl, Appetitlosigkeit, Gewichtsverlust und subfebrile Temperaturen. Mit fortschreitendem Verlauf kommt es zur Deformierung und Bewegungseinschränkung der Gelenke mit Verkrüppelung. Der Verlauf erfolgt in Schüben und mit sehr unterschiedlichem Tempo.

Psychodynamik und Pathogenese: Entgegen früherer Annahmen gibt es keine Hinweise, daß die rheumatische Arthritis als *Folgezustand* erhöhter Muskelanspannungen verstanden werden kann. Auch ließen sich experimentell unter Streß keine erhöhten Muskelanspannungen nachweisen. Wenn man aus heutiger Sicht einen psychogenetischen Zugang zum Gelenkrheuma sucht, muß wohl der Weg über die *Psychoimmunologie* beschritten werden (→ Kap. 4.3.8). Es ist eine für die Zukunft offene und sehr interessante Frage, in welchem Maße psychische Faktoren zur Immunitätslage der rheumatischen Arthritis beitragen.

In einigen Untersuchungen fanden sich Hinweise auf einen Zusammenhang zwischen der Häufung belastender Lebensereignisse und dem Ausbruch der Erkrankung. Die psychischen Belastungen umfassen vor allem Krisen in zwischenmenschlichen Beziehungen (Tod und Verlust wichtiger Bezugspersonen, Konflikte mit Partnern oder Autoritätspersonen).

Das ursprüngliche Thema der psychorheumatischen Forschung war die Suche nach einer sogenannten *Arthritispersönlichkeit* mit spezifischen Konfliktverarbeitungen gewesen. Einem solchen Konstrukt gegenüber zeigt die Mehrzahl der heutigen Autoren Zurückhaltung. In den älteren klinischen Studien (vor allem F. Alexander) wurden vor allem drei Charakterzüge immer wieder herausgestellt:

1. Eine zwanghafte Persönlichkeit mit Unterdrückung aggressiver und feindseliger Impulse,

2. ein masochistisch-depressiver Zug mit starkem Bedürfnis nach Selbstaufopferung und übertriebenem Helferwillen und
3. ein starkes Bedürfnis nach körperlicher Aktivität vor Ausbruch der Erkrankung.

Schon deskriptiv gleichen diese Züge denen, die wir in unseren eigenen Untersuchungen bei chronischen Schmerzpatienten (→ Kap. 5.4.1) fanden, was unseres Erachtens als Hinweis auf die persönlichkeitsprägende Rolle des chronischen Schmerzerlebens interpretiert werden muß. Das mag an einem einzelnen Beispiel noch verdeutlicht werden. Alexanders Arbeitsgruppe hatte ausschließlich Frauen untersucht und in der Beschreibung der Psychodynamik besonderes Gewicht auf die Verweigerung der weiblichen Geschlechtsrolle und der Sexualität gelegt. Die gestörte Sexualität der Rheumatikerinnen muß heute als ausreichend gesichert angesehen werden. In allen späteren Untersuchungen waren diese Einschränkungen jedoch erst *nach* Beginn des Rheumaleidens aufgetreten, was angesichts eines mit starken Schmerzen und Bewegungseinschränkungen einhergehenden Krankheitsbildes gar nicht so verwunderlich ist.

Die ***Psychodynamik*** des Rheumakranken scheint in erster Linie durch den Zusammenhang von Schmerz und Rheuma gegeben zu sein. Rheumakranke leiden unter erheblichen chronischen Schmerzen. Der Gedanke liegt nahe, daß der Patient mit den ausgedehntesten Gelenkveränderungen der mit der größten Schmerzbeschwerde sein müßte. Wie jeder Rheumatologe weiß, ist dem aber nicht so. Eine sehr gründliche Studie von Lichtenberg et al. (1986) bestätigt natürlich die Rolle des Ausmaßes der arthritischen Gelenkveränderung als Prädiktor für die Schmerzbeschwerde, findet aber, daß psychische Faktoren für die Voraussage des subjektiven Leidens an Schmerzen ein dreimal größeres Gewicht haben. Patienten mit körperbezogenen Ängsten haben mehr Schmerzen als solche, die sozial aktiv und materiell zufrieden sind.

Auch der Zusammenhang von Schmerzintensität und psychischer Verstimmung ist nicht so einfach, wie man ihn zunächst annehmen würde. Moldofsky und Chester arbeiteten einen differenzierbaren Schmerz-Stimmungs-Zusammenhang bei Arthritikern heraus. Die eine Patientengruppe zeigte die zu erwartende positive Korrelation zwischen Stimmungsveränderung und Schmerzintensität. Die andere Gruppe hingegen bot ein paradoxes Verhalten. Ihnen ging es seelisch besser, wenn die Schmerzintensität hoch war, und umgekehrt. Diese Patientengruppe hatte objektiv eindeutig schlechtere Krankheitsverläufe als die erstgenannte Gruppe. Nach dem, was über den psychischen Masochismus (→ Kap. 2.2.2) ausgeführt wurde, erstaunt dieser Verlauf nicht. Wenn körperliche Krankheit psychisches Leiden mindert, wählt der Patient unbewußt den Weg der Krankheitsverschlechterung. Solche Befunde werden auch dadurch gestützt, daß nach verschiedenen Studien Rheumaerkrankungen bei jungen Kindern insgesamt weniger schmerzhaft verlaufen und sich erst mit zunehmendem Alter dem Schmerzerleben und der Stimmungsbeeinflussung von Erwachsenen annähern. Wir verstehen diese Befunde so, daß es sich hier um den sekundären Erwerb von negativen Konnotationen der Schmerzen handelt. (Literaturhinweise finden sich in den Übersichtsstudien von Andersson et al. 1985 und Ananth 1995.)

Reaktive psychische Störungen, vor allem depressive Verstimmungen, wurden bei 60 % der Patienten mit langen und progredienten Krankheitsverläufen beobachtet. Diese werden als Folge der Einschränkungen und Verluste (Verlust der körperlichen Mobilität, Schmerzen, Verlust des Arbeitsplatzes, Verlust des Partners, soziale Isolation), welche die Erkrankung verursacht, verstanden.

Unterschiedliche Copingstile wurden bei Rheumakranken gefunden, die sich grob in drei Formen zusammenfassen lassen: *Aktive Auseinandersetzung, Verleugnung, hilflose Unterwerfung.* Diese Copingstile haben auch einen prädiktiven Wert für den Verlauf der Erkrankung (den Funktionsstatus der Gelenke)! In Verlaufsuntersuchungen konnte nachgewiesen werden, daß emotionale Belastungsfaktoren (Angst und Depression), bezogen auf den Funktionsstatus der Gelenke, einen größeren Vorhersagewert haben als somatische Parameter und Aktivitätsparameter (cAMP-Rezeptorprotein, CRP; Blutkörperchensenkung, BKS).

Arzt-Patient-Beziehung: Die ärztliche und therapeutische Führung dieser Patienten ist nicht einfach. Viele geben den Ärzten zu verstehen, daß es sich eigentlich nicht lohnt, wegen ihrer Krankheit Aufhebens zu machen. Von Bedeutung für die Arzt-Patient-Beziehung ist auch hier der Versuch des Arztes, zunächst eine tragfähige Beziehung zu dem Patienten herzustellen. Erst später kann man versuchen, die Aktivität, die Selbstlosigkeit und die oft übertrieben altruistischen Ideale des Patienten vorsichtig in Frage zu stellen. Besserungen im therapeutischen Prozeß entstehen stets dann, wenn die Patienten es lernen, aus ihrer retentiven Haltung herauszugehen, zur Welt Vertrauen zu fassen, Forderungen zu stellen, offen aggressiv zu sein und Hilfe anzunehmen.

Therapie: Neben internistischen, operativen und physiotherapeutischen Maßnahmen kommt ebenfalls eine psychotherapeutische Behandlung in Frage. Von verhaltenstherapeutischer Seite wurden validierte Therapieprogramme für die Schmerzbewältigung empfohlen, wie überhaupt der Akzent psychotherapeutischer Hilfestellung auf der Verbesserung des Coping, der *Krankheitsbewältigung,* liegen muß. Nach van Lankveld et al. (1993) ist eine mindestens dreifache Bewältigung, nämlich die von Schmerzen, sozialer Abhängigkeit und persönlichen Einschränkungen, vom Patienten zu leisten. Empirisch konnte belegt werden, daß die Kombination krankheitsorientierter Gruppentherapieverfahren (psychodynamisch oder kognitiv-verhaltenstherapeutisch, → Kap 10.11) mit Entspannungsmethoden (Progressive Muskelrelaxation, Autogenes Training, Biofeedback, → Kap. 10.9.1–3) zu einer deutlichen Schmerzreduktion, einem verbesserten Funktionsstatus der Gelenke und einer signifikanten Verbesserung der Aktivitätsparameter führt (Eich 1995). Dennoch werden bislang psychische Faktoren in Therapie und Rehabilitation noch immer zu wenig berücksichtigt.

6.7 Das Fibromyalgie-Syndrom

Obwohl das **Fibromyalgie-Syndrom** (ICD-10: M79) viele Charakteristika einer funktionellen Störung aufweist, behandeln wir es hier der Tradition wegen **(„Weichteilrheumatismus“)** im Zusammenhang mit den rheumatischen Erkrankungen.

Als Fibromyalgie-Syndrom (*Synonyme*: Weichteilrheumatismus, Fibrositis, Myalgie) wird ein chronisches Schmerzsyndrom bezeichnet, welches mit diffusen muskuloskeletalen Schmerzen, Morgensteifigkeit, Abgeschlagenheit, erhöhtem Schlafbedürfnis, affektiven Störungen und Schlafstörungen einhergeht. Am häufigsten betroffen ist der Lumbal- und Zervikalbereich. Die Schmerzen können auch andere Körperregionen betreffen. Begleitet werden die Symptome meist von psychovegetativen Erscheinungen wie funktionellen Magen-, Darm- und Herzbeschwerden, vermehrtem Schwitzen, Atembeschwerden und orthostatischen Störungen. Häufig sind lokalisierte degenerative Erscheinungen nachweisbar. Eine mindestens 3monatige Dauer der Schmerzen und 18 charakteristische Druckpunkte (tender points) von denen 11 positiv sein müssen, gehören zu den ***diagnostischen Kriterien*** (Wolfe 1990). Eine Besserung der Symptome im Urlaub und in der Freizeit wird oft von den Patienten beschrieben.

Epidemiologie: Bei 2 % der Patienten von niedergelassenen Allgemeinärzten in den USA fand sich ein Fibromyalgie-Syndrom (Wolfe 1989). Der Erkrankungsbeginn liegt um das 35. Lebensjahr; Frauen sind deutlich häufiger betroffen (6:1).

Psychophysiologische Ursachen werden aufgrund verschiedener Einzelbefunde, wie einer mehrfach beschriebenen Störung des NREM-Schlafs (Alpha-EEG-Schlaf-Anomalie, Boissevain et al. 1991), immunologischer Störungen (Interleukin-2-Erhöhung, Wallace et al. 1989) sowie Störungen der Neurotransmittersysteme (Serotoninsystem und Noradrenalinsystem, Russel 1989), angenommen.

Jenseits dieser Befunde spielen **psychische und soziale Faktoren** bei der Fibromyalgie eine entscheidende Rolle. Ein umschriebene psychische Störung konnte jedoch bei diesen Patienten nicht abgegrenzt werden (Ahles et al. 1990). Die Befunde erhöhter Angst- und Depressionswerte, hypochondrischer Ängste, eines auffälligen Krankheitsverhaltens mit hohem Inanspruchnahmeverhalten und oft vielfältigen medizinischen Eingriffen (Ecker-Egle und Egle 1993, Goldenberg 1989) entsprechen denjenigen anderer Patienten mit *somatoformen Störungen*. Die Folgekosten für das Gesundheitssystem sind erheblich.

Trotz der kaum vorhandenen organischen Befunde sind Patienten mit einem Fibromyalgie-Syndrom deutlich stärker belastet als Patienten mit rheumatischer Arthritis. Bei einem Vergleich von 36 Fibromyalgie-Patienten mit 33 Patienten mit rheumatischer Arthritis hatten die Fibromyalgie-Patienten eine signifikant höhere Lebenszeitprävalenz von affektiven und Angststörungen und dissoziativen Störungen sowie eine höhere Rate traumatischer Erlebnisse im Kindes- und Erwachsenenalter (Viktimisierung). Auch die Zahl unerklärter somatischer Störungen lag signifikant höher. Bei 90 % der Fibromyalgie-Patienten konnte eine psychiatrische Diagnose gegeben werden; dagegen nur bei 50 % der Patienten mit rheumatischer Arthritis (Walker et al. 1997). Kontrollierte Studien an größeren Patientenkollektiven, die zu spezifischeren Befunden führen könnten, stehen noch aus.

Therapie: Therapeutisch erscheint eine Kombination von psychotherapeutischen (psychodynamischen sowie verhaltenstherapeutischen Verfahren) und Entspannungsmethoden sowie physikalischen Maßnahmen am ehesten indiziert. Je nach begleitender psychischer Störung kann auch eine psychopharmakologische Behandlung eingesetzt werden. Insgesamt ist die Therapie jedoch wegen der organischen Krankheitsüberzeugung der Patienten schwierig (→ Kap. 5.5).

6.8 Das atopische Ekzem (Neurodermitis)

Beim **atopischen Ekzem** (**Neurodermitis**, ICD-10 L20) handelt es sich um eine chronische, juckende, oberflächliche Entzündung der Haut, die man in der Regel bei Patienten antrifft, in deren persönlicher oder Familienanamnese allergische Leiden vorkommen. Insbesondere die Komorbidität mit und Krankheitssukzession durch *Asthma bronchiale* ist nicht selten.

Symptomatik: Die Krankheit beginnt meist mit Juckreiz. Durch Kratzen und Reiben kommt es zu Exkoriationen und zu einer Verdickung und Verhärtung der Haut. Meistens tritt bald eine rautenförmige, mosaikartige Veränderung der verdickten Haut auf, die man als *Lichenifizierung* bezeichnet. Durch Kratzen und Sekundärinfektion kommt es bisweilen zu Krustenbildungen und zu Exsudation. Betroffen sind vorwiegend Gesicht, Hals, Ellenbeugen, Kniekehlen, Hände und Handgelenke. Von anderen ekzematösen Hauterkrankungen läßt sich das atopische Ekzem durch die bimodale Altersverteilung (s. unten), die charakteristische anatomische Verteilung und die Assoziation mit anderen atopischen Störungen, wie dem Asthma bronchiale und der Pollenallergie (Heuschnupfen), abgrenzen.

Epidemiologie: Aufgrund epidemiologischer Studien in den USA, in England und Dänemark geht man davon aus, daß ca. 3,75 % der Bevölkerung betroffen sind; etwa 5 bis 20 % der Patienten in dermatologischen Kliniken leiden an einem atopischen Ekzem. In allen Industrienationen wird eine Zunahme der Erkrankung verzeichnet. Bei den meisten Patienten beginnt die Krankheit zwischen dem 1. und 5. Lebensjahr; auch späte Erstmanifestationen zwischen dem 40. und 50. Lebensjahr kommen vor. Häufig kommt es zu Spontanremissionen in der späten Kindheit oder Präadoleszenz. Gelegentlich tritt die Erkrankung im frühen Erwachsenenalter wieder auf, auch lebenslange Verläufe sind beschrieben.

Ätiologie: Aufgrund von Zwillingsstudien sind *genetische Faktoren* mittlerweile empirisch belegt; insgesamt muß ein multifaktorieller Erbgang angenommen werden. Trotz intensiver Forschung in den letzten Jahren sind die genauen Ursachen der Erkrankung weiterhin *nicht bekannt*. Wegen einer häufig festgestellten erhöhten Hautbesiedelung mit bestimmten Keimen (Staphylococcus aureus) und erhöhten IgE-Serumspiegeln wird eine *immunologische Störung* angenommen.

Eine *Umweltabhängigkeit* konnte nach einer Untersuchung des Landesgesundheitsamtes Baden-Württemberg (1996) an 3234 Schulkindern, die in unterschiedlich stark durch Schadstoffe belasteten Gebieten lebten, nicht gesichert werden.

Auslösefaktoren:

- Allergene (vor allem Aero-, Nahrungsmittel- und Inhalationsalleregene)
- Klimafaktoren (vermehrtes Auftreten im Frühjahr und im Sommer)
- Irritationen durch Kleidung und Umweltreize (z.B. Wolle, waschaktive Substanzen)

- Psychische Auslöser (Streß und Alltagsbelastungen, sog. „daily hassles“)
- Falsche topische Therapie (Überfettung der Haut, Nichtbeachtung des transepidermalen Flüssigkeitsverlustes)
- Komplikationen (z.B. Superinfektionen durch Bakterien, Pilze oder Viren)

Eine erhöhte psychische Spannung aufgrund psychosozialer Belastungen als Auslösefaktor gilt als gesichert. So berichtet Bosse (1990) zur ***auslösenden Situation*** der Ekzemschübe bei den oft noch jungen Patienten, daß sich bei sorgfältiger Anamnese regelmäßig psychosoziale Belastungen wie Wechsel von Bezugspersonen, Krisen in Freundschaften, Spannungen in der Familie, besonders zwischen den Eltern, Reisen, Umzüge usw. finden. Später treten berufliche Probleme und Spannungen in den Partnerbeziehungen in den Vordergrund. Im Krankenhaus – so ist die Erfahrung vieler Dermatologen – heilt das Ekzem gut ab, um bei gleicher Medikation nach Entlassung rasch wieder zu exazerbieren.

Daß das Vorhandensein einer Neurodermitis in der vulnerablen Phase der frühkindlichen bzw. kindlichen Entwicklung einen wichtigen Einfluß auf die Entwicklung der Persönlichkeit, des Körpererlebens und Körperselbst, der sozialen Beziehungen usw. haben kann, steht außer Frage.

Die frühere Annahme einer Störung der primären Mutter-Kind-Beziehung ist so nicht mehr haltbar. Hingegen wird angenommen, daß es durch die Neurodermitis und die damit verbundenen Belastungen zu Problemen kommen kann, die dann *in der Folge* zu Störungen der Eltern-Kind-Beziehung führen können. Diese Probleme sind durch eine Überforderung der Eltern, häufig mangelnde ärztliche Hilfestellung, Angst vor Kontrollverlust, mangelnde oder einseitige Informationen und familiäre Konflikte bedingt. Der **Juckreiz-Kratz-Zyklus** und damit verbundene Probleme (z.B. vermehrte Zuwendung oder auch Aggression der Mutter) haben offenbar einen Einfluß auf den Krankheitsverlauf. Im Vordergrund der psychischen Belastung steht für alle Kranken in gleicher Weise der ***unerträgliche Juckreiz***. Von hier aus ergibt sich der *vitiöse Zirkel* des „Jucken-Kratzen-Jucken“, der durch die jeweilige kurze Entlastung nach dem Kratzen und des dann folgenden verstärkten Juckens (durch die mechanisch ausgelöste Histaminproduktion) gekennzeichnet ist. Unausgeglichenheit, Reizbarkeit und Gespanntheit sind fast natürliche Folgen dieser Qual. Gegenwärtig geht man in der psychosomatischen Dermatologie davon aus, daß ein unterschiedliches Anspannungsniveau die Juckreizschwelle beeinflussen kann. Ob es bereits bei niedriger oder erst bei hoher Belastung zu einer Juckreizstimulation kommt, hängt von den unterschiedlichen Einflußbedingungen ab (Gieler 1998).

Einzelne Aspekte, insbesondere der Zusammenhang von Scham, Schuldgefühlen und masochistischer Autodestruktion durch das in manchen Fällen exzessive Kratzen, sind klinisch besser zu belegen. Sie könnten allerdings auch in der ***Psychodynamik des Krankheitsverlaufs*** entstehen, denn der Hautkranke ist sichtbar „gezeichnet" und hat eine sozial schwierige Position, wobei zum Beispiel das Verbot der Ordnungsämter, öffentliche Bäder zu benutzen, noch die geringste Belastung darstellt. Die Partnersuche von Menschen mit ausgeprägten Hautveränderungen ist sicher erheblich erschwert und die Rückwirkungen auf das Selbstbild sind naheliegend.

Der *sekundären Prävention* der Neurodermitis im Kindes- und Jugendalter kommt eine wichtige Bedeutung zu. Neben der symptomatischen dermatologischen Therapie konnte die Effektivität von Beratungsangeboten für die Eltern belegt werden. Das Ziel der ***therapeutischen Ansätze*** liegt wesentlich auch in der Hilfe beim Umgang mit dem Juckreiz und der Bewältigung der Krankheit. Verhaltenstherapeutische Settings haben sich als erfolgreich gezeigt. So wurde beispielsweise ein gezieltes Training zum Ersatz der Kratzrituale durch alternative Entlastungshandlungen (z.B. Druck auf die Haut statt Kratzen) entwickelt. Neben einer medikamentösen Behandlung, die zum Teil in lokalen Anwendungen besteht, kommt auch eine Psychotherapie im engeren Sinne in Frage. Die Entlastung auch primär von der Krankheit unabhängiger innerer Spannungen kommt sekundär wahrscheinlich regelhaft dem Verlauf zugute. Auch *Entspannungsverfahren*, vor allem das Autogene Training, tragen eindeutig zur Entlastung der Patienten bei. Ihre Wirkung bei dieser Indikation ist empirisch gesichert.

7 Spezielle Psychosomatische Medizin: Die Eßstörungen

7.1 Die Anorexia nervosa (Magersucht)

Die **Anorexia nervosa** (ICD-10: F50.0) ist eine psychische Erkrankung, in deren Symptomatik eine typische Störung des Eßverhaltens mit extremen Gewichtsverlust die zentrale Rolle spielt. Essen bzw. Erbrechen sind nicht nur physiologische Vorgänge, sondern bereits in der frühesten Entwicklung sich ausbildende Kommunikationsabläufe zwischen Mutter und Kind. Sie können verschiedensten Störungen unterworfen sein. Bei der Anorexie bestehen ein breites Spektrum und viele Übergänge von kurzzeitigen, oft spontan heilenden *anorektischen Reaktionen* über *anorektische Phasen* als Ausdruck eines Konversionsgeschehens bis hin zu den bekannten schweren, oft kaum beeinflußbar verlaufenden chronischen Formen. *Pathognomonisch* ist die idealisierte Vorstellung von einem reduzierten Körpergewicht, die der oft panischen Befürchtung, zu dick oder auch nur normgewichtig zu sein, entspricht. (Die Medizingeschichte der Magersucht rekonstruiert sehr interessant T. Habermas 1994.)

Vorkommen und Verlauf: Anorexiekranke sind zu 95 % Frauen. Ein erster Erkrankungsgipfel liegt bei 14 Jahren, gefolgt von einem zweiten Erkrankungsgipfel bei 18 Jahren. Heute wird nicht selten ein Krankheitsbeginn auch jenseits der Adoleszenz beobachtet. Eine epidemiologische Zunahme der Erkrankung gilt nicht als sicher. Die Prävalenz liegt – kulturell unterschiedlich – um 1 % der Mädchen in der Adoleszenz. In Risikogruppen wie Tänzerinnen, Ballettschülerinnen, Turnerinnen und Models, die unter einem enormen „Schlankheitsdruck" stehen, finden sich Prävalenzraten bis zu 7 %. Es gibt Hinweise auf eine erhöhte Prävalenz in den oberen Sozialschichten und Industriegesellschaften. Generell gilt, daß ein Nahrungsüberfluß Voraussetzung für das Auftreten psychogener Eßstörungen zu sein scheint. Durch katamnestische Untersuchungen über mehr als ein Jahrzehnt ist belegt, daß es in bis zu 18 % der Fälle direkt durch die Erkrankung und ihre Folgen zum Tod der Patientinnen kommt. Der Verlauf ist wechselhaft. Viele Anorexien heilen unter Beibehaltung „bewußten" Essens weitgehend aus, aber Langzeitbeobachtungen weisen eher auf eine Tendenz zur Chronifizierung hin. Häufiger sind wahrscheinlich kurzzeitige *anorektische Reaktionen* und **atypische Anorexien** (ICD-10: F50.1) mit geringgradiger Symptomausprägung. Daneben kann ein *genetischer Faktor* aufgrund hoher Konkordanzraten für eineiige Zwillinge im Vergleich zu zweieiigen Zwillingen als gesichert gelten.

Nach DSM-IV-Kriterien unterscheiden wir zwei hauptsächliche Formen:

1. Der ***asketischen Typ*** („restricting type")
   Es handelt sich dabei um Patientinnen, die ihr Gewicht ausschließlich durch Hungern reduzieren. Es sind im engeren Sinne „echte" Anorexien, auch wenn die Patientinnen gar nicht, wie der Krankheitsname mißdeutet, an Appetitlosigkeit (Anorexie) leiden, sondern zumindest anfangs unter starken Hungergefühlen. Später schwinden diese allerdings.
2. Der ***hyperorektische Typ*** („binge-eating/purging type")
   Er ist gekennzeichnet durch absichtliche Reduktion der Nahrungsaufnahme („Hungern"), Selektion kalorienarmer Speisen, unterstützt durch phasenhaftes oder regelmäßiges Erbrechen, Einnahme von Laxanzien und/oder Diuretika und motorische Überaktivität. Diese Patientinnen nehmen das Hungergefühl wahr, mitunter als quälend, so daß Heißhungeranfälle auftreten können. Wenn der Heißhunger nicht unterdrückt wird, folgt dem Essen ein anschließendes Erbrechen. Im Unterschied zur Bulimie, die im nächsten Kapitel (→ Kap. 7.2) beschrieben wird, steht bei diesen Patientinnen die Sucht, mager zu werden, konstant im Vordergrund.

Prognosefaktoren: Ein Krankheitsbeginn vor dem 16. Lebensjahr weist auf eine eher gute Prognose hin. Für einen ungünstigen Verlauf sprechen die Kombination der Anorexie mit Laxanzienabusus, prämorbider Fettsucht, Suchtmittelabusus, Komorbidität mit einer Persönlichkeitsstörung und schlechter sozialer und beruflicher Anpassung. Eine Reihe dieser Prädiktoren wurde von Herzog (1993) im Rahmen einer 12-Jahres-Katamnese noch einmal bestätigt. *Somatische Prädiktoren* für einen *letalen* Verlauf waren ein stark erniedrigtes Gewicht (< 60 % Normgewicht) und erniedrigtes Serumalbumin bei Aufnahme. Auf einen späteren *chronischen Verlauf* verwiesen ein erhöhter Kreatininwert, Laxanzienabusus und die vorbestehende Krankheitsdauer.

Persönlichkeitsstruktur: Meist handelt es sich bei diesen Patientinnen um überdurchschnittlich intelligente Menschen, die zugleich auch sehr verletzlich („sensibel") sind. Gewöhnlich sind sie autistisch in einer trotzig-oppositionellen und eigensinnigen Haltung verfangen. Dabei erscheinen sie nach außen in der ersten Annäherung oftmals auch übergefügig. Die Komorbidität mit Zwangsstörung ist nicht selten und prognostisch ungünstig. Bei den selten männlichen Anorektikern scheint es eine höhere Rate psychotischer Erkrankungen im Sinne einer Komorbidität zu geben.

Symptomatik

- Starke Gewichtsabnahme, Untergewicht bis zur Kachexie ohne Organkrankheit ist pathognomonisch: Kritisch für die Diagnose ist eine *Unterschreitung des Normalgewichts um mehr als 15 %.* Meist liegt die Verschiebung deutlich unterhalb dieses Wertes. Der *Body-Mass-Index BMI* ([Gewicht in kg] : [Größe in m^2]) gilt unterhalb eines Wertes von 17,5 als pathologisch.
- *Amenorrhö:* Fast regelmäßig besteht eine sekundäre Amenorrhö, selten eine primäre. Die Amenorrhö kann vor Beginn der Erkrankung auftreten, meist tritt sie zusammen mit dem Beginn der Krankheit, selten nach Beginn auf. Sie ist als physiologische Reaktion einer sich reduzierenden Funktion in der Achse Hypothalamus, Hypophyse, Gonaden zu verstehen. Die *Störungen der Hormonmuster* bei der Anorexie sind seit langem bekannt. Sie waren es, die immer wieder die Forschung nach einer primär doch organisch verursachten Erkrankung suchen ließen.
- *Chronische Obstipation:* Diese ist zum Teil ein Artefakt der reduzierten Nahrungsaufnahme.

- *Sekundäre Folgen des Hungerzustandes:* Der Gesamtstoffwechsel ist subnormal, der Grundumsatz reduziert, die Körpertemperatur erniedrigt, Haut und Haare sind trocken und brüchig, es tritt Lanugobehaarung, oft auch eine Akrozyanose auf, daneben Hypokaliämie (cave: Herzrhythmusstörung!) und manchmal Magenbeschwerden.
- *Peripher betonte Polyneuropathie:* Folge eines Vitamin-B-Mangels aufgrund von teilweise grotesker Fehlernährung (z.B. ernährte sich eine Patientin über Jahre nur von Weingummis).
- *Zentrale neurologische Befunde:* EEG-Veränderungen in bis zu 50 %, Erweiterung der Liquorräume und Glucosestoffwechselstörungen im PET sind aufgrund ihrer Reversibilität vermutlich starvationsbedingt.
- *Störungen des Eßverhaltens:* Die Gewichtsabnahme wird erreicht durch Nahrungsverweigerung, durch spontanes oder induziertes Erbrechen und durch Abführmittelabusus, bisweilen durch Diuretika. Neben der Nahrungsverweigerung sind hyperorektische Attacken („Freßanfälle") und ein oft bizarrer Umgang mit Nahrung (Diebstähle, Horten, Verfaulenlassen) zu beobachten.
- *Motorische Überaktivität:* Die körperlich hinfälligen Patientinnen verleugnen ihre Schwäche und Müdigkeit, sind kaum im Bett zu halten, unternehmen statt dessen anstrengende sportliche Trainingsprogramme wie Joggen oder weite Wanderungen usw.
- *Verleugnung des Krankheitswertes der Kachexie:* Die Patientinnen erleben ihren kachektischen Zustand nicht als krankhaft, sondern verteidigen ihn als normal bei subjektiv subeuphorischem Gefühl.
- *Körperbildstörung:* Die Wahrnehmung des eigenen Körpers ist bei diesen Patientinnen regelmäßig gestört, wobei einzelne „Körperteile" (z.B. Oberschenkel) im Sinne einer „überwertigen" Idee als „zu dick" präsentiert werden, obwohl die Patientin massiv untergewichtig ist.
- *Verleugnung des Hungers:* Die Patientinnen tragen eine völlige Unabhängigkeit von körperlichen Bedürfnissen, insbesondere von Hunger, mit Stolz zur Schau: „Ich brauche nichts und niemanden, nicht einmal zu essen."

- *Depressive Verstimmungen:* Sie sind bei 50 % der Patientinnen beobachtet worden und stellen die häufigste psychische Komplikation des Krankheitsbildes dar.
- *Kontaktstörung:* Die Patientinnen sind oft sozial isoliert, leben in einer Art „splendid isolation". Ihre Fähigkeiten zu intensiverem Kontakt, zu emotionalem Austausch sind stark eingeschränkt.
- *Sialadenose* und gegebenenfalls ausgeprägte *Karies* durch Wegscheuern des durch die Magensäure aufgeweichten Zahnschmelzes nach dem Erbrechen.
- Skelett: Infolge der endokrinologischen Störungen und Elektrolytstoffwechselstörung ist die Entwicklung einer *Osteoporose* möglich.

Auslösende Situation

Die Krankheit tritt, wie oben erwähnt, überwiegend in der Pubertät auf. Die Adoleszente muß sich von Bindungen an Personen, die größte Bedeutung in der Kindheit für sie hatten, lösen und muß Beziehungen anderer Art eingehen. Bei Patientinnen, die an Anorexie leiden, können die Konflikte, die mit diesen Themen verbunden sind, aufgrund einer Entwicklungsstörung nicht befriedigend gelöst werden. Es sind in der Mehrzahl der Fälle nicht äußere „Gefahren", sondern die Entwicklungsprozesse als solche, die den Konflikt auslösen. Die seelische Krise wird dadurch ausgelöst, daß die Vorstellungen vom eigenen Ich (Ich-Ideal) und die Wahrnehmung von Veränderungen im Bereich des Körpers und von Veränderungen im Bereich von triebhaften Bedürfnissen nicht mehr übereinstimmen (Körper-Ich). Als Abwehr wird das Ideal, ein geschlechtsloses, reines und autonomes Wesen zu sein, aufgebaut. Banaler ***äußerer Anlaß*** können Bemerkungen von Außenstehenden über ihre runden Körperformen, spielerische Manipulationen mit der Nahrungsaufnahme oder kollektives „Abnehmen" in Klassengemeinschaften sein. Nicht selten gehen ein erster Kontakt mit dem anderen Geschlecht, eine körperliche Berührung, Zärtlichkeiten, die als gefährlich oder bedrohlich abgelehnt werden, der Erkrankung voraus. Durch solche Erlebnisse wird der *zentrale Konflikt* verstärkt, der in der tiefliegenden *Ablehnung der weiblichen*

Geschlechtsrolle liegt. – Ohne daß generell eine Traumagenese bei Eßstörungen anzunehmen ist, finden sich bei einer Untergruppe (am ehesten der „atypischen" Anorexie) reale sexuelle Traumaerfahrungen vor Ausbruch der Erkrankung.

Psychodynamik und Pathogenese

Die nachfolgenden Hypothesen zur Psychodynamik müssen in jedem Einzelfall sorgfältig mit der Patientin evaluiert werden, da sie eine sehr unterschiedliche subjektive Bedeutung haben können. Sie werden hier modellhaft dargestellt.

1. Abwehr der weiblichen Sexualität und Identität
Die zentrale Abwehr einer Reihe von Patientinnen richtet sich gegen die Übernahme der weiblichen Rolle (Frau, Mutter) als solcher, besonders aber gegen die weibliche Sexualität (weibliche Körperformen), weibliche sexuelle Regungen. Die weibliche Sexualität zeigt im *unbewußten* Erleben der Patientinnen Parallelen zum Essen in Form des Aufnehmens von Glied und Samen und des Dickwerdens durch Schwangerschaft. Über die Abwehrmechanismen Regression und Verschiebung werden die genital-sexuellen Triebimpulse auf die orale Ebene verschoben. Die Ängste, die andere Frauen davor haben, sexuell „penetriert" oder schwanger zu werden, bestehen hier gegenüber der Nahrungsaufnahme. Die Mädchen, die sich zum Zeitpunkt der Adoleszenz mit der Rolle der erwachsenen Frau bzw. der Mutter identifizieren müßten, wären gezwungen, die ambivalente Beziehung zur Mutter aufzugeben, wozu sie jedoch nicht in der Lage sind, da sie aufgrund der gestörten Entwicklung (s. unten) nicht fähig sind, sich als ein „Selbst" zu erleben und als ein „Selbst" zu handeln. Jeder Versuch, sich von der Mutter zu trennen, ruft bei den Patientinnen Depressionen, Angst und Verzweiflung hervor.

2. Die Abwehr des Essens als Kampf gegen den Wunsch nach Verschmelzung mit der Mutterfigur oder als Möglichkeit der Trennung von der Mutterfigur
Im Hunger wird die Abhängigkeit des Ichs von der Natur, vom eigenen Körper und insbesondere von der Fürsorge der Mutter

in charakteristischer Weise erlebt. Bei jenen Patientinnen, deren Hauptproblem hier liegt, bestehen unbewußt Erinnerungen an übermäßige *Wünsche* an die Mutter und die infantile *Enttäuschung*, von der Mutter nicht genug bekommen zu haben. Die Nahrungsabstinenz steht aus dieser Sicht im Dienste der Selbstbestrafung und stellt den vergeblichen Versuch dar, Schuldgefühlen zu entgehen. Das manifeste Bild wird bestimmt durch ein Verhalten, das der unbewußten Sehnsucht nach dem Einssein mit der Mutter entgegengesetzt ist. Eine unbewußte Formel könnte man nennen: Nahrung = Mutter. Die ambivalente Beziehung zur Mutter bringt es dann mit sich, daß die Nahrungsaufnahme als eine Aufhebung der Grenzen zwischen Patientin und Mutter, als ein gefährlicher Vorgang erlebt wird. Bei der Einverleibung der Nahrung wird für die Patientinnen die Grenze zwischen Ich und Objekt aufgehoben. Durch die Nahrungsabstinenz wird diese Gefahr kontrolliert bzw. vermieden. Diese Wünsche und Befürchtungen sind in der Regel unbewußt und werden erst in psychoanalytischer Therapie verbalisierbar.

3. Der Kampf um die Autonomie

Bei einem Teil der Patientinnen besteht eine tiefe Resignation gegenüber der Möglichkeit zur Realisierung autonomer Ansprüche und autonomer Selbstverwirklichung. Das kann objektiv durch tatsächlich dominierende und kontrollierende Elternpersonen ausgelöst sein; wie immer muß aber auch an die Möglichkeit einer subjektiven Fehleinschätzung der Umwelt gedacht werden. Das resultierende Gefühl läßt sich etwa so beschreiben: „Alles, was ich tue, ist sinnlos. Nie tue ich etwas selbst. Nie bin ich ich selbst." Aus dieser Sicht ist die Nahrungsverweigerung der unbewußte Versuch, sich als autonomes Subjekt zu erleben. Nur noch diese Autoaggression vermittelt das Gefühl, ein Selbst zu haben, Individuum zu sein. Das Ich kann sich nur als begrenzt erleben, wenn es sich selbst schädigt. Hinter dieser Störung des Erlebens steht eine unzureichende Abgrenzung von Selbst und Objektrepräsentanzen, d.h. eine unzureichende Unterscheidungsmöglichkeit der psychischen Bereiche, die das Selbsterleben auf der einen Seite und das Bild des anderen Menschen in einem selbst auf der anderen Seite begründen. Das Verständnis der Anorexie als fehlgeleiteter Regulationsversuch zur Aufrechterhaltung eines Selbstwerterlebnisses ist für die Therapie von entscheidender Bedeutung. Es ermöglicht dem Therapeuten jenen notwendigen „Respekt" vor der Erkrankung, der der Patientin das Gefühl vermittelt, verstanden zu werden.

Magersucht-Patientinnen haben sich als Kinder häufig überstark an die Forderungen ihrer Umgebung angepaßt, erscheinen als Musterkinder. Diese übermäßigen Anpassungsprozesse können teilweise als vorzeitige Ich-Entwicklung verstanden werden, um mit der wenig empathischen Umwelt fertig zu werden. In H. Bruchs Verständnis der Anorexie sind neben dem oben geschilderten Gefühl des Ausgeliefertseins und der Ineffektivität noch zwei weitere Faktoren von entscheidender Bedeutung: das gestörte Körperbild (s. oben) und die Fehlinterpretation innerer und äußerer Reize.

Zur familiären Situation: Im Umgang mit Magersüchtigen fallen dem Untersucher die Spannungen zwischen der Patientin und den übrigen Familienmitgliedern immer wieder auf, aber auch die Spannungen der Familienmitglieder untereinander. Die teilweise ausgeprägten pathologischen Beziehungsmuster können nicht nur als Krankheitsfolge aufgefaßt werden. Inwieweit man jedoch berechtigt ist, in einem spezifischen Sinne von einer Magersuchtfamilie zu sprechen, möchten wir offen lassen. Depressionen, Alkoholismus und die Anorexie selbst sind in der Herkunftsfamilie der Kranken gehäuft anzutreffen (Garfinkel et al.), wie auch die Patientinnen selbst hinsichtlich des Bestehens von Süchten (Alkohol, Medikamente) gefährdet sind. Ob es sich hierbei um biologische oder psychologische Faktoren handelt, ist noch unklar.

Therapie

In der ***Arzt-Patient-Beziehung*** üben die Patientinnen einen massiven Appell aus und verstehen es, Ärzte und Pflegepersonal durch ihr kindliches, hilfloses und dabei differenziertes und „vernünftiges" Wesen für sich einzunehmen. Alle Versuche jedoch, wirklich Einfluß zu nehmen und eine Gemeinsamkeit herzustellen, scheitern. Sie sehen eine Behandlung bei ihrer fehlenden

Krankheitseinsicht als unnötig an, insbesondere eine stationäre Behandlung, die ihre Nahrungsrituale aufdecken muß. Wenn die stationäre Aufnahme nicht zu umgehen ist, wollen sie selbst den Gang der Behandlung bestimmen, handeln Privilegien aus. Nach einigen Wochen treten dann regelmäßig Enttäuschungen auf. Insbesondere dann, wenn die Gewichtskurve, obwohl die Patientinnen angeblich Unmengen zu sich genommen haben, gleichbleibt oder abfällt oder die anhaltende Nahrungsverweigerung, das heimliche Erbrechen, entdeckt werden, und spätestens dann, wenn Diebstähle in der Küche oder Anzeigen aus benachbarten Warenhäusern die Geduld der Ärzte und Schwestern strapazieren. Ein Arbeitsbündnis herzustellen und gleichzeitig die Verhaltensstörungen der Patientinnen zu ertragen, ist eine schwierige Aufgabe für Ärzte und Schwestern. Die Behandlungstechnik muß danach ausgerichtet sein, den Kampf der Patientin um ihre Autonomie zu verstehen und sie dazu zu gewinnen, ihre Symptomatik *selber* zu ändern.

Die ausgeprägte Anorexia nervosa stellt stets eine Indikation zur primären stationären psychosomatisch-psychotherapeutischen Behandlung innerhalb eines ***ambulant-stationär-ambulanten Behandlungsplanes*** dar. An erster Stelle der Behandlung steht das Therapie-Arrangement überhaupt, das der Reflexion bedarf. Wenn man sich das, was oben über den Kampf der Patientinnen um Autonomie und Selbstbestimmung gesagt wurde, vergegenwärtigt, dann ergibt sich für den Therapeuten eine geradezu *paradoxe Situation*: Auf der einen Seite ist die Patientin lebensbedrohlich krank. Der Arzt muß helfen, er muß unter Umständen gegen den Willen der Patientin etwas tun, was diese nicht möchte. In psychodynamischer Konsequenz ist für die Patientin anfangs die Einwilligung in die Therapie mit einer *Unterwerfung unter den Willen des dominierenden anderen* identisch. Meist sind es auch die Angehörigen selbst, die die Kranke zum Arzt oder in die Klinik bringen. Aktiv helfen heißt für den Arzt in den Augen der Patientin, zum Helfershelfer der Angehörigen zu werden. Ein Vertrauensverhältnis erscheint anfangs kaum erreichbar.

Erstes Therapieziel ist es, der Patientin zu vermitteln – und das ist eine echt dialektische Aufgabe –, daß man ihr helfen will, jenen inneren Kampf um ihre Autonomie zu ihren Gunsten zu entscheiden, daß man aber die gewählten autoaggressiven Mittel für verfehlt hält. Man muß versuchen, das zu etablieren, was man eine therapeutische Ich-Spaltung nennt. Dies ist bei kaum einer Neurose so problematisch wie bei der Anorexie.

Die „Behandlungstechnik" bei *erheblichem Untergewicht* muß nach Einwilligung der Patientin bei allem Verständnis im Rahmen eines transparenten Gesamtbehandlungsplanes strikt sein: Stationsaufenthalt, notfalls Bettruhe, Besuchseinschränkung, ein geregeltes Eßprogramm und Kontrolle der Zufuhr von Medikamenten (Laxanzien, Diuretika). Man muß der Patientin zu verstehen geben, daß man sie akzeptiert, aber nicht ihre Autodestruktion. Erst wenn die Gewichtskurve ansteigt, werden die anfänglichen psychotherapeutischen Gespräche intensiviert, und man kann dann die Nahrungsaufnahme in die eigene Verantwortung der Patientin übergehen lassen. Alle Maßnahmen, die die Patientinnen zu einer aktiven ***Selbstkontrolle*** verpflichten (Absprachen, „Verträge"), sind solchen einer *Fremdkontrolle* immer vorzuziehen (Vandereycken). Es versteht sich, daß bei extremer Kachexie die Sondenernährung nicht zu umgehen ist. Manche Autoren empfehlen Sedierung und anxiolytische Behandlung (Diazepamderivate) vor dem Essen, wenn dieses phobisch besetzt ist. Die oft angewandte ***antidepressive Psychopharmakotherapie*** ist nach maßgeblichen Meinungen problematisch und umstritten. Sie ist am ehesten indiziert bei der Komorbidität mit massiven Zwangsstörungen.

Die Therapie „steht somit auf zwei Beinen". Es muß sowohl einerseits die Behandlung der Eßstörung direkt auf der Symptomebene angestrebt werden, andererseits ist die Bearbeitung der innerseelischen psychodynamischen Konflikte und sowie der familiären und psychosozialen Belastungen notwendig. Beim Vollbild einer Anorexia nervosa wird die Patientin zunächst häufig über den Hausarzt (im Rahmen der psychosomatischen Grundversorgung) oder beim Gynäkologen auffallen. Dieser primär ambulanten Diagnostik folgt der Beginn der eigentlichen Therapie im stationären Rahmen. Auf einen ambulant-stationärambulanten *Behandlungsplan* ist nicht zu verzichten, da die multifaktorielle Genese der schweren Anorexia nervosa nur in einem multimethodalen Therapieansatz sinnvoll erscheint. Die ausschließliche Fokussierung auf die psychische Problematik und Vernachlässigung der körperlichen Situation, der Gewichtszunahme und der ernährungsrelevanten Kriterien, ist ebenso verfehlt wie eine einseitige Konzentration nur auf die fehlernährungsbedingten körperlichen Folgen. Letzteres ist meist bei einer internistisch-klinischen Behandlung der Fall, die jedoch bei Lebensbedrohlichkeit zunächst am Anfang stehen muß. Die in unserem Verständnis *erfolgversprechendste stationäre Behandlung ist heute eine modifizierte konfliktzentrierte (psychoanalytische) Therapie in Kombination mit einem verhaltenstherapeutischen Behandlungsprogramm,* wie z.B. schriftlichen Verträgen bezüglich Zunahme und Eßverhalten bis zu einem Zielgewicht der stationären Behandlung (etwa 15 % unterhalb des sogenannten Normalgewichtes). In der Regel setzt die Periode oberhalb dieses Gewichtslimits auch spontan wieder ein.

Die ***Angst vor dem Essen*** hat eine echt *phobische Dimension.* Die Patientinnen reagieren hier teilweise geradezu panisch und vermeiden phobisch den angstmachenden Reiz, das ist die Nahrungsaufnahme. Es ist eine gemeinsame Erkenntnis aller Psychotherapierichtungen, daß Phobien ohne aktive Auseinandersetzung mit dem angstmachenden Reiz nicht behandelbar sind. Deswegen ist es immer erforderlich, daß die Problematik der Nahrungsaufnahme in die Therapie einbezogen wird (z.B. durch verbindliche Absprachen). In zahlreichen stationären Behandlungskonzepte sind darüber hinaus Therapieelemente wie eine begleitete Nachruhe nach Mahlzeiten und weitere körperzentrierte Therapieverfahren ebenso obligat wie die Einbeziehung von familientherapeutischen Gesprächen. Dies ist gerade bei jüngeren Patientinnen in Vorbereitung auf die Umsetzung des stationär Erreichten in die häusliche Umgebung notwendig.

Bei Patientinnen mit erwiesen chronischer Anorexie und längerdauernder Kachexie muß die Therapie nach dem Muster einer ***Suchtbehandlung*** aufgebaut werden. Eine entschlossene, nicht verhandlungswillige therapeutische Einstellung ist unumgänglich. Endokrinologische Untersuchungen haben die von manchen Autoren schon länger vermutete *Suchtstruktur* fortgeschrittener Anorexien bestätigt. Durch die Kachexie kommt es offenbar zu einer vermehrten Produktion körpereigener Opiate (Endorphine), die zu rauschhaftem Erleben führen. Die Patientinnen schildern eine befriedigende Schwerelosigkeit, eine Leichtigkeit, einen freien Zustand, den sie um keinen Preis aufzugeben bereit sind. Ihre verleugnenden und rationalen Einlassungen sind die von strukturell Süchtigen. Sie als (noch) Neurosekranke mißzuverstehen heißt, ihre Behandlungschancen drastisch zu verschlechtern. – Wahrscheinlich sind Störungen weiterer Neurotransmittersysteme an der biologischen Genese der Anorexia nervosa beteiligt.

Zusammenfassung und Bemerkungen zur nosologischen Klassifizierung: Bei aller Eindrücklichkeit der Psychodynamik ist bei der Anorexie auch von konstitutionellen und sozialen Faktoren hinsichtlich der allgemeinen *Vulnerabilität* auszugehen. Wir fassen die Magersucht im Kern als einen schweren Autonomiekonflikt mit narzißtischer Störung (Störung des Selbstwertgefühls) auf, die zum Teil von depressiven, hysterischen oder zwanghaften Komponenten begleitet ist.

Das *„psychosomatische" Krankheitsbild*, nämlich der extreme körperliche Verfall, entsteht eigentlich erst sekundär als Folge einer psychischen Verweigerung. Dieses Krankheitsbild gehört damit unseres Erachtens nur „uneigentlich" in die Gruppe der psychosomatischen Störungen und sollte besser als die Sonderform einer Psychoneurose aufgefaßt werden. Sobald sich das Krankheitsbild im körperlichen Bereich zu „etablieren" beginnt, entwickelt sich allerdings eine ausgeprägte *Eigengesetzlichkeit,* die der von psychoneurotischen Störungen nicht mehr gleicht und vor allem anders behandelt werden muß. Man kann dies als den Übergang von der *anorektischen Reaktion* in das Krankheitsbild der eigentlichen Anorexia nervosa auffassen. Die Erkrankung macht hier einen Qualitätswandel durch, der für viele Autoren Anlaß ist, von einer psychosomatischen Krankheit zu sprechen. Die Jahre bestehende, stark untergewichtige Anorexie zeigt eine Eigengesetzlichkeit, die mit dem deutschen Begriff der *Magersucht* gut erfaßt wird.

7.2 Die Bulimia nervosa

Seit dem Beginn der 70er Jahre wird gehäuft ein Krankheitsbild beobachtet, das der Anorexia nervosa ähnlich ist. Die **Bulimia nervosa** (ICD-10: F50.2) wird als die „heimliche Schwester" der Anorexie bezeichnet, da sich die Patientinnen nicht selten massiv der Symptomatik schämen und sie verschweigen. Später in einer Behandlung lassen sie allerdings durchblicken, sie hätten sich gewünscht, daß ihr Hausarzt oder Zahnarzt bei massiven Symptomen, wie z.B. einem weitgehend kariösen Gebiß bei einer ansonsten gesunden jungen Frau, aktiv nachgefragt hätte: dann hätten sie die Bulimie offenbart.

Die **Bulimie** (= Stierhunger) ist gekennzeichnet durch übersteigerte Angst vor einer Gewichtszunahme und durch Freßattacken mit anschließendem Erbrechen. Überraschenderweise ist das Krankheitsbild schon seit der Antike bekannt. Die Häufigkeit scheint jedoch in unserer Zeit deutlich zugenommen zu haben, wie aus allen Industrieländern seit den 60er Jahren berichtet wird. Sie unterliegt offensichtlich auch Zeitströmungen, die mit den Folgen einer Überflußgesellschaft und einem Zusammenspiel kultureller, sozialer und psychischer Folgen zusammenhängen. Betroffen sind fast ausschließlich junge Frauen. Die ***Prävalenzrate*** der Bulimia nervosa liegt nach verschiedenen Schätzungen bei etwa 2 bis 4 % der Frauen zwischen 20 und 35 Jahren (Fichter), die besonders gefährdet sind. Das ***Ersterkrankungsalter*** liegt damit vergleichsweise später als das der Anorexie („Pubertätsmagersucht"). Die Bulimie ist typischerweise eine Erkrankung von Mädchen und jungen Frauen, die das Elternhaus bereits verlassen und oft erste (narzißtisch enttäuschende) Partnerbeziehungen erlebt haben.

Eine ***Definition*** des Krankheitsbildes müßte in Anlehnung an G. Russell folgende Punkte umfassen:

- Ein machtvoller und *unbeherrschbarer Drang zu übermäßigem Essen,* der sich in wiederkehrenden Episoden von „binge eating" (rauschartiges Essen) zeigt.
- Eine *krankhafte Angst vor dem Dickwerden* (phobisch strukturiert!); nicht selten geht der Bulimia nervosa in der Pubertät eine kürzere anorektische Phase voraus.

- *Vermeidung der dickmachenden Effekte* der Nahrung durch selbstinduziertes Erbrechen und/oder Mißbrauch von Laxanzien, Diuretika oder beidem.

Obwohl die **Magersucht** und die **Bulimie** in einem nosologischen Zusammenhang mit einem komplexen Zusammenspiel biologischer, psychischer und soziokultureller Faktoren stehen, handelt es sich trotz mancher Überlappungen um jeweils eigenständige Krankheitsbilder, die auch unterschiedliche therapeutische Interventionen erfordern (→ **Tab. 7.1**).

Bei beiden Störungen steht die krankhafte Angst vor Gewichtszunahme (Ähnlichkeit mit den Phobien) im Vordergrund. Die Bulimie-Patientin hat jedoch keine ausgeprägte Körperschemastörung. Die mit der Angst vor Gewichtszunahme verbundene, zwanghafte kognitive Beschäftigung mit dem physiologischen Hungergefühl und dem Drang zu essen führt zu Konzentrationsstörungen, Arbeitsstörungen und sozialem Rückzug. In stationär behandlungsbedürftigen Fällen können die Patientinnen an praktisch gar nichts mehr anderes denken, sind den ganzen Tag mit der Besorgung von Nahrungsmitteln (bis hin zur Verschuldung und zu Diebstählen) beschäftigt, wenn sie nicht völlig erschöpft nach stundenlangen Freß-Brech-Anfällen und Vernichtung von 2000 bis 4000 kcal mit brennender Rachenschleimhaut im Bett liegen. Emotional sind diese Situationen von intensivem *Selbstekel* und von *Scham*, oft auch von Schuldgefühlen, soviel Nahrung vernichtet zu haben, begleitet.

Im körperlichen Bereich entstehen bei der chronischen Störung ebenfalls Folgeschäden: das ständige Erbrechen führt zum Beispiel zu einer Zerstörung der Zähne (wegen der Salzsäure des Magensaftes) und zu Herzfunktionsstörung (durch die Hypokaliämie). In Abgrenzung zur Anorexie besteht immer ein starker *Leidensdruck,* das Bewußtsein, an einer schweren Eßstörung zu leiden, und das Gefühl, den Circulus vitiosus von Freßattacke und Erbrechen aus eigener Kraft nicht durchbrechen zu können. Zudem haben diese Patienten zumeist Ideal- bis Normgewicht, sind manchmal aber auch leicht übergewichtig. Nicht selten sind auch kurzfristige Gewichtsschwankungen von ± 5 kg und mehr zu beobachten. Vermutlich sind diese Gewichts-

Tab. 7.1 Anorexia nervosa und Bulimia nervosa im Vergleich

Anorexia nervosa	Bulimia nervosa
Symptomatik: Störung des Eßverhaltens	
Überzeugung, zu dick zu sein	Konstante Angst vor Gewichtszunahme
Kontinuierlicher unbezwingbarer Drang, unbedingt abzunehmen	Suboptimales Gewicht Latenter Hungerzustand
Nahrungsverweigerung, Hypermotorik, Unterdrückung des Hungers (asketisch-restriktive Form) Zusätzlich sebstinduziertes Erbrechen Laxanzien- und Diuretikaabusus (hyperorektische Form)	Anfallsweise auftretender, unbezwingbarer Drang, große Nahrungsmengen in sich hineinzuschlingen (Kontrollverlust) Zeitlich begrenzte „Freß-Anfälle" mit mehreren Tausend kcal/Attacke
Sekundäre Amenorrhö obligatorisch	Sekundäre starvationsbedingte Amenorrhö bei ca. 45 %
Beständige Gewichtsabnahme	Relatives stabiles Gewicht mit Schwankungen um ± 5kg
	Selbstinduziertes/reflektorisches Erbrechen
Psychischer Befund	
Störung der Körperwahrnehmung und des Körperbildes	Realistischere Wahrnehmung der Körpersituation
Verleugnung der Krankheit	Krankheitsbewußtsein; Leidensdruck
Stolz und Befriedigung über die Leistung der Gewichtsabnahme	Selbstverachtung und Scham über das Symptom Schuldgefühle
Verleugnung des Hungers („Ich brauche nichts")	Furcht, beim Essen nicht mehr aufhören zu können
Kontaktstörung	Zunehmende Isolation
Depressives Syndrom	Dissoziales Verhalten, Verschuldung

schwankungen Ursache der in ca. 45 % auftretenden, starvationsbedingten sekundären Amenorrhö. Die Patientinnen lassen sich oft Ovulationshemmer verschreiben, um einen Zyklus zu „imitieren".

Eine besondere Untergruppe bilden Patientinnen mit einem *Diabetes mellitus Typ I* in Kombination mit einer Bulimie. Oft wird bei schwierigen Blutzuckereinstellungen selbst in einer Diabetes-Spezialklinik eher an eine Insulinresistenz als an ein „renales Purging", ein „Erbrechen über die Niere" durch heimliche Reduktion der Insulindosis gedacht. Neue epidemiologische Untersuchungen gehen für beide Erkrankungen von einer Koinzidenz von 9 % aus. Die Langzeitfolgen sind selbstredend katastrophal.

Eine spezifische ***Psychodynamik*** der im jungen Erwachsenenalter beginnenden Bulimie scheint in der Störung der Selbstwertregulation zu liegen. Die Symptomatik bricht nicht selten nach einer ersten Liebesenttäuschung aus, bei der es zu vermeintlich oder tatsächlich herabsetzenden Äußerungen über die körperliche Attraktivität der Patientin gekommen war. In Behandlungen sprechen die Bulimikerinnen später davon, daß sie „außer dem Essen nichts" hätten, nichts fühlten, eine emotionale Leere fürchteten. Um sich (lustvoll) spüren zu können, müßten sie essen. Diese Schwierigkeit, sich selber spüren zu können, erinnert oft an dissoziative Phänomene (→ Kap. 2.4). Von daher verwundert es auch nicht, daß ein nicht geringer Teil der Patientinnen die tendentiell selbstschädigende Freß-Brech-Sucht abwechselnd mit Selbstverletzungshandlungen („Schneiden"; → Kap. 2.2.3) einsetzt, um diffuse innere Spannungen abzuführen: „Entweder bin ich bulimisch oder ich muß schneiden." Bei dieser letztgenannten Gruppe besteht häufig eine Komorbidität mit einer *Persönlichkeitsstörung* (→ Kap. 3), teilweise liegen schwere traumatische Erfahrungen in der Biographie vor, von denen wir noch nicht wissen, ob sie regelhaft mit der Pathogenese verbunden sind.

Feiereis (1989) hat über beide Krankheitsbilder den jeweiligen Teufelskreis der Symptomdynamik bei Anorexie und Bulimie zu differenzieren versucht. Aus seinem sehr anschaulichen Werk bilden wir das Bulimie-Schema ab (→ **Abb. 7.1**).

Bezüglich der ***therapeutischen Überlegungen*** verweisen wir auf die Maßnahmen, die bei der Anorexie beschrieben sind. Es kommt auch bei der Bulimie auf eine Restrukturierung des Eßrhythmus an. In Kombination mit einer Einzeltherapie können beide Patientengruppen von einer *gemeinsamen* Gruppentherapie profitieren, da Anorektikerinnen in ihren Lebens- und

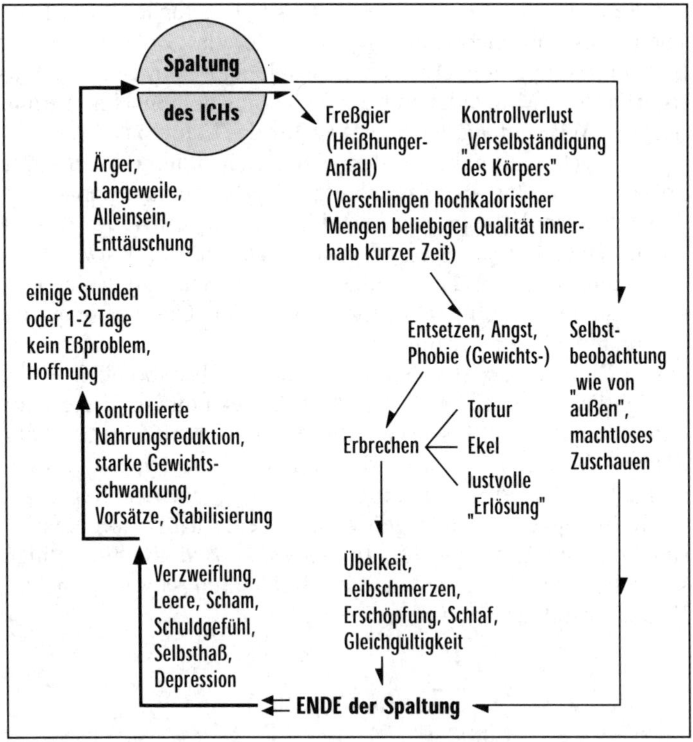

Abb. 7.1 Schema des Circulus vitiosus in der Symptomatologie der Bulimie. (Nach Feiereis 1989)

Eßgewohnheiten eher überstrukturiert, während Bulimikerinnen eher unterstrukturiert bis chaotisch sind. Neben dem analytisch orientierten psychotherapeutischen Vorgehen stehen verhaltenstherapeutische Ansätze, die auf eine Modifikation des Eßverhaltens im Sinne einer vermehrten Selbstkontrolle und auf ein Selbstsicherheitstraining abzielen sowie ein Problemlöse- und Kommunikationstraining mit einschließen, im Vordergrund. Auch hier kann man sich die Kombination von beiden therapeutischen Verfahren als gewinnbringend für die Patienten vorstellen. Selbsthilfegruppen können insbesondere für leichtere Fälle von Bulimie hilfreich sein (ANAD, Cinderella), wobei einige der Selbsthilfegruppen auch zu einer problematischen Selbststigmatisierung der Mitglieder auf einem feministischen Hintergrund neigen: „Wir sind alle (sexuelle) Opfer der Männer.“

Als Psychopharmaka werden in der Behandlung der Bulimie vor allem *Antidepressiva* eingesetzt. Die Ergebnisse sind widersprüchlich, so daß man heute noch nicht von gesicherten Therapieempfehlungen sprechen kann. So erfahrene Autoren wie Vanderlinden et al. (1992) schreiben: „Die Interpretation der Forschungsdaten scheint weitgehend von der Überzeugung der beteiligten Kliniker abzuhängen.“

Die **Bulimarexie** ist eine Zwischenform, über die noch wenig hinsichtlich einer eigenständige Entität bekannt ist. Diese Patientinnen haben ein Eßverhalten wie eine Bulimia-nervosa-Patientin (Freß-Brech-Anfälle), das weit über die hyperorektisch-aktive Form der Anorexie hinausgeht, sind jedoch im Gegensatz zur Bulimiepatientin untergewichtig mit einer Körperschemastörung wie eine Anorexiepatientin. ***Therapeutisch*** kombiniert man sinnvollerweise Elemente aus den Behandlungsansätzen beider Krankheitsbilder.

7.3 Die Adipositas

Die **Adipositas** (Fettsucht, ICD-10: E66.0) wird definiert als eine Einlagerung von Fett in verschiedene Teile des Körpers durch eine den Kalorienbedarf dauernd übersteigende Kalorienzufuhr. Man spricht von Übergewicht, wenn das Idealgewicht um 30 % überschritten ist. Das Idealgewicht ist ein Begriff aus der Versicherungsmedizin und garantiert nach statistischen Untersuchungen amerikanischer Lebensversicherungsgesellschaften die größte Lebenserwartung. Die altersentsprechenden Werte können entsprechenden Tabellen entnommen werden. Hier interessieren vor allem die Formen von Adipositas, die als Folge einer Impulskontrollstörung und damit als Eßstörung im engeren Sinne angesprochen werden: die **Binge-eating-Störung** (engl. etwa: „Essen wie ein Besäufnis“), die in der **ICD-10** bisher – im

Gegensatz zur weitergehenden Operationalisierung im DSM-IV – noch unscharf als **„Eßattacken“** (F50.4) klassifiziert werden muß. Kennzeichnend ist der wiederholte „Freßanfall ohne anschließendes Erbrechen“.

Epidemiologie: Mehr als die Hälfte der über 40 Jahre alten Bewohner der Bundesrepublik Deutschland ist übergewichtig. Hierbei sind *Frauen* häufiger und stärker betroffen als Männer. In der westlichen Welt kommt die Übergewichtigkeit bei Frauen und Männern in den *unteren sozialen Schichten* häufiger vor. Im Gegensatz dazu gilt zum Beispiel in Indien die Fettleibigkeit als Symbol des Wohlstandes und widerspricht weniger dem allgemeinen Schönheitsideal. Hier sind reiche Männer und Frauen dicker als ihre weniger begüterten Landsleute. 80 % der Eltern von Fettsüchtigen sind übergewichtig. Dies kann für Anlagefaktoren sprechen, aber auch für eine besonders starke Übernahme eines Stils des Umgangs innerhalb der *Familie*, die direkte Liebesbezeugungen meidet und Gemeinsamkeit, Nähe und Gefühle untereinander in Eßgewohnheiten ausdrückt. Besonders in den unteren sozialen Schichten werden die Wurzeln der Fettsucht im Kindesalter ausgebildet. Bereits mit 6 Jahren sind die Gewichtsunterschiede zu Oberschichtkindern signifikant. Epidemiologische Langzeitstudien haben erst kürzlich den Zusammenhang zwischen kindlichem Übergewicht und der Adipositas im Erwachsenenalter belegt. Die infantile Fettsucht führt zu einer numerischen Vermehrung der Fettzellen (hyperplastische Form), die später im Gegensatz zur vermehrten zellulären Einspeicherung (hypertrophe Form) nur begrenzt auf Reduktion der Kalorienzufuhr reagiert. Hier – wie auch bei anderen Krankheiten – wird *Schichtzugehörigkeit zum Schicksal.* In neuerer Zeit wird im Zusammenhang mit dem Neuropeptid *Leptin* wieder mehr der genetische Faktor betont. Allerdings liegen angesichts der zirkadianen Rhythmik von Leptin, die unter schwerer Magersucht partiell aufgehoben erscheint (ähnlich wie beim Cortisol), noch keine klinisch relevanten Erkenntnisse vor.

Symptomatik: Nur bei 5 % der Patienten mit Übergewicht sind endokrine Störungen für die Fettsucht verantwortlich. Die Beschwerden entstehen vorwiegend aus den Folgekrankheiten. Die Adipositas ist häufig mit degenerativen und Stoffwechselerkrankungen verbunden, die erhebliche Risikofaktoren darstellen: vorzeitige Sklerose des Gefäßsystems, Fettstoffwechselstörungen, Diabetes mellitus, Hypertonie; häufig bestehen Bindegewebsschwächen: Leistenbruch, Varikosis, Hämorrhoiden, Senk-, Spreiz- und Knickfuß, Arthrosen und degenerative Beschwerden von seiten der Wirbelsäule. Daneben bestehen Allgemeinbeschwerden wie verminderte Leistungsfähigkeit und weitere.

Das Hunger- und das Sättigungsgefühl sind psychophysiologisch wichtige Signale für die Nahrungsaufnahmeregulation, d.h. für die Anpassung der Kalorienzufuhr an die Energieabgabe. Die zentrale Steuerung geht vom Hunger- und vom Sättigungszentrum aus, die beide im Bereich des Hypothalamus liegen. Bei Normalgewichtigen zeigt sich im Gegensatz zu Übergewichtigen eine hochsignifikante Korrelation zwischen den sogenannten Hungerkontraktionen des Magens und der Hungerempfindung. Dagegen darf man schließen, daß bei Adipösen das subjektive Gefühl des Hungerns nur geringe Bezüge zum objektiven energetischen Bedarf zeigt. Übergewichtige neigen vielmehr dazu, alles Angebotene aufzuessen. Sie *assoziieren fälschlicherweise die Beendigung der Nahrungsaufnahme mit dem Nicht-mehr-vorhanden-Sein von Nahrung.* Die Übergewichtigen zeigen zudem eine gesteigerte Reagibilität gegenüber Geschmacksqualitäten. Nicht der Hunger, sondern das Auge und die Geschmacksqualität bestimmen die Menge der Nahrungszufuhr.

Freyberger teilt nach dem Eßverhalten die Adipösen in vier Hauptgruppen ein:

- Der **Rauschesser**:
  Im Zusammenhang mit starker Appetitempfindung kommt es zu einem anfallsartig auftretenden, geradezu rauschartig ablaufenden Eßvorgang und zum Verzehr großer Nahrungsmengen. Diese „Freßattacken" (hyperphage Reaktionen: *binge-eating*!) Fettsüchtiger gehen fließend in das *bulimische Eßverhalten* über. Sie werden häufig durch emotionale Faktoren wie Ärger, Frustration und Langeweile ausgelöst.
- Der **Daueresser**:
  Es gibt Patienten, bei denen fast ständig merkliche Appetitempfindungen bestehen. Hier erfährt die erhöhte Nahrungszufuhr keine Konzentration auf die Mahlzeiten, sondern sie

verteilt sich mehr auf den gesamten Tagesablauf, zumindest die vielen Stunden vor dem Fernseher.

- Der **Nimmersatte**:
  Bei Fehlen einer vorangehenden, deutlich erfaßbaren Appetitempfindung kommt es erst unter dem Eßvorgang zum Verzehr von größeren Nahrungsmengen. Dieser Verzehr ist jedoch weniger die Folge einer erhöhten Appetenz, sondern resultiert vielmehr aus einer merklich herabgesetzten Sättigungsempfindung.
- Der **Nachtesser**:
  Diesen äußerst unruhigen Typ überkommt der Hunger nur abends oder nachts. Gleichzeitig besteht das Unvermögen, den Eßvorgang zeitig zu beenden. Ferner bestehen bei diesen Patienten Ein- und Durchschlafstörungen sowie morgendliche Appetitminderungen, was eng mit dem Eßverhalten zusammenhängt.

Als ***auslösende Ursache*** kommen in erster Linie Frustrationen wie Enttäuschungen, Trennungen, Ablösungen oder Verlusterlebnisse in Betracht. Auch Situationen, die länger andauernde Gefahren oder Leistungsanforderungen mit sich bringen, regen zu verstärktem Essen an. Weiterhin können depressive Verstimmungen, unbefriedigende Situationen am Arbeitsplatz oder in der Ehe Anlaß zu vermehrtem Essen geben. Die Häufung der Fettsucht bei Frauen im Klimakterium hat nur zu oft mit der abnehmenden körperlichen Attraktivität und dem sexuellen Desinteresse der Männer (die sich dann „nach etwas Jungem“ umsehen) zu tun. Damit kommt ein Teufelskreis in Gang: Die Fettsucht stößt den Partner verstärkt ab, und diese Kränkungen ziehen erneute „Tröstung“ in der Konditorei nach sich. Nur zu leicht wird vergessen, inwieweit die reaktive Fettsucht eine „soziogene“ ist. Für all diese auslösenden Situationen hat das Essen die Bedeutung einer Ersatzbefriedigung. Essen wird zum Symbol der Liebe, der Geborgenheit, es entschädigt für Schmerzen, Verluste, Enttäuschungen – so wie das Kind von früh auf gelernt hat, daß ihm bei Schmerzen, bei Krankheit oder Verlusten Süßigkeiten als Trost angeboten werden. Es gibt Eltern, die sich bei Kindern keine anderen Unlustgefühle als Hunger vorstellen und auf jedes Beeinträchtigungszeichen nur mit „Stopfen“ reagieren können. Bei zwei Dritteln der Patienten von Kinzl et al. waren die Gewichtsanstiege jeweils mit nachweisbaren psychosozialen Faktoren korreliert.

Psychodynamik: Die vermehrte Kalorienzufuhr dient in erster Linie der *Abwehr von Unlustempfindungen.* Insbesondere handelt es sich um Abwehr von depressiven Gefühlen, Ängsten und narzißtischen Kränkungen (Kummerspeck). Die Dynamik ist beschreibbar mit den Stichworten: Infantilität mit starken Abhängigkeitswünschen, depressive Reaktionsbereitschaft im Sinne der Abwehr aggressiver Triebwünsche durch Wendung gegen die eigene Person sowie Überempfindlichkeit gegenüber Versagungen. *Durch den Eßvorgang kommt es zur Verschiebung der unlustbetonten Empfindungen in Richtung auf lustvollere Empfindungen.* Als Hinweis auf die Richtigkeit dieser Annahme kann angeführt werden, daß es im Verlauf von gewichtsreduzierenden Kuren gehäuft zum Auftreten von depressiven Gefühlen und Ängsten kommt. Die depressiven Stimmungen entstehen einesteils durch den Wegfall des Abwehrmechanismus „erhöhte Nahrungszufuhr“, anderenteils auch durch die Vorstellung der Patienten, die den Rückgang des Fettgewebes als drohende Unterernährungssituation mit *drohendem Verlust der körperlichen und seelischen Integrität* erleben. Gleichzeitig entstehen Enttäuschungen darüber, daß die Gewichtsreduktion nicht automatisch mit der Lösung der persönlichen Probleme verbunden ist. Dies sind Hinweise auf das massiv *gestörte Körperbild* und Körpererleben des Adipösen.

Als psychodynamische Interpretation wird vor allem das Regressionskonzept mit Fixierung an orale Befriedigung angeboten. Essen soll einen Ersatz für die fehlende Mutterliebe darstellen. Das „Füttern“ ist meist motiviert durch Schuldentlastung für die emotionale Distanz zu den Kindern, für die Gleichgültigkeit und innere Ablehnung, die die Eltern empfinden. Dieses Füttern ist dann oft das einzig mögliche Ausdrucksmittel für eine liebevolle Zuwendung, die sonst mit den Kindern über Sprechen, Berühren, Spielen nicht zustande kommt.

Manchmal ist das Symptom des Übergewichts auch als unbewußtes Mittel zur *Selbstdestruktion* zu begreifen oder als regressive Befriedigungsform in Ermangelung nicht erreichbarer anderer Möglichkeiten der Liebeszuwendung. Nicht selten dient die Fettsucht auch der unbewußten Abwehr der weiblichen Rolle. Eine adipöse Patientin formuliert: „Ich mäste mich wie ein Schwein, damit den Männern bei meinem Anblick schier schlecht wird."

Es läßt sich kein einheitliches ***Persönlichkeitsbild*** des Fettsüchtigen beschreiben. Man findet antriebsarme, daneben aber auch lebendige und aktive Menschen. Viele von ihnen sind kontaktfreudig, extravertiert, dabei jedoch in Kontakten eher oberflächlich mit infantiler Anspruchshaltung. Sie verwöhnen andere gern und lassen sich selbst ebenfalls gerne verwöhnen. Oft leiden sie erstaunlich wenig unter der Fettsucht. Die dickste Patientin in unserer Ambulanz (jetzt 140 kg, früher 180 kg Körpergewicht; 32 Jahre) litt bewußt überhaupt nicht, sondern war von den besorgten Internisten praktisch zu uns gezwungen worden. Unbewußt arbeitete sie mit massiven Verleugnungen.

Arzt-Patient-Beziehung: Fettsüchtige werden in ihren Schwierigkeiten häufig nicht ernstgenommen. Von allen Seiten werden sie gehänselt, oder es werden ihnen Vorwürfe gemacht. Man erwartet, daß die einfache Vorsatzbildung und die Willensentscheidung ihnen erlaubten, mit dem Essen und Trinken aufzuhören, und man fordert sie auf, sich einfach zusammenzunehmen. Ihre Bemerkungen, daß sie den ganzen Tag kaum etwas äßen, werden als Lügen oder bewußte Täuschung angesehen. In der Klinik zählen sie zu den nicht ernstlich Kranken. Zu diesen Gegenübertragungsreaktionen kommt das häufig ohnehin beeinträchtigte Selbstwertgefühl dieser Patienten, was ein Arbeitsbündnis erschwert und die Behandlungssituation kompliziert. Die Patienten reagieren bei kleinen Schwierigkeiten mit Resignation und Depression, was dann zu neuen Eßanfällen führen kann.

Die ***Therapie*** der Binge-eating-Störung geht von folgenden Punkten aus:

- *Regulierung des Eßrhythmus* mit sich daraus zwangsläufig ergebender *Verminderung der Kalorienzufuhr*. Eine forcierte Diät erscheint uns *nicht* sinnvoll, da alle Langzeitstudien nach Reduktionskost bzw. Nulldiät unter stationären Bedingungen,

Formuladiät usw. enttäuschend schlechte Ergebnisse zeigen. Verhaltenstherapeutisch wird versucht, eine bleibende Veränderung des pathologischen *Eßverhaltens* zu erreichen. Insbesondere werden Methoden angewandt, die dem Patienten eine Selbstkontrolle seines Eßverhaltens ermöglichen und ihn von seinen unmittelbaren Umweltbedingungen unabhängiger machen sollen, welche die gesteigerten Eßbedingungen stimulieren (Berücksichtigung des mangelnden Sättigungsgefühls, „Augenkontrolle“ statt „Magenkontrolle“, Kontingenztraining).

- Bearbeitung etwaiger psychodynamisch zugänglicher Konflikte und Belastungssituationen
- Förderung der körperlichen Aktivität
- Einführung in die Ernährungslehre (Kochkurse, Kalorientabellen)
- Seitens der Chirurgie wird seit Mitte der 90er Jahre zunehmend das *gastric banding* angeboten. Kurzfristige Erfolge scheinen bereits gut belegt, Langzeitkatamnesen stehen für diese Methode noch aus.
- Selbsthilfegruppen: Sie existieren seit 1949 in den USA. Es handelt sich um Laiengruppen (OA = Overeaters Anonymous), die einmal wöchentlich ½ Stunden über einen längeren Zeitraum zu Gruppendiskussionen zusammentreffen. Im Prinzip besteht eine ähnliche Organisation wie die der anonymen Alkoholiker. Die dort bisher erzielten Erfolge sind oft stabiler als die Resultate von kürzeren ärztlichen Therapien bei Fettsuchtpatienten.

8
Spezielle Psychosomatische Medizin: Somatopsychische Störungen (sekundäre psychosomatische Störungen)

8.1 Psychische Folgen von Krankheiten und Verletzungen

Während das Augenmerk der Psychosomatischen Medizin in den Jahrzehnten ihrer Pionierzeit naturgemäß den psychogen verursachten oder nennenswert mitverursachten Erkrankungen galt, schieben sich seit langem Aufgaben in das psychosomatische Feld, die mit Psychogenie wenig zu tun haben. In dem Maße, wie es der modernen Medizin gelingt, immer mehr „Überlebensfälle" zu sichern, tauchen Fragen nach dem *Wie* des Überlebens auf, zeigen sich neue Probleme, die durch die technische Sicherung des Weiterlebens überhaupt erst entstehen. Die zahlenmäßig wichtigsten Beispiele sind die **Karzinomkranken** und die Gruppe der **Dialysepflichtigen**. Im ersten Falle kann der Krebs oder sein Rezidiv um den Preis oft verstümmelnder Operationen und Bestrahlungen bleibend geheilt sein, aber der Patient sieht sich sekundär mit emotional weitreichenden Problemen konfrontiert. Wie lebt es sich mit einem Ileostoma (Anus praeternaturalis), wie fühlt sich eine möglicherweise noch junge Frau nach ein- oder doppelseitiger Brustamputation? Vor 1980, allerhöchstens 1970 machte sich kaum ein Operateur über solche Fragen Gedanken. Die Gewißheit, daß die Erhaltung des Lebens der Ziele höchstes sei, war und ist Basis aller ärztlichen Tätigkeit. Sie entlastete erstaunlich lange von der Verpflichtung für eine Nachsorge auch in Fragen emotional zentraler Probleme.

Seit den frühen 80er Jahren ist auch die erworbene Immunschwäche **AIDS** in den Kreis der Krankheitsbilder eingerückt, deren psychosoziale Konsequenzen erhebliche Probleme aufwerfen. Zur Zeit steht dieses Krankheitsbild quantitativ allerdings noch im Schatten der oben genannten, was sich wahrscheinlich ändern wird.

Die **ICD-10** verfügt über wenig differenzierte Erfassungsmöglichkeiten. Entweder muß die **akute Belastungsreaktion** (F43.0) oder die **Anpassungsstörung** (F43.2) kodiert werden (→ Kap. 2.5).

Manchmal werden auch die „psychologischen und Verhaltensfaktoren bei anderenorts klassifizierten Krankheiten“ (F54) zutreffen, wohl selten gelten die Bedingungen der posttraumatischen Belastungsstörung (F43.1).

Heutzutage sieht sich der Psychosomatiker in der Klinik auch mit noch anderen Fragen konfrontiert, Fragen, die auf den ersten Blick mehr mit Schicksal als mit Psychosomatischer Medizin zu tun haben. Dafür steht als Beispiel die folgende Kasuistik.

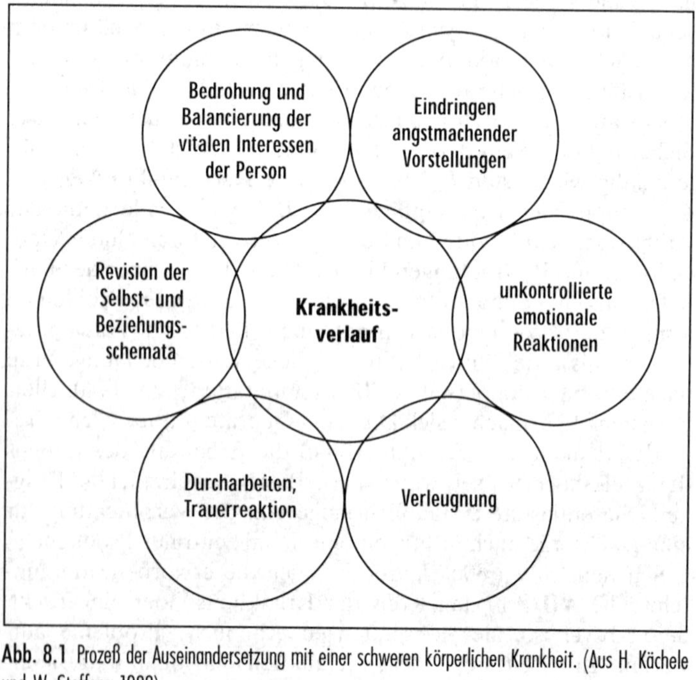

Abb. 8.1 Prozeß der Auseinandersetzung mit einer schweren körperlichen Krankheit. (Aus H. Kächele und W. Steffens 1988)

Klinisches Beispiel:
Ein 19jähriges Mädchen fährt mit ihrem Freund und einem befreundeten Paar in einem alten Pkw nach einem Diskobesuch nachts nach Hause. Durch einen Fahrfehler des alkoholisierten Freundes kommt es zu einer Kollision, das Mädchen wird aus dem Wagen geschleudert und von einem entgegenkommenden Lastwagen überrollt. Trotz intensiver Bemühungen kompetenter Unfallchirurgen ist die doppelseitige Beinamputation in Oberschenkelhöhe unumgänglich. Einige Tage nach der Operation tritt eine depressive Verstimmung auf – die Patientin wünscht aber keinen Pfarrer, sondern lieber einen Psychotherapeuten zu sehen. In der Serie von etwa sechs Gesprächen, die sich anschließen, zeigen sich charakteristische Momente der Psychodynamik dieses Falles (die wohl auch für ähnliche Ereignisse gelten): Die Patientin kannte den Freund erst wenige Wochen, von „Zusammenbleiben" war noch nicht die Rede. Jetzt, unter dem lastenden Druck der Schuldgefühle des Freundes, wird die Beziehung unausweichlich eng. Er tut alles für das Mädchen, trägt sie (wortwörtlich) auf Händen und will „bei ihr bleiben". Die Freundesclique, die sich mitschuldig fühlt, organisiert mit bemerkenswertem Engagement einen täglichen Fahrdienst, welcher der Patientin die ambulante Behandlung in einer entfernten Rehabilitationsklinik ermöglicht. Die Patientin selbst „entschließt" sich angesichts dieser Angebote zur Verleugnung: Es wird schon alles gut werden. In den Gesprächen hatte sie das vorsichtige Angebot, weitergehende Konflikte aufzugreifen, nicht annehmen wollen.

Dabei gibt es eine Reihe deutlicher Konsequenzen, die zu sehen sich die Patientin nicht leisten konnte. Wenn das Paar zusammen bleibt, dann braucht es bereits eine große Portion Glück, damit die bei der Patientin und ihrem Freund eingeengte Entscheidungsfreiheit zur festen Bindung sich nicht später als „Zeitbombe" in Ehekrisen niederschlägt. Natürlich kann die Beziehung sich gut entwickeln, aber die Chancen stehen der Wahrscheinlichkeit nach eher dagegen. Verpflichtungsgefühle des Mannes und reduzierte Wahlmöglichkeiten der Frau sind eine prekäre Basis für eine Beziehung. Aber auch wenn sich das Paar trennte, wenn die Patientin mit Hilfe von Prothesen vorzüglich laufen lernte, immer bleibt ein gewisses Angewiesensein auf andere, immer bleibt vor allem die massive Verstümmelung, wodurch die Chancen der Patientin, einen gesunden Partner zu finden, deutlich eingeengt werden. Was die Patientin mit 19 Jahren noch verleugnend zur Seite schieben kann, könnte 10 Jahre später den Anlaß für eine ernste Lebenskrise darstellen und 20 Jahre später über ein Gefühl von „nicht gelebtem Leben" in erhebliche reaktiv-depressive Verstimmungen führen. Noch einmal: Alles kann auch anders verlaufen, aber diese Möglichkeiten existieren leider auch.

Für die Psychosomatische Medizin heißt das, daß sie ein weites Feld versorgen muß, das von einer akuten Krisenintervention – wie in diesem Falle – über eine längerfristige Betreuung – wie hier nicht gewünscht – bis hin zur Behandlung der psychoreaktiven Spätfolgen therapeutische Angebote erfordert. Davon sind wir heute noch weit entfernt. In erster Linie mangelt es vor allem an Institutionen oder an den hierfür erforderlichen personellen Ausstattungen. Es mangelt aber sicher auch an Kooperationswillen; dies sowohl auf psychosomatischer als auch auf organmedizinischer Seite. Und schließlich mangelt es an Konzepten, die auch diese Grenzbereiche des Faches mit Überschneidungen zur Seelsorge, zur medizinischen Psychologie und zur Sozialarbeit erfassen.

Das traditionelle Feld der somatopsychischen Erscheinungen sind psychische Störungen, die sich auf der Basis einer ***organischen Krankheit sekundär entwickeln***. In der Medizin wird dieser Bereich gewöhnlich als „psychische Überlagerung" bezeichnet. Besser ist sicher der Begriff der „sekundären Ausdruckskrankheit", den von Uexküll vorgeschlagen hat. Wir bevorzugen die Termini der **„somatopsychischen Störung** oder **Erkrankung"** oder der „sekundären psychosomatischen Erkrankung".

Um die Konzeption einer *sekundär psychosomatischen Erkrankung* sinnvoll zu verwenden, sollten einige Voraussetzungen erfüllt sein:

- Es muß eine organisch verursachte Grunderkrankung oder Verletzung vorliegen.
- Diese muß von nennenswerter Schwere und Dauer sein oder/ und sie muß gravierende und alterierende therapeutische Maßnahmen nach sich ziehen.
- Die sekundäre Störung muß in *Symptomwahl und Verlauf* in einer nachvollziehbaren Beziehung zur Grunderkrankung stehen, d.h., es sollte keine zufällige Komorbidität vorliegen.

Dieser Bezug von Grunderkrankung und sekundär psychosomatischem Bild kann sich aus zeitlichen (die eine Krankheit löst die andere quasi ab), inhaltlichen (beide Störungsbilder „bedeuten" subjektiv für den Patienten ähnliches) oder formalen (gleiche Lokalisation) Übereinstimmungen ergeben.

Ein gutes Beispiel für einen solchen Zusammenhang stellen die psychischen Störungen nach Erkrankungen der Herzkranzgefäße, d.h. vor allem nach dem **Herzinfarkt** (→ Kap.6.1), dar. Auf eine leicht einfühlbare Weise gelingt es vielen Menschen nicht, nach einem Herzinfarkt ihre alte Unbefangenheit zurückzugewinnen, und nicht wenige entwickeln eine ängstliche, dauerhafte Besorgnis um ihr Herz, die man korrekt als eine **sekundäre Herzhypochondrie** bezeichnen müßte. Sie schonen sich überängstlich, trauen sich nichts mehr zu, vermeiden Sport und auch die Sexualität – sie warten gewissermaßen ständig auf den nächsten Infarkt. Damit entsprechen sie dem B-Typ bei der KHK, der zwar eine bessere Reinfarkt-Prognose als der verleugnende A-Typ hat, aber zugleich auch eine sehr verminderte Lebensqualität (→ Kap. 6.1). Auf gleiche Weise verläuft der Mechanismus bei geheilten Karzinompatienten, von denen eine kleine Zahl auch viele Jahre nach dem Ereignis sich ständig in Lebensbedrohung fühlt, das ganze Erleben auf die ursprüngliche Krankheit zentriert und auf diese Weise eine **sekundäre Karzinophobie** entwickelt. Den Zusammenhang zwischen Grundkrankheit und sekundärer psychischer Ausgestaltung, die zu umschriebenen Krankheitsbildern führt, möchten wir zur Verdeutlichung an zwei Kasuistiken aufzeigen.

Klinisches Beispiel:

Es handelt sich um einen 32jährigen Krankenpfleger, der seit dem 5. Lebensjahr an einem Diabetes mellitus (Typ I) leidet. Zur Zeit muß er sich viermal am Tage Insulin spritzen. Vor 2 Jahren traten erstmals Schmerzen in beiden Füßen auf, die neurologischerseits als diabetische Polyneuropathie aufgefaßt wurden. Seit einem Jahr (Patient gibt ein präzises Datum an) hat er nun einen Dauerschmerz im Fersenbereich beider Füße. Die Schmerzen belasten ihn ständig, und der Patient hat einen entsprechenden Schongang entwickelt, um sie abzumildern. Dieser Schongang wirkt prima vista appellativ, ausdruckshaltig – im Sinne eines Konversionssymptoms.

Die Anamnese ergibt, daß der Patient den Vater früh verlor und als Einzelkind mit einer engsten Bindung an die Mutter aufwuchs. Heute lebt er mit ihr zusammen in einem von ihm erbauten Haus. Schwierigkeiten zwischen ihnen beiden bestünden überhaupt nicht. Einen Suizidversuch im vergangenen Jahr möchte er am liebsten nicht erwähnen. Als Ursache ist nur zu erfahren, daß er die Beete im Garten anders anlegen wollte als die Mutter, was zu einem Streit zwischen ihnen beiden führte.

Aus dieser Fallgeschichte wird deutlich, wie aus der Grundkrankheit Diabetes/Polyneuropathie die sekundäre Ausdruckskrankheit im Sinne der Psychalgie „sinnvoll" erwächst. Keiner der untersuchenden Neurologen konnte das Schmerzsyndrom in einen ätiologischen Zusammenhang mit der Grundkrankheit bringen. Im Rahmen der Psychoätiologie ordnete es sich problemlos ein. Da der Patient sehr defensiv war und über die Erstuntersuchung hinaus kein spezielles Hilfsangebot annehmen wollte, wissen wir nur wenig über die genaueren Zusammenhänge. Man kann aber vermuten, daß im Bereich der Konflikte um Abhängigkeit und Autonomie erheblicher „Zündstoff" bereitliegt. So verstärkte sicher der infantile Diabetes die reale Abhängigkeit von der Mutter auf ein viel größeres Ausmaß, als dies naturgemäß der Fall ist. Das sekundäre psychosomatische Syndrom folgt jedoch sehr deutlich der primär organischen Bahnung. Ähnlich im Ergebnis, aber ganz anders in der Entstehung liegt der Sachverhalt beim nachstehenden Fall.

Klinisches Beispiel:
Die 60jährige Patientin war bereits zweimal wegen einer benignen Schilddrüsenhyperplasie operiert worden. Sie klagt wenige Monate nach der zweiten Operation über nächtliche Anfälle von Luftnot, Schluckbeschwerden und Schmerzen, die sie nur noch mit Analgetika beherrschen kann. Dabei drängt die Patientin energisch auf eine dritte Operation und ist bereit, die Gefahr einer doppelseitigen Rekurrensparese ohne zu zögern auf sich zu nehmen. Die Chirurgen sehen jedoch keine Indikation für eine erneute Operation und verweisen die Patientin, die mit ihren Klagen zunehmend belastend wird, an die Psychosomatische Abteilung. – Hier wird rasch deutlich, daß bei der Patientin eine massive *karzinophobe Angst* besteht, die sie selbst jedoch nicht benennen kann. Der Inhalt ihrer nächtlichen Panikanfälle ist von ihr völlig verdrängt. Der psychodynamische Hintergrund dieser Angstsymptomatik wird nach unserem Verständnis aus der Betrachtung der Lebensgeschichte der Patientin ersichtlich, die eine besondere Fülle von traumatisierenden Erlebnissen aufweist, welche mit Verletzungen im Halsbereich, mit Krieg und Todesangst sowie mit dem Verlust des eigenen Sohnes durch ein Lymphosarkom in Verbindung stehen. Ihre eigene Erkrankung im Halsbereich erinnert die Patientin nicht nur an das Leiden des Sohnes, sondern führt zur Aktivierung von eigenen erlebten und gleichzeitig abgewehrten Todesängsten.

Bei dieser Krankengeschichte wird noch einmal das *richtungsweisende Element* der Grundkrankheit (Schilddrüsenhyperplasie) deutlich. Natürlich hätte die Patientin ihre Ängste auch anders „organisieren“ können, aber sowohl ihre individuelle Lebensgeschichte als auch die zweifachen Operationen an der Schilddrüse sind eine deutliche „Spur“, auf der sich die sekundär psychosomatische Erkrankung im Sinne einer phänomenal unbewußten Karzinophobie auflagert. Das ist deutlich mehr als der allgemeine Symbolwert von Luftnot, Einengung der Kehle und Unfähigkeit, noch weiteres zu schlucken.

8.2 Krankheitsbewältigung/Coping

Coping, das sich am besten als **Krankheitsbewältigung** ins Deutsche übersetzen läßt, beschreibt ein Forschungsgebiet der Psychosomatischen Medizin, welches seine Wurzeln vor allem in der Streßforschung (→ Kap. 4.3.7), in der Bewältigung von Lebensereignissen (life events) und in der psychoanalytischen Abwehrlehre (→ Kap. 1.5) hat.

Muthny hat folgende ***Definition*** vorgeschlagen: „Krankheitsverarbeitung ist die Gesamtheit aller Prozesse, um bestehende oder erwartete Belastungen im Zusammenhang mit Krankheit emotional, kognitiv oder aktional aufzufangen, auszugleichen oder zu meistern. Die Krankheitsverarbeitungsmodi sind prinzipiell unabhängig von Kriterien des Erfolges zu definieren" (zit. nach Schüßler 1993).

Krankheitsbewältigung meint also die psychosoziale Bewältigung schwerer Krankheit. E. Heim (1986) formuliert treffend: „Auf Krankheit kann man nicht nicht-reagieren!" *Die Reaktion auf eine Krankheit* orientiert sich

- am individuellen *Krankheitsmodell* („subjektive Krankheitstheorie"), das alle einschlägigen persönlichen Erfahrungen und Kenntnisse sowie die familiären und soziokulturellen Werthaltungen einschließt,
- am objektiven *Krankheitszustand* in einem gegebenen Krankheitsstadium,
- an der aktuellen *Krankheitssituation* (ambulante, familiäre oder stationäre Betreuung).

Krankheitsbewältigung bedeutet in keinem Falle etwas Statisches – genausowenig wie die Abwehr, mit der sie sich vielfältig überschneidet –, sondern muß als ein Prozeß ständiger Veränderung unter Rückkoppelung an den Krankheitsverlauf, das Verhalten der Umwelt und die eigenen Ressourcen verstanden werden. Das, was sich dabei an Veränderungsmöglichkeit ergibt, wird als *Flexibilität* des Coping, das, was stabil und gerichtet bleibt, als **Coping-Stil** bezeichnet. Auch werden **Coping-Phasen** innerhalb eines Krankheitsverlaufs festgehalten. Im Kern handelt es sich bei der Bewältigung um einen *adaptiven Prozeß,* wie Schüßler betont hat.

Was beeinflußt über die Krankheit hinaus die Möglichkeiten der Krankheitsbewältigung? *Männer* scheinen in der Tendenz eher handlungs- und problembezogen und *Frauen* eher emotionsbezogen und sozial orientiert zu verarbeiten. Auch gibt es Hinweise, daß die Bewältigungsstrategien mit dem *Alter* effektiver werden. Eine große Bedeutung haben schließlich kognitive Persönlichkeitsvariablen, die sogenannten ***Kontrollüberzeugungen*** (locus of control; Rotter). Dabei geht es um zwei polare Verhaltensweisen: Bei der *internalen* Kontrollüberzeugung hat der Mensch das Gefühl, für sich und für sein Geschick in Krankheit und Gesundheit zuständig und verantwortlich zu sein. Er erlebt sich als sein Schicksal beeinflussend. Bei der *externalen* Kontrollüberzeugung fühlt sich der Mensch passiv einem äußeren Schicksal ausgeliefert. Dies kann in zwei Varianten erfolgen, einmal als ohnmächtig und hilflos („Es steht geschrieben...“, „das war in unserer Familie immer so“), das andere Mal als passiv und abhängig von anderen Personen, im Falle der Krankheit von den Ärzten, dem Partner, den Angehörigen.

Einen Überblick über günstige und ungünstige Möglichkeiten der Verarbeitung gibt die folgende Übersicht **(Tab. 8.1)** von Heim, die aus einer Langzeitbeobachtungsstudie von Patientinnen mit Brustkrebs stammt.

Es leuchtet unmittelbar ein, daß die eine Form der Bewältigung Ängste, depressive Verstimmungen (und wahrscheinlich auch einen ungünstigen Krankheitsverlauf) eher fördert als die andere. *Krankheitsspezifische* Faktoren spielen ebenfalls eine Rolle, auch wenn sie bisher noch wenig systematisch untersucht wurden. Die Verarbeitung eines Gelenkrheumas zum Beispiel erfordert andere Anpassungsformen als die Bewältigung eines Brustkrebses.

Besondere Aufmerksamkeit im Zusammenhang mit der Krankheitsbewältigung findet die sogenannte ***soziale Unterstützung*** (social support). Gute soziale Unterstützung bewirkt bei fast allen Krankheiten eine subjektive Entlastung und Verbesserung der psychischen Folgeerscheinungen, vor allem von Angst und Depression. Überraschend oft lassen sich – objektivierbar – auch positive Einflüsse auf den Verlauf der organischen Grundkrankheit beobachten. Soziale Unterstützung stellt somit einen

Tab. 8.1 Geeignetes und ungeeignetes Coping-Verhalten. (Nach E. Heim)

Gutes Coping mehrere ausgewogene Strategien	**Schlechtes Coping** eingeschränkte Strategien
Zupacken: „Was ich unternehme, was ich mitmache, davon hängt jetzt vieles ab.“	**Akzeptieren:** „Es ist nun halt mal so, ich versuche, mich dreinzuschicken.“
Zuwendung: „Bisher hat es immer jemand gegeben, der mich angehört/verstanden hat.“	**Passive Kooperation:** „Die wissen schon, was sie tun.“
Dissimulieren: „Es ist alles nur halb so schlimm, im Grunde geht es mir gut.“	**Resignation:** „Ich glaube, es hat alles keinen Sinn mehr.“
Problemanalyse: „Ich versuche mir zu erklären, was überhaupt los ist.“	**Selbstbeschuldigung:** „Ich verdiene es nicht besser.“
Auflehnung: „Warum gerade ich!?“	
Emotionale Entlastung: „Ich fühle mich so elend, wenigstens das Weinen hilft noch etwas.“	

wichtigen Faktor in der Krankheitsbewältigung dar. Die Vertreter der Theorie der sozialen Unterstützung tendieren insgesamt dazu, die Krankheitsbewältigung stärker als von sozialen und situativen Faktoren abhängig zu sehen, während Autoren, die sich mehr für die Persönlichkeitsvariablen interessieren, eher auf das abheben, was der Patient bereits vor der Erkrankung an Verarbeitungsmöglichkeiten mitbringt. Hier ist noch manches in der Forschung offen, aber es besteht keine Frage, daß sowohl die situativen und sozialen als auch die Persönlichkeitsfaktoren untereinander eine ausgesprochene Wechselwirkung haben. So wird etwa ein Mensch, der selbstsicher eingestellt ist und sich durchgehend als kompetent und effizient erlebt, in ganz anderer Weise in der Lage sein, soziale Unterstützung wahrzunehmen und anzunehmen als jemand, der immer an Selbstzweifeln, Selbstunsicherheit und Schuldgefühlen litt.

Was ist soziale Unterstützung?

1. *Emotionale Unterstützung*, das ist die Vermittlung des Gefühls von Nähe, Halt und Geborgenheit.
2. *Unterstützung beim Problemlösen*, das sind z.B. Gesprächsangebote, Ermutigungen, Rückmeldungen.
3. *Praktische und materielle Unterstützung*, z.B. finanzielle Unterstützung, praktische Hilfen.
4. *Soziale Integration* in ein „Netz" sozialer Beziehungen, Stützung durch gemeinsame Überzeugungen, Gemeinschaften.
5. *Beziehungssicherheit*, das ist vor allem Verläßlichkeit in der Partnerschaft, Freundschaft, Familie.

(Nach Sommer und Fydrich 1989)

8.3 Psychoonkologie

Zum wahrscheinlich größten Aufgabengebiet einer sekundär psychosomatischen Medizin entwickelt sich zur Zeit die Psychoonkologie. Als **Psychoonkologie** wird die Erfassung und Berücksichtigung der körperlich-seelischen Wechselwirkungen in der Entstehung, dem Verlauf und der Behandlung von malignen Erkrankungen – vom Tumor bis zur Systemerkrankung reichend – bezeichnet. Einige Grundinformationen über dieses mittlerweile sehr differenzierte Gebiet scheinen uns von Interesse.

Bis heute gibt es *keinen* gesicherten Hinweis dafür, daß psychische Bedingungen abgrenzbar zur Genese von Malignomen beitragen. Das ist das einheitliche Fazit aller kritischen Übersichten. Von diesem Erkenntnisstand muß man ausgehen, auch wenn die „aufgeklärte" Laienliteratur einer Psychogenese von Karzinomen offen gegenübersteht.

Alle Literaturübersichten weisen auch auf bestimmte ***Persönlichkeitszüge*** hin, die in einer Reihe von Studien bei Personen gefunden wurden, welche an Krebs erkrankt waren. Besonders fielen dabei die hohen ethischen Ansprüche an sich selbst, die

Neigung zur Selbstaufopferung und Selbstverleugnung, das Zurückstellen der persönlichen Bedürfnisse, die Anpassungsneigung, Introvertiertheit und aggressive Gehemmtheit auf. Auch waren diese Patienten insgesamt weniger introspektiv, selbstkritisch und psychologischem Verstehen aufgeschlossen als andere. Die wiederholt diskutierte Frage einer chronischen depressiven Verstimmtheit wurde widersprüchlich beantwortet. Da es sich bei der Erfassung solcher Persönlichkeitszüge übereinstimmend um *retrospektive* Studien handelt, ist die Abgrenzung von den sekundär psychischen Auswirkungen durch den Krebs natürlich nur schwer möglich. Das ist, nebenbei bemerkt, eines der schwierigsten methodischen Probleme bei der Erfassung verursachender Faktoren. Immerhin überwiegen bei weiblichen Krebskranken (die ganz überwiegende Forschung fand an Frauen mit Brustkrebs statt) bestimmte Persönlichkeitszüge, deren *Generalität* und *ätiologische* Rolle als zur Zeit ungeklärt offengelassen werden müssen. Das empfehlenswerte Buch von R. Schwarz („Die Krebspersönlichkeit. Mythos und klinische Realität", 1994) geht in differenzierter Weise auf diese Fragen ein.

Die Häufung von ***belastenden Lebensereignissen*** (life events) vor dem Ausbruch der Erkrankung läßt sich ebenfalls gut nachweisen; sie ist allerdings für Krebserkrankungen unspezifisch und wird in gleicher Weise bei anderen schweren Erkrankungen angetroffen.

Für den ***Verlauf*** scheinen psychische Faktoren von *nachweisbarer Relevanz* zu sein. Patienten mit einer optimistischen (auch verleugnenden), „kämpferischen" Grundeinstellung zeigen generell einen günstigeren Verlauf als solche, die sich in Resignation, Hoffnungslosigkeit und Passivität fallen lassen. Dieser Zusammenhang ist ausreichend belegt. Auch wenn diese Regel ebenfalls nicht karzinomspezifisch ist, scheint sie doch ein Teilaspekt in der psychosomatischen Wechselwirkung solcher Krankheitsverläufe. Ein erkanntes Problem der Methodik dieser Studien ist, daß die onkologische Ausgangssituation (Stadien!) nicht sicher kontrolliert wurde; denn Optimismus oder Pessimismus hängen ja auch mit den realen Chancen zusammen, die zur Überwindung der Krankheit bestehen. Auch ist die prognostische Haltung des Arztes, die er averbal vermittelt, bei einem früh erkannten Tumor anders als bei einem im Stadium 3. Der Patient verspürt wohl ziemlich unmittelbar, wie der Arzt seine Krankheit einschätzt. Dies ist ein bei der Primärversorgung und Aufklärung über die Krankheit bis heute wenig beachteter Gesichtspunkt.

Der ***heutige Stand*** läßt sich so zusammenfassen, daß die Grundpersönlichkeit und die bevorzugten psychischen Verarbeitungsmuster mit einer gewissen Wahrscheinlichkeit den *Verlauf* der Krebserkrankung mitbestimmen, aber der ätiologische Einfluß dieser Faktoren muß weiterhin als nicht geklärt angesehen werden. Tierexperimentell liegen Ergebnisse vor, die für die Tumorgenese Streßfaktoren verschiedenster Art als mitverursachend belegen.

Das ***praktische Problem*** der Psychosomatischen Medizin ist auf diesem Felde zunehmend die Mitbetreuung von Karzinompatienten. Hier reicht die Bandbreite der auftretenden Komplikationen von depressiven Verstimmungen und Angstzuständen bis zu dauernder Furcht vor einem Rezidiv (s. oben) und weiterreichenden Problemen der *Partnerschaft.* Nach klinischer Beobachtung haben die Männer krebskranker Frauen eine Neigung, sich eher emotional oder real „abzusetzen" (erhöhte Trennungsrate!), während die Frauen krebskranker Männer den Konflikten deutlich weniger ausweichen und sich in Betreuung und Pflege stärker engagieren. Am Ende der Krankheit steht die *Auseinandersetzung mit Sterben und Tod*, die allerdings nur noch wenig karzinomspezifisch ist – wenn man einmal davon absieht, daß der Tod an einer Urämie allem Anschein nach „gnädiger" ist als an einem Karzinom mit Knochenmetastasen. Wichtig erscheint uns: Die existentiellen Probleme der Auseinandersetzung mit dem individuellen Tod sind *keine* Aufgabe der Psychosomatischen Medizin. Wir sehen hier ein Humanum, das nicht durch die von einem Fachgebiet beanspruchten oder, was häufiger der Fall ist, ihm zugeschobenen Aufgaben zu ersetzen ist. Dabei ist es natürlich dem Psychotherapeuten unbenommen, einen Kranken bis zum Tode zu begleiten. Nur hat das, was er dann tut, weniger mit seinem Fach als mit allgemeiner menschlicher Solidarität zu tun.

Es gibt mittlerweile ernsthafte Hinweise darauf, daß die ***Kombination von somatischen und psychotherapeutischen Maßnahmen*** eine auch lebensverlängernde Wirkung hat. Spiegel et al.

(1990) stellten zu ihrer Überraschung fest, daß auf diese Weise kombiniert behandelte Patientinnen mit metastasierendem Mammakarzinom nicht nur weniger Angst und Depression zeigten – was der angestrebte Effekt ihrer Intervention gewesen war –, sondern auch die Patientinnen der ausschließlich somatisch behandelte Gruppe im Schnitt um 18 Monate überlebten. Einen gleichen Effekt wiesen mit ganz anderer Methodik Fawzy et al. (1993) für Melanom-Patienten nach. Wie diese Wirkung zu erklären ist, muß derzeit offenbleiben; wir vermuten als wahrscheinlichste Möglichkeit einen psychoimmunologischen Einfluß (→ Kap. 4.3.8). In ähnlicher Richtung wirkt möglicherweise schon generell eine bessere „soziale Unterstützung" (Ell et al. 1992; → Kap. 8.2). Daß das „Prinzip Hoffnung" als psychologischer Faktor von Bedeutung sein mag, geht aus den Analysen der Verläufe von Patienten mit fortgeschrittenen und medizinisch hoffnungslosen Karzinomen hervor, die gegen alle Erwartung dennoch viele Jahre überlebten (Roud 1986).

Wie könnten die spezifischen Arbeitsmöglichkeiten für den Psychotherapeuten bzw. den Psychosomatiker in der Onkologie aussehen? Wenn man sich überlegt, daß ein Drittel der Menschen in der Bundesrepublik an Krebserkrankungen stirbt und eine viel größere Anzahl im Laufe ihres Lebens eine Krebserkrankung durchmacht, dann ist festzuhalten, daß die Geldmittel für die Nachsorge von Krebskranken und speziell die *psychosomatische Nachsorge* im weitesten Sinne nur spärlich fließen (ganz im Gegensatz zu den von den Krankenkassen finanzierten „Nachkuren", deren Effekte niemals auch nur wahrscheinlich gemacht wurden). Wir sehen die Hauptanforderung in folgenden Bereichen:

- Direkte psychotherapeutische Arbeit mit den Patienten. Besonders Diagnosebewältigung, Begleitung bei der Primärtherapie, Stützung bei Metastasierung und Sterben, Hilfe zum Coping bei Langzeitüberleben und Behinderung.
- Differentielle Interventionen bei Paaren und Familien – sowohl zur Stützung des Patienten als auch seiner Angehörigen.
- Spezifische Weiterbildung des ärztlichen und pflegerischen Personals.
- Tutorfunktionen für Selbsthilfegruppen und Öffentlichkeitsarbeit.

8.4 Coping-Probleme in der Folge somatischer Behandlungsprogramme (z. B. Transplantation)

Seit der ersten Nierentransplantation 1963 in Deutschland wurden bis 1997 insgesamt 43 117 Transplantationen solider Organe durchgeführt; 75 % der Eingriffe betrafen die Nieren, gefolgt von den Leber- (10,9 %) und den Herztransplantationen (10,8 %).

Vom Moment der Mitteilung an den Patienten, er habe ohne eine Organtransplantation nur noch eine sehr begrenzte, mit anderen Mitteln nicht mehr hinreichend zu verlängernde Lebensspanne vor sich, bis zur Wiedereingliederung in weitgehend normale Lebensbezüge liegt ein weiter Weg. Dieser wurde in der Literatur in etwa sechs Phasen eingeteilt.

1. In der ***Phase der Mitteilung der Notwendigkeit zur Transplantation*** reagieren die Betroffenen zunächst oft mit schweren Angstzuständen oder depressiven Verstimmungen. Die nachfolgende Schockreaktion mit Verleugnungstendenz, die um so heftiger zu sein scheint, je akuter das Krankheitsbild aufgetreten ist, erschwert die Vermittlung notwendiger medizinischer Informationen.
2. Bei der ***Empfängerauswahl*** geht es darum, daß
   a) der Patient mehr potentiellen Nutzen als Schaden von der Transplantation haben soll, und
   b) daß sich das soziale Netz des Patienten als genügend tragfähig erweist.
3. Die ***Wartezeit*** wird von vielen Patienten und ihren Familien auch rückblickend als die schwerste Zeit empfunden. Neben die Hoffnung auf ein „rechtzeitig“ verfügbares Organ treten latente Schuld- und Schamgefühle, da indirekt der Tod eines anderen Menschen „herbeigesehnt“ wird. Manche Patienten melden sich immer wieder im Transplantationszentrum aus Angst, von der Warteliste gestrichen zu werden.
4. In der ***frühen postoperativen Phase*** stellen **delirante Durchgangssyndrome** (bis zur Hälfte aller länger intensivmedizinisch Behandelten!), derer sich die Patienten partiell bewußt

werden können, eine schwere Belastung dar. Sie wird von Intensivmedizinern („Die Patienten vergessen das") in ihrer zum Teil anhaltenden psychischen Beeinträchtigung eher unterschätzt. Eine bei unkompliziertem Verlauf erste euphorische, als „honeymoon period" bezeichnete Zeitspanne wird häufig abrupt durch medizinische Komplikationen oder Abstoßungsreaktionen unterbrochen. In dieser Phase einer Konzentration auf das Überleben sind die Patienten psychotherapeutischen Interventionen gegenüber erfahrungsgemäß wenig aufgeschlossen. Der Tod von Mitpatienten kann eigene Ängste verstärken und ein Gefühl von Überlebensschuld hervorrufen.

5. In der ***späten postoperativen Phase*** können die Patienten ohne äußeren Anlaß plötzlich wieder in Ängste und Depressionen verfallen, sogenannte „psychological setbacks", verstehbar als Wiederaufleben der vorausgegangen Belastungen. Die begleitenden Affektausbrüche sind oft von Schuldgefühlen gegenüber den Behandlern und Angehörigen begleitet.
6. In der ***poststationären Phase*** wird nicht selten die schützende Klinik vermißt. Es folgen Auseinandersetzungen mit Körperveränderungen wie der großen Narbe, Gewichts- und Behaarungszunahme unter den Immunsuppressiva als kosmetische Probleme – dies vor allem bei Frauen.

In der poststationären Phase treten dann naturgemäß *zusätzliche Alltagskonflikte* wie bei allen Menschen auf – nur mit einem wesentlich höheren Risiko der Destabilisierung.

Klinisches Beispiel:

Eine junge lebertransplantierte Patientin geriet aus einem Liebeskummer heraus 3 Tage in eine emotionale Belastungssituation und „zog die Bettdecke über den Kopf" – eine sonst bei jungen Menschen mit vergleichbarem Anlaß harmlose psychische Krise, die spontan nach Abklingen der Trauer bewältigt wird. Daß diese Patientin in den 3 Tagen nicht nur wenig Appetit hatte, sondern auch noch ihre Medikamente wegließ, brachte sie unmittelbar in eine lebensbedrohliche Abstoßungsreaktion.

Dieses Beispiel verdeutlicht, daß Patienten in der „Hochleistungsmedizin" eine enorme Disziplin und intrapsychische Stabilität benötigen. Die besten operativen Erfolge bedeuten nichts, wenn der Patient in der Folgezeit nicht auch psychisch in der Lage ist, in dem Behandlungsplan weiter gezielt mitzuarbeiten.

Neben der Diagnostik von Patienten mit Coping-Problemen (→ Kap. 8.2 und 8.3) ist der Psychosomatiker innerhalb der Transplantationsmedizin zunehmend auch in einer ethischen Dimension gefordert. Auf der Basis des seit dem 1. Dezember 1997 in Kraft getretenen Transplantationsgesetzes (TPG) sei diese immer wichtiger werdende Aufgabe exemplarisch dargestellt.

Aufgrund der stagnierenden Bereitschaft in der Bevölkerung, einer Organentnahme bei als tot definierten Menschen zuzustimmen, können die hohen Transplantationsraten zunehmend nur durch **Lebendspenden** gehalten werden. Als Lebendspenden werden derzeit bei entsprechender Gewebekompatibilität vor allem Nierentransplantationen eines Elternteils auf ein zum Beispiel dialysepflichtiges leibliches Kind oder die Transplantation eines Leberteilresektates eines Familienmitgliedes vorgenommen. So haben sich die Nieren-Lebendspenden 1996 und 1997 jeweils verdoppelt. Während vor der Verabschiedung des TPG die Lebendspende eines nicht regenerierungsfähigen Organs nur an nächste Blutsverwandte erlaubt war, können jetzt nach § 8 Abs. 1 TPG *„Verwandte ersten oder zweiten Grades, Ehegatten, Verlobte oder andere Personen, die dem Spender in besonderer persönlicher Verbundenheit offenkundig nahe stehen"* durch Organspende das Leben des Patienten retten. Diese Formulierung entspringt dem Wunsch, finanziellen oder kriminellen Geschäften im Zusammenhang mit der (Lebend-)Transplantation durch Betonung der personalen Beziehung den Boden zu entziehen. Da aber die Histokompatibilität bei der Lebertransplantation nicht so problematisch ist wie bei der Nierentransplantation und außerdem eine gute Regenerationsfähigkeit der teilresezierten Leber unterstellt wird, ist der Kreis der „persönlich verbundenen" möglichen Spender gerade bei Patienten und ihren Spendern aus anderen Ländern mit fehlenden Deutschkenntnissen für die Ärzte kaum noch sicher zu evaluieren.

So sahen wir einen 50jährigen Patienten aus einem orientalischen Land als potentiellen Empfänger einer Niere, der, nachdem sich die Histokompatibilität des Organs seiner angeblich spendewilligen Nichte als unzureichend erwiesen hatte, 6 Tage später mit einer neuen „Nichte" erschien, die völlig verängstigt war, kein Wort Deutsch sprach und die Situation auch sonst kaum zu begreifen schien. Zu unserer Entlastung war auch in diesem Falle die Kompatibilität unbefriedigend.

Vorgeschrieben ist im TPG zweierlei:
1. die psychosomatische *Evaluation des Empfängers* auf Compliance- oder Coping-Probleme sowie psychische Komorbiditäten wie zum Beispiel manifeste Suchterkrankungen;
2. eine *Untersuchung und Aufklärung des Spendewilligen* durch zwei Ärzte.

Darüber hinaus ist im TPG eine Kommission vorgesehen, die prüft, ob der Spender durch Druck oder materielle Anreize zur Spende bewogen worden ist; auch diese ethisch akzentuierte Aufgabe wird in der Regel wohl von einem Psychosomatiker übernommen werden. Bei der angesprochenen Problematik ist es kaum notwendig zu betonen, daß neben der immer unterstellten Sorge des Spendewilligen um das Leben seines Angehörigen bewußte oder unbewußte Ambivalenzen, neurotische Schuldgefühle u.ä. hochvirulent in den Entscheidungsprozeß hineinwirken können. Im Einzelfall zu einer Entscheidung zu kommen, kann sehr schwer sein:

Konkret ist der *Fall* eines 58jährigen Mannes zu nennen, der wegen fortgeschrittener alkoholtoxischer Leberzirrhose bei jetzt glaubhafter Abstinenz seit 2 Jahren nur durch die Leber-Lebendspende einer seiner beiden 21- und 23jährigen Töchter, die in ihrer Kindheit unter den Gewalttätigkeiten des alkoholkranken Vaters schwerst litten, gerettet werden könnte. Auch bei nur geringem Risiko dieser großen Leberteilresektions-Op. wird zumindest eine große somatische Narbe bei einer der jungen Frauen zurückbleiben. Seelische Narben sind ebenfalls zu befürchten.

In solchen Fällen wird der Psychosomatiker *nicht* gegen den Willen und Auftrag des Spendewilligen eine aufdeckende psychotherapeutische Interviewtechnik einsetzen – das wäre einer „Operation“ ohne Einwilligung vergleichbar! Vielmehr ist es Ziel einer psychosomatisch-fachpsychotherapeutischen Untersuchung, etwaige bewußtseinsnahe *Abhaltungen*, die aus der bisherigen Biographie erkennbare *Belastbarkeit* sowie erkennbare *Risiken* der Entwicklung (erneuter) psychischer Störungen fundiert abzuschätzen. Die sich dabei entwickelnde Arzt-Patient-Beziehung sollte genügend vertrauensvoll sein, daß der Spendewillige sich mit eventuellen tieferliegenden Konflikten von sich aus eröffnen kann, wenn er es möchte. Das bedeutet, daß auch solche Untersuchungen nicht „im Vorbeigehen auf dem Flur“ durchgeführt werden dürfen. Nach Möglichkeit sollte dem Spender auch nicht jeder Spielraum für eigene Überlegungen durch einen unmittelbaren Entscheidungs- und Handlungsdruck genommen worden sein. Dies läßt sich durch eine entsprechend weitsichtige Planung – ausgenommen in Fällen akut-toxischen Leberversagens – in der Regel immer ermöglichen.

9
Die Diagnostik in der Psychotherapeutischen und Psychosomatischen Medizin

9.1 Das psychoanalytische Erstinterview und die tiefenpsychologische Anamnese

Das **psychoanalytische Erstinterview** wurde in den USA entwickelt. Der Art seiner Technik nach ist es ein unstrukturiertes Gespräch, in dem der Diagnostiker (Interviewer, häufig der zukünftige Therapeut) dem Patienten zu einem Großteil die Aktivität überläßt, um ihm ein möglichst freies Feld zur Entwicklung seiner persönlichen Problematik zu geben. Praktisch wird wenig gefragt, und das Hauptinteresse gilt der Frage, *wie* der Patient das Interview strukturiert.

Die **tiefenpsychologische Anamnese** wurde in Deutschland von Neo-Psychoanalytikern entwickelt. Es handelt sich um ein stärker strukturierendes Gesprächsinstrument, das durch eine Reihe in Jahren erprobter Fragen versucht, den Patienten zu einer für die analytische Diagnostik geeigneten Selbstdarstellung zu veranlassen. Die *biographische Anamnese unter tiefenpsychologischem Aspekt* (A. Dührssen) ist das bestausgearbeitete Beispiel dieser Art von Diagnostik.

Der Unterschied zwischen den beiden Verfahren besteht hauptsächlich in der methodischen Vorgehensweise. Die Art der Daten, um die es inhaltlich geht, ist weitgehend die gleiche. Die tiefenpsychologische Anamnese ist genaugenommen das eigentlich mehr diagnostische Instrument, während das psychoanalytische Erstinterview in sich immer bereits schon ein Stück Therapie beinhaltet und von manchen Autoren deswegen auch nur als eine Art Sonderform einer therapeutischen Sitzung angesehen wird. Gegen diese Auffassung sind allerdings Einwände zu machen, auf die nicht weiter eingegangen werden kann. Um zu verwertbaren Ergebnissen mit der Interviewtechnik zu kommen, bedarf es in der Regel einer mehrjährigen Erfahrung. Der

Anfänger gewinnt zweifellos verläßlichere Daten über die tiefenpsychologische Anamnese. Die Praxis vieler Psychoanalytiker sieht so aus, daß im psychotherapeutischen Erstgespräch dem Patienten anfangs ein freierer Raum gewährt wird, wo er sein Problem entfalten kann, und daß in einem weiteren Teil des Gesprächs mit gezielten und weiterleitenden Fragen versucht wird, die Bereiche zu erfassen, die bis dahin unzureichend dargestellt blieben.

Was wird diagnostiziert? Das beste wäre vielleicht, wenn deskriptives Phänomen und dynamischer Prozeß nicht im Sinne eines Entweder-oder, sondern im Sinne eines Sowohl-als-auch aufgefaßt würden. Wir versuchen die Diagnose dreifach zu stellen:

- *klinisch-symptomatisch* – das ist der traditionelle deskriptive Bereich,
- *dynamisch-strukturell* – hier liegt der Akzent auf der Diagnose von Konflikten, Wünschen, Abwehrmaßnahmen, Persönlichkeitsstrukturen, und
- *sozial* – hier geht es um die Interaktion mit den sozialen Partnern, um die Art der zwischenmenschlichen Beziehungen und um den erreichten sozialen Status.

Die ***Art der erhobenen Daten*** läßt sich nach Argelander wie folgt untergliedern:

1. *Objektive Informationen.* Hierbei handelt es sich um persönliche Angaben, biographische Fakten, bestimmte Verhaltensweisen oder Persönlichkeitseigentümlichkeiten, die jederzeit nachprüfbar sind. Das Fachwissen des Diagnostikers stellt zwischen diesen objektiven Daten Zusammenhänge her. Das Kriterium für den relativen Wahrheitsgehalt der Interpretation ist die logische Evidenz. Daten dieser Art sind weitgehend identisch mit denen, um die sich die psychiatrische Exploration bemüht.
2. Die *subjektiven Informationen.* Diese Daten können mehr oder weniger verläßlich sein. Entscheidend ist ausschließlich die Bedeutung, die der Patient ihnen verleiht. Die Information, die sich aus dem Bedeutungszusammenhang der Daten ergibt, kann nicht vom Diagnostiker allein erschlossen wer-

den, sondern erst die gemeinsame Arbeit mit dem Patienten macht sie erfahrbar.

3. Die szenische oder *situative Information.* Sie unterscheidet sich von der subjektiven nur durch eine Akzentverschiebung, die allerdings von Wichtigkeit ist. Bei der subjektiven Information stehen noch die berichteten Daten im Vordergrund, denen der Patient eine subjektive Bedeutung verleiht. Bei der szenischen Information dominiert das Erlebnis der Situation mit all seinen Gefühlsregungen und Vorstellungsabläufen – auch wenn der Patient schweigt. Das Instrument der Wahrnehmung ist einzig und allein die Persönlichkeit des Interviewers, eingesetzt und abgestimmt auf das unbewußte Beziehungsfeld mit dem Patienten.

Bei dieser Art von Diagnostik nimmt das subjektive Erleben des Diagnostikers breiten Raum ein. Dies ist immer wieder Anlaß zur Kritik gewesen. Es stellt sich also die Frage nach der Kontrolle des subjektiven Erlebens. Diese Kontrolle kann nur in der geübten und disziplinierten Selbsteinschätzung und Selbstbeobachtung liegen. Basis ist der intensive *Selbsterfahrungsprozeß* in der eigenen Psychoanalyse, die sich von einer therapeutischen Analyse kaum unterscheidet, die man aber traditionell als „Lehranalyse" bezeichnet (→ Kap. 10.1). Die Objektivierung der diagnostischen Wahrnehmung verläuft prinzipiell so, daß der Untersucher in seiner eigenen Reaktion auf die Verhaltensweisen des Patienten (Gegenübertragung und Übertragung) seine pathologischen Anteile kennt und sie quasi subtrahiert und nicht dem Patienten zuschreibt. Diese Kenntnis der eigenen Wahrnehmungsverzerrung nannte Freud die *„persönliche Gleichung"*. Er stellte damit eine Analogie zum Astronomen her, der, um zu vergleichbaren Beobachtungen zu kommen, am Instrument seinen eigenen, ihm bekannten Sehfehler korrigieren muß.

Welches sind nun die ***Daten, die im Erstgespräch erhoben*** werden sollen? In Ergänzung von R. Waelder lassen sich die nachstehenden Fragen als jene beschreiben, die den Therapeuten im Erstinterview begleiten und auf die er sich eine Antwort aus dem Gespräch erhofft. Häufig wird ein Verstehen des Patienten in diesem Sinne nicht in einer Stunde möglich sein. Aber die Richtung der Intention des Untersuchers läßt sich so ganz gut umreißen:

Woran leidet der Patient, was macht ihm innerlich zu schaffen?

- Was für Wünsche hat der Patient? Welche sind ihm bewußt, welche unbewußt?
- Was für Ängste hat er – bewußte, unbewußte?
- Wie geht der Patient mit seinen Ängsten um? (Abwehrstruktur) Werden bevorzugte Abwehrmechanismen erkennbar?
- Wie verhält er sich gegenüber dem Arzt? Sind bestimmte Haltungen, Erwartungen, Interaktionen erkennbar? (Übertragung)
- Wird eine bestimmte Haltung oder Einstellung beim Arzt dadurch induziert? (Gegenübertragung)
- Wie „erhält" der Patient seine Krankheit, ist etwas von der inneren Dynamik zu erkennen? (Primärer Krankheitsgewinn)
- Was tragen die anderen dazu bei, seine Krankheit zu erhalten? (Sekundärer Krankheitsgewinn)

Es ist weniger wahrscheinlich, daß ein generelles Problem des Patienten, welches für ihn von besonderer Bedeutung ist, in einem mit dieser Technik geführten einstündigen Gespräch *nicht* auftaucht. Es ist eine zweite Frage, ob der Diagnostiker es auch (richtig) erfaßt. In diesem Bereich erfolgt manche naive Überforderung der Interviewtechnik. Von einer szenischen Darstellung etwa können wir häufig gar nicht sagen, wie bedeutsam sie für das übrige Leben des Patienten ist. Und es ist auch sicher unzutreffend, wenn jede „Szene" automatisch in den Kern der Probleme des Patienten gerückt wird, wie das gelegentlich geschieht. Andererseits gibt uns gerade diese Diagnose von dynamischen Szenen eine diagnostische Möglichkeit, die wir mit keiner sonst verwandten Technik erfassen.

9.2 Die Verhaltensanalyse

Die Verhaltensanalyse ist der Hauptbestandteil der verhaltenstherapeutischen Diagnostik. Ihr Ziel ist die Erfassung des Verhaltens des Patienten durch *direkte Beobachtung* und *direkte Befragung*. Dazu gehört die Erfassung der Bedingungen (Umwelt usw.), die ein *dysfunktionales* Verhalten *auslösen, verstärken* und *aufrechterhalten*.

Untersucht werden psychopathologische Symptome und deren kognitive, emotionale und äußere Begleitumstände sowie der Umgang des Patienten mit diesen Symptomen. Orientierungspunkte hierbei sind *Reiz (Auslösereize, Stimuli) – Reaktion (Problemverhalten) – Konsequenz (verstärkende Bedingungen)*.

Die Verhaltensanalyse basiert auf folgenden Methoden:

- das verhaltenstherapeutische Interview,
- die Verhaltensbeobachtung,
- die Selbstbeobachtung,
- psychometrische Fragebögen.

Das **verhaltenstherapeutische Interview** hat das Ziel, die persönliche, familiäre und soziale Situation des Patienten, seine Lerngeschichte sowie die Art seiner Kontaktgestaltung zu erfassen; Informationen über die vorliegende Problematik und deren Entwicklung zu erhalten, das Krankheitsverhalten des Patienten und die Reaktionen der Umgebung sowie die durch die Krankheit bedingte Beeinträchtigung im privaten und beruflichen Alltag zu erkunden. Durch die **Verhaltensbeobachtung** (in der gewohnten Umgebung des Patienten oder in der Klinik) sollen symptombezogene Reize und Folgen erfaßt werden. Die **Selbstbeobachtung** hat diagnostische und später auch therapeutische Ziele. Dabei werden von den Patienten Protokolle (z.B. Tagebücher) oder Strichlisten über ein bestimmtes Verhalten angefertigt Durch vielfältige **Fragebögen** (Beschwerdelisten, Befindlichkeitslisten, andere psychometrische Tests, Symptomchecklisten) wird die Diagnostik erweitert. In der neueren verhaltenstherapeutischen Diagnostik werden weitere Methoden angewandt:

- ***Kognitionsanalyse:*** Analyse der das Problemverhalten begleitenden Vorstellungen und Gedanken sowie dadurch ausgelöster unerwünschter Emotionen
- ***Motivationsanalyse:*** Analyse mittelbarer und langfristiger Folgen, die die Handlungsziele indirekt oder direkt beeinflussen und vom Patienten oft nicht erkannt werden.
- ***Beziehungsanalyse:*** Die Funktion von Symptomen und ihre Auswirkungen auf die soziale Umgebung des Patienten wird untersucht und die Veränderung der Symptome als Folge dieser Auswirkungen werden erfaßt.
- ***Entwicklungsanalyse:*** Die *Lerngeschichte* wird erhoben, d.h. früheres Fehlverhalten und dessen Entstehungs- und Erhaltungsbedingungen, sowie *Lerndefizite.*
- In der ***Problemanalyse*** werden die persönlichen Verhaltensziele und die Fähigkeiten, um diese Ziele zu erreichen, untersucht. Gegenstand der *Selbstkonzeptanalyse* ist die Untersuchung der Realvorstellungen und der Wunschvorstellungen des Patienten sowie der positiven und negativen Vorstellungen bezüglich der eigenen Vorstellungen und der nahestehender Personen.

9.3 Die Anamneseerhebung in der Psychosomatischen Medizin (nach Morgan und Engel)

Die Interviewtechnik und auch die tiefenpsychologische Anamnese werden meist im psychotherapeutischen Feld angewandt – also dort, wo bereits eine Vorauswahl von Patienten in Richtung einer möglichen Psychotherapie stattgefunden hat. Fragen der Medizin im engeren Sinne, vor allem Diagnose und Behandlung körperlicher Beschwerden, sind hier meist „vorgeklärt“. Das heißt in der Praxis, daß die Patienten in der Regel fachärztlich durchuntersucht sind. Wie ist nun aber die Untersuchungstechnik für den psychosomatisch interessierten Arzt, der im „eigentlichen Felde“ der Medizin arbeitet, bei dem keine selektierten Patienten eintreffen? Wie sollen Internisten, Gynäkologen und andere vorgehen, wenn sie Medizin nicht nur als Naturwissenschaft, sondern als Wissenschaft vom kranken (und ganzen) Menschen auffassen wollen („Patienten-zentrierte Medizin")? Hierzu stammen die gegenwärtig besten Vorschläge von den amerikanischen Autoren L. Morgan und G. Engel, die wir kurz referieren wollen. Diese Autoren verwenden Teilaspekte der psychoanalytischen Diagnostik, haben sie aber auf das klinische Feld bezogen und mit der Erhebung organischer Befunde verbunden. Eine ausgezeichnete und um eigene Beiträge erweiterte Einführung in diese Technik findet sich bei Adler und Hemmeler (1992).

Im Gegensatz zum psychoanalytischen Interview, das dem Patienten ein möglichst freies Feld zur Darstellung seiner persönlichen Problematik gibt und im wesentlichen unstrukturiert ist, dient die Erhebung der Anamnese in der psychosomatisch orientierten Medizin im wesentlichen drei Aufgaben:

1. ***Aufbau einer Beziehung*** zwischen Arzt und Patient im Sinne eines tragfähigen Arbeitsbündnisses. Der Patient muß zum Arzt Vertrauen fassen können, er muß spüren, daß der Arzt an seiner Person und Krankheit interessiert ist und daß er ihm mit seinem Fachwissen und seiner Person helfen will, seine Schwierigkeiten zu bewältigen.
2. ***Erarbeitung eines Verständnisses*** für die biographische Situation, in der die Erkrankung auftrat, einschließlich der Bedeutung der Krankheit für den Patienten und für dessen Umgebung.
3. ***Erfassung der Beschwerden*** des Patienten und Herausarbeiten des zugrunde liegenden Krankheitsbildes mit dem Ziel einer vorläufigen Diagnosestellung.

Die Anamnese spiegelt um so mehr die Wirklichkeit des Patienten, je weniger der Arzt unterbricht, je mehr er dem Patienten ermöglicht, seine Angaben in seinen Worten, in seiner Reihenfolge und zu dem ihm richtig erscheinenden Zeitpunkt zu machen. Hier bestehen viele Gemeinsamkeiten mit der Interviewtechnik. Die Anamnese soll nicht ein Abfragen von Symptomen, sondern zu einem Gespräch zwischen zwei Partnern, nämlich dem Patienten und dem Arzt, werden. Dabei erfährt der Arzt, daß hinter den Symptomen oftmals subjektive Vorstellungen stehen, die mit der Realität nicht übereinstimmen, die jedoch mit den Ängsten und der Vorstellungswelt des Patienten in Zusammenhang stehen. Die Angaben des Patienten werden bei Abfassung der Krankengeschichte nach folgender Einteilung geordnet:

1. Das ***jetzige Leiden*** umfaßt einen Überblick über den Gesundheitszustand des Patienten, der ihn veranlaßte, den Arzt aufzusuchen.
2. Die ***persönliche Anamnese*** umfaßt einen Überblick über den Gesundheitszustand des Patienten vor dem jetzigen Leiden. Sie schließt die Beschreibung aller früheren Erkrankungen ein.
3. Die ***Familienanamnese*** umfaßt den Gesundheitszustand aller lebenden und verstorbenen Familienmitglieder.
4. Die ***Entwicklungs- und Sozialanamnese*** umfaßt Angaben über die Entwicklung und die Erfahrungen des Patienten und über seine Beziehungen zu seiner Umgebung.
5. Die ***Systemübersicht*** erfaßt Symptome der einzelnen Organe oder Organsysteme, welche beim jetzigen Leiden oder bei der persönlichen Anamnese noch nicht berührt worden sind.

Der Arzt hält sich bei der Erhebung der Anamnese nicht streng an diese Einteilung. Er weiß, daß er zu jedem dieser fünf Abschnitte Angaben braucht. Während der Anamnese folgt er dem Gedankenfluß des Patienten und geht jeder Äußerung nach. Der Arzt soll versuchen, offene Fragen zu stellen und solche zu vermeiden, die mit ja oder nein beantwortet werden können. Er soll direkte Fragen möglichst unterlassen, da er sonst in erster Linie Informationen erhält, die seinen in den Patienten hineingefragten Vorstellungen entsprechen und weniger Aussagen über die Überlegungen, Vorstellungen, Erlebnisse und Gefühle des Patienten ergeben.

Morgan und Engel schlagen folgenden ***Grundplan zur Erhebung einer Anamnese*** vor. Dieses Schema soll lediglich eine Orientierungshilfe oder Anleitung darstellen. Dabei sollte klar sein, daß jede Anamneseerhebung anders verläuft. Wichtig erscheint, daß der Arzt versucht, seine eigenen Gedanken und Gefühle, die während der Anamneseerhebung auftreten, mitzuerfassen, da diese Wahrnehmungen wichtige diagnostische Kriterien zum Verständnis des Patienten darstellen.

Weiterhin ist von Bedeutung, daß die Art des Händedrucks, die Körperhaltung, der Gesichtsausdruck und die Redeweise des Patienten mitbeobachtet und im Zusammenhang mit dem Gesprächsinhalt und der Persönlichkeit des Patienten zu verstehen versucht werden („averbale Kommunikation").

Grundplan der Anamneseerhebung nach Morgan und Engel

Erster Schritt:
Der Arzt begrüßt den Patienten, stellt sich vor und erklärt ihm seine Rolle. Diese Forderung erscheint banal, ist es angesichts der medizinischen Praxis aber leider nicht.

Zweiter Schritt:
Er erkundigt sich, wie sich der Patient jetzt fühlt. Bevor er weiterfährt, bemüht er sich, es dem Patienten so bequem wie möglich zu machen.

Dritter Schritt:
Er fordert den Patienten auf, alle Beschwerden zu beschreiben, die ihn ins Krankenhaus geführt haben (jetziges Leiden).

Vierter Schritt:
Er geht im einzelnen den Symptomen des jetzigen Leidens nach und berücksichtigt dabei besonders, in welcher Reihenfolge die einzelnen Symptome aufgetreten sind; er achtet auf ihre Merkmale und ihre Wechselbeziehungen (jetziges Leiden). Jedes Symptom wird nach sieben Kategorien untersucht:

- Lokalisation
- Qualität (z.B. brennender oder stechender Schmerz)
- Intensität (Stärke des Schmerzes)
- Zeitliche Zusammenhänge (Zeitpunkt des Auftretens, Verlauf: periodisch, wehenartig, Dauerschmerz?)
- Begleitumstände (körperliche Anstrengung, Aufregung usw.?)

- Einflüsse, welche die Beschwerden verstärken oder erleichtern
- Die Begleitsymptome: Welche anderen Symptome begleiten das Symptom?

Zugleich verfolgt er genau die spontanen Äußerungen des Patienten über die begleitenden Lebensumstände, über frühere Krankheiten, über den Gesundheitszustand seiner Familie und über seine zwischenmenschlichen Beziehungen (persönliche Anamnese, Familienanamnese, Entwicklungs- und Sozialanamnese).

Fünfter Schritt:
Er versucht, frühere Leiden des Patienten genau zu verstehen, und knüpft dabei an bereits Erwähntes an (persönliche Anamnese).

Sechster Schritt:
Er erkundigt sich genau nach den einzelnen Familienmitgliedern, zuerst nach den schon erwähnten. Er fragt nach ihrer Gesundheit sowie nach ihrer Beziehung zum Patienten (Familienanamnese, Entwicklungs- und Sozialanamnese).

Siebter Schritt:
Er erforscht die jetzigen Lebensumstände und die frühere Entwicklung des Patienten. Dabei bezieht er sich wiederum auf Angaben, die der Patient bereits geäußert hat.

Achter Schritt:
Er fragt systematisch nach Beschwerden in jeder Körperregion (Systemübersicht).

Neunter Schritt:
Er erkundigt sich, ob der Patient noch etwas beifügen oder fragen möchte, vergewissert sich bei einzelnen wichtigen Angaben, daß er sie genau begriffen hat und setzt den Patienten über die folgenden Untersuchungen ins Bild.

Vielfach wird behauptet, daß das Erheben einer solch ausführlichen Anamnese sehr zeitaufwendig sei. Hierzu möchten wir bemerken, daß durch das Erheben einer exakten Anamnese, in der eine Vertrauensbeziehung zu dem Patienten hergestellt werden kann, bei der weiteren Behandlung unter Umständen sehr viel Zeit gespart wird. Natürlich muß diese Untersuchungstechnik trainiert werden. Der Gewinn ist aber, daß man so Informationen über die somatischen *und* psychischen Bedingungen auf verbalem *und* averbalem Wege erhält. Der ganzheitliche Zugang zum Patienten wird so durch das erste Gespräch mit ihm eröffnet und nicht verschlossen.

9.4 Spezielle diagnostische Verfahren

Die Diagnosen in der Psychosomatischen Medizin werden gegenwärtig nach zwei **Klassifikationssystemen** verschlüsselt: der Internationalen Klassifikation psychischer Störungen der WHO, abgekürzt: **ICD-10**, und dem Diagnostischen und Statistischen Manual psychischer Störungen (**DSM-IV**) der Amerikanischen Psychiatrischen Vereinigung (American Psychiatric Association) (→ Kap.1.1). Letzteres wird vorwiegend in der Psychiatrie, insbesondere im universitären Rahmen eingesetzt. Zu beiden Klassifikationssystemen gibt es Diagnose-Checklisten und unterschiedliche strukturierte diagnostische Interviews; für das DSM-IV das *Strukturierte Klinische Interview* (**SKID** I, II) und kombiniert für die ICD-10 und das DSM-IV das *Composite International Diagnostic Interview* **(CIDI)** sowie das *Diagnostische Interview bei psychischen Störungen* **(DIPS)** und dessen Kurzversion (Mini-DIPS).

Seit 1996 gibt es auch eine von deutschen Psychosomatikern und Psychotherapeuten entwickelte *Operationalisierte Psychodynamische Diagnostik*, die **OPD**, mit der angestrebt wird, zwischen ausschließlich deskriptiven Systemen einerseits und psychodynamischer Diagnostik andererseits zu vermitteln. Erhoben werden diese Befunde in einem speziellen manualisierten Interview. Das Referenzsystem sind fünf Achsen (Krankheitserleben und Psychotherapiemotivation, Beziehung, Konflikt, Struktur, syndromale Diagnose nach der ICD-10).

Die klinische Diagnostik wird durch eine spezifische **psychometrische Diagnostik** ergänzt. Diese besteht aus *strukturierten Interviews*, bezogen meist auf bestimmte Störungsbilder (z.B. Zwangsstörungen, Persönlichkeitsstörungen), *Fragebögen* (Inventare), bezogen entweder auf nosologische Einheiten (z.B. Persönlichkeitsinventare) oder auf bestimmte psychopathologische Symptome (z.B. Angst-, Depressionsfragebögen). Gegenstand von Fragebögen kann auch die psychosoziale Situation (Partnerschafts- und Familiendiagnostik) und der Umgang mit Krankheit (z.B. Fragebogen zur Krankheitsverarbeitung, zur Lebensqualität) sein. Unterschieden werden Selbst- und Fremdbeurteilungsskalen. In letzteren wird die Einschätzung des Patienten bzw. seiner Symptome durch Partner, Familienangehörige, Ärzte und Therapeuten erhoben. Bei der Fremdbeurteilung handelt es sich meist um sogenannte ***Ratings*** durch trainierte Beurteiler (Rater, deswegen „Rating-Skalen") und bei der Selbstbeurteilung meist um ***Inventare*** (= Fragebögen).

9.5 Die Entscheidungskette zur Psychotherapie (Differentialindikation)

In diesem Abschnitt geht es um die schwierige Frage, *welche Therapie* für *welchen Patienten* zu *welchem Zeitpunkt* erforderlich und erfolgversprechend ist. Durch die methodenbezogene Ausbildung der jeweiligen Psychotherapeuten wurde und wird von diesen meist nur die Therapieform empfohlen, in der sie selbst ausgebildet sind. Dies dürfte in der Vergangenheit oft der Grund für unbefriedigende Ergebnisse von Psychotherapien gewesen sein. Bei Goethe heißt es: „Man sieht nur, was man kennt." In jüngster Zeit beginnt sich hier etwas zu ändern, und es werden deutlich mehr Indikationen für differierende Verfahren gestellt **(Differentialindikationen)**. Gegenwärtig sieht es allerdings so aus, als ob es eher die psychoanalytisch orientierten Psychotherapeuten sind, die zu Verhaltenstherapeuten überweisen, als umgekehrt.

Der **Allgemeinarzt** bzw. **Facharzt ohne psychotherapeutische Weiterbildung** sollte in der Lage sein zu erkennen, ob bei der

Auslösung oder Unterhaltung der Krankheit psychische und soziale Faktoren eine wesentliche Rolle spielen. Verfügt der Praktiker oder der Facharzt über eine psychotherapeutische Weiterbildung (bis hin zur **Bereichsbezeichnung „Psychotherapie"**), kann er selbst Methoden der sogenannten **Psychosomatischen Grundversorgung** zum Einsatz bringen. Er sollte am Ende einer Anamneseerhebung zu der Entscheidung in der Lage sein, ob mit weiteren ärztlichen Gesprächen, Entspannungs- oder suggestiven Verfahren ein Erfolg zu erzielen sein wird, oder ob er den Patienten an einen niedergelassenen Psychotherapeuten (entweder einen Facharzt für Psychotherapeutische Medizin oder einen psychologischen Psychotherapeuten) oder an eine entsprechende Ambulanz überweisen muß. Bei schwerer gestörten Patienten wird er eine direkte Einweisung in eine Psychosomatische Klinik veranlassen.

Der **ärztliche Fachpsychotherapeut (Facharzt für Psychotherapeutische Medizin)** oder der **psychologische Fachpsychotherapeut** sollte aufgrund seiner Ausbildung Grundprinzipien und Möglichkeiten verschiedener psychotherapeutischer Verfahren kennen und anwenden können. Zumindest in den beiden Grundverfahren (Psychoanalytische Psychotherapie und Verhaltenstherapie) sollte er praktische Erfahrungen haben. Er wird künftig auch zur Differentialindikation für verschiedene Psychotherapieverfahren in der Lage sein. Schließlich geht es bei ihm um die generelle Entscheidung, ob stationäre oder ambulante Therapie das geeignetere und wirtschaftlichere Mittel ist. In der Praxis ergibt sich oft die Situation, daß bei vielen schwerer gestörten Patienten zunächst eine *stationäre Psychotherapie* (→ Kap. 10.12) sinnvoll ist. Im stationären Bereich findet der Patient durch die Bündelung von verschiedenen, insbesondere von averbalen und erlebnisorientierten Therapieansätzen und auch durch die Trennung von seinem oft belastenden sozialen Umfeld rascher einen Bezug zu sich selbst und seinem Leiden, als in den hauptsächlich verbal orientierten ambulanten Verfahren. So erweist sich der Umweg über die stationäre Psychotherapie als der oft kürzere Weg zur ambulanten. Motivation und Mitarbeit des Patienten können so verstärkt und die Hemmung des Patienten vor der Befassung mit seiner Innenwelt vermindert werden.

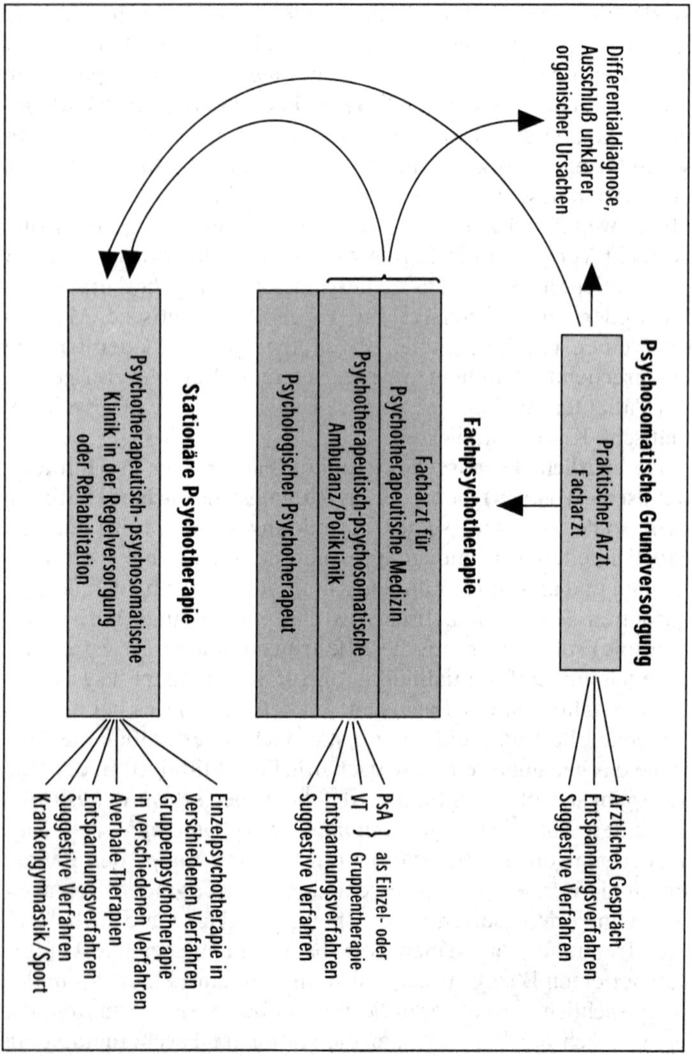

Abb. 9.1 Die psychotherapeutische Versorgungskette (BRD)

Für die psychotherapeutische Versorgung der Bevölkerung ergibt sich auf diese Weise eine ***dreistufige Versorgungsstruktur***: An der *Basis* der Allgemeinarzt mit den Möglichkeiten der Psychosomatischen Grundversorgung (→ Kap.10.4.2), auf der *mittleren Ebene* spezielle Fachpsychotherapie in ärztlicher oder psychologischer Hand, wobei beim Facharzt für Psychotherapeutische Medizin noch Aufgaben der Differentialdiagnostik, der Notfallpsychotherapie, der ergänzenden Pharmakotherapie und gegebenenfalls des Ausschlusses körperlicher Krankheitsursachen hinzukommen. Diese Aufgaben werden künftig auch von entsprechend ausgebildeten Psychiatern (Facharzt für Psychiatrie und Psychotherapie) mit übernommen werden, wobei gegenwärtig noch offen ist, ob neue Strukturen der psychiatrischen Praxis neben der Sprechstundenarbeit auch qualifizierte Psychotherapien in nennenswertem Umfang zulassen. Auf einer *dritten Stufe* wären die stationäre Versorgung bzw. die verschiedenen Spezialtherapien, wie z.B. die psychoanalytische (Bereichsbezeichnung „Psychoanalyse"), anzusiedeln.

10
Psychotherapeutische Behandlungsmethoden

Unter dem Begriff der Psychotherapie wird heute eine Reihe von Behandlungsverfahren subsumiert. Deren Gemeinsamkeit besteht nur darin, daß sie allesamt pathologische Erscheinungen mit psychologischen Mitteln angehen. In den letzten 2 Jahrzehnten ist es zu einer Springflut von Verfahren gekommen, die teilweise über Nacht zu Illustriertenruhm gelangten und genauso schnell wieder fallengelassen wurden. Die größte Bedeutung als methodenorientierte Verfahren haben die psychoanalytische/psychodynamische Psychotherapie und die Verhaltenstherapie gewonnen. Auf sie soll in der Folge vor allem eingegangen werden, wobei – wie schon in der Darstellung der Neurosenpsychologie – der Akzent auf der Psychoanalyse liegen wird. Eine gute Übersicht bietet das Lehrbuch der Psychotherapie von Heigl-Evers, Heigl, Ott und Rüger 1997.

Psychotherapie ist (nach Strotzka 1975)

- ein bewußter und geplanter *interaktioneller* Prozeß
- zur *Beeinflussung* von Verhaltensstörungen und Leidenszuständen,
- die nach Konsensus (z.B. Arzt und Patient) für *behandlungsbedürftig* gehalten werden,
- mit *psychologischen Mitteln* (durch Kommunikation)
- in Richtung auf ein definiertes *Ziel* (z.B. Symptomminimalisierung),
- mittels *lehrbarer Techniken* auf der Basis einer Theorie des normalen und pathologischen Verhaltens.

Die Einordnung der verschiedenen Psychotherapieverfahren unter klassifizierende Oberbegriffe ist schwierig, weil einzelne Verfahren mit gleichem Recht der einen wie der anderen Kategorie zugeordnet werden können. Mit einer gewissen Berechtigung und Übereinstimmung lassen sich jedoch konfliktzentrierte, suggestive, entspannende, erlebnisorientierte und lerntheoretische Verfahren voneinander unterscheiden. Weiter sollen Gesprächstechniken (das ärztliche Gespräch und die Gesprächstherapie) dargestellt werden. Im Anschluß soll auf Fragen der Gruppenpsychotherapie und der stationären Psychotherapie eingegangen werden.

Die Krankenkassen übernehmen die Kosten für folgende Psychotherapieaufwendungen:
- Psychosomatische Differentialdiagnose
- Psychosomatische Grundversorgung
- Tiefenpsychologisch fundierte Psychotherapie*
- Analytische Psychotherapie*
- Verhaltenstherapie*
- Entspannungsverfahren*
- Hypnose
- Stationäre Psychotherapie

*als Einzel- oder Gruppentherapie — Stand 1998

10.1 Die psychoanalytischen/psychodynamischen Verfahren

Das klassische konfliktzentrierte Psychotherapieverfahren, das während Jahrzehnten überhaupt mit dem Begriff Psychotherapie identisch war, ist die Psychoanalyse. Die Psychoanalyse als Therapieverfahren wurde von Sigmund Freud (1856–1939) entwikkelt. Zentrum des Verfahrens ist die Arbeit am unbewußten Konflikt, den der Psychoanalytiker durch Interpretation (Deutung) zur Auflösung bringt.

Die psychoanalytischen Therapieformen sind durch folgende Charakteristika gekennzeichnet:
- Ein spezifisches äußeres Setting (Rahmen)
- Die freie Assoziation spielt bei der „Materialgewinnung“ eine wichtige Rolle.

- Die Auflösung unbewußter Konflikte steht im Zentrum der therapeutischen Arbeit; dabei kommt
- der Bearbeitung von Übertragung und Widerstand entscheidende Bedeutung zu.
- Der Verschränkung von Übertragung und Gegenübertragung wird eine bedeutsame Rolle zugeschrieben.

Bei der klassischen Form des Verfahrens der **Psychoanalyse im eigentlichen Sinn** finden die Sitzungen 3- bis sogar 5mal pro Woche statt. Der Patient ruht auf einer Couch, der Therapeut sitzt außerhalb seines Gesichtsfeldes hinter oder seitlich neben ihm. Dieses Setting geht direkt auf die Hypnosepraxis zurück, mit der Freud seine Arbeit anfing. Indirekt aber beruht es auf der alten ärztlichen Erfahrung, daß der liegende Patient besser entspannt ist und seine Aufmerksamkeit stärker sich selbst zuwendet. Was Freud anfangs nicht wissen konnte, wohl aber intuitiv erfaßt hatte, ist, daß dieses Arrangement in erstaunlichem Maße die therapeutisch notwendige *Regression* fördert. Regression meint hier emotionalen Rückschritt auf ontogenetisch früheres Verhalten, d.h. erneutes Erleben, Reaktivierung der alten Konflikte und – was therapeutisch am wichtigsten ist – der Versuch des Patienten, innerhalb der psychoanalytischen Situation die pathogene infantile Situation wieder herzustellen. An diesem Punkt setzt die eigentliche psychoanalytische Arbeit an. – Am Beginn der Behandlung fordert man den Patienten auf, alles auszusprechen, was ihm durch den Kopf geht, und keine Auswahl zu treffen. Man gibt ihm damit die Anweisung für das, was technisch „freies Assoziieren" genannt wird.

Ursprünglich hatte die Deutung der ***Träume*** des Patienten einen besonderen Stellenwert. Freud sprach von einem „Königsweg zum Unbewußten". Hier ist eine gewisse Wandlung eingetreten. Viele Therapeuten fordern den Patienten nicht mehr besonders auf, Träume zu berichten und auch nicht, sie aufzuschreiben. Sie sind Material, wie alles andere auch – freilich besonders interessantes. Die Es-Kräfte sind im Traum besser faßbar, und die „Zensur" des Über-Ich scheint im Schlaf deutlich herabgesetzt. Berichtet der Patient einen Traum, so geht man nach dem vor, was er dazu assoziiert. Hat er keine Einfälle dazu, dann verzichtet man in der Regel auf eine Interpretation des Traumes. (Symboldeutungen, die in der Laienvorstellung eine so wichtige Stellung einnehmen, haben in der Psychoanalyse eine zweitrangige Bedeutung und dienen mehr der Hypothesenbildung des Therapeuten.)

Die verschiedenen ***Interventionsformen*** des Psychoanalytikers lassen sich am Beispiel des Umgangs mit Träumen aufzeigen: Macht man den Patienten zum Beispiel darauf aufmerksam, daß ihm „absolut nichts" zu seinen Träumen einfällt, dann handelt es sich um die einfachste Form einer Intervention – um die sogenannte *Konfrontation.* Man stellt den Patienten gleichsam sich selbst gegenüber, man beschreibt ihm seinen Umgang mit sich selbst. Etwas weitergehend ist die *Klärung.* Etwa wenn der Patient behauptet, er habe sehr wohl zu dem Traum etwas gesagt, tatsächlich aber das Thema sofort gewechselt und über etwas anderes weitergesprochen hat. Man geht dann mit ihm die Situation noch einmal durch, zeigt ihm, wo er das Thema wechselte, und daß er tatsächlich zu dem eigentlichen Traum nichts gesagt hatte. Die dritte Möglichkeit des therapeutischen Eingriffs, das eigentliche Vehikel der analytischen Therapie, ist die *Deutung* (Greenson: confrontation, clarification, interpretation). Das heißt, man sagt dem Patienten, was man für die Ursache seines Verhaltens hält. Im genannten Falle: „Sie haben große Angst, daß der Traum Ihnen etwas Unangenehmes sagen könnte, und deshalb war es leichter für Sie, daß Ihnen zu diesem Thema überhaupt nichts in den Sinn kam." Der in diesem Beispiel sehr allgemein gehaltene Charakter der Deutung zeigt, daß auch innerhalb dieses Mittels eine Reihe von sehr unterschiedlichen Nuancen möglich sind. Wichtig ist der rechte Zeitpunkt einer Deutung. Eine „zu frühe" Deutung kann den Ablauf der Behandlung erheblich stören. Sie wird eher den „Widerstand" des Patienten verstärken. Weitere Mittel der Technik sind das sogenannte *Durcharbeiten* (von Konfliktzusammenhängen) und die *Rekonstruktion* (biographischer Abläufe).

Das Konzept vom ***Widerstand*** ist eines der wichtigsten der Psychoanalyse. Obwohl die Therapie das Ich erstarken lassen soll, wehrt es sich mit seinen unbewußten Anteilen gegen diese Hilfe, um sich die Unlust zu ersparen, während gleichzeitig die bewußten Anteile des Ichs, mit denen sich der Therapeut verbündet *(Arbeitsbündnis)*, Interesse am Fortschritt der Therapie haben. Freud: „Das ist eine so sonderbare Tatsache, daß wir nicht viel Glauben für sie erwarten dürfen." ***Widerstandsanalyse*** heißt, dem Patienten immer wieder zu zeigen, wie seine unbewußten Persönlichkeitsanteile ständig den Erfolg der Behandlung zu sabotieren suchen. Man versucht also, innerhalb der Therapie das voranzutreiben, was man eine ***therapeutische Ich-Spaltung*** nennt: Es geht um die Spaltung des Ichs in einen *erlebenden* und einen *beobachtenden Teil.* In geduldiger Arbeit muß dem Patienten – oft sehr zu dessen Unbehagen – gezeigt werden, daß seine Müdigkeit in der Stunde, sein Schweigen, sein Redefluß ohne Punkt und Komma, daß diese und andere Phänomene plötzlich sinnvoll verstehbar werden, wenn man sie unter dem Gesichtspunkt sieht, daß es in ihm Kräfte gibt, die den Erfolg der Behandlung verhindern wollen.

Therapietechnisch wird zuerst gezeigt, *daß* es einen Widerstand im Patienten gibt, dann, *wie* er beschaffen ist, und erst zuletzt, *was* der Widerstand eigentlich abwehrt. Die eigentliche Deutung des Unbewußten erfolgt somit eher später als früher in der Psychoanalyse.

Eine der bekanntesten Widerstandsformen ist das sogenannte ***Agieren***. Agieren heißt ursprünglich: *Handeln aus unbewußter Motivation*. In der Analyse, wo das Instrument der Therapie das Wort, das Verbalisieren ist, muß jedes Handeln des Patienten als ein erheblicher Störfaktor, als Widerstand wirken. Wenn der Patient darauf besteht, seinen Konflikt auszuagieren (Freud: wiederholen) und nicht zu verbalisieren (Freud: erinnern), dann rührt das an die Möglichkeiten und Grenzen der Methode überhaupt. Störungen, bei welchen die Patienten überwiegend ihre Probleme ausagieren müssen und nicht in der Lage sind, sie zu verbalisieren, sind letztlich für die psychoanalytische Therapie kontraindiziert. (Für sie wäre zum Beispiel die Gestalttherapie oder das Psychodrama geeigneter; → Kap. 10.5 und Kap. 10.11.) In der Entwicklung der Psychoanalyse wurde schon früh sichtbar, daß die Deutung des Widerstandes, überhaupt des Unbewußten nicht ausreicht, sondern daß ein unermüdliches *„Durcharbeiten"* des Therapeuten notwendig ist, indem er den Patienten immer wieder auf seine unbewußte Problematik zurückführt. Daß ein unbewußtes Problem durch eine einmalige Deutung schlagartig gelöst wird, ist eine ausgesprochene Seltenheit.

Als stärksten Widerstand gegen die Behandlung hatte Freud die sogenannte ***Übertragung*** bezeichnet. In der Praxis ist Übertragungsanalyse oft kaum von Widerstandsanalyse zu trennen, weil sich diese beiden Faktoren häufig untrennbar verbinden.

Freud war in den 90er Jahren, als er seine ersten Therapien durchführte und Vorformen des analytischen Verfahrens entwickelte, aufgefallen, daß seine Patienten während der Behandlung sehr intensive Gefühle (Verliebtheit, Aggressionen und andere) auf ihn richteten, die sich nicht einfach aus der Hier-und-jetzt-Situation der Therapie erklären ließen. So entwickelte er die Hypothese, daß diese Gefühlsbereitschaft anderswoher stammt, in den Patienten vorbereitet war und bei der Gelegenheit der analytischen Behandlung auf die Person des Arztes übertragen wird, daß also eine *Wiederholung* älterer, meist infantiler Haltungen am *Medium des Therapeuten* stattfindet.

Dieses Phänomen bezeichnete Freud dann als *Übertragung* und sprach, je nach Zuneigung oder Ablehnung, von positiver oder negativer Übertragung. Man sollte sich klarmachen, daß die positive Übertragung, die Etablierung einer „guten" und verläßlichen Gefühlseinstellung dem Arzt gegenüber, das eigentliche *Vehikel der Therapie* ist. Diese positive Basis läßt den Patienten letztlich die Belastungen der Therapie „aushalten". Es hat sich als sinnvoll herausgestellt, von der positiven Übertragung das ***Arbeitsbündnis*** abzugrenzen. Damit ist eine Realitätsbeziehung zwischen Therapeut und Patient gemeint, die auch unabhängig von der jeweiligen Übertragungssituation verläßlich sein muß – sonst wäre und ist Psychotherapie nicht möglich.

Die Übertragung stellt also einerseits die unerläßliche basale Beziehung zwischen Patient und Therapeut sicher, andererseits führt sie – eben weil sie etwas überträgt – in Konflikte. Greenson sprach in diesem Zusammenhang von der Übertragung als „Mißverständnis der Gegenwart in Begriffen der Vergangenheit". Insofern ist Übertragung ein Anachronismus, ein Irrtum in der Zeit. Für die Psychoneurosen („Übertragungsneurosen") gilt, daß durch die Übertragung auf den Therapeuten dieser und die

Psychoanalyse während der Behandlung das Zentrum der emotionalen Konflikte des Patienten werden. Das ist therapeutisch so erwartet. Aus dem ubiquitären Phänomen der Übertragung wird hier das angestrebte *therapeutische Artefakt* der *„Übertragungsneurose"*. Hier wird also die analytische Grundforderung, nicht über pathogene Zustände aufzuklären, sondern den Patienten diese erleben zu lassen, optimal erfüllt. Freud hatte schon am Beginn seiner therapeutischen Arbeit verstanden, daß das bloße (emotionslose) Erinnern und Verstehen zu keiner therapeutischen Veränderung führt.

Der ***Begriff der Übertragung*** hat eine verschieden weite Anwendung erfahren. Der allgemeinste Gebrauch sieht Übertragung als

- *ubiquitäres Phänomen*, weil rasch sichtbar wurde, daß Übertragungsprozesse natürlich nicht nur zwischen Arzt und Patient, sondern überall, zum Beispiel in Partnerbeziehungen (Übertragung der Mutter auf die Ehefrau!) oder im Berufsleben (Übertragung des Vaters auf den Chef!) vorkommen.
- Eine engere Verwendung begrenzt den Begriff auf die *Gefühle des Patienten* in therapeutischen Situationen. Hier wäre zum Beispiel auch noch dann von Übertragung zu reden, wenn etwa ein internistischer Patient zu seinem Stationsarzt eine bestimmte Form emotionaler Beziehung entwickelt, die für den Behandler genauso lästig wie angenehm sein kann. Speziell ist natürlich die Übertragung in psychotherapeutischen Situationen gemeint.
- Die stärkste Einengung erfuhr der Begriff als Bezeichnung nur der *pathologischen Gefühlsäußerungen* des Patienten innerhalb von Psychotherapie. Wir haben im Rahmen dieses Bandes Übertragung meist als allgemeines Phänomen der Arzt-Patient-Beziehung angesprochen.

Eine ähnliche Weite der Verwendung gilt für den Begriff der ***Gegenübertragung.*** Freud verstand darunter lediglich den Einfluß des Patienten auf die unbewußten Gefühle des Arztes. Er betonte, daß jeder Psychoanalytiker nur so weit komme, als er seine eigenen Komplexe und inneren Widerstände bearbeitet habe, d.h., daß sich Freud einer Verschränkung von Übertragung und Gegenübertragung bereits bewußt war, ohne diesen Punkt stärker zu betonen. Die heutige Betrachtung sieht die Gegenübertragung nicht mehr als unerwünschte neurotische Reaktion des Therapeuten auf die Übertragungsneurose des Patienten, sondern versteht die durch die Übertragungsgefühle des Patienten ausgelösten Regungen im Therapeuten als komplementäres Phänomen. Durch die Beachtung der eigenen Emotionen in bezug auf den Patienten – das ist ja mit Gegenübertragung gemeint – erhält der Therapeut ein positiv zu bewertendes diagnostisches Mittel und Forschungsinstrument für die unbewußten Prozesse des Patienten. Wesentlich ist, daß der Analytiker die übertragenen Gefühle aushält und versucht, sie zu verstehen, statt sie wie der Patient abzureagieren. Die Gegenübertragung stellt ein wichtiges Hilfsmittel zum Verständnis der Übertragung dar.

Aus dieser Handhabung der Übertragung und Gegenübertragung als dem eigentlichen Medium der psychoanalytischen Technik leiten sich zwei Forderungen für den Analytiker ab:

1. Er muß eine ausreichende persönliche Analyse absolviert haben, um sicher zu sein, daß seine eigenen Reaktionen nicht mit den Konflikten des Patienten interferieren.
2. Die andere sich ergebende Forderung ist eine Zurückhaltung des Therapeuten gegenüber den Angeboten, Provokationen, Versuchungen, Aggressionen usw. des Patienten. Das ist mit der sogenannten ***Abstinenzregel*** gemeint. Was der Patient während der Behandlung verbalisiert, wird mit ihm besprochen, aber es wird nicht darauf eingegangen. Damit hat die Abstinenz des Therapeuten für den Patienten eine *Schutzfunktion*, weil er so sicher sein kann, daß er jede Empfindung äußern darf, ohne daß eine Gefahr des Mißbrauchs durch den Therapeuten besteht.

Dieses klassische Verfahren wurde deshalb ausführlicher beschrieben, weil in der Quintessenz alle heute häufiger angewandten abgeleiteten psychoanalytischen Verfahren auf ihm basieren. Es sind dies vor allem:

- die **psychoanalytisch orientierte Psychotherapie** (synonym oder als sehr ähnliche Verfahren bezeichnend werden auch die Namen **„analytische Psychotherapie“**, „psychoanalytische Psychotherapie“ und „dynamische Psychotherapie“ verwandt) und

- die **psychoanalytische Kurzpsychotherapie**. Sie wird auch **Fokaltherapie** genannt (weil sie auf einen bestimmten Konfliktfokus abzielt) und wurde in den 60er Jahren von D. Malan und M. Balint entwickelt. Das Verfahren intendiert, nur einen bestimmten, vorher definierten Konflikt des Patienten anzugehen und verzichtet auf weitergehende Interpretationen. Besonders bei dieser Methode wurde empirische Psychotherapieforschung systematisch eingesetzt. Es ist auch das Verfahren, das sich am breitesten als zusätzliche – und jeweils spezifisch modifizierte – Therapie bei sonst somatisch behandelten Krankheitszuständen eignet.

Bei beiden Verfahren gibt es schon formal deutliche Unterschiede zur *„Standardtechnik“*. Diese Unterschiede beziehen sich in erster Linie auf das äußere Arrangement: Die *Frequenz* der Sitzungen liegt bei 1- oder 2mal in der Woche oder ihre Anzahl wird wie bei der Fokaltherapie überhaupt limitiert (auf 15–40 Sitzungen). Die Dauer der analytischen Psychotherapie liegt in einem mittleren Bereich zwischen 60 und 120 Sitzungen. Bei diesen modifizierten Verfahren *sitzen* sich Patient und Therapeut auch gegenüber. Es gibt eine Reihe von Unterschieden in der *Behandlungstechnik*, auf die hier nicht eingegangen werden soll. Das wichtigste Merkmal ist jedoch, daß man versucht, die beim klassischen Verfahren angestrebte Regression eher gering zu halten.

Die ***Indikation*** erfolgt positiv und nicht mehr durch Ausschluß („nicht analysefähig“). Für eine niederfrequente analytische Psychotherapie kommen zum einen Patienten in Frage, die nur leichtere Probleme haben, diese aber auf eine analytische Weise angehen wollen. Zum anderen ist das Verfahren die Methode der Wahl für alle Störungen, denen eine weitergehende Regression nicht zuträglich wäre. Es gilt dies insbesondere für die Ich-strukturellen Störungen (→ Kap. 1.6.2–3), für die schizoiden und narzißtischen Neurosen, für Patienten mit psychotischen Episoden und für eine Reihe von klassischen Neurosen, bei denen der Therapeut den Eindruck hat, daß mit weniger Aufwand auch ein ausreichender Erfolg zu erzielen ist. (O. Fenichel 1945: „Wenn ein therapeutischer Erfolg mit geringerem Aufwand erreichbar scheint, sollte man auf keinen Fall eine Psychoanalyse beginnen.“)

10.2 Die lerntheoretischen Verfahren (Verhaltenstherapie)

Den lerntheoretischen Verfahren ist gemeinsam, daß sie auf der experimentellen Lernpsychologie basieren. Heute werden diese Verfahren meist einheitlich als **Verhaltenstherapie** benannt, was aber darüber hinwegtäuscht, daß es sich um eine große Zahl teilweise sehr unterschiedlicher Methoden mit divergierendem theoretischen Hintergrund handelt. Im Gegensatz zu den Ansätzen, die auf der psychodynamischen Basis Freuds beruhen, sieht die Lerntheorie in der Neurose keine Folgen von unbewußten Konflikten, sondern *erlernte* Fehlverhaltensweisen, die durch neue, therapeutisch induzierte Lernprozesse korrigiert werden können.

Die Vorstellung, daß Neurosen Folge von lerntheoretisch beschreibbaren Variablen sind, wurde zuerst von I. Pawlow (1849–1936) und seinen Schülern entwickelt. In ihrem Petersburger Laboratorium zeigten sie in den 20er Jahren, daß sich durch bestimmte Arrangements bei Hunden den menschlichen Neurosen ähnliche Zustände hervorrufen lassen, die sie „experimentelle Neurosen“ nannten. Eine klassische Anordnung sah so aus: Ein Hund hat gelernt, bei Exposition eines kreisförmigen Reizes einen Hebel zu drücken, um einen gleichzeitig auftretenden schmerzhaften Stromreiz zu vermeiden. Bei Exposition einer Ellipse, so hat er gelernt, braucht der Hebel nicht betätigt zu werden, weil dann der Stromreiz nicht auftritt. Wenn man nun Zwischenformen zwischen Ellipse und Kreis anbietet, die für das Tier immer schwieriger unterscheidbar werden, und ihm damit die Möglichkeit nimmt, die schmerzenden Stromreize abzustellen, dann entwickelt der Hund ein extrem gestörtes Verhalten. Es kommt zu Schlaflosigkeit, massiver Unruhe, Angstzuständen u. a. m.

Eine systematische Übertragung lerntheoretischer Prinzipien (→ Kap. 1.6.4) auf die Neurosen des Menschen erfolgte in größerem Maßstab jedoch erst in den 50er Jahren. Dabei waren es vor allem zwei Methoden, die besondere Beachtung fanden: das operante Konditionieren (B. F. Skinner) und die Desensibilisierung (J. Wolpe). Trotz der guten methodischen Beschreibbarkeit des Arrangements besteht letztlich noch keine Sicherheit darüber, welches die eigentlich wirksamen Faktoren der Verfahren sind. Das praktische Vorgehen in der Verhaltenstherapie verfügt über bewährte Elemente. Am Beginn eines Behandlungsplanes steht die möglichst exakte Analyse der einzelnen Störung bzw. des gestörten Verhaltens. Die Aufstellung einer ***funktionalen Analyse*** der Verhaltensstörung dient der Suche nach den pathogenen Reizen und ihrer Verknüpfungen, von denen man annimmt, daß sie das Verhalten beeinflussen. Die eigentliche Therapie besteht dann in einer systematischen Manipulation dieser Reize, so daß es zu einer Verringerung von Fehlverhalten kommt.

Mittel des therapeutischen Vorgehens bei der Verhaltenstherapie sind die einzelnen Techniken. Die Zahl dieser Therapietechniken ist groß, benannt wurden bis zu 200 Verfahren, die sich zum Teil kaum oder gar nicht unterschieden. So ist in der Praxis zum Beispiel die *rational-emotive Therapie* von Ellis, der aus der Humanistischen Psychologie kommt, der *kognitiven Therapie* von A. Beck ausgesprochen ähnlich, und beide wurden von der *kognitiven Verhaltenstherapie* weitgehend aufgenommen bzw. aufgesogen. H. Reinecker (1986) nennt in seinem systematischen Beitrag acht übergeordnete Therapietechniken:

- Konfrontationsverfahren (besonders bei Ängsten)
- Operante Methoden
- Aversionsverfahren
- Modell-Lernen
- Training in Selbstsicherheit
- Verdecktes Konditionieren
- Methoden der kognitiven Umstrukturierung
- Selbstkontrolle

Diese praxisorientierte Gliederung spezifiziert die ältere Einteilung (Bergold und Selg), welche die Aneignungstechniken den

Beseitigungstechniken gegenübergestellt hatte. *Aneignungstechniken* sind solche, die eingesetzt werden, um dem Behandelten neue Verhaltensweisen zu vermitteln; *Beseitigungstechniken* dienen dem Abbau unerwünschten Verhaltens.

Die klassische ***Beseitigungstechnik***, mit der auch Pawlow seine Hunde behandelte,

- ist die **Extinktion**. Extinktion tritt dann auf, wenn der bedingte Reiz nicht mehr mit dem unbedingten Reiz zusammen erfolgt, d.h., wenn eine gelernte Verhaltensweise nicht mehr „verstärkt" wird. In der Praxis ist dieses Verfahren nicht so oft angewandt worden, wie es von der theoretischen Bedeutung her zu erwarten gewesen wäre.
- Seit den späten 70er Jahren ist ein starkes Anwachsen von Therapieformen zu beobachten, denen eine ausgeprägte **Reizkonfrontation** gemeinsam ist. Stampfel hatte bei seiner Implosionstherapie noch die Übersteigerung des Reizes in der Vorstellung empfohlen; die **Reizüberflutung** (flooding) exponiert dagegen den Patienten rasch den stärksten angstauslösenden Reizen in der Realität.
- Beim Habituationstraining wird die **Habituation** als Reizkonfrontation in einer abgestuften Hierarchie versucht.

In der Praxis erwiesen sich die Verfahren mit rascher realer Reizexposition als besonders wirksam. Etwa bei einer Therapie von Angstphänomenen steigen die Ängste hier – gewollt bzw. antizipiert – auf ein Maximum, fallen dann aber bei anwesendem Angstauslöser ab, weil kein Angstanfall unbegrenzt zu verlängern ist. Dieses Erlebnis der nach kurzer Zeit abnehmenden Angst erscheint für die kognitive Umstrukturierung wesentlich. Die wichtigste *therapeutische Anweisung* an den Patienten beim Expositionstraining ist: „Bleibe so lange in der Situation, die dir Angst macht, bis die Angst abgeklungen ist." Man könnte dieses Expositionstraining auch als *Angstmanagement-Training* bezeichnen. Demgegenüber stellt die nachstehend bezeichnete Desensibilisierung eine Art von *Angstmeidungstraining* dar.

Eingesetzt wird die Reizkonfrontation besonders bei den sonst schlecht zugänglichen Zwangsneurosen und vor allem bei diffusen Angststörungen. Auch bei Phobien, die eine Domäne der

Desensibilisierung darstellten, werden sie wegen der raschen Wirkung zunehmend eingesetzt, scheinen dieser aber nicht überlegen zu sein.

- Eine wichtige Beseitigungstechnik, die insbesondere an Phobien erprobt wurde, ist das **systematische Desensitivieren** *(systematische Desensibilisierung)*. Die Erfolge mit der Desensitivierung sind um so größer, je gerichteter und umschriebener die Angst ist. Wolpe begann seine Behandlung, indem er zuerst den Patienten auf einem bequemen Sessel sich entspannen ließ. Er verwandte dazu die Progressive Muskelentspannung (→ Kap. 10.9.2). Danach wurde mit dem Patienten zusammen eine hierarchisch geordnete Reihe von Vorstellungen über das angstmachende Objekt entwickelt, d.h., der Patient legt eine Reihenfolge fest, in der er einen Gegenstand oder eine Situation mehr oder weniger angstmachend als andere erlebt. Während des therapeutischen Ablaufs werden dem Patienten nun, ausgehend von einem Zustand guter Entspannung, angefangen mit den am wenigsten angstmachenden Reizen, nach und nach die immer stärker belastenden Situationen in seine Vorstellung eingeführt. Das heißt, die ganze Therapie findet im Bereich der Imagination statt. Der Patient stellt sich die Situation vor, und der Therapeut bestimmt Dauer und Ende der Vorstellung, beobachtet das Ausmaß der entstehenden Angst und entscheidet, ob auf einen weniger angstmachenden Reiz zurückgeschritten oder mit einem stärker angstmachenden Reiz fortgefahren wird.

Therapeutische Arrangements, die mit dem realen angstmachenden Objekt arbeiten (z.B. bei Tierphobien), werden als In-vivo-Therapie bezeichnet und stellen damit eine Form der direkten Reizkonfrontationsbehandlung dar. Wegen des offensichtlich sehr ökonomischen Einsatzes der Konfrontationstechniken ist der Gebrauch der Desensitivierung seit der Mitte der 80er Jahre rückläufig.

- Als letzte der in diese Reihe gehörenden Techniken ist die **Aversionstherapie** zu besprechen. Das Grundprinzip ist hier, daß das zu vermeidende Verhalten mit einem unangenehmen, aversiven Reiz gekoppelt wird, d.h., daß ein unerwünschtes

Verhalten quasi bestraft wird. So wird etwa die Enuresis mit einem Weckreiz gekoppelt, der sofort erfolgt, wenn der Patient ins Bett gemacht hat. Sexuelle Deviationen sind, natürlich auf Anfrage der Betroffenen, aber aus heutiger Sicht ethisch dennoch fragwürdig, mit dosierbaren Stromstößen aversiv behandelt worden, und auch die Nikotin- und Alkoholabhängigkeit wurde auf diese Weise beeinflußt. Gegenüber der Technik der Reizkonfrontation und des Desensitivierens tritt die Aversionsbehandlung jedoch deutlich in den Hintergrund.

Von den ***Aneignungstechniken,*** als zweiter großer Gruppe von Techniken, ist das

- **operante Konditionieren,** bei dem ein erwünschtes Verhalten eine positive Bekräftigung („Verstärkung") erfährt, das verbreitetste. Das Prinzip ist, daß erwünschtes Verhalten verstärkt und unerwünschtes Verhalten nicht beachtet wird. Man kann sagen, daß operantes Konditionieren die Basis jeder Belohnung ist. Man verstärkt ein erwünschtes Verhalten und fördert seine Wiederholung. Eine bekanntgewordene Anwendung hat das operante Konditionieren in der Technik des *„token economy"* gefunden. Antriebsarme Schizophrene bekamen für spontan durchgeführte Leistungen Spielmarken (tokens), die sie in direkte Vorzüge innerhalb der Anstalt (Essen und anderes) umsetzen konnten. Das erwünschte Verhalten im Sinne einer Zunahme der spontanen Aktivität trat rasch ein. In der verhaltenstherapeutischen Praxis von Bedeutung ist die gleichzeitige Verstärkung erwünschter und Auslöschung unerwünschter Verhaltensweisen, was auch als „differentielle Verstärkung" bezeichnet wird.
- Zunehmende Bedeutung schließlich hat auch die Aneignungstechnik des **Lernens am Modell** (modelling, Bandura) gefunden. Ohne daß der Patient selbst eine direkte Lernhandlung durchführt, kann er Lernschritte vornehmen, indem er sieht, wie Modelle das für ihn problematische Verhalten mühelos durchführen. Dies geschieht meist über Filme (man zeigt etwa tierphobischen Kindern Filme, in denen Kinder mit Tieren angstfrei spielen), oder der Therapeut selbst wird zum Modell, welches die angstbesetzten Inhalte mit ruhiger

Stimme furchtfrei verbalisiert. Spätestens hier wird wieder deutlich, wie sehr sich die einzelnen Techniken überschneiden: In der klassischen Psychoanalyse spielt der ruhige Umgang des Therapeuten mit dem konflikthaften Material eine entscheidende Rolle. Der Prozeß wird dort als Identifizierung des Patienten mit dem Analytiker bezeichnet. Auch in der Gesprächstherapie wird das Lernen am Modell gezielt angestrebt.

Diese Darstellung folgt bisher den klassischen Methoden der Verhaltenstherapie. Seit Mitte der 70er Jahre kam jedoch ein Prozeß in Gang, der als ***„kognitive Wende"*** bezeichnet wird. War im klassisch behaviouristischen Sinne das äußere Lernarrangement alles und der intrapsychische Prozeß ohne Interesse (der Mensch als „black box"), so verließ nun die Mehrzahl der Verhaltenstherapeuten in rascher Folge diese Position und wandte sich den Prozessen von Wahrnehmung und Kognition, teilweise sogar unter Berücksichtigung von Emotionen und inneren Konflikten zu. Es waren jetzt vor allem die Aneignungstechniken, die gezielt zur Veränderung von Einstellungen, Erwartungen, Befürchtungen, Haltungen usw. eingesetzt wurden. Rollenspiel, Techniken zur Selbstkontrolle und -steuerung, Selbstverbalisationstraining, kognitive Therapie, Problemlösungstraining und weitere sind es, die nun als ***„kognitiv behaviourale Therapie"*** zusammengefaßt werden. Wenn wir auch den Autoren eher zustimmen, die keine grundsätzlich neuen Prinzipien wirksam sehen, so ist der Wandel der Verhaltenstherapie von einem mechanistischen Verfahren zu einer Psychotherapie im weiteren Sinne deutlich.

10.3 Exkurs: Verhaltenstherapie und Psychoanalyse

Ein Problem, für dessen Erörterung in diesem Buch kaum Platz ist, soll am Rande angesprochen werden. Von ihren Formulierungen erscheinen die Therapieprinzipien der *Psychoanalyse* („Erkenne dich besser!") und der *Verhaltenstherapie* („Verhalte dich sinnvoller!") konträr. Wie entgegengesetzt sie in der Praxis sind, scheint uns eine noch offene Frage. So drängt sich schon dem gesunden Menschenverstand die Annahme auf, daß diese Therapieprinzipien nicht exklusive, sondern komplementäre sein können, was künftige Forschung klären muß. Andere Widersprüche sind schon heute aufzulösen.

Nachdem die sichere Wirkung von Verhaltenstherapie in bezug auf das Symptom feststeht, taucht natürlich die herausfordernde Frage an den psychoanalytisch orientierten Therapeuten auf, wie es nun um seine Theorie der Symptombildung stehe. Einiges ist dazu oben (→ Kap. 1.6.5) schon gesagt worden. So glauben wir, daß häufig Symptome zwar über die unbewußte Konfliktdynamik entstehen, daß sie sich dann aber verselbständigen, etablieren und von ihren sie ursprünglich hervorbringenden Bedingungen unabhängig werden können. Dieser Prozeß ist über Vorgänge des sozialen Lernens oft besser zu erklären als über triebdynamische Überlegungen oder den Rückgriff auf verinnerlichte (psychische Struktur gewordene) Objektbeziehungen. Wenn man von dieser Prämisse ausgeht, dann braucht das Schwinden des Symptoms durch einen Lernprozeß kein erkläreriches Problem darzustellen. Weitere Vorstellungen sind möglich.

Das Schwinden eines Symptoms, das ja ökonomisch für das Ich eine erhebliche Belastung darstellt, kann auch im dynamischen Sinne zur Mobilisierung einer kognitiven Umstrukturierung beitragen (die „korrektive emotionale Erfahrung“ Alexanders ist ja ein altes psychoanalytisches Konzept zur Erklärung therapeutischer Veränderung). Dadurch würde weder eine Wiederkehr noch eine Verschiebung des Symptoms erforderlich. Nur für psychoanalytische Theoretiker, die am klassischen („hydraulischen“) Triebmodell festhalten, was uns fernliegt, wäre dieses Verständnis nicht akzeptabel. Aus unserer Sicht erhält das Ich in seinen plastischen Möglichkeiten durch die Entlastung vom Symptom auch die Chance einer stabilisierenden Umorientierung. Das gilt in gleicher Weise, wenn ein akutes Symptom – etwa eine starke Schlaflosigkeit – medikamentös durchbrochen wird. Die Entlastung für den Patienten ist dann überdeutlich und nach unserer Erfahrung keineswegs im Sinne der Psychotherapie per se antitherapeutisch. Daß natürlich jeder Patient diese Entlastung auch als Widerstand einsetzen kann, ist eine ganz andere Frage. Eine akute und massive Symptomatik mit starkem Leidensdruck fördert zwar den Wunsch nach einer Psychotherapie, verbessert die Motivation, behindert oft aber wegen ihrer Stärke den therapeutischen Prozeß nicht unerheblich.

Schließlich ist bei der Einschätzung der verhaltenstherapeutischen Therapieerfolge ihre Definition über Symptombeseitigung zu beachten. Die Fahndung nach Symptomwandel und Symptomverschiebung war bei den Nachuntersuchungen bis in die jüngste Zeit mehr als oberflächlich (weil für das Konzept ohne Bedeutung) und die Umsetzung des pathogenen Symptompotentials in psychische Einstellungen, Haltungen und Charakterzüge wird von Verhaltenstherapeuten auch heute noch wenig beachtet.

Zum Abschluß eine persönliche Feststellung der Autoren: Es besteht aus unserer Sicht als psychoanalytisch orientierte Therapeuten, denen die Arbeit am Unbewußten, am verinnerlichten Konflikt und an der Wiederbelebung emotionaler Prozesse in der Therapie (Übertragung) ein Anliegen ist, keine Frage, daß die Verhaltenstherapie heute unter allen mit der Psychoanalyse konkurrierenden Verfahren das wichtigste, wissenschaftlich fundierteste und in seiner Wirksamkeit belegteste ist. Hierin stellt die Verhaltenstherapie für die Psychoanalyse und die von ihr abgeleiteten Verfahren eine produktive Herausforderung dar. Die Psychotherapieforschung gibt jedoch zunehmend Hinweise, daß *allgemeine Gesetze zur Veränderung menschlichen Erlebens und Verhaltens* auch hinter so verschiedenen Verfahren stehen wie den beiden genannten. Es erscheint uns eine Aufgabe der Zukunft, diese gemeinsamen Elemente herauszuarbeiten und zu verdeutlichen, damit die differenten Aspekte besser sichtbar werden. Der Fortschritt läge in der besseren Information des Patienten über die einzelnen Verfahren und ihre Wirkweisen und damit der Verbesserung seiner Entscheidungsmöglichkeit für die eine oder andere Therapieform – im Sinne einer mündigen Partnerschaft zwischen Arzt und Patient.

10.4 Gesprächstechniken

10.4.1 Die (klientzentrierte) Gesprächstherapie

Die in den 40er Jahren von C. Rogers entwickelte „client centered therapy“ (Klientzentrierte Therapie) wurde in Deutschland vom Ehepaar Tausch unter der Bezeichnung klientzentrierte Gesprächspsychotherapie (kurz: Gesprächstherapie) eingeführt. Diese ursprünglich als nichtdirektive Therapie bezeichnete Behandlungsform hat mehrere auffallende Eigenarten. Zum einen fehlt ihr eine spezielle Neurosentheorie, was sie von der Psychoanalyse und den lerntheoretischen Verfahren deutlich unterscheidet. Zum anderen wurde das Verfahren von Anfang an unter ständiger experimenteller und empirischer Kontrolle entwickelt, wodurch es sich insbesondere von der Psychoanalyse abhebt, die sich – auch vielerorts heute noch – in der Verschwiegenheit der privaten Kabinette beheimatet fühlt. Genaugenommen läßt sich die Gesprächstherapie besonders schlecht in die rubrizierenden Oberbegriffe, unter denen hier die Psychotherapieformen abgehandelt werden, einordnen. Sie ist eine Mischform zwischen den konfliktzentrierten, übenden und erlebnisorientierten Verfahren. Konfliktzentriert ist sie insoweit, als sie sich für die bewußten Konflikte des Klienten interessiert, mit denen dieser den Therapeuten aufsucht. Bei der Problembearbeitung dominiert das Hier-und-Jetzt, wie es auch bei den jüngeren psychoanalytischen Verfahren praktiziert wird. In der Betonung des emotionalen Erlebnisses des Patienten erinnert das Verfahren an die Gestalttherapie (s. unten) oder an die „korrektive emotionale Erfahrung“, wie sie F. Alexander für eine bestimmte Variante der Psychoanalyse postulierte. Übendes Verfahren ist die Gesprächstherapie insofern, als sie sich bemüht, die kognitiven Möglichkeiten des Patienten bewußt zu erweitern, mit ihm Strategien zur Lösung seiner Probleme zu entwickeln und ihn auffordert, sich etwa angstmachende Situationen vorzustellen und darüber zu berichten. Hier erinnert die Vorgehensweise an bestimmte lerntheoretische Verfahren, insbesondere die Desensibilisierung.

Dabei klingt an, daß die ursprünglich einzige Interventionsform, die Rogers beschrieb, das sogenannte ***„Spiegeln“***, eine bedeutende Ausweitung erfahren hat. Beim Spiegeln ging es darum, dem Klienten nichts als sein Verhalten bzw. sein Erleben konfrontierend gegenüberzustellen. Wie bei anderen Psychotherapieformen auch zeichnet sich jedoch die Bildung von Richtungskämpfen ab, in denen eine stärkere Orientierung mehr zur Tiefenpsychologie oder mehr in Richtung zu den kognitiven Theorien oder schließlich mehr in Richtung zu den Lerntheorien befürwortet wird.

Die Gesprächstherapie ist die einzige Psychotherapieform, die eine intensive Forschungsarbeit über die *Qualitäten des Psychotherapeuten selbst* geleistet hat. Mit hohem Erfolg in der Therapie korrelieren folgende Eigenschaften des Behandlers:

1. eine intensive Anteilnahme, Achtung, Wärme gegenüber dem Patienten,
2. Fähigkeit zur Verbalisierung der vom Patienten geäußerten emotionalen Erlebnisinhalte und
3. Echtheit in der Selbstdarstellung sowie Fähigkeit zur Selbstöffnung.

Im Setting erinnert die Gesprächstherapie in manchem an die analytische Fokaltherapie. Die durchschnittliche Behandlung umfaßt etwa 20 Sitzungen. Angestrebtes Therapieziel ist ein erhöhtes Ausmaß seelischer Funktionsfähigkeit im emotionalen und sozialen Bereich, entsprechend den eigenen Wünschen nach größerer Selbstachtung, größerer Selbstannahme und Selbstaktualisierung. Ähnlich der Psychoanalyse hat sich die Gesprächstherapie in erster Linie *nicht* für die Beseitigung von Symptomen interessiert, was bei der Verhaltenstherapie im Vordergrund steht.

10.4.2 Das ärztliche Gespräch (Psychosomatische Grundversorgung)

Als Psychotherapeut bekommt man in Diskussionen mit Ärzten aller Fachrichtungen immer wieder ein Argument vorgehalten, das sich etwa wie folgt formulieren läßt: „Das Fach Psychotherapie stellt in der Medizin doch nichts eigentlich Neues dar. Jeder Arzt praktiziert im Gespräch Psychotherapie. Psychotherapeuten sind wir doch alle.“ In dieser so oder ähnlich formulierten

Position steckt einerseits viel unaufgeklärte Naivität, andererseits wird damit natürlich etwas Zutreffendes ausgesagt.

Solange Medizin von Ärzten praktiziert wird, wird von den Ärzten mit den Patienten gesprochen. Früher eher mehr, heute eher weniger. Diese Form des Gespräches wird als „beratendes Gespräch" oder „ärztliches Gespräch" bezeichnet. Das ärztliche Gespräch hat so viele Erscheinungsformen wie Ärzte, die es praktizieren. Es kennt keine eigentliche Methodik, sondern es basiert mehr auf ungeschriebenen Traditionen. Erfahrung, Intuition und Persönlichkeit des jeweiligen Arztes prägen es in besonderer Weise. Wenn der durchführende Arzt in der Lage ist, Konflikte des Patienten zu verstehen, sie zu verbalisieren und mit dem Patienten eine gemeinsame Sprache zu finden, in der diese Konflikte auf eine Lösung hin bearbeitet werden, dann wird fraglos wichtige psychotherapeutische Arbeit in dieser Gesprächsform geleistet. M. Balint hat in London als erster versucht, das Sprechstundengespräch des Arztes psychotherapeutisch stärker wirksam werden zu lassen, indem er interessierte praktische Ärzte in Gruppen zusammenfaßte und dort ihre Fälle unter psychodynamischem Aspekt mit ihnen besprach. Dabei kam es zu einer deutlichen Sensibilisierung und Verbesserung der Wahrnehmungsfähigkeit der Mediziner für die Probleme ihrer Patienten, was wiederum ihre beratenden und behandelnden Fähigkeiten verbesserte. (Die Institution solcher fallzentrierter Gruppen von in der somatischen Medizin arbeitenden Ärzten wird seither als **Balint-Gruppe** bezeichnet. Zur Methode der ärztlichen Gesprächsführung s. Reimer 1994.)

10.5 Erlebnisorientierte Verfahren

Gerade im Bereich dieser Therapieform war die Flut neuer Verfahren seit etwa 1970 besonders stark. Dazu gehören die gesamten Encounter-Gruppen, das sogenannte „Sensitivity-Training" und viele andere Verfahren, denen keine eigentliche therapeutische Bedeutung zukommt.

Eine gewisse Differenzierung ihrer Techniken und eine Verbreitung ihres Ansatzes hat die **Gestaltpsychotherapie** (F. Perls) gefunden. Auch die Gestalttherapie leitet sich her aus einer komplexen Erbschaft von Konzepten und Methoden (Psychoanalyse, Gestaltpsychologie, Behaviourismus, Psychodrama u.a.). Wie auch andere Therapieformen ist sie eine echte Mischform sowohl in ihrer Genese wie in ihrer Technik. In der Therapie wird weniger ein Aufarbeiten historischer Familienbeziehungen angestrebt, sondern im Zentrum steht die Schaffung des Bewußtseins für aktuell ablaufende Prozesse. Betont wird die unmittelbare Erfahrung im Hier-und-Jetzt. Übertragungsphänomene werden im Gegensatz zur Psychoanalyse nicht gefördert, sondern möglichst in die Eigenverantwortlichkeit des Patienten „zurückgegeben“. Wie das Psychodrama, so spiegelt auch die Gestalttherapie die lebendige Verbundenheit ihres Schöpfers zum Theater. In der Gestalttherapie wird zum Beispiel der Patient aufgefordert, Eindrücke, Gefühle, Traumteile usw. darzustellen, zu verkörpern, zu personifizieren. Dabei kommt es aber in der Regel nicht zu einem Spiel der ganzen Gruppe wie beim Psychodrama. Große Aufmerksamkeit schenkt der Therapeut dem nichtverbalen Verhalten. Er versucht, dem Patienten zu helfen, seine Erlebnisse zu intensivieren, um sein von ihm nicht akzeptiertes Verhalten annehmen zu können: Nur wenn er sich im Hier-und-Jetzt voll akzeptieren kann, so ist eine Grundannahme, ist überhaupt eine Veränderung möglich. Das Verhalten des Patienten wird durch die Therapeuten nicht interpretiert.

Wie bei allen erlebnisorientierten Psychotherapieverfahren gibt es zur Gestalttherapie kaum empirisch kontrollierte Ergebnisforschung.

10.6 Averbale Techniken

Als averbale Formen der Psychotherapie werden einige Verfahren zusammengefaßt, in denen das therapeutische Gespräch nicht im Vordergrund steht. Genaugenommen wird bei den meisten dieser Methoden auch gesprochen, teilweise sogar Entscheidendes, aber der sprachliche Zugang steht von der Sache her nicht im Zentrum des Verfahrens. Diese Techniken können hier nur mit Beispielen benannt werden.

- Unter **Gestaltungstherapie (Kunsttherapie)** versteht man bildnerisch-künstlerische Tätigkeit im Rahmen eines therapeutischen Ansatzes.
- **Musiktherapie** versucht sowohl die Chancen des passiven Hörens, vor allem aber die des aktiven Ausübens von Musik therapeutisch zu nutzen.
- Die therapeutischen Möglichkeiten der Körperbewegung und der Musik treffen sich in der **Tanztherapie**. Weitere *körperzentrierte Verfahren* sind zum Beispiel die **Atemtherapie** (E. Gindler) oder die **Bioenergetik** (A. Lowen).
- Ähnlich wie bei der in Deutschland besonders verbreiteten **Konzentrativen Bewegungstherapie** (H. Stolze) geht es bei den drei letztgenannten Verfahren nicht nur um körperliche Übungen, sondern auch um die Analyse der dabei freigesetzten Emotionen und die Integration der neuen Erfahrungen in das Alltagsleben.

Da viele psychosomatische Patienten in ihrer Kindheit eine wenig förderliche Umwelt hatten, blieben Teile ihrer psychischen, emotionalen und intellektuellen Fähigkeiten unentwickelt. Die averbalen Therapien stellen für manche dieser Patienten eine Möglichkeit dar, Zugang zu erweiterten Erlebnis- und Wahrnehmungsfähigkeiten zu bekommen. Es findet so eine Art Nachreifungsprozeß statt, eine Erweiterung der Sicht von der eigenen Person und der Umwelt. Da die averbalen Therapieformen keine Voraussetzung an die intellektuellen Möglichkeiten stellen, eröffnen sie, speziell für – aufgrund ihrer geringen Differenziertheit – bei der Psychotherapie-Indikation eher übergangene Patientengruppen, sonst nicht wahrgenommene Therapiechancen.

Obwohl im Sinne einer Alltagserfahrung niemand wird bestreiten können, daß die genannten und weitere Verfahren als zusätzliche Therapie sinnvoll sein können, fehlt es bei fast allen an einer systematischen Untersuchung der Wirkweisen und der Effekte.

10.7 Suggestive Techniken

10.7.1 Hypnose

Eine einheitliche Theorie der Hypnose fehlt. Hinzu kommt, daß heute viel von der klassischen hypnotischen Praxis stillschweigend aufgegeben und durch eine sogenannte „moderne Hypnose“ ersetzt worden ist. *Bewußtseinsveränderung* und *Suggestion* bleiben jedoch weiterhin die entscheidenden Definitionselemente: Hypnose ist ein Zustand einer mehr oder weniger tiefen Absenkung des Bewußtseins (Trance), in welcher ein Proband für diese Zeit vorübergehend für andere Assoziationsmuster und psychische Funktionsweisen empfänglich ist (Erickson und Rossi 1993).

Bei der **klassischen Hypnose** wird der Patient entspannt in Rückenlage gelagert, und der Therapeut fixiert gewöhnlich Blick und Aufmerksamkeit des Patienten und verbalisiert eine suggestive Ruhevorgabe. Der angestrebte Zustand ist der einer mittelgradigen *Bewußtseinsabsenkung* (in welcher der Patient jedoch die Realsituation immer wahrnimmt), einer entspannten Muskulatur, ausgeglichener Stimmung und reduzierter Sinneswahrnehmung. Durch Aufforderung des Therapeuten kann dieser Zustand wieder beendet werden. Der Therapeut kann auch weitere Modifikationen bewirken: So kann die Körpermotorik erstarren, die vegetativen Funktionen können angeregt oder unterdrückt werden, Stimmungen und Affekte können erzeugt, bestehende abgewandelt werden. Das Gedächtnis kann entweder in Richtung einer Hypermnesie (gelegentlich zur Verbrechensaufklärung eingesetzt) oder auch im Sinne einer Amnesie beeinflußt werden. Während der Sitzung vorgegebene Inhalte (posthypnotischer Auftrag) können die Sitzung selbst teilweise erheblich überdauern.

Hieraus ergeben sich die spezifischen Wirkfaktoren. Eine reine Ruhehypnose („Leerhypnose“) bleibt über die Entspannung hinaus ohne spezifische Nachwirkungen. Durch intendierte Einflüsse auf die Stimmung, das Sensorium und das Gedächtnis, die methodisch mittlerweile differenziert ausgearbeitet wurden, ergibt sich der eigentliche therapeutische Wert des Verfahrens. Die praktisch bedeutsamste Form der Hypnose in ärztlicher

Anwendung ist die **gestufte Aktivhypnose**. Diese Form der Autohypnose leitet sich vom Autogenen Training ab, aus welchem sie von E. Kretschmer entwickelt wurde. Beide Verfahren sind konzeptuell verwandt. Aus den Formeln des Autogenen Trainings wurden die „wandspruchartigen Leitsätze“ (Langen) der gestuften Aktivhypnose, die der Patient im hypnotischen Zustand wiederholen soll.

Bei der gestuften Aktivhypnose wie beim Autogenen Training tritt das Ausmaß der Bewußtseinsveränderung gegenüber der klassischen Form bereits deutlich zurück. Noch mehr ist es bei M. Erickson der Fall, der die gesamte neuere Hypnosebewegung beeinflußt hat. Ein zentraler Punkt, um den es Erickson geht, ist das Außerkraftsetzen gewohnter Schemata und Überzeugungssysteme der Persönlichkeit durch „Ablenkung, Schock, Überraschung, Zweifel, Verwirrung, Dissoziation oder jeden anderen Vorgang, der die gewohnten Bezugsformen des Patienten aufhebt“. Viele seiner Fallbeispiele wirken wie Überrumpelungen des Patienten, die diesen ins Erstaunen, in Überraschung versetzen und von dort aus systematisch vom Therapeuten in Richtung einer gewünschten Reaktion modifiziert werden. Bezogen auf das Hypnosekonzept tritt hier die Bewußtseinsveränderung gegenüber einer manipulativen Suggestion ganz in den Hintergrund.

Gut belegt ist die *Wirkung* verschiedenster hypnotischer Verfahren zur Schmerzausschaltung im operativen Bereich, in der Zahnheilkunde und in der Geburtshilfe. In diesen Fällen handelt es sich definiertermaßen um akute Schmerzzustände. Die Wirkung bei chronischen Schmerzen ist wegen der passiven Erwartungshaltung der Patienten offensichtlich schwieriger zu erzielen, aber auch hier belegt worden. Da von den Vertretern der Hypnose therapeutische Wirkungen in vielen Bereichen der Medizin beansprucht werden, ist auf den weiterbestehenden Mangel an empirischer Therapieevaluation jenseits der Schmerzforschung zu verweisen.

10.7.2 Eye Movement Desensitization and Reprocessing (EMDR)

Die Methode der „Eye Movement Desensitization and Reprocessing“ (EMDR) wurde seit Ende der 80er Jahre zur Behandlung traumatischer Erinnerungen entwickelt (Shapiro 1989). Sie basiert auf neueren Erkenntnissen der Traumaforschung zur gestörten Erinnerung (sog. *implizite* und *explizite* Erinnerung; → Kap. 1.6.3 und 2.5) bei schwer traumatisierten Patienten. Die Methode besteht darin, daß während des Wiedererinnerns eines Traumas durch einen Therapeuten beim Patienten sakkadische Augenbewegungen mit Hilfe einer Fixierung auf weite horizontale Fingerbewegungen hervorgerufen werden. Relevant ist offenbar die *bimodale Stimulation beider Hirnhemisphären*, die zum Beispiel auch durch zweiseitige akkustische Stimulationen erreicht werden kann.

Zu Beginn der Therapiesitzung benennen die Patienten die Ausprägung der Schmerzhaftigkeit der Erinnerung auf einer Skala von 0 bis 10 (SUD: Subjective Units of Discomfort). Sie werden dann aufgefordert, beim Beginn der Stimulation mit mindestens einem der folgenden Bereiche innerlich in Kontakt zu sein:

- ein Bild der traumatischen Erinnerung,
- eine mit der Erinnerung verbundene negative Selbstausage (z.B. „Ich bin ein Versager“),
- eine bei Erinnerung an das Trauma auftretende Körperempfindung (meist Angstäquivalent).

Die Augenbewegungen werden nach 20 bis 30 (auch mehr) zügigen bilateralen Bewegungsfolgen kurz unterbrochen. Während der Augenbewegungen verändern sich häufig die Bilder und die Körperempfindungen; das geschieht manchmal auch erst, nachdem eine filmartig ablaufende Erinnerung „prozessiert“ wurde. Es können auch Assoziationsketten mit anderen Erinnerungen ausgelöst werden, die durch ähnliche Affekte eine Verbindung zu dem Trauma haben. Das Ziel dieses Prozesses, der meist mehrere 60- bis 90minütige Sitzungen umfaßt, ist eine „Lockerung“ der traumatischen Fixierung und eine Veränderung der „subjektiven Schmerzhaftigkeit“ der Erinnerung.

Nach ersten Ergebnissen scheint die Methode bei etwa 50 % der Patienten mit traumatischen Erinnerungen erfolgversprechend angewendet werden zu können; bei weiteren 50 % kann es zu Komplikationen kommen, etwa durch intensiv „einschießende“ Erinnerungen („flashbacks“) oder „persistierende“ Assoziationsketten, mit entsprechenden psychischen Symptomen. Die Indikation sollte daher sorgfältig gestellt werden, zum Beispiel genaue diagnostische Abklärung der Ausprägung struktureller Ich-Störungen, Suizidalität usw. Insbesondere bei schwereren Störungsbildern soll die Methode nur in Kombination mit anderen Therapieverfahren (z. B. psychodynamische/psychoanalytische Therapie) eingesetzt werden. Die bisherigen Studienergebnisse sind *widersprüchlich*; weitere differenzierte Studien an unterschiedlichen und größeren Patientengruppen stehen noch aus. Der eigentliche Wirkmechanismus des Verfahrens ist bislang noch völlig offen.

10.8 Imaginative Techniken

10.8.1 Katathym-imaginative Psychotherapie

Die **katathym-imaginative Psychotherapie (Katathymes Bilderleben)** ist ein auf dem Hintergrund psychoanalytischer Theorie von K. Leuner entwickeltes Verfahren. Das Verfahren arbeitet mit Tagtraumtechniken; dabei werden Erlebnisse durch symbolgetragene Imaginationen unter dem Schutz des Therapeuten aktiviert und anschließend in einer psychodynamischen/tiefenpsychologischen Therapie weiter kognitiv bearbeitet. Es wird davon ausgegangen, daß diese induzierten Imaginationen unbewußte Konflikte widerspiegeln.

Es handelt sich um eine theoretisch gut fundierte und systematisch erprobte Technik. Mittlerweile wurden ergänzende Techniken („Symbolkonfrontation“, „assoziatives Vorgehen“) entwikkelt; das Vorgehen bei dieser Methode ist nach einer klaren Struktur in eine Unter-, Mittel- und Oberstufe gegliedert. Durch eine strukturierte Entspannungsanleitung wird der Patient „unmittelbar auf die Ebene der kontrollierten Regression“ (Leuner 1985) versetzt. Dadurch wird der Prozeß ermöglicht, aber diese Regression ist jederzeit reversibel (Regression im Dienste des Ich). Zum Abschluß wird wie beim Autogenen Training

„zurückgenommen“. Dem Patienten werden, um einen bestimmten psychodynamischen Bereich zu aktivieren, Bildmotive (z.B. „Wiese“, „Landschaft“, „Meeresgrund“) angeboten. Es tauchen von Gefühlen und Affekten begleitete Bilder, Symbole, Symbolgestalten auf, mit denen der Imaginierende in Beziehung tritt. Der Patient berichtet kontinuierlich über den Verlauf, und der Therapeut schaltet sich nur kurz ein; gelegentlich mit Regieanweisungen, die dazu dienen die Bildabläufe fortzusetzen und die Auseinandersetzung mit den symbolischen Inhalten (Symbolgestalten) zu fördern. Es geht im Kern um eine emotionale Auseinandersetzung des Patienten mit diesen Symbolgestalten, die als Ausdruck unverarbeiteter Konflikte aufgefaßt werden.

Der „katathyme Zustand“ ist durch folgende Aspekte gekennzeichnet (nach B. Hoffmann 1997):

- Senkung und gleichzeitig Einengung des Bewußtseins
- Erhöhung der Suggestibilität
- Aufhebung des Zeitgefühls
- Schwächung der rationalen Anteile der Abwehr
- „kontrollierte Ich-Regression“
- Abgabe der reifen Ich-Funktionen an den Therapeuten
- Vertiefung der Versenkung durch die Imagination

Im Anschluß an den katathymen Zustand werden in einer Besprechung die Inhalte weiter assoziativ vertieft und tiefenpsychologisch bearbeitet. Der Interventionsstil des Therapeuten ist zunächst supportiv, später zunehmend konfliktzentriert.

Aus diesen Verfahren haben sich weitere Verfahren für spezielle Störungsbilder entwickelt; in den letzten Jahren werden imaginative Techniken insbesondere auch in der Behandlung von Patienten mit schwereren traumatischen Erfahrungen angewendet (weitere Einzelheiten z.B. bei Reddemann und Sachsse 1996, 1998). Auch hier muß betont werden, daß die Indikation sorgfältig gestellt werden muß (insbesondere bezüglich der Ausprägung Ich-struktureller Störungen, Impulskontrollstörungen) und diese Verfahren in eine tiefenpsychologisch fundierte/psychodynamische Therapie eingebettet sein sollten.

10.9 Entspannungsverfahren

Primäres Ziel dieser Verfahren ist die Herstellung eines Zustandes von Entspanntheit, entweder des ganzen und von Teilen des Körpers. Die dabei eingesetzten Methoden unterscheiden sich durchaus und entstammen verschiedenen Erfahrungsfeldern – die Effekte sind ähnlich und gut belegt. Es besteht heute im Rahmen der wissenschaftlichen Therapie eine gewisse Übereinkunft, daß das Autogene Training, die Progressive Muskelentspannung, die sogenannte Funktionelle Entspannung und weitere Entspannungstechniken ihren Wert vorwiegend als *psychotherapeutische Hilfstherapien* haben, was nicht ausschließt, daß sie in einer Reihe von Fällen auch allein wirksam werden.

10.9.1 Das Autogene Training (AT)

Das Autogene Training wurde in den 20er Jahren von I. H. Schultz eingeführt. Schultz verstand die Methode konsequent als Autohypnose, die zur Selbstinduktion von Ruhe, Entspannung und konzentrativer Versenkung des Bewußtseins führt. Er basierte damit auf dem Verständnis von E. Coué, daß jede Suggestion eigentlich nur wirksam werden könne, wenn sie als Autosuggestion übernommen werde (dazu B. Hoffmann 1997). Bisher wenig beachtet wurde die Rolle der Konditionierung für die Entstehung der Wirkung des AT. In unserem Verständnis handelt es sich hinsichtlich der Wirkung um eine primär suggestive und sekundär konditionierte Einübung intendierter vegetativer Abläufe.

Die ***Entspannungstechnik*** selbst kann hier nur angedeutet werden: Durch passive Konzentration nacheinander auf die Vorstellung von Schwere und Wärme in den Armen und Beinen, Entspannung von Gesicht, Atmung, Herzschlag, Bauch, Nacken, Schultern, Rücken und schließlich dem Kopfbereich ist eine tiefe Entspannung erreichbar. Anfangs dienen *Leitsätze* als Konzentrationshilfe (z. B. „die Arme sind ganz schwer"), die jeweils ein paarmal, still vor sich hingesprochen, wiederholt werden. Wenige Wochen nach Beginn des regelmäßigen Übens tritt eine Konditionierung der anfänglich noch autosuggestiv ausgelösten vegetativen Veränderungen ein. Dadurch wird innerhalb der ersten Sekunden bis Minuten eine psychophysische Umschaltung mit herabgesetzter Bewußtseinslage („*Hypnoid*") erreichbar, die aber vom Übenden selbst jederzeit sofort zu unterbrechen ist. Die persönliche Vermittlung und Motivierung durch einen Therapeuten sind vor allem wegen der Vermeidung von Fehlkonditionierungen für das individuell gestaltete Training wesentlich und nicht durch Tonkassetten ersetzbar.

Ein Grundproblem, das viele Patienten mit dem Autogenen Training haben, ist, daß sie zwar meist innerhalb der ersten Wochen die Übungen gut erlernen, aber spätestens nach Ende des Kurses das regelmäßige tägliche Üben einstellen. Es ist deshalb besonders wichtig, die Patienten darauf hinzuweisen, daß therapeutische Erfolge hinsichtlich ihres Grundleidens (z. B. Ängste, innere Unruhe oder psychovegetative Störungen) ein *anhaltendes Üben* voraussetzen. Angesichts der üblichen Zeit des Vorbestehens der Beschwerden ist das alles andere als eine Zumutung, wird von den Patienten aber oft als eine solche empfunden, und es wird auf eine „wirksamere Therapie" gedrängt. Patienten mit einem ausgeprägten Bedürfnis zur Aktivität erlernen das AT schwerer und profitieren eindeutig mehr von der Progressiven Muskelentspannung (→ Kap. 10.9.2). Insgesamt handelt es sich beim AT um eine bewährte Methode der sogenannten „kleinen Psychotherapie" mit breiter Indikation. Seine Erfolge konnten empirisch gesichert werden; so gibt es zum Beispiel Direktnachweise des Absinkens des Atemwegwiderstandes bei Asthmapatienten. Auch bei Hochdruckpatienten und Schlafgestörten ist das AT als psychotherapeutisches Mittel der ersten Wahl einzusetzen. *Kontraindiziert* ist das AT bei Patienten mit einer Neigung zu hypochondrischer Selbstbeobachtung. (Eine gründliche Einführung bietet das „Handbuch Autogenes Training" von B. Hoffmann, 1997.)

10.9.2 Die Progressive Muskelentspannung (PMR)

Die Progressive Muskelentspannung (Progressive Relaxation) wurde von dem Physiologen E. Jacobson konzipiert und zu einer systematischen Methode, auf physiologischem Wege Angst und Spannung abzubauen, entwickelt. Das Grundmodell geht von der Vorstellung aus, daß Etablierung und Wahrnehmung von *Entspannung im unmittelbaren Kontrast zur Anspannung* zu bewirken ist. Nach einer anstrengenden körperlichen Tätigkeit, zum Beispiel einer Wanderung, ist der Entspannungseffekt bekanntermaßen am ausgeprägtesten. Bei der PMR wird dieses Prinzip systematisch eingesetzt.

Die ***Übungstechnik*** besteht in einem schrittweisen, systematischen An- und Entspannen verschiedener Muskelgruppen, wobei die Aufmerksamkeit gezielt auf die Empfindungsdifferenzen zwischen Anspannung und Entspannung sowie auf die Wahrnehmung der Entspannung selbst gelenkt wird. Die Übung beginnt mit den Muskelgruppen an Händen und Armen, dann folgen Übungen für die Gesichts-, Nacken- und Schultermuskulatur, schließlich für die von Brust, Bauch und Beinen. Und wie etwa beim Autogenen Training kann bei guter Beherrschung der Grundübungen eine verkürzte Form nach einiger Zeit eingesetzt werden, die dann zu einem vergleichbaren Entspannungseffekt führt.

Während das Autogene Training und vor allem die Hypnose aus einem eher „unwissenschaftlichen", teilweise sogar okkulten Umfeld kamen, bevor sie systematisch untersucht und methodisch erprobt wurden, haftete der PMR von vornherein ein wissenschaftlicher Stallgeruch an. Sie stammte aus dem Labor, bewies sich in ihrer Effektivität insbesondere in der Hand früher Verhaltenstherapeuten (E. Wolpe in Südafrika) und wurde auch sehr viel mehr von Psychologen, die, verglichen mit den Ärzten, immer methodenbewußter waren, angewandt. Ihre Effekte hinsichtlich der Behandlung, insbesondere von Schmerzzuständen, mäßigen Ängsten, Blutdruckerhöhungen und anderen psychovegetativen Störungen sind belegt. Darüber hinaus wird sie prophylaktisch eingesetzt und erscheint zum Beispiel bei Berufen mit hohem Streßaufkommen, aber geringen motorischen Abfuhrmöglichkeiten (Piloten) als die Methode der Wahl zur raschen Entspannung. Die PMR ist immer als eine *psychotherapeutische Hilfsmethode* angesehen worden; sie ist prinzipiell mit allen psychotherapeutischen Verfahren kombinierbar, wurde in der Vergangenheit aber bevorzugt von Verhaltenstherapeuten eingesetzt. Für Patienten mit einer Beunruhigung durch passive Entspannungsübungen (paradoxe Reaktionen!) ist sie als die Entspannungsmethode der Wahl anzusehen. (Weiterführende Literatur bei Bernstein und Borkovec 1995)

10.9.3 Das Biofeedback

Die propriozeptive Sensibilität des Menschen ist manipulierbar. Bei vielen psychosomatischen Störungen unterdrücken die Patienten zum Beispiel die Wahrnehmung von mit körperlichen Dysfunktionen verbundenen Spannungszuständen. Dieser Effekt läßt sich jedoch auch umkehren, und die meisten körperzentrierten Psychotherapieverfahren versuchen, über verschiedene Wege zu einer Verbesserung der körpereigenen Empfindungen zu kommen. Das Biofeedback hat diesen Ansatz gewissermaßen am ausgeprägtesten „apparatisiert" bzw. im Sinne eines naturwissenschaftlichen Verständnisses objektiviert. Trainiert wird, durch technische Rückkoppelung, die ***Bildung von Informationsschleifen***, die es dem Patienten ermöglichen, innere psychophysiologische Vorgänge zu beobachten und zu modifizieren, während diese noch ablaufen.

Rückgekoppelt werden können geeignete *biologische Signale*: Der Hautwiderstand (galvanic skin response, GSR; er wird durch die Schweißabsonderung bei Affektdruck niedriger), der Puls, der Blutdruck, das Elektromyogramm (EMG; rückgemeldet wird der Anspannungszustand der Muskulatur), sogar die Alpha-Wellen im Elektroenzephalogramm (EEG). Der wissenschaftliche Hintergrund des Biofeedbacks schöpft damit in gleicher Weise aus der Elektrotrechnik, der Lerntheorie und der Psychophysiologie.

In der ***Übungspraxis*** wird der Patient in einer ersten Sitzung über den theoretischen Hintergrund, die Techniken und die Zielvorstellungen informiert. Handelt es sich zum Beispiel um einen Patienten mit einem Hypertonus, dann erfolgt eine Rückkoppelung des Blutdrucks über einen Bildschirm oder auch nur über

Lichtsignale. *Wie* der Patient es nun anstellt, den Blutdruck zu senken, ist eigentlich seine Sache. Denkbar ist etwa eine Veränderung der Atmung, der allgemeinen Anspannung, eine Konzentration auf Vorstellungen usw. Irgendwann wird ihm das Gerät zurückmelden, daß die Blutdruckwerte absinken bzw. daß sie gleich bleiben oder ansteigen. Durch diese Rückmeldung erhält der Patient nun im Sinne positiver Verstärkungen seiner körpereigenen Wahrnehmung die Möglichkeit, jenes Verhalten immer mehr zu trainieren, welches im Sinne der gewünschten Richtung, hier einer Senkung des Blutdrucks, abläuft. Während der ersten Sitzungen ist immer ein Therapeut zugegen, der den Patienten einweist und notfalls korrigiert. Dann wird eine rasche Verselbständigung der Therapie angestrebt, etwa in der Form, daß der Patient das entsprechende Gerät zum Heimgebrauch erhält. Normalerweise ist ein Gerät für ein Therapieziel eingerichtet, kombinierte Geräte mit Mehrfachrückmeldungen sind entwickelt.

Das Biofeedback unterscheidet sich dadurch von den kognitiven oder einsichtsorientierten Psychotherapieverfahren, daß dem *Wie* und *Warum* der Veränderung wenig Aufmerksamkeit geschenkt wird, Hauptsache ist, daß sie erfolgt.

Die Informationsschleife, zum Beispiel bei der GSR, sieht wie in der Grafik dargestellt aus:

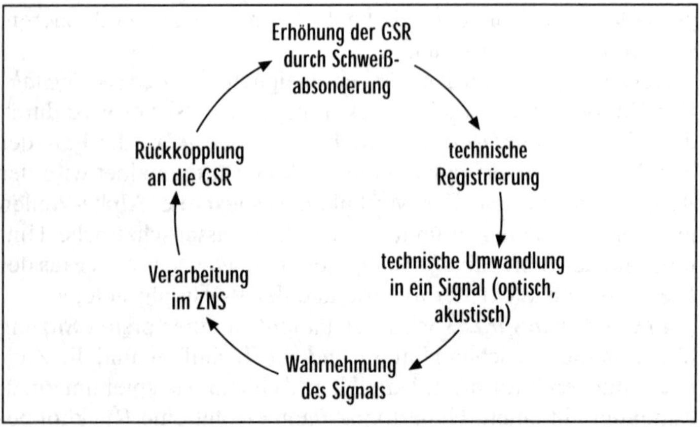

Der Einsatz des Biofeedbacks war von großen Erwartungen begleitet gewesen, um die es mittlerweile wieder ruhiger geworden ist. Gute Erfolge sind zum Beispiel bei der Behandlung von vaskulärem und Spannungskopfschmerz, von vasokonstriktorischen Störungen und weiteren nachgewiesen. Durch EEG-Biofeedback ist im Modellversuch sogar eine Behandlung von organisch verursachten Epilepsien gelungen. Neben den breiten Anwendungsperspektiven erfordert das Biofeedback jedoch vom Patienten auch Disziplin und Motivation zur Durchführung; die Bereitschaft zur Aufgabe eigener Gesundheitsstörungen muß gewissermaßen stillschweigend vorausgesetzt werden. Auch zeigte sich, daß die theoretische Bandbreite der Veränderungsmöglichkeiten durch die Rückkoppelung autonomer Körperreaktionen in der Praxis enger als angenommen ist. So enttäuschen gerade die Ergebnisse bei der Behandlung des Bluthochdrucks, auf die man große Hoffnungen gesetzt hatte. Insbesondere in der Schmerztherapie (EMG-Rückkoppelung) sind gute Effekte gesichert, die allerdings den traditionellen Entspannungsmethoden nicht überlegen sind. Möglicherweise profitieren „technikgläubige" Patienten, wie man sie heute zunehmend öfter antrifft, von dieser Methode in besonderer Weise.

10.10 Paar- und Familientherapie

Die Grundannahme der Paar- und Familientherapie ist, daß Störungen und Symptome aufgrund konflikthafter oder auch dysfunktionaler intrafamiliärer Beziehungen entstehen und aufrechterhalten werden können. Dabei wird das erkrankte Familienmitglied als *Indexpatient* angesehen. Seine Erkrankung wird als Ausdruck einer Störung des Familiensystems verstanden, während die Familie selbst zunächst nur den Indexpatienten als „krank" erlebt. Ziel der Familientherapie ist zunächst eine Umdeutung („Reframing") in dem Sinne, daß das Problem des Indexpatienten zu einem Problem der gesamten Familie wird. Das weitergehende Ziel ist dann die Veränderung dieser gestörten zwischenmenschlichen Beziehungen, schließlich eine Veränderung der Familiendynamik und -struktur. Letztlich ist auf diesem Wege eine Verminderung oder eine Beseitigung der Symptome bzw. Störung des Indexpatienten intendiert. Der Ort der Behandlung ist die reale familiäre Szene.

Gegenwärtig lassen sich *drei „Schulen"* mit unterschiedlichen theoretischen Hintergründen, Techniken und Settings beschreiben. Das Ziel der **analytischen Familientherapie** ist entsprechend den analytischen Verfahren (→ Kap. 10.1) das *Aufdecken und Bearbeiten* von unbewußten familiären Konflikten auf dem Hintergrund der Familiengeschichte über die Generationen hinweg. Nahe verwandt ist die ***„Mehrgenerationen-Therapie"*** (Massing et al. 1994). Sie bezieht direkt auch mehrere Generationen (z.B. Großeltern) mit ein. Dieser Ansatz wird auch als *vertikale Perspektive* bezeichnet. Technisch werden unstrukturierte Gespräche durchgeführt, in denen sich spezifische *Übertragungs-Gegenübertragungs-Reaktionen* entwickeln, die gedeutet und durchgearbeitet werden. Die Rolle des oder der Familientherapeuten besteht in einer Vermittlerrolle innerhalb des Familiendialogs. Die Sitzungen finden einmal pro Woche oder 14tägig über einen längeren Zeitraum statt. Zunächst versuchen die Therapeuten die Entstehungsbedingungen und Auswirkungen der Störung herauszuarbeiten und die psychodynamisch wichtigen (Mehrgenerationen-) Konflikte zu erkennen. Im weiteren Verlauf geht es um das Verständnis von Bündnissen, Koalitionen, Ausschlüssen, Geheimnissen und Familienmythen. Wichtig sind Informationen über die familiären Außenbeziehungen, Ressourcen und Grenzen der Familie. Widerstände sollen erkannt, gedeutet und durchgearbeitet werden. Neue Beziehungsmöglichkeiten müssen überprüft und die damit verbundene Widerstände und Ängste weiter bearbeitet werden.

Bei der **strategischen (systemischen) Familientherapie** soll derjenige *Systempunkt* herausgearbeitet werden, dessen Veränderung die effektivste Wirkung im System entfaltet.

System: Dynamische Zuordnung von Teilen zu einem Ganzen, die sich in ständigem Austausch miteinander und der Umgebung befinden. Im systemischen Verständnis sind seelische und körperliche Krankheiten Ausdruck, Folge und Ursache von Störungen des biopsychosozialen Systems, in das sie eingebettet sind. (Wirsching und Scheib 1997)

Die Therapeuten nehmen eine neutrale Haltung ein und vermeiden Interpretationen; sie entwickeln jedoch ständig neue und differenziertere beziehungsdynamische, auf das ganze System bezogene Hypothesen. Sie setzen dabei die Technik der *zirkulären Befragung* ein, indem sie mit einem Dritten über das Verhalten zweier anderer in bestimmten Situationen sprechen und darüber bestimmte wiederkehrende Beziehungsmuster zu erfassen versuchen. Ein weiteres technisches Element ist die *Unterbrechung der Sitzungen*, d.h., die Therapeuten verlassen den Raum, um sich unter Umständen auch mit einem Beobachter (Einwegspiegel) zu besprechen. Damit wird versucht, aus der Beziehungsdynamik des Systems wieder herauszutreten. Am Schluß der Sitzung – manchmal nach der Besprechungspause – wird der Familie (oder dem Paar) eine Mitteilung gemacht im Sinne einer *paradoxen Verschreibung*, die aber nicht mit der Familie (dem Paar) diskutiert wird. Das Ziel dieser Verschreibung ist, die Familie zwischen den Sitzungen zu einer Veränderung bestimmter Beziehungsstrukturen zu motivieren. Die Indikation für diese Technik sind verfestigte, oft destruktive Beziehungssituationen mit schweren chronifizierten Symptomen.

Die **strukturelle Familientherapie** wurde ursprünglich aus der Arbeit mit dissozialen, schwer gestörten Familien (z.B. in Slumgebieten) entwickelt und ist gegenwärtig besonders in den USA verbreitet. Es handelt sich um eine aus der Lerntheorie und Kommunikationsforschung abgeleitete Technik. In der Behandlung geht es um die *horizontale Perspektive*, d.h., die Frage nach den Ursachen und der Geschichte einer Störung bzw. eines Symptoms wird aktiv vermieden. Die Therapeuten versuchen durch aktives Eingreifen Beziehungsstrukturen, Verhaltensstrukturen innerhalb der Familie zu verändern und arbeiten dabei auch mit *Hausaufgaben und Belohnungen*. Weiterentwicklungen dieser Methode setzen vermehrt technische Elemente aus der strategischen (systemischen) Familientherapie ein. Genaugenommen handelt es sich um eine sozialtherapeutische Methode.

10.11 Psychotherapie in Gruppen

Jedes einzelne der bisher beschriebenen Verfahren kann auch im Rahmen von Gruppen angewandt werden kann. Das heißt, eine bestimmte Therapieform wird mit einem Patienten innerhalb einer Gruppe von bis zu 10 Patienten durchgeführt. Die anderen, von der Therapie nicht direkt Betroffenen partizipieren emotional und profitieren zum Beispiel durch das Prinzip des „Lernen am Modell". In diesem Sinne gibt es in den beiden Grundverfahren die *psychoanalytische* und die *verhaltenstherapeutische Gruppentherapie;* weitere Methoden sind die *gestalttherapeutische Gruppentherapie* und andere. *Individualpsychologische Gruppen* (Adler), die sich durch eine stark pädagogische Note auszeichnen, werden von manchen Autoren mit mehreren hundert Teilnehmern durchgeführt. Hier ist hinter die postulierte Wirksamkeit bereits ein Fragezeichen zu setzen. Natürlich treten auch didaktische Prozesse auf, wenn 500 Menschen einen entsprechenden Film sehen, aber diese Verfahren unterscheiden sich doch sehr weitgehend von dem, was eigentlich als Gruppenpsychotherapie bezeichnet wird.

In der **psychoanalytischen Gruppentherapie** war es besonders R. Foulkes, der seit den 40er Jahren das Verfahren gezielt auf Gruppenprozesse anwandte. Im Gegensatz zu den bisher geschilderten Vorgängen geht es bei der analytischen Gruppenpsychotherapie nicht um eine „psychotherapy *in* the group", sondern um eine „psychotherapy *of* the group". Das heißt, daß der Prozeß der Gesamtgruppe, die Interaktion der einzelnen Teilnehmer, die Entwicklung der kollektiven bewußten und unbewußten Phantasien und das kollektive Abwehrverhalten immer als eine Einheit gesehen und interpretiert werden. Der Therapeut, der diesen Typ analytischer Gruppentherapie praktiziert, gibt keine Interventionen, die sich auf Konflikte oder biographische Momente einzelner Gruppenmitglieder richten, sondern er gibt seine Deutungen für den Gesamtvorgang in der Gruppe. *Er behandelt und therapiert die Gruppe als Ganzes.*

Dabei kommt es zu hochinteressanten dynamischen Konstellationen. Triebfunktionen, Gewissensfunktionen, Ich-Funktionen und andere voneinander abgrenzbare psychische Wirkbereiche verteilen sich jetzt auf einzelne Gruppenmitglieder. Ein Mitglied verkörpert zum Beispiel die Moral der Gruppe und versucht, bei den übrigen Schuldgefühle hervorzurufen. Ein anderes Gruppenmitglied bringt plötzlich massive Triebimpulse zur Sprache; es verkörpert jetzt innerhalb der Gruppe das, was die Psychoanalyse innerhalb der Persönlichkeit das Es nennt. Stärker Ich-gesteuerte Gruppenmitglieder verkörpern die Prinzipien der Vernunft und Rationalität, bringen dadurch die Gruppe einerseits voran und können ihrerseits wiederum das Erleben von Konflikten wegen ihrer auch rationalen Abwehr stark verhindern. So orientierte dynamische Gruppen haben in der Regel 7 (± 2) Mitglieder. Mit einer größeren Anzahl ist ein dynamisches Arbeiten nach diesem Konzept nicht mehr möglich. Die übliche Frequenz sind ein bis zwei 1½- bis 2stündige Sitzungen pro Woche. In der Praxis wird das Prinzip der Psychotherapie *der* Gruppe mit dem Prinzip der Psychotherapie *in der* Gruppe allerdings oft vermischt. Hier wurden der Deutlichkeit wegen die extremen Konzeptionen dargestellt. Wahrscheinlich ist es von den analytischen Gruppenpsychotherapeuten nur eine Minderheit, die ausschließlich mit der Gruppe als Ganzes arbeitet und nicht auch persönliche Interventionen macht, da Patienten mit strukturellen Störungsanteilen reine Gruppendeutungen oft als „unpersönlich" und damit wenig hilfreich erleben.

Der analytische *Gruppenpsychotherapeut* beobachtet die Interaktionen zwischen einzelnen Gruppenmitglieder und zwischen den Gruppenmitgliedern und ihm selbst. Er achtet dabei wie in der analytischen Einzeltherapie auf Übertragungen, Gegenübertragungen, Widerstände, Ängste, Aggressionen und Abwehrverhalten. Es geht zum einen darum, einen therapeutisch nutzbaren Gruppenprozeß in Gang zu bringen und zu erhalten, zum anderen einen analytischen Prozeß anzustoßen und Einsicht in unbewußte Konflikte, Hintergründe der einzelnen Gruppenmitglieder und der Gruppe als Ganzes zu vermitteln, also eine therapeutische Ich-Spaltung zu entwickeln. Die Patienten werden angehalten, ihre inneren Eindrücke und ihre auf die Gruppe bezogenen Eindrücke möglichst frei mitzuteilen. Es entwickeln sich im Verlauf unterschiedliche Beziehungen zu den einzelnen Mitgliedern und den/dem Therapeuten, die meist verschiedene Übertragungen unbewußter Motive und Phantasien enthalten. Jeder einzelne entwickelt spezifische Gegenübertragungen. Daneben kann die Gruppe als Ganzes eine unbewußte Intention (z.B. einen Gruppenabwehrprozeß) und Motivation entwickeln, d.h. eine Gruppenübertragung, mit der sie dem Therapeuten begegnet.

Die **interaktionelle Gruppentherapie** (Heigl-Evers und Heigl) wurde speziell für die Behandlung von Borderline-Patienten entwickelt. Dabei wird mit manifestem Verhalten und konkreten Interventionen gearbeitet. Anstelle der Deutung wird das *Prinzip Antwort* gesetzt. Der Therapeut teilt dem Patienten zum Beispiel eigene Reaktionen auf seine Schilderungen mit, legt also seine Gegenübertragung offen, was in der psychoanalytischen Therapie nur ausnahmsweise geschieht. Ziel ist, über die transparente Interaktion eine strukturelle Nachreifung des Ich und seiner Funktionen beim Patienten zu fördern, indem er lernt, seine Objekt- und Selbsterfahrungen bewußter wahrzunehmen.

In der **verhaltenstherapeutischen Gruppentherapie** werden bestimmte Einzeltechniken in Gruppen eingesetzt, wie zum Beispiel das Selbstsicherheitstraining. Die Gruppensituation ermöglicht einen sozialen Lerneffekt. Es gibt viele symptombezogene Gruppen (z.B. für Angst-, Sucht- oder eßgestörte Patienten), die mit gestuften Programmen (Informationsvermittlung, rational-emotive Techniken, Angstexpositionstraining, Feedback-Sitzungen) arbeiten.

Während die therapeutischen Gruppen der geschilderten Art, die häufig auch als ***Selbsterfahrungsgruppen*** geführt werden, sich ein- oder zweimal in der Woche zu Sitzungen von 90 Minuten treffen, haben andere Experimentalgruppen angefangen, mit Frequenz und zeitlicher Ausdehnung Versuche anzustellen. Bekannt geworden sind „Gruppenmarathons" mit mehrstündigen, ja mehrtägigen Sitzungen. Hier wird das Feld zunehmend unübersichtlich. In der Regel sind die Gruppentrainer um so unausgebildeter, je mehr sie solchen Extremformen zuneigen, und die Anzahl der Komplikationen (schwerste emotionale Zusammenbrüche, Suizidversuche) nimmt bei solchen inkompetent geleiteten Gruppen erheblich zu. Wissenschaftlich sind diese

Verfahren ohne Bedeutung, was in einem erstaunlichen Gegensatz zu ihrer Verbreitung steht.

Das schon in den 20er Jahren von J. L. Moreno eingeführte **Psychodrama** wird praktisch nur als Gruppenpsychotherapie durchgeführt. Hier wird in einer Kombination von Verbalisation und vor allem Aktion eine szenische Darstellung der Konfliktsituation des einzelnen in der Gruppe angestrebt. Wenn ein Mitglied der Gruppe zum Beispiel über ein bestimmtes Phänomen, das ihn belastet, spricht, wird er vom Leiter aufgefordert, dies spielerisch darzustellen. Andere Gruppenmitglieder schalten sich ein und spielen die Gegenparts, so daß es im Idealfall zur Ausbildung eines szenischen Ganzen kommt, das die Mitglieder im Verstehen und Erleben weiterbringt. Diese Methode erscheint besonders geeignet für Patienten, die stärkere Schwierigkeiten mit der Verbalisierung ihrer emotionalen Inhalte haben. Es steht dem Theater, von dem es seinen Namen ableitet, durchaus nahe. Seine wichtigsten Bestandteile sind der Hauptdarsteller, die „Hilfs-Ich", der Spielleiter, die Bühne, das Publikum. Moreno hat betont, daß es sich um eine Psychotherapie der Gruppe und nicht von Einzelpersonen handelt. Eine eigentliche Theorie der Therapie fehlt, was dazu geführt hat, daß verschiedene theoretische Positionen das Psychodrama aufgegriffen haben. Die Praxis dieser Therapieform unterscheidet sich daher je nach Interpretationsart. Deutung des Geschehens – wie die Psychoanalyse es tut – ist von Moreno explizit verworfen worden.

Die Wirksamkeit der Gruppentherapie in bezug auf ihre Fähigkeiten zur Symptombeseitigung ist nach gegenwärtigem Forschungsstand der Einzeltherapie unterlegen. Gesichert scheint hingegen die Besserung der Fähigkeiten zum sozialen Miteinander und zum Verstehen und Empfinden sozialer Prozesse. Hierin kann eine qualifiziert durchgeführte Gruppentherapie jeder Form von Einzeltherapie überlegen sein. Daraus ergibt sich auch die Indikation: Patienten mit Störungen vorwiegend im sozialen Verhalten und solchen, bei denen die Einzeltherapie die Furcht vor emotionaler Anklammerung an den Therapeuten zu sehr verstärken würde, sind besonders für Gruppentherapie indiziert. Aus ökonomischen Gründen neigt man heute zunehmend dazu, auch ***symptomorientierte Gruppen*** zu bilden, d.h., man faßt Patienten zusammen, die alle unter dem gleichen Symptom leiden. Diese Praxis ist zunehmend häufiger zu beobachten, wobei bereits die soziale Entlastung („ich bin mit meinem speziellen Problem nicht allein") unseres Erachtens eine entscheidende therapeutische Rolle spielt.

10.12 Stationäre Psychotherapie

Krankenhausabteilungen für stationäre Psychotherapie gibt es in Deutschland seit den 60er Jahren. Obwohl insbesondere die analytische Psychotherapie auf eine jahrzehntelange Praxis zurückblickt, ist die Verlagerung des psychotherapeutischen Ansatzes in den stationären Bereich nur sehr zögernd und langsam erfolgt. Die gegenwärtig arbeitenden Abteilungen sind konzeptuell meist durch einen *multimodalen Ansatz* geprägt, wobei im Kern Gruppen- und Einzelgespräche stehen. Hinzu kommen Beschäftigungstherapie, Gestaltungstherapie, Konzentrative Bewegungstherapie und andere nichtverbale Methoden. Die stationäre Psychotherapie kann in einzigartiger Weise diesen multimodalen Zugang zum Patienten eröffnen und zum Beispiel den körperlichen Trainingsmangel, die sozialen Hemmungen und die inneren Konflikte gleichzeitig angehen. In vielen Fällen kann man stationäre Psychotherapie als eine Einleitung von oder eine Vorbereitung auf ambulante Psychotherapie ansehen. Für einige Autoren stellt stationäre Psychotherapie eine *eigenständige Behandlungsform*, evtl. mit geplanten Wiederaufnahmen („Intervall-Therapie") dar. Bei spezifischen Störungsbildern (z.B. artifizielle Störungen, Borderline-Störungen) erscheint ein Intervallsetting (mehrere stationäre Behandlungsphasen von unterschiedlicher Dauer) oft sehr sinnvoll.

Gegenwärtig lassen sich zwei Modelle stationärer Psychotherapie unterscheiden, die als Pole eines Kontinuums aufgefaßt werden können. Das bipolare Modell, welches einen „Therapieraum" von einem „Realraum" unterscheidet (Enke) und ein Modell (Janssen 1987), welches diese Bereiche integriert.

Im *„Therapieraum"* gelten therapeutische Normen, die anders sind als die Alltagsnormen (z.B. ist eine offene Mitteilung des persönlichen Erlebens in der Einzel- und Gruppentherapie erwünscht).

Der *„Realraum"* ist der Kontakt des Patienten im Klinikalltag mit Schwestern, Institutionsnormen, Mitpatienten usw. Dieser Raum bietet die Chance für Beobachtungsmöglichkeiten von zwischenmenschlichen Beziehungsstörungen und anderen Störungen der Alltagsbewältigung eines Patienten. Diese Probleme können dann in den Therapieveranstaltungen (Gruppen-, Einzelgestaltungstherapie) bearbeitet werden.

Das integrierte Modell (Janssen) wurde insbesondere für Patienten mit strukturellen Ich-Störungen entwickelt, die in besonderem Maße zu Abwehrmechanismen wie Spaltungen und Projektionen neigen. Ein Ziel der Therapie ist es, solche Spaltungsvorgänge mit dem gesamten Behandlerteam herauszuarbeiten und dem Patienten deutlich zu machen.

Bei beiden Modellen werden verschiedene Verfahren (z.B. Einzel-, Gruppen-, Gestaltungs- und Konzentrative Bewegungstherapie) miteinander kombiniert, was einen engen Austausch und eine Abstimmung der verschiedenen Behandler nötig macht.

Die stationäre Psychotherapie in Deutschland umfaßt einen Rehabilitationsbereich und einen Akutbereich. Der **Rehabilitationsbereich** (ca. 10 000 Betten) erstreckt sich in der Regel auf Rehabilitations- und Kurkliniken, während der **Akutbereich** (ca. 3 000 Betten) in Universitätskliniken, großen Städtischen Kliniken oder Landeskrankenhäusern angesiedelt ist.

In der letzten Zeit gewinnt die **teilstationäre Behandlung (Tageskliniken)** auch für die Psychosomatische Medizin an Bedeutung. Ein frühzeitiger Übergang von einer stationären Behandlungsphase in eine teilstationäre Phase, die als Übergangsphase für eine weiterführende ambulante Therapie dient, ermöglicht eine Verkürzung des Behandlungszeitraums. Ein Teil der Patienten, die im Sinne einer Intervalltherapie (s. oben) behandelt werden, brauchen bei einem entsprechenden Angebot nicht vollstationär (und teuer!) aufgenommen zu werden.

Literatur

Einführende Werke aus dem Bereich der Neurosenlehre und der Psychosomatischen Medizin

A. Neurosenlehre

Bräutigam W. Reaktionen, Neurosen, Abnorme Persönlichkeiten: Seelische Krankheiten im Grundriß. 6. Aufl. Stuttgart: Thieme 1994

Fenichel O. Psychoanalytische Neurosenlehre. Bd. 1–3. (Bibliothek der Psychoanalyse). Gießen: Psychosozial-Verlag 1996/97

Kuiper PC. Die seelischen Krankheiten des Menschen. 8. Aufl. Stuttgart: Klett-Cotta 1998

Loch W. Die Krankheitslehre der Psychoanalyse. Allgemeine und spezielle psychoanalytische Theorie der Neurosen, Psychosen und psychosomatischen Erkrankungen bei Erwachsenen, Kindern und Jugendlichen. Hrsg. v. H. Hinz. 6. Aufl. Stuttgart: Hirzel 1999

Mentzos S. Neurotische Konfliktverarbeitung. Einführung in die psychoanalytische Neurosenlehre unter Berücksichtigung neuer Perspektiven. 10. Aufl. Frankfurt/M.: Fischer 1993

Mester H, Tölle R (Hrsg). Neurosen. Berlin, Heidelberg, New York, Tokyo: Springer 1981

Schultz-Hencke H. Lehrbuch der analytischen Psychotherapie. 5. Aufl. Stuttgart: Thieme 1988

Schwidder W. Klinik der Neurosen. In: Kisker KP, et al. (Hrsg) Psychiatrie der Gegenwart, Bd. 2: Klinische Psychiatrie, Teil 1. 3. Aufl. Berlin,
Heidelberg, New York: Springer 1986

B. Psychosomatische Medizin (Psychotherapeutische Medizin)

Ahrens S (Hrsg). Lehrbuch der Psychotherapeutischen Medizin. Stuttgart, New York: Schattauer 1997

Alexander F. Psychosomatische Medizin. 4. Aufl. Berlin, New York: de Gruyter 1985

Bräutigam W, Christian P, Rad M von. Psychosomatische Medizin. 5. Aufl. Stuttgart: Thieme 1992

Buddeberg C, Willi J (Hrsg). Psychosoziale Medizin. 2. Aufl. Berlin, Heidelberg, New York: Springer 1998

Freyberger H. Psychosomatik des Kindesalters und des erwachsenen Patienten. In: Klinik der Gegenwart. München, Wien, Baltimore: Urban & Schwarzenberg 1977

Hahn P (Hrsg). Psychosomatik. 2 Bde. Weinheim, Basel: Beltz 1983

Jores Praktische Psychosomatik: Einführung in die Psychosomatische und Psychotherapeutische Medizin. Begr. v. A. Jores. Hrsg. v. A.-E. Meyer, H. Freyberger et al. 3. Aufl. Bern, Stuttgart, Wien: Huber 1996

Köhler T. Psychosomatische Krankheiten. 3. Aufl. Stuttgart, Berlin, Köln: Kohlhammer 1995

Loch W. Die Krankheitslehre der Psychoanalyse. Allgemeine und spezielle psychoanalytische Theorie der Neurosen, Psychosen und psychosomatischen Erkrankungen bei Erwachsenen, Kindern und Jugendlichen. Hrsg. v. H. Hinz. 6. Aufl. Stuttgart: Hirzel 1999

Mitner W, Birbaumer N, Gerber W-D. Verhaltensmedizin. Berlin, Heidelberg, New York, Tokyo: Springer 1986
Schüßler G. Psychosomatik/Psychotherapie systematisch. Bremen: Uni-Med Verlag 1995
Uexküll Th von, Wesiack W. Theorie der Humanmedizin. 3. Aufl. München, Wien, Baltimore: Urban & Schwarzenberg 1998
Uexküll Th von, Adler R, Herrmann JM, Köhle K, Schonecke OW, Wesiack W (Hrsg). Psychosomatische Medizin. 5. Aufl. München, Wien, Baltimore: Urban & Schwarzenberg 1996
Zander W. Neurotische Körpersymptomatik. Berlin, Heidelberg, New York, Tokyo: Springer 1989

C. Dynamische Psychiatrie

Mentzos S. Psychodynamische Modelle in der Psychiatrie. 4. Aufl. Göttingen: Vandenhoeck & Ruprecht 1996
Redlich FC, Freedmann D, Daniel X. Theorie und Praxis der Psychiatrie. 2 Bde. 2. Aufl. Frankfurt/M.: Suhrkamp 1984
Schilder P. Entwurf zu einer Psychiatrie auf psychoanalytischer Grundlage. Frankfurt/M.: Suhrkamp 1973

D. Psychoanalyse

Bally G. Einführung in die Psychoanalyse Sigmund Freuds. Reinbek: Rowohlt 1961
Brenner Ch. Grundzüge der Psychoanalyse. 15. Aufl. Frankfurt/M.: Fischer 1992 (Fischer-Taschenbuch 6309)
Freud S. Studienausgabe Bd 1. Vorlesungen zur Einführung in die Psychoanalyse und Neue Folge. 13. Aufl. Frankfurt/M: Fischer 1997
Laplanche J, Pontalis JB. Das Vokabular der Psychoanalyse. 14. Aufl. Frankfurt/M.: Suhrkamp 1998
Nagera H. Psychoanalytische Grundbegriffe. 5. Aufl. Frankfurt/M.: Fischer 1991 (Fischer-Taschenbuch 42288)
Waelder R. Die Grundlagen der Psychoanalyse. 2. Aufl. Stuttgart: Klett-Cotta 1983

E. Diagnostik

Adler R, Hemmeler W. Anamnese und Körperuntersuchung. 3. Aufl. Stuttgart, New York: Fischer 1992
American Psychiatric Association. Diagnostic and Statistical Manual of Mental Disorders (DSM-III). Washington DC 1980
American Psychiatric Association. Diagnostic and Statistical Manual of Mental Disorders (DSM-III-R). 3rd ed revised. Washington DC 1987
American Psychiatric Association. Diagnostic and Statistical Manual of Mental Disorders (DSM-IV). Washington DC 1994
Argelander H. Das Erstinterview in der Psychotherapie. 5. Aufl. Darmstadt: Wissenschaftliche Buchgesellschaft 1992
Dilling H, Mombour W, Schmidt MH, et al. (Hrsg). Internationale Klassifikation psychischer Störungen – ICD-10 [Kap V (F): Klinisch-diagnostische Leitlinien]. 2. Aufl. Bern, Göttingen, Toronto: Huber 1997
Dührssen A. Die biographische Anamnese unter tiefenpsychologischem Aspekt. 4. Aufl. Göttingen: Vandenhoeck & Ruprecht 1997
Janssen PL, Schneider W (Hrsg). Diagnostik in der Psychotherapie und Psychosomatik. Stuttgart, Jena, New York: Fischer 1994
Morgan WL, Engel GL. Der klinische Zugang zum Patienten. Anamnese und Körperuntersuchung. Bern: Huber 1977

F. Psychotherapeutische Verfahren

Bellak L, Small L. Kurzpsychotherapie und Notfallpsychotherapie. Frankfurt/M.: Suhrkamp 1972
Corsini RJ (Hrsg). Handbuch der Psychotherapie in 2 Bänden. 4. Aufl. Weinheim: Psychologie Verlags Union 1994
Dührssen A. Analytische Psychotherapie in Theorie, Praxis und Ergebnissen. Göttingen: Vandenhoeck & Ruprecht 1972
Finke J. Empathie und Interaktion: Methodik und Praxis der Gesprächspsychotherapie. Stuttgart, New York: Thieme 1994
Fliegel S, Groeger WM, Künzel R, Schulte D, Sorgatz H (Hrsg). Verhaltenstherapeutische Standardmethoden. 4. Aufl. Weinheim: Psychologie Verlags Union 1998

Greenson RR. Technik und Praxis der Psychoanalyse. 7. Aufl. Stuttgart: Klett-Cotta 1995

Heigl-Evers A, Heigl F, Ott J, Rüger U. Lehrbuch der Psychotherapie. 3. Aufl. Stuttgart, Jena: Fischer 1997

Heyden T, Schulte O, Sorgatz H. Verhaltenstherapie: Theorien und Methoden. 10. Aufl. Tübingen: DGVT 1998

Hoffmann BH. Handbuch des autogenen Trainings. 13. Aufl. München: dtv 1997 (dtv Taschenbuch 36004)

Luborsky L. Einführung in die analytische Psychotherapie. 2. Aufl. Göttingen: Vandenhoeck & Ruprecht 1995

Ploeger A. Tiefenpsychologisch fundierte Psychodramatherapie. Stuttgart, Berlin, Köln, Mainz: Kohlhammer 1983

Radebold H. Psychodynamik und Psychotherapie Älterer. Psychodynamische Sicht und psychoanalytische Psychotherapie 50jähriger bis 75jähriger. Heidelberg: Springer 1992

Reimer C (Hrsg). Ärztliche Gesprächsführung. 2. Aufl. Berlin, Heidelberg, New York: Springer 1994

Senf W, Broda M. Praxis der Psychotherapie. Ein integratives Lehrbuch für Psychoanalyse und Verhaltenstherapie. Stuttgart, New York: Thieme 1996

Strotzka H (Hrsg). Psychotherapie: Grundlagen, Verfahren, Indikationen. München, Berlin, Wien: Urban & Schwarzenberg 1975

Thomä H, Kächele H. Lehrbuch der psychoanalytischen Therapie. Bd. 1: Grundlagen. Bd. 2: Praxis. 2. Aufl. Berlin, Heidelberg, New York: Springer 1996/97

G. Weiterführende und spezielle Literatur (nach 1970)

Abraham K (1925) Psychoanalytische Studien zur Charakterbildung. In: Abraham K. Gesammelte Schriften Bd. 2. Frankfurt/M.: S. Fischer 1982; S. 103–60

Adler R, Hemmeler W. Anamnese und Körperuntersuchung. Der biologische, psychische und soziale Zugang zum Patienten. 3. Aufl. Stuttgart: Fischer 1992

Ahles TA, Yunus MB, Riley SD, Bradley JM, Masi AT. Psychological factors associated with primary fibromyalgia syndrome. Arthr Rheum 1990; 33: 160–72

Akiskal HS, McKinney WT. Overview of recent research in depression. Arch Gen Psychiatry 1975; 32: 285–305

Ambuehl H (Hrsg). Psychotherapie der Zwangsstörungen: Krankheitsmodelle und Therapiepraxis – störungsspezifisch und schulenübergreifend. Stuttgart: Thieme 1998

Ananth J. Musculoskeletal disorders. In: Kaplan HI, Sadock BJ (eds) Comprehensive Textbook of Psychiatry/IV. 6th ed. Baltimore: William & Wilkins 1995

Anderson KA, Bradley LA, Young LD, McDaniel LK, Wise CM. Rheumatoid arthritis – review of psychological factors related to etiology, effects and treatment. Psychol Bull 1985; 98: 358–87

Aoyama N, et al. Peptic ulcers after the Hanshin-Awaji earthquake: increased incidence of bleeding gastric ulcers. Am J Gastroent 1998; 93: 311–16

Arbeitskreis zur Operationalisierung Psychodynamischer Diagnostik (Hrsg). Operationalisierte Psychodynamische Diagnostik OPD. 2. Aufl. Bern: Huber, 1998

Balint M. Der Arzt, sein Patient und die Krankheit. 9. Aufl. Stuttgart: Klett-Cotta 1996

Balint E, Norell JS. Fünf Minuten pro Patient. Frankfurt/M.: Suhrkamp 1978 (Suhrkamp Taschenbuch 446)

Bandura A. Principles of Behavior Modification. New York: Holt 1966

Becker H. Psychoonkologie. Krebserkrankungen aus psychosomatisch-psychoanalytischer Sicht unter besonderer Berücksichtigung des Mammakarzinoms. Berlin, Heidelberg, New York, Tokyo: Springer 1986

Benedetti G. Psychopathologie und Psychotherapie der Grenzpsychose. Prax Psychother 1967; 12: 1–15

Benedetti G. Zwangserscheinungen bei neurotischen Entwicklungen. In: Hahn P, Stolze H (Hrsg) Zwangssyndrome und Zwangskrankheit. München: Lehmann 1974; S. 28–39

Benedetti G. Psychodynamik der Zwangsneurose. 2. Aufl. Darmstadt: Wiss. Buchges. 1989

Berblinger KW. Hysterical crisis and the question of hysterical character. Psychosomatics 1960; 1: 270–79

Bergold J, Selg H. Verhaltenstherapie. In: Schraml WJ, Baumann U (Hrsg) Klinische Psychologie I. Bern, Stuttgart: Huber 1975; S. 335–77

Bernstein DA, Borkovech TD. Entspannungstraining. Handbuch der 'progressiven Muskelentspannung' nach Jacobson. 8. Aufl. München: Pfeiffer 1997

Betts T, Boden S. Diagnosis, management and prognosis of a group of 128 patients with non-epileptic attack disorder. Part I. Seizure 1992; 1: 19–26

Betts T, Boden S. Diagnosis, management and prognosis of a group of 128 patients with non-epileptic attack disorder. Part II. Previous childhood sexual abuse in the aetiology of these disorders. Seizure 1992; 1: 27–32

Bezirganian S, Cohen JR, Brook JS. The impact of mother-child interaction on the development of borderline personality disorder. Am J Psychiat 1993; 150: 1836–42

Blumer D, Heilbronn M. (1982) Chronic pain as a variant of depressive disease. The pain-prone disorder. J Nerv Ment Dis 1982; 170: 381–406

Boden SD, et al. Abnormal magnetic-resonance scans of the lumbar spine in asymptomatic subjects. Bone Joint Surg 1990; 72: 403–8

Böhle A. Über psychoanalytische Deutung. Forum Psychoanal 1993; 9: 24–55

Bohleber W (Hrsg). Adoleszenz und Identität. Stuttgart: Klett-Cotta 1996

Boissevain MD, McCain GA. Toward an integrated understanding of fibromyalgia syndrome. II. Psychological and phenomenological aspects. Pain 1991; 45: 239–48

Bosse K. Psychosomatische Gesichtspunkte in der Dermatologie. In: Uexküll T von (Hrsg) Psychosomatische Medizin. 5. Aufl. München, Wien, Baltimore: Urban & Schwarzenberg 1996

Bowman ES, Markand ON. Psychodynamics and psychiatric diagnoses of pseudoseizure subjects. Am J Psychiatry 1996; 153: 57–63

Bowlby J. Trennung. Psychische Schäden als Folge der Trennung von Mutter und Kind. München: Kindler 1976

Bowlby J. Mutterliebe und kindliche Entwicklung. (Beiträge zur Kinderpsychotherapie, Bd. 13). 3. Aufl. München: Reinhardt 1995

Brandt T. Phobic Postural Vertigo. Neurology 1996; 46: 1515–19

Breier A, Kelsoe JR, et al. Early parental loss and development of adult psychopathology. Archs Gen Psychiat 1988; 45: 987–93

Bruch H. Eating Disorders, Obesity, Anorexia nervosa and the Person within. London: Routledge 1974

Brückner O. Pathophysiologie des Asthma bronchiale. In: Zander W. Neurotische Körpersymptomatik. Berlin, Heidelberg, New York: Springer 1989; S. 151–4

Chu JA, Dill DL. Dissociative symptoms in relation to childhood physical and sexual abuse. Am J Psychiatry 1990; 147: 887–92

Cremerius J. Zur Theorie und Praxis der Psychosomatischen Medizin. Frankfurt/M.: Suhrkamp 1978

Dannecker M, Reiche R. Der Gewöhnliche Homosexuelle. Frankfurt/M.: Fischer 1974

Delius L. Psychosomatische Krankheit im weiteren Sinne, insbesondere psychovegetative Syndrome. Internist 1972; 13: 414

Deter HC. Psychosomatische Behandlung des Asthma bronchiale. Indikation, Therapie und Ergebnisse der krankheitsorientierten Gruppentherapie. Berlin, Heidelberg, New York, Tokyo: Springer 1986

Deyo RA, et al. The messenger under attack – intimidation of researchers by special-interest groups. N Engl J Med 1997; 336, 1176–80

Dornes M. Der kompetente Säugling. Die präverbale Entwicklung des Menschen. Frankfurt/M.: Fischer 1992 (Geist und Psyche 11263)

Drossman DA, Thompson WG. The irritable bowel syndrome: review and a graduated multicomponent treatment approach. Ann Intern Med 1992; 116: 1009–16

Dulz B, Schneider A. Borderline-Störungen. Theorie und Therapie. 2. Aufl. Stuttgart, New York: Schattauer 1996

DuPont RL, et al. Economic costs of anxiety disorders. Anx 1996; 2: 167–72

Ecker-Egle ML, Egle UT. Primäre Fibromyalgie. In: Egle UT, Hoffmann SO (Hrsg) Der Schmerzkranke. Stuttgart, New York: Schattauer 1993

Eckhardt A. Die Dissoziation – Klinische Phänomenologie, Ätiologie und Psychodynamik.

In: Seidler GH (Hrsg.). Hysterie heute: Metamorphosen eines Paradiesvogels. Stuttgart: Enke 1996; S 37–55

Eckhardt A. Im Krieg mit dem Körper – Autoaggression als Krankheit. Reinbek: Rowohlt 1994 (rororo Taschenbuch 9508)

Eckhardt A, Hoffmann SO. Depersonalisation und Selbstbeschädigung. Z Psychosom Med 1993; 39: 284–306

Eckhardt A, Hoffmann SO. Dissoziative Störungen. In: Egle UT, Hoffmann SO, Joraschky P (Hrsg) Sexueller Mißbrauch, Mißhandlung, Vernachlässigung. Stuttgart, New York: Schattauer 1996; S. 225–36

Eckhardt-Henn A, Hopf HC, Tettenborn B, Thomalske C, Hoffmann SO. Psychosomatische Aspekte des Schwindels. Aktuelle Neurologie 1998; 3: 96–102

Egle UT, Hoffmann SO (Hrsg). Der Schmerzkranke. 2. Aufl. Stuttgart, New York: Schattauer 2000

Eich W. Psychosomatische Aspekte bei entzündlich-rheumatischen Erkrankungen. Dt Ärztebl 1995; 14: 1021–26

Ell K, Nishimoto RM, et al. Social relations, social support and survival among patients with cancer. J Psychosom Res 1992; 36: 531–42

Engel GL. „Psychogenic" pain and the pain-prone patient. Am J Med 1959; 26: 899–918

Engel GL. Psychisches Verhalten in Gesundheit und Krankheit. Bern, Stuttgart, Wien: Huber 1970

Engel GL. Untersuchungen über psychische Prozesse bei Patienten mit Colitis ulcerosa. In: Brede K (Hrsg) Einführung in die Psychosomatische Medizin: Klinische und theoretische Beiträge. 2. Aufl. Weinheim: Beltz-Athenäum 1993

Enke H. Bipolare Gruppenpsychotherapie als Möglichkeit psychoanalytischer Arbeit in der stationären Psychotherapie. Psychother Med Psychol 1965; 15, 116–21

Erckenbrecht JF. Pathophysiologie des Colon irritabile. In: Hott H (Hrsg) Veranstaltung Medica, Düsseldorf. Freiburg: Falk Foundation 1990; S. 32–39

Erickson MH, Rossi EL. Hypnotherapie. Aufbau – Beispiele – Forschungen. (Leben lernen Bd. 49). 4. Aufl. München: Pfeiffer 1993

Erikson EH. The Life Cycle Completed. New York, London: Norton 1982

Erikson EH. Kindheit und Gesellschaft. 12. Aufl. Stuttgart: Klett-Cotta 1995

Ermann M. Die Persönlichkeit bei psychovegetativen Störungen. Berlin, Heidelberg, New York: Springer 1987

Ernst K. Chronische Neurosen und ihre Behandlung. Arch Neurol Neurochir Psychiat Schweiz 1980; 126: 255–67

Fahrenberg J. Psychophysiological individuality: a pattern analytic approach to personality research and psychosomatic medicine. Adv Behav Res Ther 1986; 8: 43–100

Faller H, Kraus M. Der Einfluß somatischer und psychosozialer Faktoren auf Entstehung und Verlauf chronisch-entzündlicher Darmerkrankungen. Psychotherapeut 1996; 41: 339–54

Fawzy FI, Fawzy NW, et al. Malignant melanoma – effects of an early structured psychiatric intervention, coping and affective state on recurrence and survival 6 years later. Arch Gen Psychiat 1993; 50: 681–89

Feiereis H. Diagnostik und Therapie der Magersucht und Bulimie. München: Marseille Verlag 1989

Feiereis H. Colitis ulcerosa und Morbus Crohn. In: Uexküll Th von, et al. (Hrsg) Psychosomatische Medizin. 5. Aufl. München, Wien, Baltimore: Urban & Schwarzenberg 1996

Ferstl R, Müller-Buchholtz W. Psychoneuroimmunologie – ihre Forschungsgebiete und ihre konzeptuellen Probleme. Z Klin Psychol 1987; 16: 199–204

Fichter MM (Hrsg). Bulimia nervosa. (Klinische Psychologie und Psychopathologie, Bd. 52). Stuttgart: Enke 1989

Fiedler P. Persönlichkeitsstörungen. 3. Aufl. Weinheim: Psychologie Verlags Union 1997

Foa EB, Steketee G, Olasov B. Behavioral/cognitive conceptualization of posttraumatic stress disorder. Behav Ther 1989; 20: 155–76

Foulkes SH, Anthony EJ. Group Psychotherapy. Harmondsworth: Penguin Books 1965

Freud A. Das Ich und die Abwehrmechanismen. 15. Aufl. Frankfurt/M.: Fischer 1992 (Fischer Taschenbuch 42001)

Freud S (zusammen mit J. Breuer) (1895d) Studien über Hysterie. GW Bd. I, S. 75–312

Freud S (1986c) Zur Ätiologie der Hysterie. GW Bd. I, S. 425–459

Freud S (1900) Die Traumdeutung. GW Bd. II/III

Freud S (1905) Zur Psychopathologie des Alltagslebens. GW Bd. V, S. 27

Freud S (1917) Trauer und Melancholie. GW Bd. X, S. 428

Freud S (1920) Jenseits des Lustprinzips. GW Bd. XIII, S. 1–69

Friedmann M, et al. Alteration of type-A behavior and its effect on cardiac recurrences in postmyocardial infarction patients; summary results of the recurrent coronary prevention project. Am Heart J 1986; 112: 653–665

Friedmann M, Roseman RH. A Behavior and Your Heart. New York: Knopf 1974

Garfinkel PE, Garner DM, Rodin G. Anorexia nervosa, Bulimie. In: Kisker KP, Lauter H, Meyer J-E, Müller C, Strömgren E (Hrsg) Psychiatrie der Gegenwart, Bd 1. 3. Aufl. Berlin, Heidelberg, New York, Tokyo: Springer 1986

Gieler U. Neurodermitis, Psyche und Umwelt. In: Enders E (Hrsg) Kinder, Kleider und Kosmetika: Gefahrenquellen, Klinik, Prävention. Frankenberger Ökopädiatrie-Tagung. Landsberg: ecomed 1998

Goebel G (Hrsg). Ohrgeräusche – Psychosomatische Aspekte des komplexen chronischen Tinnitus. 2. Aufl. München: Quintessenz 1998

Goldenberg DL. Psychiatric and psychologic aspects of fibromyalgia syndrome. Rheum Dis Clin N Am 1989; 1: 105–14

Gorman JM, Liebowitz MR, Fyer AJ, Stein J. A neuroanatomical hypothesis for panic disorder. Am J Psychiat 1989; 146: 148–61

Groddeck G. Das Buch vom Es. Psychoanalytische Briefe an eine Freundin. Berlin: Ullstein 1988 (Ullstein Bücher 34473)

Groen JJ. Das Syndrom des sogenannten „unbehandelten Schmerzes". Psychother Psychosom Med Psychol 1984; 34: 27–32

Gunderson JG, Kolb JE. Discriminating features of borderline patients. Am J Psychiatry 1978; 135: 792–96

Guthrie E, Crees F, Dawson D, Tomenson B. A randomised controlled trial of psychotherapy in patients with refractory irritable bowel syndrome. Br J Psychiatry 1993; 163: 315–21

Guze SB. The validity and significance of the clinical diagnosis of hysteria. Am J Psychiat 1975; 132: 138–41

Habermas T. Zur Geschichte der Magersucht. Eine medizinpsychologische Rekonstruktion. Frankfurt/Main: Fischer 1994 (Fischer Taschenbuch 11825)

Hahn P. Der Herzinfarkt in psychosomatischer Sicht. Göttingen: Vandenhoeck & Ruprecht 1972

Hehl FJ, Makowka U, Schleberger R. Zur Psychosomatik des Operationserfolges bei Bandscheibengeschädigten. Z Klin Psychol Psychopathol Psychoth 1983; 31: 53–66

Heigl-Evers A, Heigl F. Das interaktionelle Prinzip in der Einzel- und Gruppenpsychotherapie. Z Psychosom Med 1983; 29: 1–14

Heim E (Hrsg). Psychosoziale Medizin. Gesundheit und Krankheit in bio-psycho-sozialer Sicht. Bd. 2: Klinik und Praxis. Berlin, Heidelberg, New York, London, Paris, Tokyo: Springer 1986

Herzog W. Anorexia nervosa – ihre Verlaufsgestalt in der Langzeitperspektive. Habilitationsschrift, Medizinische Fakultät der Universität Heidelberg 1993

Herzog W, Munz D, Kächele H (Hrsg). Analytische Psychotherapie bei Eßstörungen. Stuttgart, New York: Schattauer 1996

Heuft G. Psychoanalytische Gerontopsychosomatik – Zur Genese und differentiellen Therapieintegration akuter funktioneller Somatisierungen im Alter. Psychother Psychosom Med Psychol 1993; 43: 46–54

Heuft G. Persönlichkeitsentwicklung im Alter – ein psychoanalytisches Entwicklungsparadigma. Z Gerontol 1994; 27: 116–21

Heuft G, Marschner C. Psychotherapeutische Behandlung im Alter – state of the art. Psychotherapeut 1994; 39: 205–19

Hoffmann SO. Die neurotische Depression – eine Krankheit ohne Diagnose oder eine Diagnose ohne Glossar? In: Joraschky P (Hrsg) Therapie depressiver Verstimmungen. Stuttgart, New York: Schattauer 1999 (in Vorbereitung)

Hoffmann SO, Bassler M. Zur psychoanalytisch fundierten Fokaltherapie von Angsterkrankungen. Erste Erfahrungen mit einem „Manual" aus einer Therapiestudie. Forum Psa 1995; 11: 2–14

Hoffmann SO, Egle UT. Risikofaktoren und protektive Faktoren für die Neurosenentstehung. Psychotherapeut 1996; 41: 13–16

Hoffmann SO, Egle UT. Psychodynamisches Verständnis von Schmerz. In: Egle UT, Hoffmann SO (Hrsg) Der Schmerzkranke. 2. Aufl. Stuttgart, New York: Schattauer 2000

Hoffmann SO, Maier H. Neurotische Schlafstörungen – Erscheinen, Vorkommen und Verlauf. Psycho 1984; 10: 429–45

Hohagen F (ed). New perspectives in research and treatment of obsessive-compulsive disorder. Br J Psychiat 1998; Suppl 35: 173

Huhn B. Quo vadis Umweltmedizin? Spektrum Psychiat Psychoth Nervenheilk 1997; 26: 107–09

Humble M. Aetiology and mechanisms of anxiety disorders. Acta Psychiat Scand 1987; 76 (Suppl. 335): 15–30

ICD-9 der WHO. Diagnosenschlüssel und Glossar psychiatrischer Krankheiten. Berlin, Heidelberg, New York: Springer 1975

Jacob RG, Furman JM, Durrant JD, Turner SM. Panic, agoraphobia, and vestibular dysfunction. Am J Psychiatry 1996; 153 (4): 503–12

Jacobson RR. The post-concussional syndrome: physiogenesis, psychogenesis and malingering. An integrative model. J Psychosom Res 1995; 39 (6): 675–93

Janssen P. Psychoanalytische Therapie in der Klinik. Konzepte der Humanwissenschaften. Stuttgart: Klett-Cotta 1987

Joraschky P, Anders M, Kraus T, Stix M. Umweltbezogene Ängste und Körperbeschwerden. Nervenheilkunde 1998; 17: 48–53

Kächele H, Steffens W (Hrsg). Bewältigung und Abwehr. Beiträge zur Psychologie und Psychotherapie schwerer körperlicher Krankheiten. Berlin, Heidelberg, New York, Tokyo: Springer 1988

Kapfhammer HP, et al. Psychopathologisch-psychodynamische Differenzierung von Konversionssyndromen bei neurologischen Patienten. Vortrag auf dem Symposium „Psycho-somatische Störungen in der Neurologie", Mainz, 9.–10.05.1998

Kenyon FE. Review article: hypochondriacal states. Br J Psychiat 1976; 129: 1–14

Kernberg OF. Borderline-Störungen und pathologischer Narzißmus. 9. Aufl. Frankfurt/M.: Suhrkamp 1996 (Suhrkamp Taschenbücher Wissenschaft 429)

Kinzl J, Biebl W, Judmaier G. Prädiktoren und Therapieresistenz in der Behandlung adipöser Patienten. In: Hinterhuber H, Kulhanek F, Fleischhacker F, Neumann R (Hrsg) Prädiktoren und Therapieresistenz in der Psychiatrie. Braunschweig, Wiesbaden: Vieweg 1994; S. 191–203

Kirmayer LJ, Young A, Robbins JM. Symptom attribution in cultural perspective. Can J Psychiat 1994; 39: 584–95

Klermann GL, et al. Neurotic depressions – systematic analysis of multiple criteria and meanings. Am J Psychiat 1979; 136: 57–61

Klinnert MD, Mrazek PJ, Mrazek DA. Early asthma onset: the interaction between family stressors and adaptive parenting. Psychiat 1994; 57: 51–61

Köhle K, Gaus E, Waldschmidt D. Krankheitsverarbeitung und Psychotherapie nach Herzinfarkt. In: Uexküll Th von (Hrsg) Psychosomatische Medizin. 5. Aufl. München, Wien, Baltimore: Urban & Schwarzenberg 1996; S. 798–809

Krämer G, et al. Psychogene nicht epileptische Anfälle. Vortrag auf dem Symposium „Psycho-somatische Störungen in der Neurologie", Mainz, 09.–10.05.1998

Kroenke K, Mangelsdorff D. Common symptoms in ambulatory care: Incidence, evaluation, therapy, and outcome. Am J Med 1989; 86: 262–66

Kroenke K, Arrington ME, Mangelsdorff AD. The prevalence of symptoms in medical outpatients and the adequacy of therapy. Arch Intern Med 1990; 150: 1685–89

Küchenhoff J. Psychosomatik des Morbus Crohn. Zur Wechselwirkung seelischer und körperlicher Faktoren im Krankheitsverlauf. Stuttgart: Enke 1993

Kuhn H. Zum Ambivalenzkonflikt beim Asthma bronchiale. In: Zander W. Neurotische Körpersymptomatik. Berlin,

Heidelberg, New York: Springer 1989; S. 155–77
Lamparter U. Studien zur Psychosomatik des Hörsturzes. Unveröffentlichte Habilitationsschrift, Universität Hamburg 1994
Landesgesundheitsamt Baden-Württemberg. Pilotprojekt Beobachtungsgesundheitsämter. Zusammenfassender Bericht über die dreijährige Pilotphase. Druckschrift des Sozialministeriums Baden-Württemberg 1996
Lang H. Zwang in Neurose, Psychose und psychosomatischer Erkrankung. Z Klin Psychol Psychopathol Psychother 1985; 33: 65–76
Langen D. Die gestufte Aktivhypnose. Eine Anleitung zur Methodik und Klinik. 5. Aufl. Stuttgart: Thieme 1979
Lankveld W van, et al. Stress caused by rheumatoid arthritis: Relation among subjective stressors of the disease, disease status and well-being. J Behav Med 1993: 16: 309–21
Laufer M, Egle Laufer M. Adoleszenz und Entwicklungskrise. 2. Aufl. Stuttgart: Klett-Cotta 1994
Leibing E, Kraul A, Bergter W, Rüger U. Das „irritable bowel syndrome" (Colon irritabile). Z Psychosom Med 1998; 44: 163–97
Lempert T, et al. Psychogenic disorders in neurology: frequency and clinical spectrum. Acta Neurol Scand 1990; 82, 335–40
Lenarz T. Probleme der Diagnostik und Therapie des chronischen Tinnitus aus HNO-ärztlicher Sicht. In: Goebel G (Hrsg) Ohrgeräusche. Psychosomatische Aspekte des komplexen chronischen Tinnitus. 2. Aufl. München: Quintessenz 1998
Leonhard K. Instinkte und Urinstinkte in der menschlichen Sexualität. Stuttgart: Enke 1964
Leroi AM, et al. Prevalence of sexual abuse among patients with functional disorders of the lower gastrointestinal tract. Int J Colorect Dis 1995; 10: 200–06
Leuner H, Hennig H, Fikentscher E (Hrsg). Katathymes Bilderleben in der therapeutischen Praxis. Stuttgart, New York: Schattauer 1993
Levi L, Andersson L. Psychosocial Stress – Population, Environment, and Quality of Life. New York: Spectrum Publ. 1975
Lichtenberg PA, Swensen CH, Skehan MW. Further investigation of the role of personality, lifestyle and arthritic severity in predicting pain. J Psychosom Res 1986; 30: 327–37
Lipowski ZJ. Somatization: the experience and communication of psychological distress as somatic symptoms. Psychother Psychosom 1986; 47: 160–7
Loew TH, Siegfried W, Martus P, Tritt K, Hahn EG. Functional relaxation reduces acute airway-obstruction in asthmatics as effectively as inhaled Terbutaline. Psychother Psychosom 1996; 65: 124–8
Lydiard RB, Greenwald S, Weissman MM, Johnson J, Drossmann DA, Ballenger JC. Panic disorder and gastrointestinal symptoms: Findings from the NIMH epidemiologic catchment area project. Am J Psychiatry 1993; 151: 64–70
Lynn SJ, Rhue JW (eds). Dissociation. Clinical and Theoretical Perspectives. New York, London: Guilford 1994
Mahler MS, Pine F, Bergmann A. Die psychische Geburt des Menschen. Symbiose und Individuation. Frankfurt/M.: Fischer 1993 (Fischer Taschenbuch 6731)
Malan DH. Psychoanalytische Kurztherapie. Eine kritische Untersuchung. Bern: Huber 1965
Malfertheiner P, Bayerdörffer E. Therapie bei peptischen Ulcera. Dt Ärztebl 1997; 94: 665–71
Malt UF. Philosophy of science and DSM III. Philosophical, idea-historical and sociological perspectives on diagnoses. Acta Psychiat Scand 1986; 73 (Suppl 328): 10–17
Malt, UF, et al. Physical and mental problems attributed to dental amalgam fillings. A descriptive study of 99 self-referred patients compared with 272 controls. Psychosom Med 1997; 59: 32–41
Margraf J, Taylor B, Ehlers A, Roth WT, Agras WS. Panic attacks in the natural environment. J Nerv Ment Dis 1989; 175 (9): 558–65
Marty P, M'Uzan M de, David Dh. L'investigation psychosomatique. Paris: Presses Universitaires 1957
Massing A, Reich G, Sperling E. Die Mehrgenerationen-Familientherapie. 3. Aufl. Göttingen: Vandenhoeck & Ruprecht 1994

Masters WH, Johnson VE. Spaß an der Ehe. Wien, München, Zürich: Molden 1976

Masters WH, Johnson VE. Die sexuelle Reaktion. Reinbek: Rowohlt 1970

Masters WH, Johnson VE. Impotenz und Anorgasmie. Frankfurt: Goverts, Krüger, Stahlberg 1973

Matussek P, Söldner ML, Nagel D. Neurotic depression. Results of the cluster analyses. J Nerv Ment Dis 1982; 170: 588–97

Mayer H. Das Streßmodell als Erklärungsprinzip. In: Hahn P (Hrsg) Psychosomatik, Bd. 1. Weinheim, Basel: Beltz 1983; S. 227–64

Mayer KU, Baltes PB (Hrsg). Die Berliner Alternsstudie. Berlin: Akademie Verlag 1996

Mayou R. Cognitive treatment of atypical chest-pain. Vortrag auf dem Kongreß des International College of Psychosomatic Medicine, Madrid 1989

Mayou R, Bass CS. Treatment of Functional Somatic Symptoms. Oxford: University Press 1995

McEvedy CJ, Basquille J. BSE, public anxiety and private neurosis. J Psychosom Res 1997; 42: 485–6

Meerwein F, Bräutigam W (Hrsg). Einführung in die Psycho-Onkologie. 5. Aufl. Bern, Stuttgart: Huber 1998

Melzack R, Wall L. The Challenge of Pain. New York: Basic Books 1985

Mentzos S (Hrsg). Angstneurose. Psychodynamische und psychotherapeutische Aspekte. 7. Aufl. Frankfurt/M.: Fischer 1993 (Fischer Taschenbuch 42266)

Mertens W. Entwicklung der Psychosexualität und der Geschlechtsidentität. Band 2: Kindheit und Adoleszenz. 2. Aufl. Stuttgart: Kohlhammer 1996

Meynig H. Colitis ulcerosa. In: Hau TF (Hrsg) Psychosomatische Medizin. Lehr- und Handbuch der Krankheitsbilder. 2. Aufl. München: Verlag f. angewandte Wissenschaft 1989

Michelson LK, Ray WJ (eds). Handbook of Dissociation. Theoretical, Empirical, and Clinical Perspectives. New York: Plenum 1996; pp 3–24

Miller A. Das Drama des begabten Kindes und die Suche nach dem wahren Selbst. Frankfurt/M.: Suhrkamp 1996

Millon T. Disorders of Personality: DSM-III, Axis II. New York: Wiley 1981

Milrod B, et al. Manual of Panic-Focused Psychodynamic Psychotherapy. Washington, London: American Psychiatry Press 1997

Mitscherlich A. Krankheit als Konflikt. Studien zur psychosomatischen Medizin. Bd. 1 und 2. Frankfurt/M.: Suhrkamp 1974 (Edition Suhrkamp Bd. 164)

Mitscherlich A, Mitscherlich M. Die Unfähigkeit zu Trauern. Grundlagen kollektiven Verhaltens. München: Piper 1967 (Serie Piper Bd. 168)

Moldofsky H, Chester WJ. Pain and mood patterns in patients with rheumatoid arthritis: a prospective study. Psychosom Med 1970; 32: 309–18

Modestin J. Schwindel als psychosomatisches Phänomen. Psychother Psychosom Med Psychol 1983; 33: 77–86

Moersch E. Zur Psychopathologie von Herzinfarkt-Patienten. Psyche 1980; 6: 493–581

Moreno JL. Gruppenpsychotherapie und Psychodrama: Einleitung in die Theorie und Praxis. 5. Aufl. Stuttgart: Thieme 1997

Müller MM. Die Bedeutung von Ärger und Ärgerverarbeitung als ätiologisches und therapeutisches Kriterium bei essentieller Hypertonie. Psychother Psychosom Med Psychol 1988; 38: 390–3

Nemiah JC. Dissociative disorders. In: Kaplan HI, Fredman/Saco (eds) Comprehensive Textbook of Psychiatry, Vol. 2. Baltimore, London: Williams & Wilkins 1980

Netter P, Neuhäuser-Metternich S. Types of aggressiveness and catecholamine response in essential hypertensives and healthy maintaining balance. J Psychosom Res 1991; 35: 409–20

Nolte D. Asthma. Das Krankheitsbild, der Asthmapatient, die Therapie. 6. Aufl. München, Wien, Baltimore: Urban & Schwarzenberg 1995

O'Connor JF, et al. The effects of psychotherapy on the course of ulcerative colitis. Am J Psychiatry 1964; 120: 738

Ornish D, Brown S, Scherwitz LW. Can lifestyle changes reverse coronary heart disease? The Lifestyle Heart Trial. Lancet 1990; 336: 293–313

Othmer E, Desouza C. A screening test for somatization disorder (hysteria). Am J Psychiatry 1985; 142, 1146–49

Paar GH. Psychosomatische Aspekte bei Patienten mit Morbus Crohn – Versuch einer Standortbestimmung. Psychother Psychosom Med Psychol 1988; 38: 376–89

Paulley JW. Crohn's disease. Psychother Psychosom 1971; 19: 111–7

Perls FS, et al. Gestalttherapie, Grundlagen. München: dtv 1992 (dtv Taschenbuch 35010)

Pilowsky I, Basset DL. Pain and depression. Br J Psychiatry 1982; 141: 30–36

Putnam FW. Diagnosis and Treatment of Multiple Personality Disorder. New York, London: Guilford Press 1989

Putzke M, Brähler E. Erich Stern – ein vergessener Pionier der Psychosomatik. Z Psychosom Med 1992; 38: 1–8

Quint H. Die Zwangsneurose aus psychoanalytischer Sicht. Berlin, Heidelberg, New York: Springer 1988

Radebold H. Psychodynamik und Psychotherapie Älterer. Berlin, Heidelberg, New York: Springer 1992

Rahe RH, Arthur RJ. Life change and illness studies – past history and future directions. J Human Stress 1978; 4: 3–15

Reddemann L, Sachsse U. Imaginative Psychotherapieverfahren zur Behandlung in der Kindheit traumatisierter Patientinnen und Patienten. Psychotherapeut 1996; 41: 169–74

Reddemann L, Sachsse U. Welche Psychoanalyse ist für Opfer geeeignet? Forum Psa 1998; 14, 289–94

Reinecker H. Methoden der Verhaltenstherapie. In: Heyden T, et al. (Hrsg) Verhaltenstherapie – Theorien und Methoden. 10. Aufl. Tübingen: DGVT 1998; 64–179

Richter HE, Beckmann D. Herzneurose. 4. Aufl. Stuttgart: Thieme 1994

Rogers CR, et al. Die klientzentrierte Gesprächpsychotherapie. Frankfurt/M.: Fischer 1978 (Geist und Psyche 42149)

Ross CA. Epidemiology of dissociation in children and adolescents – Extrapolations and speculations. Child Adol Psychiat Clin 1996; 5: 273–84

Roud PC. Psychosocial variables associated with the exceptional survival of patients with advanced malignant disease. Int J Psychiat Med 1986; 16: 113–22

Roth M. The phobic anxiety-depersonalization syndrome and some general etiological problems in psychiatry. J Neuropsychiat 1960; 1: 292–306

Rudolf G. Der Prozeß der depressiven Somatisierung. In: Rudolf G, Henningsen P (Hrsg) Somatoforme Störungen. Stuttgart, New York: Schattauer 1998; S. 171–84

Rüger U. Blomert AF, Foerster W. Coping. Theoretische Konzepte, Forschungsansätze, Meßinstrumente zur Krankheitsbewältigung. Göttingen: Vandenhoeck & Ruprecht 1990

Russel IJ. Neurohormonal aspects of fibromyalgia syndrome. Rheum Dis Clin N Amer 1989; 1: 149–68

Schepank H. Psychogene Erkrankungen der Stadtbevölkerung. Berlin, Heidelberg, New York: Springer 1987

Schepank H. BSS – der Beeinträchtigungs-Schwere-Score. Göttingen: Beltz Test 1995

Schmideberg M. Borderline patients. The treatment of psychopaths. Am J Psychotherapy 1947; 1: 45–70

Schnabl S. Der Einfluß von Lebensalter, Geschlecht und Beruf auf die Symptomatik funktioneller Erkrankungen. Psychiat Neurol Med Psychol 1966; 18: 158

Schneider K. Klinische Psychopathologie. 14. Aufl. Stuttgart, New York: Thieme 1992

Schüffel W, et al. Funktionelle Syndrome im gastrointestinalen Bereich. In: Uexküll Th von, et al. (Hrsg) Psychosomatische Medizin. 5. Aufl. München, Wien, Baltimore: Urban & Schwarzenberg 1996; S. 701–13

Schüßler G. Bewältigung chronischer Krankheiten. Konzepte und Ergebnisse. Göttingen: Vandenhoeck & Ruprecht 1993

Schuler G, Hambrecht R. Die Rolle der Rehabilitation. Dt Ärztebl 1998; 95: 1233–40

Schultz IH. Das autogene Training. 19. Aufl. Stuttgart, New York: Thieme 1991

Schultz-Venrath U. Chronische Lumbago-Ischialgie-Syndrome. In: Egle UT, Hoffmann SO (Hrsg) Der Schmerzkranke. Stuttgart, New York: Schattauer 1993; S. 460–88

Schur M. Comments on the metapsychology of somatization. Psychoanal Study Child 1955; 10: 119–64

Schwarz R. Die Krebspersönlichkeit. Mythos und klinische Realität. (Schriftenreihe der Akademie für Integrierte Medizin). Stuttgart, New York: Schattauer 1994

Selye H. Einführung in die Lehre vom Adaptionssyndrom. Stuttgart: Thieme 1953

Selye H. The evolution of the stress concept. Amer Scientist 1973; 61: 692–9

Selye H. The Stress of the Life. New York: McGraw-Hill 1982

Shapiro D. Autonomy and the Rigid Character. New York: Basic Books 1981

Shapiro F. Eye movement desensitization: a new treatment for posttraumatic stress disorder. J Behav Ther Exp Psychiat 1989; 20: 211–17

Shear MK, et al. A psychodynamic model of panic disorder. Am J Psychiatry 1993; 150, 859–66

Sheehan DV, Ballenger JJ. Treatment of endogenous anxiety with phobic, hysterical, and hypochondriacal symptoms. Arch Gen Psychiatry 1980; 37: 51–9

Shengold L. Child abuse and deprivation: soul murder. J Am Psychoanal Assoc 1979; 27: 533–59

Siegrist J, Dittmann K, Rittner K, Weger J. Soziale Belastungen und Herzinfarkt, eine medizinsoziologische Fall-Kontroll-Studie. Stuttgart: Enke 1980

Singer JL. Repression and Dissociation. Chicago, London: University of Chicago Press 1990

Sloane PD, Hartmann M, Mitchell M. Psychological factors associated with chronic dizziness in patients aged 60 and older. JAGS 1994; 42: 847–52

Small GW, Nicholi AM. Mass hysteria among schoolchildren – early loss as a predisposing factor. Arch Gen Psychiatry 1982; 39: 721–4

Sommer G, Fydrich T. Soziale Unterstützung: Diagnostik, Konzepte. F-SOZO. Tübingen: DGVT 22; 1989

Sommers-Flanagan J, Greenberg RP. Psychosocial variables and hypertension – a new look at an old controversy. J Nerv Ment Dis 1989; 177: 15–24

Soyka D. Schwindelzustände: Einleitung und Übersicht. In: Wieck HH (Hrsg) Schwindelzustände: Diagnostik und Therapie in der Praxis. Stuttgart, New York: Schattauer 1977

Spiegel D. Can psychotherapy prolong cancer survival? Psychosom 1990; 4: 361–6

Spiegel D, Cardena E. Disintegrated experience: the dissociative disorders revisited. J Abnorm Psychol 1991; 100: 366–78

Spitz RA. Vom Säugling zum Kleinkind. Naturgeschichte der Mutter-Kind-Beziehungen im ersten Lebensjahr. 11. Aufl. Stuttgart: Klett-Cotta 1996

Stierlin H. Von der Psychoanalyse zur Familientherapie. (dialog & praxis). München: dtv 1991 (dtv Taschenbuch 15097)

Stolze H (Hrsg). Die konzentrative Bewegungstherapie. Grundlagen und Erfahrungen. 2. Aufl. Berlin, Göttingen, Heidelberg, New York: Springer 1989

Studt HH. Zur Ätiopathogenese der Angstneurose und Phobie. In: Rüger U (Hrsg) Neurotische und reale Angst. Der Beitrag der Psychoanalyse zur Erkennung, Therapie und Bewältigung von Angst in der klinischen Versorgung und im psychosozialen Feld. Göttingen: Vandenhoeck & Ruprecht 1984; S. 124–35

Studt HH, Bernhard P, Eith TF, Günzel M, Riehl A. Zur Ätiopathogenese der Herzneurose. In: Studt HH (Hrsg) Psychosomatik in Forschung und Praxis. München, Wien, Baltimore: Urban & Schwarzenberg 1982; S. 258–75

Svedlund J, et al. Controlled study of psychotherapy in irritable bowel syndrome. Lancet 1983; II: 589–92

Talley NJ, et al. Onset and disappearence of gastrointestinal symptoms and functional gastrointestinal disorders. Am J Epidemiol 1992; 136: 165–77

Tammeling GJ, Quanjer PH. Physiologie der Atmung. 2 Bde. Biberach: K. Thomae 1984

Toone BK. Disorders of hysterical conversion In: Bass C (ed) Somatization: Physical Symptoms and Psychological Illness. Oxford: Blackwell 1990; pp. 207–34

Uexküll Th von, Köhle K. Funktionelle Syndrome in der Inneren Medizin. In: Uexküll Th von (Hrsg) Psychosomatische Medizin. 5. Aufl. München, Wien, Baltimore: Urban & Schwarzenberg 1996; S. 475–91

Vanderlinden J, Norré J, Vandereycken W, Meermann R. Die Behandlung der Bulimia

nervosa. Eine praktische Anleitung. Stuttgart, New York: Schattauer 1992
Violon A. The process involved in becoming a chronic pain patient. In: Roy R, Tunks E (eds) Chronic Pain. Psychosocial Factors in Rehabilitation. Baltimore, London: Williams & Wilkins 1982; pp. 20–35
Walker EA, et al. Psychosocial factors in fibromyalgia compared with rheumatoid arthritis: I. Psychiatric diagnoses and functional disability. Psychosom Med 1997; 59: 565–71
Wallace DJ, et al. Cytokines and immune regulation in patients with fibrositis. Arthr Rheum 1989; 32: 1334–5
Weiner H, et al. Etiology of duodenal ulcer: I. Relation of specific psychological characteristics to rate of gastric secretion (serum pepsinogen). Psychosom Med 1957; 19: 1–12
Weiner H. Observations in man with remarks on pathogenesis. In: Weiner H (Hrsg) Duodenal Ulcer. Adv Psychosom Med 1971; 6: 40
Weiner H. Psychobiology and Human Disease. Amsterdam, New York: Elsevier 1977
Weiner H. The physiology of eating disorders. Int J Eating Dis 1985; 4: 347–88
Weiner H. Immer wieder Reduktionismus. Das Beispiel des Helicobacter pylori. Psychother Psychosom Med Psychol 1998; 48: 423–29
Wiesel SW, et al. A study of computer-assisted tomography. I. The incidence of positive CAT scans in an asymptomatic group of patients. Spine 1984; 9: 549–51
Winnicott DW. Reifungsprozesse und fördernde Umwelt. München: Kindler 1974
Wirsching M, Stierlin H. „Psychosomatische Familien" – Dynamik und Therapie. Psyche 1983; 37: 596–623
Wirsching M, Scheib P. Paar- und Familientherapie und der systemische Ansatz in der Psychotherapie. In: Ermann M. Psychotherapeutische und psychosomatische Medizin. 2. Aufl. Stuttgart: Kohlhammer 1997
Wolfe F, Smythe HA, Yunus MB. The American College of Rheumatology 1990 criteria for the classification of fibromyalgia: report of the multicenter criteria commitee. Arthr Rheum 1990; 33: 160–72
Wolfe F. Fibromyalgia: The clinical syndrome. Rheum Dis Clin N Am 1989; 15: 1–18
Yardley L. Contribution of symptoms and beliefs to handicap in people with vertigo: A longitudinal study. Br J Clin Psychol 1994; 33: 101–13
Yates JL, Nasby W. Dissociation, affect, and network models of memory: An integrative proposal. J Traumatic Stress 1993; 6: 305–25
Zander W. Zur spezifischen Konfliktantwort bei Patienten mit Ulcus duodeni. Psychother Med Psychos 1978; 28: 50–58
Zander W, et al. Psychophysiologische Korrelationsuntersuchungen während eines halbstandardisierten Interviews bei Patienten mit Ulcus duodeni und Hypertonie. In: Zander W (Hrsg) Experimentelle Forschungsergebnisse in der psychosomatischen Medizin. Göttingen: Vandenhoeck & Ruprecht 1981; S. 120–8
Ziegler G, Müller FG. Psychische Reaktionen und Krankheitsverarbeitung von Tumorpatienten – weitere Ergebnisse. Psychother Psychosom Med Psychol 1986; 36: 150–8

Sachverzeichnis

B

C

D

E

F

G

L

M

N

R

S

T